Kohlhammer

Iris Veit

Praxis der Psychosomatischen Grundversorgung

Die Beziehung zwischen Arzt und Patient

Unter Mitarbeit von Susanne Behling

2., überarbeitete Auflage

Verlag W. Kohlhammer

Dieses Werk einschließlich aller seiner Teile ist urheberrechtlich geschützt. Jede Verwendung außerhalb der engen Grenzen des Urheberrechts ist ohne Zustimmung des Verlags unzulässig und strafbar. Das gilt insbesondere für Vervielfältigungen, Übersetzungen, Mikroverfilmungen und für die Einspeicherung und Verarbeitung in elektronischen Systemen.

Pharmakologische Daten, d. h. u. a. Angaben von Medikamenten, ihren Dosierungen und Applikationen, verändern sich fortlaufend durch klinische Erfahrung, pharmakologische Forschung und Änderung von Produktionsverfahren. Verlag und Autoren haben große Sorgfalt darauf gelegt, dass alle in diesem Buch gemachten Angaben dem derzeitigen Wissensstand entsprechen. Da jedoch die Medizin als Wissenschaft ständig im Fluss ist, da menschliche Irrtümer und Druckfehler nie völlig auszuschließen sind, können Verlag und Autoren hierfür jedoch keine Gewähr und Haftung übernehmen. Jeder Benutzer ist daher dringend angehalten, die gemachten Angaben, insbesondere in Hinsicht auf Arzneimittelnamen, enthaltene Wirkstoffe, spezifische Anwendungsbereiche und Dosierungen anhand des Medikamentenbeipackzettels und der entsprechenden Fachinformationen zu überprüfen und in eigener Verantwortung im Bereich der Patientenversorgung zu handeln. Aufgrund der Auswahl häufig angewendeter Arzneimittel besteht kein Anspruch auf Vollständigkeit.

Die Wiedergabe von Warenbezeichnungen, Handelsnamen und sonstigen Kennzeichen in diesem Buch berechtigt nicht zu der Annahme, dass diese von jedermann frei benutzt werden dürfen. Vielmehr kann es sich auch dann um eingetragene Warenzeichen oder sonstige geschützte Kennzeichen handeln, wenn sie nicht eigens als solche gekennzeichnet sind.

Es konnten nicht alle Rechtsinhaber von Abbildungen ermittelt werden. Sollte dem Verlag gegenüber der Nachweis der Rechtsinhaberschaft geführt werden, wird das branchenübliche Honorar nachträglich gezahlt.

Dieses Werk enthält Hinweise/Links zu externen Websites Dritter, auf deren Inhalt der Verlag keinen Einfluss hat und die der Haftung der jeweiligen Seitenanbieter oder -betreiber unterliegen. Zum Zeitpunkt der Verlinkung wurden die externen Websites auf mögliche Rechtsverstöße überprüft und dabei keine Rechtsverletzung festgestellt. Ohne konkrete Hinweise auf eine solche Rechtsverletzung ist eine permanente inhaltliche Kontrolle der verlinkten Seiten nicht zumutbar. Sollten jedoch Rechtsverletzungen bekannt werden, werden die betroffenen externen Links soweit möglich unverzüglich entfernt.

2., überarbeitete Auflage 2018

Alle Rechte vorbehalten
© W. Kohlhammer GmbH, Stuttgart
Gesamtherstellung: W. Kohlhammer GmbH, Stuttgart

Print:
ISBN 978-3-17-031999-8

E-Book-Formate:
pdf: ISBN 978-3-17-032000-0
epub: ISBN 978-3-17-032001-7
mobi: ISBN 978-3-17-032002-4

Für den Inhalt abgedruckter oder verlinkter Websites ist ausschließlich der jeweilige Betreiber verantwortlich. Die W. Kohlhammer GmbH hat keinen Einfluss auf die verknüpften Seiten und übernimmt hierfür keinerlei Haftung.

Inhalt

Verzeichnis der Fallbeispiele 9

Zu den Autorinnen 11

Vorwort zur ersten Auflage 13

Vorwort zur zweiten Auflage 19

1 Seele, Geist und Körper 21
    1.1 Psychosomatische Theoriemodelle 23
    1.2 Neurobiologische Aspekte von Geist und Körper 28

2 Bedeutung von Beziehung und frühen Bindungspersonen 43
    2.1 Der Mensch ist auf soziale Bindungen ausgerichtet 43
    2.2 Ergebnisse der Säuglingsforschung: Frühe Bindungserfahrungen bestimmen die späteren Beziehungserwartungen 44
    2.3 Epidemiologie betont die pathologische Bedeutung fehlender, unzureichender oder traumatisierender früher Bindungspersonen 44
    2.4 Frühe Bindungserfahrungen: Moderatoren der weiteren Entwicklung ... 45
    2.5 Die Herausbildung eines Beziehungskonfliktmusters und dysfunktionale Beziehungsmuster 47
    2.6 Ein integriertes Modell 48

3 Die Arzt-Patient-Beziehung und das Konzept der Beziehungsmodi 51
    3.1 Übertragungsphänomene – Gefühle sind ansteckend 51
    3.2 Beziehungsebenen der Arzt-Patient-Interaktion 53
    3.3 Beziehungserwartungen und Verstrickungen in der Arzt-Patient-Beziehung 55
    3.4 Die hilfreiche Beziehung 57
    3.5 Das Konzept der Beziehungsmodi – Beziehungsmuster erkennen und sich darauf einstellen 58

4		Kommunikation zwischen dem Arzt und seinem Patienten	61
	4.1	Im Zentrum: Die Arzt-Patient-Beziehung – Welche Kompetenzen benötigt der Arzt?	61
	4.2	Verbale Interventionstechniken	65
	4.3	Der Körper in der Arzt-Patient-Beziehung	88
	4.4	Rahmenbedingungen in der psychosomatischen Grundversorgung	90
5		Regeln für besondere Gesprächsanlässe	100
	5.1	Motivation zur Förderung von Gesundheit	100
	5.2	Ressourcenorientierte Interventionen	110
	5.3	Die Anamnese – das Erstgespräch	113
	5.4	Das Aufklärungsgespräch zur Entscheidungsfindung	118
	5.5	Gespräche zur Übermittlung belastender Nachrichten	121
6		Der ängstliche Beziehungsmodus	125
	6.1	Phänomenologie des ängstlichen Beziehungsmodus	126
	6.2	Psychodynamik des ängstlichen Beziehungsmodus	133
	6.3	Das dysfunktionale, ängstliche Beziehungsmuster in der Arzt-Patient-Beziehung	136
	6.4	Umgang mit dem ängstlichen Beziehungsmodus in der psychosomatischen Grundversorgung	141
	6.5	Fallbeschreibung	146
7		Der depressive Beziehungsmodus	148
	7.1	Phänomenologie des depressiven Beziehungsmodus	148
	7.2	Psychodynamik des depressiven Beziehungsmodus	150
	7.3	Das dysfunktionale, depressive Beziehungsmuster in der Arzt-Patient-Beziehung	154
	7.4	Umgang mit dem depressiven Beziehungsmodus in der psychosomatischen Grundversorgung	158
	7.5	Suizidalität	162
	7.6	Fallbeschreibung	163
	7.7	Einteilung der depressiven Syndrome im ICD-10	165
8		Der narzisstische Beziehungsmodus	167
	8.1	Phänomenologie des narzisstischen Beziehungsmodus	167
	8.2	Psychodynamik des narzisstischen Beziehungsmodus	169
	8.3	Das dysfunktionale, narzisstische Beziehungsmuster in der Arzt-Patient-Beziehung	172
	8.4	Grundsätzliches zum Affekt der Scham	175
	8.5	Umgang mit dem narzisstischen Beziehungsmodus in der psychosomatischen Grundversorgung	179
	8.6	Fallbeschreibung	180

9	Der zwanghafte Beziehungsmodus	182
9.1	Phänomenologie des zwanghaften Beziehungsmodus	182
9.2	Psychodynamik des zwanghaften Beziehungsmodus	184
9.3	Das dysfunktionale, zwanghafte Beziehungsmuster in der Arzt-Patient-Beziehung	185
9.4	Umgang mit dem zwanghaften Beziehungsmodus in der psychosomatischen Grundversorgung	187
9.5	Fallbeschreibung	190
10	Der histrionische Beziehungsmodus	192
10.1	Phänomenologie des histrionischen Beziehungsmodus	192
10.2	Erkrankungen im histrionischen Beziehungsmodus	195
10.3	Psychodynamik des histrionischen Beziehungsmodus	198
10.4	Das dysfunktionale, histrionische Beziehungsmuster in der Arzt-Patient-Beziehung	199
10.5	Umgang mit dem histrionischen Beziehungsmodus in der psychosomatischen Grundversorgung	202
10.6	Fallbeschreibung	205
10.7	ICD-10 Diagnosen	206
11	Beratungsanlass Psychische Traumatisierung	207
11.1	Definition Psychische Traumatisierung	207
11.2	Traumaverarbeitung	208
11.3	Traumafolgestörungen	213
11.4	Umgang mit dem traumatisierten Patienten	216
12	Persönlichkeitsstörungen – nicht können oder nicht wollen?	226
12.1	Störungen struktureller Funktionen	226
12.2	Umgang mit »schwierigen« Patienten	228
12.3	Diagnostische Leitlinien der Persönlichkeitsstörungen F60	229
13	Nicht-spezifische, funktionelle und somatoforme Körperbeschwerden	230
13.1	Beziehungsdynamik: Programmierte Enttäuschung – Arzt und Patient scheinen nicht zusammen zu passen	230
13.2	Phänomene der nicht-spezifischen, funktionellen und somatoformen Körperbeschwerden	232
13.3	Klagen ohne somatisches Äquivalent verstehen	236
13.4	Umgang mit leichten somatoformen Körperbeschwerden	242
13.5	Umgang mit schweren somatoformen Körperbeschwerden in der psychosomatischen Grundversorgung	251
13.6	Fallbeschreibung	253

14	Chronische Krankheiten – Entstehung und Verarbeitung	256
	14.1 Krankheitsentstehung als Prozess	256
	14.2 Krankheitsverarbeitung	262
15	Chronische Schmerzen	278
	15.1 Chronifizierung von Schmerz verstehen	279
	15.2 Klassifikation chronischer Schmerzzustände	283
	15.3 Umgang mit chronischen Schmerzpatienten in der psychosomatischen Grundversorgung	284
	15.4 Fallbeschreibung	285
16	Basiswissen über Essstörungen	287
	16.1 Adipositas	287
	16.2 Anorexia nervosa	292
	16.3 Die bulimische Essstörung	293
17	Wissenschaftlich anerkannte Methoden der Psychotherapie und Kooperation im psychosozialen Versorgungssystem	295
	17.1 Die Methoden der psychotherapeutischen Medizin	295
	17.2 Die psychosomatisch-psychotherapeutischen Versorgungsstrukturen	297
	17.3 Die Bedeutung der Balint-Gruppen-Arbeit	300
	17.4 Curriculum der psychosomatischen Grundversorgung	301

Anhang: Positionspapier der Deutschen Gesellschaft für Allgemeinmedizin und Familienmedizin (DEGAM) 305

Internetadressen 310

Literaturverzeichnis 313

Sachwortregister 317

Verzeichnis der Fallbeispiele

Zum ängstlichen Beziehungsmodus:

- Patientin mit Mamma-Karzinom (▶ Kap. 6.5)
- Südamerikanerin mit Diabetes mellitus (▶ Kap. 14.2.2)
- Fallbeispiel zum Morbus Crohn und Angst (▶ Kap. 6.1.3)

Zum depressiven Beziehungsmodus:

- Das »Pechkind« mit Diabetes mellitus (▶ Kap. 14.2.1)
- Junger Patient mit Colitis ulcerosa (▶ Kap. 7.6)
- Altruistische Ärztin (▶ Kap. 7.2.1)

Zum narzisstischen Modus:

- Pat. mit Hepatitis C (▶ Kap. 14.2.1)
- Bänker mit Herzinfarkt (▶ Kap. 8.6)
- Der Autoverkäufer (▶ Kap. 8.3)
- »Sei der Beste« (▶ Kap. 8.1)

Zum zwanghaften Modus:

- »Umbringen kann ich mich alleine!« (▶ Kap. 4.2.2)
- Juristin mit Fehlgeburten (▶ Kap. 9.5)

Zum histrionischen Modus:

- Patientin mit mehrfacher Blepharoplastik (▶ Kap. 10.6)
- Türkische Patientin mit kulturell bedingten Konflikten (▶ Kap. 10.1)
- Chefsekretärin mit Identitätskonflikt (▶ Kap. 10.4)
- Patientin mit komplexer Traumatisierung (▶ Kap. 10.1)

Fallbeispiele zu Interventionstechniken:

- Fallbeispiel: Was ist eine Modellszene? (▶ Kap. 4.7.2)
- Fallbeispiel zum Verbalisieren von Gefühlen (▶ Kap. 4.2.3)
- Fallbeispiel zur Würdigung von Lebensleistungen (▶ Kap. 4.2.3)
- Fallbeispiel zur Bedeutung der Familienanamnese (▶ Kap. 4.7.2)

- Fallbeispiel zu Bewertung des Patienten vermeiden (▶ Kap. 4.2)
- Fallbeispiel zum Erfragen der Bedeutung eines Symptoms (Türkische Patientin mit Unterbauchschmerzen ▶ Kap. 4.2)
- Fallbeispiel zum Deuten eines Symptoms (▶ Kap. 4.7.4)
- Fallbeispiel zum Einsatz von Symbolisierungen (▶ Kap. 5.1.2)
- Fallbeispiel zum Setzen von Zeitgrenzen (▶ Kap. 10.5)
- Fallbeispiel zum familiären Kontext von Symptomen (Der Bettnässer ▶ Kap. 4.8.3, Patient mit Nahrungsmittelallergie ▶ 9.3, erlernte Angst im familiären Kontext ▶ Kap. 6.2, Paarkonflikt ▶ Kap. 2.8.3)
- Fallbeispiel zur paradoxen Interventionstechnik (bei Adipositas) (▶ Kap. 16.1.1 und ▶ Kap. 5.1.2)
- Fallbeispiel zu Interventionen bei somatoformen Körperbeschwerden (▶ Kap. 13.6)

Fallbeispiele zu Schmerz und Adipositas:

- Fallbeispiel zu Trauma und somatoformer Schmerzstörung (▶ Kap. 15.4)
- Fallbeispiel zu integrativen Sicht auf Adipositas (▶ Kap. 16.1.1)

Zu den Autorinnen

Frau Dr. med. Iris Veit ist niedergelassene Fachärztin für Allgemeinmedizin und arbeitet als Hausärztin und Psychotherapeutin in eigener Praxisgemeinschaft (Lehrpraxis der Ruhr-Universität Bochum). Sie ist Lehrbeauftragte der Ruhr-Universität Bochum und leitet für die Allgemeinmedizin den Bereich »Ärztliche Interaktion«. Sie ist weiterbildungsbefugt für psychosomatische Grundversorgung, Balint-Gruppen-Leitung und Fallsupervisionen. Sie ist für die Ärztekammer Westfalen-Lippe seit 20 Jahren in der Facharztweiterbildung »Allgemeinmedizin« tätig und leitet das Curriculum »Psychosomatische Grundversorgung«. Seit vielen Jahren beteiligt sie sich am Aufbau vernetzter Strukturen und moderiert verschiedene Qualitätszirkel. (Internetseite: www.irisveit.de.)

Frau Dipl. Psych. Susanne Behling ist niedergelassene psychologische Psychotherapeutin und Psychoanalytikerin (DGPT) in eigener Praxis. Sie arbeitet zudem als Gruppenanalytikerin, Supervisorin (DAGG und DGSv) und Balintgruppenleiterin der Deutschen Balint-Gesellschaft e.V. Sie ist Dozentin am Westfälischen Institut für Psychotraumatologie (WIPT), das ein Curriculum nach den Richtlinien der Deutschen Gesellschaft für Psychotraumatologie DeGPT anbietet. Ebenso ist sie als EMDR-Therapeutin, -Supervisorin und -Facilitator (EMDRIA Deutschland, EMDR-Institut) sowie als Supervisorin des Deutschen Institutes für Psychotraumatologie (DIPT) tätig. Sie hat das Frauenhaus Dortmund mit initiiert und war langjährige Leiterin der Frauenberatungsstelle Frauen helfen Frauen in Dortmund.

Vorwort zur ersten Auflage

Dieses Buch wurde geschrieben für Ärzte und jene, die es werden wollen, und sich für ein Verstehen des Anderen, ihres Patienten und auch ihrer Mitarbeiter interessieren; die darüber hinaus beim Verstehen nicht stehen bleiben, sondern ihre kommunikative und emotionale Kompetenz verbessern wollen. Das Buch richtet sich sowohl an Medizinstudenten, Ärzte in der Facharztausbildung als auch an die, die schon über längere Berufserfahrung verfügen. Vielleicht sind auch andere Menschen, die in ihrem Beruf mit Verstehen und Kommunikation zu tun haben, interessiert.

Speziell wende ich mich an diejenigen Kollegen, die als primär somatische Ärzte tätig sind oder tätig sein werden und eine curriculäre Weiterbildung in der psychosomatischen Grundversorgung für den Facharzt oder als Zusatzqualifikation für die Kassenärztliche Vereinigung (Psychosomatische Grundversorgung, Akupunktur und Schmerztherapie) benötigen.

Können Sie sich folgendes Gespräch vorstellen? Sie schlagen einer über Schmerzen klagenden, übergewichtigen, bluthochdruck- und zusätzlich noch zuckerkranken Patientin mit schlechter Stoffwechseleinstellung vor:

Arzt: »Bewegung kann Ihnen helfen. Gehen Sie doch in einen Sportverein!«
Patientin: »Wie soll ich denn da hinkommen?«
Arzt: »Es gibt doch öffentliche Verkehrsmittel.«
Patientin: »Sie wissen doch, die Rente reicht nicht und außerdem wurde mir das ›G‹ in der Bescheinigung des Versorgungsamtes nicht gewährt.«

Spüren Sie den leichten Vorwurf? Nun sind Sie auch noch selbst verantwortlich, dass Sie für das »G« (= gehbehindert im Schwerbehindertenausweis) nicht durch eine entsprechende Wertung der Befunde der Patientin Sorge getragen haben. Sie bleiben vielleicht hilflos oder verärgert zurück. Nun greifen sie zur Überweisung zum Facharzt und denken sich insgeheim: »Du wirst schon sehen, was Du davon hast!« Solche Beziehungsmuster zwischen Arzt und Patient sind Thema dieses Buchs.

Fürchten Sie nicht, dass dieses Buch dem Repertoire der Diagnosen, mit dem Sie umgehen müssen, nun die psychosomatischen hinzufügen will. Es orientiert sich im Aufbau nicht an speziellen, psychosomatischen Diagnosen. Stattdessen stellt es eine Systematik von Denk-, Fühl- und Verhaltensschemata des Menschen in seinen

Mittelpunkt und wie sich diese in dysfunktionalen Beziehungsmustern darstellen, speziell in der Beziehung zum Arzt. Das geschieht aus mehreren Gründen:

Die Beziehung zwischen Arzt und Patient eröffnet einen *verstehenden Zugang* zum Patienten mitsamt seinen nicht verbalisierten und unbewussten Anteilen. Dieser Zugang ist möglich, weil in der Arzt-Patient-Beziehung ein Muster erfahrbar wird, wie der Patient sich selber und den anderen sieht und darüber hinaus von dem anderen erwartet. Dieses Beziehungsmuster wurde bereits in der frühen Kindheit angelegt, abhängig davon, ob die Erfahrungen mit seinen frühen Bindungspersonen gut genug waren oder nicht. In diesem Buch wird eine Systematik dieser Beziehungsmuster dargestellt:

- »Allein bin ich verloren, ich brauche einen anderen, an dem ich mich festhalten kann«, ist der Kern eines ängstlichen Beziehungsmodus.
- »Ich verdiene keine Fürsorge – obwohl ich mich so sehr danach sehne, gibt mir niemand, was ich brauche«, ist der Kern eines depressiven Beziehungsmodus.
- »Ich bin so toll, dass ich niemanden brauche – Bewunderung reicht!«, ist der Kern der narzisstischen Version eines Selbstwertkonflikts.
- »Du kannst mir nichts anhaben, weil ich klüger und besser bin als Du!«, ist der Kern eines zwanghaften Modus.
- »Ich spiele Dir vor, wie ich bin, weil ich es selber nicht weiß«, ist der Kern eines histrionischen Modus.

Diese Beziehungsmodi sind verbunden mit *leitenden Affekten* wie Angst, Trauer, Wut und Scham. Wenn es dem Arzt gelingt, *diese Beziehungsmuster* zu erkennen, muss er nicht Teil der dysfunktionalen Inszenierungen zu werden: Eine ältere Dame bleibt am Türrahmen des Sprechzimmers am Ende der Konsultation des Hausarztes stehen. Sie, der Hausarzt, haben schon über die Gebühr Ihres zeitlichen Sprechstundenrahmens mit der Patientin gesprochen. Sie wendet sich Ihnen nochmals zu: »Sie haben heute gar nicht meinen Blutdruck gemessen!« Die Patientin vermittelt damit das Gefühl, dass Sie nie genug tun und Ihre Anstrengungen nicht ausreichen. Möglicherweise bleiben Sie etwas schuldbewusst zurück. Sie hätten schon seit Tagen die eigene Mutter anrufen wollen, schießt es vorwurfsvoll durch Ihren Kopf. Oder Sie bleiben auch in diesem Beispiel ärgerlich gereizt zurück angesichts anspruchsvoller Patienteneinstellungen. Daraus können unheilvolle Interaktionsmuster entstehen, die dem Arzt wie seinem Patienten schaden. Solche Verstrickungen werden in diesem Buch systematisch beschrieben.

Wie kann der Arzt diese erkennen? Das Buch möchte Sie zu einer selbstbeobachtenden Haltung einladen, die den eigenen Gefühlen als wertvolles diagnostisches Instrument Bedeutung beimisst und nicht als etwas, was dem Arztsein abträglich ist, was ein geläufiges Vorurteil ist. Daher will dieses Buch Ihnen nicht zusätzliche Arbeit schaffen, sondern wird dazu beitragen, Ihren Alltag interessant zu gestalten. Da es Sie zu einer Haltung der Selbstbeobachtung anregt, wird es Sie vor Überforderung und Zynismus schützen. Das ist ein weiterer Grund, weshalb in diesem Buch die Arzt-Patient-Beziehung im Zentrum steht.

Der letzte Grund liegt im *therapeutischen Wert der Arzt-Patient-Beziehung* selbst. Mitfühlende Anteilnahme ist meist für die Erreichung des Ziels einer hilfreichen Beziehung schon ausreichend. Der Patient ist oftmals verunsichert oder sogar beschämt, wenn er Institutionen des medizinischen Systems aufsuchen muss. Seine Krankheit macht ihn bedürftig, vielleicht sogar hilflos und erfüllt ihn mit ängstigenden Erwartungen für seine Zukunft. Trifft er auf einen mitfühlenden Arzt, kann diese Begegnung schon hilfreich und heilsam sein, denn er begegnet einem Menschen, der Kompetenz und Anteilnahme verbindet. Darüber hinaus ist die vertrauensvolle Beziehung Voraussetzung dafür, dass der Patient gemeinsam mit dem Arzt Ziele verfolgt und vermitteltes Wissen eine Änderung seines Verhaltens bewirken kann. Viel Zeit wird von Ärzten auf nutzloses Erklären verwandt, im Irrtum befangen, dass der Mensch sich ändert, wenn er nur gut genug informiert wird. Allein der Wunsch, Gesundheit zu fördern, sollte die Beziehung zwischen Arzt und seinem Patienten fördern.

Das medizinische Versorgungssystem sollte diesem Wissen über die Arzt-Patient-Beziehung Rechnung tragen, anstatt zunehmend zeitlich und durch bürokratische Reglementierungen diese Beziehung einzuengen. Erfreulicherweise belegen mittlerweile Studien mit Hausärzten, dass eine bessere Arzt-Patient-Beziehung mit einer höheren Qualität der Versorgung einhergeht und die Arzt-Patient-Interaktion ein entscheidender klinischer Parameter der Entscheidungsfindung ist. In diesem Sinn ist dieses Buch ein Plädoyer dafür, in der Aus- und Weiterbildung der Beziehungsgestaltung zwischen Arzt und Patient Raum zu geben, denn sie gehört zu den Kernkompetenzen der ärztlichen Tätigkeit.

Diese Sichtweise der Arzt-Patient-Beziehung schließt eine Betonung der *Ressourcen des Patienten* ein. Die hier dargestellten Interventionen sehen den Arzt nicht als denjenigen, der die Lösungen erfinden muss, sondern als denjenigen, der dem Patienten hilft, seinen eigenen Weg zu finden. Wie kann der Patient Selbstwirksamkeit entwickeln und diese Überzeugungen bei ihm gestärkt werden? Diese Frage ist entlastend für den Arzt und wird zu einer wertschätzenden Haltung gegenüber dem Patienten führen.

In den primär somatischen Praxen ist die Arzt-Patient-Beziehung durch zusätzliche Besonderheiten gekennzeichnet. Dazu gehört, dass der Körper von Beginn an Teil der Beziehung ist. Die Beziehung wird hier im wahrsten Sinne psychosomatisch. Der Patient ist, wenn körperlich erkrankt, in einer abhängigen Situation, der Arzt in einer versorgend fürsorglichen, wenn er sich mit dem Körper befasst. Die für den Menschen relevante Beziehungssituation ist die zwischen Mutter und Kind. Sie wird von dem Menschen in der Situation der körperlichen Krankheit schnell aktiviert, und kann dem Arzt einen verstehenden Zugang leichter machen. Welch beruhigende und Sicherheit gebende Wirkung kann zum Beispiel von einer gründlichen körperlichen Untersuchung ausgehen! Welch regressive Situation entsteht bei der Ultraschalluntersuchung, wenn der Patient im Dunkeln liegt und sein Bauch mit einer warmen Masse massiert wird? Die Wahrnehmung des eigenen Körpers, der Umgang mit ihm und seine kommunikative Bedeutung werden in die Systematik der Modi mit einbezogen. Zu weiteren Besonderheiten der Beziehung zwischen Arzt und Patient zählt, dass sie meist langfristig angelegt ist und das jeweilige Beziehungssystem des Patienten miteinschließt. Diese Besonderheiten versuchen die hier beschriebenen Interventionen zu berücksichtigen.

Das Modell der Psychoanalyse ist geeignet, Beziehungsmuster in ihrer Entstehung zu verstehen. Doch integriert das Buch auch andere Denkmodelle, insbesondere der Systemtheorie, der kognitiv-behavioralen Theorie und der psychischen Traumatisierung. Es wird versucht, einen dualistischen Ansatz in der somatischen und psychosomatischen Medizin zu überwinden. Krankheiten werden dann psychosomatisch, wenn somatisch nichts ausreichend Erklärendes gefunden werden kann oder psychogene Faktoren für die körperlichen Symptome offensichtlich überwiegen. Für den Patienten bedeutet das den Wechsel der Zuständigkeiten.

Das Buch verfolgt ein integratives Konzept, das Krankheit als einen Prozess sieht, in dem Innen und Außen in Rückkopplungsschleifen miteinander agieren. Bei einer Depression lassen sich somatische Äquivalente finden und auch bei den Infektionskrankheiten zeigt die Psychoneuroimmunologie die wichtige Bedeutung der psychosozialen Entwicklung des Individuums. Das ist nicht neu in der Medizin – schon vor fast 100 Jahren trank ein bedeutender Hygieniker ein Glas mit Cholerakulturen, um den Beweis anzutreten, das nicht das Virus allein, sondern die Widerstandskraft des Individuums ebenso wichtig für die Krankheitsentstehung ist. Zum Glück hatte er Recht.

Der *integrative Ansatz* zeigt sich auch in der inhaltlichen Gliederung des Buchs, die sich nicht an Krankheiten, sondern an Beziehungsmustern orientiert. Zunächst werden die historisch gewachsenen, theoretischen Modelle in der Psychosomatik dargestellt. Um dann jedoch ein integratives, psychosomatisches Denkmodell zu verstehen, ist Wissen über neurobiologische Aspekte unausweichlich. Deshalb werden im ersten Kapitel gegenwärtige Erkenntnisse der Neurobiologie zusammengetragen, insoweit sie das Zusammenwirken von Leib und Seele verständlich machen. Am Ende des ersten Kapitels wird dann ein integratives Modell der Psychosomatik beschrieben, das Beziehungsmuster in ihrer Entstehung und ihrer Vernetzung zum Kern hat und die neurobiologischen Aspekte mit reflektiert.

Kern des Buchs sind die Kapitel, die die Systematik der Beziehungsmuster und abgeleiteten Verstrickungen in der Arzt-Patient-Beziehung zum Gegenstand haben. Die Denk-, Fühl- und Verhaltensmuster im jeweiligen Modus sind in einem Kontinuum von leicht bis schwer dysfunktional. Jedes Kapitel endet mit Empfehlungen, welchen Schwerpunkt der Arzt in der langfristigen Betreuung dieses Patienten und in der therapeutischen Kommunikation legen soll. Falldarstellungen unterstützen modellhaftes Lernen. Die Kapitel »Psychische Traumatisierung« und »Persönlichkeitsstörungen« helfen, die »schwierigen« Patienten am Ende des Entwicklungskontinuums (von wenig bis ausgeprägt) im jeweiligen Modus zu verstehen. Wie sich die Beziehungsmuster im Umgang mit den häufigsten Beratungsanlässen in den Praxen auswirken, behandeln die Kapitel über die somatoformen Störungen, die chronischen Krankheiten und Schmerzen, Essstörungen und die traumatisch bedingten Krisen. Das letzte Kapitel ist den verschiedenen Psychotherapieverfahren und dem Arzt als Netzwerkmanager im psychosozialen Versorgungssystem gewidmet.

Das Buch versucht, Ihnen einen *Kompass* zu geben, der bei vielfältigen Gesprächsanlässen hilfreich sein kann, und Sie im Umgang mit den unterschiedlichen

Erkrankungen unterstützt, unabhängig davon, in welchem Fachbereich Sie tätig sind. Aus diesem Grund ist der Fokus auf das Verstehen der Beziehung zwischen Arzt und Patient gerichtet. Es sollen Techniken der Intervention vermittelt werden, die sich am Prozess der Beziehung orientieren. Es geht aber auch um Grundhaltungen des Arztes.

Das Besondere an diesem Buch ist die Praxisbezogenheit. Die dargestellten Interventionen haben sich im Alltag meiner Praxis bewährt und wurden im Laufe vieler Jahre zusammen mit auszubildenden Kollegen aus den Fachbereichen Allgemeinmedizin, Gynäkologie, Orthopädie, Schmerztherapie und Dermatologie, um nur die häufigsten zu nennen, entwickelt. Sie werden viele Beispiele und Falldarstellungen finden, die alle einen realen Bezug haben.

Dieses Buch entspricht einem im Kammerbereich Westfalen-Lippe sehr erfolgreich evaluiertem Curriculum, das von den Autoren P.L. Janssen, G. Heuft und mir konzipiert wurde (Veit, Heuft, Borg 2008). Die Inhalte des Buchs bewegen sich daher im Rahmen der Richtlinien der Bundesärztekammer zur »Psychosomatischen Grundversorgung«. Da alle einzelnen Kapitel auch für sich allein gelesen verständlich sein sollen, kommt es unvermeidlich zu Wiederholungen. Ich bitte um Verständnis, dass aus Gründen der besseren Lesbarkeit ausschließlich die männliche Form in einem neutralen Aspekt als Personenbezeichnung benutzt wird. Eine gleichzeitige Anwendung beider grammatikalischen Geschlechter schien mir den Lesefluss zu behindern. Selbstverständlich sind immer beide Geschlechter gemeint. Wo es Literaturangaben im Text gibt, werden Literaturhinweise am Ende des Buchs gegeben. Hier finden sich auch Literaturhinweise auf die Bücher, die dieses Werk beeinflusst haben und von allgemeinem Interesse sein könnten, ebenso wie Internetadressen, die für die psychosomatische Grundversorgung wichtig sind. Das Kapitel »Psychische Traumatisierung« wurde von Frau Behling geschrieben. Diagnosen nach ICD-10 sind das, womit wir arbeiten müssen und können. Sie bilden die Arbeit in der Primärversorgung nicht ab, weil dort mehr mit Symptombeschreibungen und Beratungsanlässen gearbeitet wird. Soweit es sinnvoll war, wurden die ICD-10-Diagnosen den einzelnen Modi zugeordnet und sind meist am Ende jedes Kapitels zu finden.

Das Buch hat einen integrativen Charakter. Psychosomatische Medizin kann ein Ort sein, an dem sich die verschiedenen Fachrichtungen zum gemeinsamen Austausch im Interesse des ganzen Menschen, des Patienten wie seines Arztes, treffen. In diesem Sinne wünsche ich Ihnen eine anregende Lektüre.

Herne, im Februar 2010   Iris Veit

Vorwort zur zweiten Auflage

Das Buch hat sich für die Weiterbildung Psychosomatische Grundversorgung für Ärzte aller Fachrichtungen bewährt und ist auf gute Resonanz gestoßen. »Das Buch eignet sich für alle Ärztinnen und Ärzte, die motiviert sind, aus ihrer tradierten Rolle herauszufinden und sich Beziehungsaspekten öffnen und damit vollständiger werden wollen. Es ist Begleiter bei der Fort- und Weiterbildung zur psychosomatischen Grundversorgung, aber auch Nachschlagwerk bei der täglichen Arbeit mit unseren mehr oder weniger schwierigen Patienten.« (KVWL, U. Thamer) »Die Stärken des Buches sind sicherlich die [...] zum Thema Kommunikation und Beziehungsmodus sowie die hervorragenden psychodynamischen Darstellungen. Dies alles ist ganz nahe dem Praxisalltag. Insgesamt ein Buch, das von jedem, der in die psychosomatische Grundversorgung sich einarbeiten will, aber auch von jedem, der schon eine Weile hier tätig ist, mit Freude und damit mit Wissenszuwachs zu lesen ist.« (Abholz, Zeitschrift für Allgemeinmedizin)

In der jetzigen zweiten Auflage wurden die neuen bzw. überarbeiteten Leitlinien der Arbeitsgemeinschaft der wissenschaftlichen Fachgesellschaften AWMF und Praxisempfehlungen der Deutschen Gesellschaft für Allgemeinmedizin DEGAM berücksichtigt. Das Kapitel »Kommunikation« wurde so gestaltet, dass es auch für sich genommen als Leitfaden für ein Kommunikationstraining von Ärzten und anderen Fachgruppen verwendet werden kann. Es orientiert sich an definierten Kompetenzen, über die Ärzte am Ende ihrer Aus- und Weiterbildung verfügen sollten. Auch wenn es sich primär an Ärzte wendet, ist es auch für andere Fachgruppen, für Lehrende und für medizinische Fachangestellte geeignet. Die Übersichten zu den verbalen Interventionen wurden mit Formulierungshilfen so gestaltet, dass sie noch besser für die Unterstützung im Praxisalltag handhabbar werden. Die Darstellung neurowissenschaftlicher Erkenntnisse wurde komprimiert und aktualisiert.

Der Kerninhalt des Buches, das Konzept der Beziehungsmodi als Orientierungshilfe für Verstehen und Beziehungsgestaltung, hat sich bewährt. Die Bedeutung eines bio-psycho-sozialen Krankheitsverstehen und einer auf »Beziehung« orientierten Medizin ist in den letzten Jahren gewachsen. Diese Entwicklung zu unterstützen, bleibt das hauptsächliche Anliegen dieses Buches.

Iris Veit, Dezember 2017

1 Seele, Geist und Körper

Seit zweieinhalbtausend Jahren beschäftigt sich die abendländische Menschheit mit der Frage nach dem Verhältnis von Leib und Seele. Dieses Verhältnis wurde schon früh als ein dualistisches verstanden. Ein dualistisches Verstehen bestimmt noch heute unser Alltagsdenken und wirkt in der Medizin bis in die Versorgungsstrukturen hinein. Die psychosomatische Krankheitslehre versuchte, einen Beitrag zur Klärung dieser alten Frage zu leisten, indem sie auf die Wechselwirkungen zwischen Körper und Geist verwies und eine Klassifikation von Krankheiten mit weniger oder mehr psychischen Anteilen schuf. Sie blieb damit selber dem Dualismus verhaftet. Sie beschrieb Interaktionen, und Interaktionen kann es nur zwischen Getrenntem geben. Neuere Erkenntnisse verschiedener Fachgebiete machen es heute möglich, ein integratives Modell zu skizzieren, das den Menschen nicht in Leib und Seele unterteilt. Stattdessen kann es die Beziehungen zu anderen in den Mittelpunkt stellen und daraus Werden und Sein des Menschen erklären. Ein solches integratives Modell wird in den folgenden Kapiteln entwickelt und liegt dem ganzen Buch zugrunde. Beginnen möchte ich mit einem kurzen Exkurs, um die historischen Wurzeln des psychosomatischen Denkens zu klären.

Üblicherweise wird davon ausgegangen, dass bereits der griechische Philosoph Platon die Trennung von sterblichem Leib und der unsterblichen Seele begründet habe, die dann durch Augustinus zu Beginn des Mittelalters zum Dogma des Christentums wurde.[1]

Mit dem Beginn der Neuzeit begründete Descartes eine Kluft zwischen subjektivem Denken und der Welt der objektiven Dinge, die beide durch die Brücke einer schlussfolgernden Vernunft verbunden sind. Mit seinem berühmten Satz »Cogito, ergo sum« (»Ich denke, also bin ich«) machte er den Subjektivismus zur Basis rationalen Denkens. Verbunden war damit, dass der Geist und seine Aktivität mit Bewusstheit gleichgesetzt und das Unbewusste in den Bereich des Mystischen verbannt wurde (Nannini 2006). In Berufung auf diesen Satz werden im frühmodernen Denken die kognitiven Fähigkeiten zum entscheidenden Merkmal des Menschen erklärt. Mit der Trennung von Subjekt und der objektiven Außenwelt wird auch der Körper aus dem Reich der Vernunft und des Denkens ausgeschlossen und dem Reich des Mechanischen zugeordnet. Die Trennung von Subjekt und Umwelt findet eine Widerspiegelung in der Trennung von Körper und Geist und

---

[1] Ob diese Lehre von Platon tatsächlich so vertreten wurde, ist in der philologischen Forschung mittlerweile umstritten (Schmitt 2006). Für uns hilfreich beschrieb bereits Aristoteles, ein Schüler Platons, das Verhältnis von Körper zu Seele wie das vom Holz zum Tisch – beides ist unterschiedlich, aber nicht trennbar.

verbindet sich mit einer reduktionistischen Denkweise, die im Verstehen der Einzelteile das Ganze verstehen und alles auf eine einzige, letzte Ursache zurückführen will. Sie gipfelt in der Physiologie des 19. Jahrhunderts, die den lebendigen Menschen auf eine analytische Mechanik reduzierte und Jahrhunderte der Beobachtung von Körper und Leidenschaften des Menschen in der Medizin in Vergessenheit geraten ließ.

Erst durch die Psychoanalyse wird das Unbewusste wieder Gegenstand wissenschaftlicher Forschung in der Medizin. Eine der psychoanalytischen Hauptthesen besagt, dass das Unbewusste das Denken, Fühlen und Verhalten mehr bestimme als das Bewusstsein. Das Unbewusste stehe im Zusammenhang mit sozialen Erfahrungen und sei dynamisch. Darüber hinaus ist ihr Verdienst, den Blick auf die menschlichen Affekte und auf die Bedeutung des Körpers für die menschliche Entwicklung zu lenken. Die Psychoanalyse beendete zwar die Negation des Unbewussten in der Medizin, jedoch *nicht den Dualismus* zwischen Körper und Geist.

Nützlich für eine integrative Medizin wäre eine Rückbesinnung auf die großen Denker der klassischen Antike wie Aristoteles und Platon. Sicher ist, dass beide Philosophen der klassischen Antike einem umfassenden Begriff des Geistes folgten, der die Seele nicht dem Geist gleichsetzte und Geist nicht auf *bewusste* mentale Akte beschränkte, sondern Gefühle, Emotionen und angeborene Werte, und Rationales ebenso wie das, was wir als Irrationales bezeichnen, nach ihrer Auffassung zum Geist des Menschen gehörten.[2] Diesen Gedanken greift die Psychoanalyse mit der Betonung des Unbewussten wieder auf.

Die Entstehung der wissenschaftlichen Psychosomatik ist mit der Psychoanalyse verbunden. Doch die Psychoanalyse ist nicht die einzige Wurzel des heutigen psychosomatischen Denkens. In der gegenwärtigen Psychosomatik begegnet man verschiedenen Modellen, die ihre Wurzeln außerhalb der Psychoanalyse, beispielsweise in der Psychophysiologie, den biologischen Systemtheorien und der humanistischen Tradition haben. In diesem Kapitel werden die wichtigsten Modelle der Psychosomatik knapp dargestellt, um dem Leser eine grundlegende Orientierung zu ermöglichen. Die Modelle betonen jeweils unterschiedliche

---

2 Auch weitere ihrer für unseren Kontext wichtigen Annahmen sollen kurz benannt werden: Bereits auf der Ebene der primären Wahrnehmung wirkt die aristotelische Erkenntnistheorie einer angenommenen Kluft zwischen Subjekt und seiner Umwelt entgegen. Nach Aristoteles liefert die Wahrnehmung keine unmittelbare Gegenstandserfassung, auch wenn es dem Alltagsdenken so erscheinen mag. Wir nehmen keinen Ton wahr, sondern Wahrnehmung erfasst in einem ersten Schritt etwas Unterscheidbares – Schwingungen in diesem Fall-, das der Möglichkeit nach ein Ton ist. Es muss ein unterscheidbares Etwas in der Außenwelt vorhanden sein. Ein Ton wird dieses Etwas erst im erlebenden Subjekt. Damit wird eine Brücke zwischen dem Subjekt und seiner Umwelt bereits auf der Ebene der Wahrnehmung unnötig. Weiterhin spielt für ein begreifendes Erkennen die Funktion, die die zu erkennende Erscheinung hat, eine Rolle. Eine begreifende Erkenntnis ergibt sich nicht aus Strukturen, sondern aus dem, was etwas kann oder leistet. Was ein Haus ist, ergibt sich nicht aus Ziegelstein und Mörtel. Angewandt auf gegenwärtige, neurobiologische Überlegungen ließe sich formulieren: Was Bewusstsein ist, erschließt sich nicht allein aus dem Wissen über die diese Funktion vermittelnden neuronalen Strukturen (Fuchs 2012).

Aspekte der Interaktion zwischen Körper und Geist. In den letzten Jahrzehnten gewann in der psychosomatischen Theoriebildung ein integratives Denken mehr Raum, das über das linear-kausale Denken hinausgeht und stattdessen dynamische Wechselwirkungen zwischen dem Menschen und seiner Umwelt zum Mittelpunkt hat (Weiner 1985; 1994). Schritte auf diesem Weg waren das Modell von Uexküll und das bio-psycho-soziale Modell, dem die psychosomatische Grundversorgung ausdrücklich verpflichtet ist. Im Anschluss an die Darstellung dieser Modelle werden neurobiologische Erkenntnisse, soweit sie das Leib-Seele Problem betreffen und einem dualistischen Denken entgegenwirken, dargestellt.

Die neueren Erkenntnisse der Neurobiologie, der Säuglingsbeobachtung und der Bindungsforschung rücken die Beziehung zum anderen für die menschliche Entwicklung in den Mittelpunkt. Die neuronale Plastizität erlaubt zu verstehen, wie das Gehirn den Prozess der Interaktionen mit anderen vermittelt und sich dabei verändert. Säuglingsbeobachtung und Bindungsforschung belegen, dass die Selbstentwicklung von den Erfahrungen mit anderen abhängig ist, und der Körper dabei immer eingebunden ist. Diese neueren Erkenntnisse erlauben, einen dualistischen Standpunkt, der die Kluft zwischen Körper und Geist und die zwischen Subjekt und seiner Umwelt zum Inhalt hat, überhaupt zu verlassen. Körper und Geist sind nur Abstraktionen eines ganzheitlichen Prozesses (Goldstein 1943), der auf Beziehungen basiert. Die Beziehung sollte daher im Mittelpunkt einer heutigen Medizin stehen.

Zusammenfassend wird versucht, ein integratives Modell zu skizzieren, das die bestehenden Modelle zusammenführt und den Menschen in seinem Beziehungserleben berücksichtigt. Jahrtausendealte Fragen lassen sich nicht in wenigen Jahrzehnten lösen. Dass vor vielen Jahrhunderten bereits integrativ gedacht wurde, mahnt zur Bescheidenheit gegenüber neueren Theoriebildungen.

1.1 Psychosomatische Theoriemodelle

Das psychogenetische Modell

Das *psychogenetische Modell*, das mit der Psychoanalyse verknüpft ist, beinhaltet, dass die konflikthaften *Beziehungserfahrungen mit frühen Bindungspersonen*, auf die Säugling und Kleinkind unbedingt angewiesen sind, *verinnerlicht werden* und sich später in dysfunktionalen Beziehungsmustern des heranwachsenden Kindes und des Erwachsenen zeigen können. Das Modell betont sowohl die innerpsychischen Konflikte als auch die interpersonelle Ebene von Krankheit. Weil sich die dysfunktionalen Beziehungsmuster auch in der Arzt-Patient-Beziehung zeigen, ist das Modell zum Verstehen dieser Beziehung besonders geeignet. Im psychogenetischen Modell werden den konflikthaften Beziehungserfahrungen Bewältigungsstrategien zugeordnet. Die unbewussten Aspekte der Bewältigungsstrategien werden hier Abwehrmechanismen genannt.

Das psychogenetische Modell fügt der Entstehung aller Krankheiten die historische Dimension der Entwicklung hinzu und fokussiert die *Emotionen*. Letzteres ist nicht neu – in früheren Jahrhunderten waren die Leidenschaften in ihrer Wirkung auf den Körper wichtiger Gegenstand einer humanen Medizin (Sir Francis Bacon). Leider fanden Charles Darwins Beobachtungen über Emotionen und integrierte, motorische Verhaltensmuster bei Tieren in der Medizin keine Beachtung. Erst das (dem psychogenetischen Modell verbundene) Modell der Konversion stellt eine Verbindung zwischen emotional besetztem Konflikt und Körper her, welche sich auch in alltagssprachlichen Metaphern ausdrückt: Ärger schlägt auf den Magen, Angst sitzt im Nacken, das Herz wird gebrochen. Im Modell der Konversion ist das *Symptom* eine *symbolische* Darstellung der *unbewussten, inneren Konflikte* des Subjekts und der begleitenden Affekte. Konflikte und Emotionen »konvertieren« ins Symptom. Und weil das Symptom den unbewussten Konflikt versinnbildlicht, hat es einen Sinn, der verstanden werden kann.

Das Modell der Konversion hat jedoch einer den Patienten kränkenden Deutung von Symptomen Vorschub geleistet. Es fördert den Dualismus von Leib und Seele, diesmal von Seiten der Seele her: Ein Lidkrampf würde symbolisieren, dass man etwas nicht sehen will. Dennoch bleibt dieses Modell bedeutsam, denn es unterstreicht die Wirkung des Gefühls auf den Körper, auch wenn das Gefühl unbewusst bleibt. Jedoch ist der Begriff der Konversion nicht erklärend, sondern beschreibend. Eine einfache Beschreibung von Krankheit aus Emotionen und Konflikten ist heute nicht mehr ausreichend.

Das psychobiologische Modell

Als Erster verzichtete von Uexküll auf die kausale Rolle der Emotionen und schuf ein *psychobiologisches* Modell. Sein Modell des Situationskreises (von Uexküll 1979) stellt den Kranken als Subjekt in den Mittelpunkt. Seine Kernaussagen sind, dass jedes Individuum in einer im Verlauf seines Lebens von ihm selbst erschaffenen Wirklichkeit lebt. Das Individuum konstruiert sie aus seinen gesamten Erfahrungen, die er handelnd erwarb und die nun seine Wahrnehmung lenken. Die Wahrnehmungen aber beeinflussen wiederum die zukünftigen Erfahrungen. *Diese subjektiv konstruierte Wirklichkeit umgibt das Individuum wie eine zweite Haut.* Nach von Uexküll befindet sich jeder Mensch in einem ständigen Prozess, in dem Neues an Bisheriges angepasst werden muss. Krankheit wird in diesem Modell als Ausdruck einer Störung dieser Passung verstanden. Dieses Modell verbindet den Konstruktivismus mit der Tradition einer anthropologischen Medizin, deren Grundregeln auf Sir Francis Bacon (17. Jahrhundert) zurückgehen. Die humanistische Tradition stellt heraus, dass *nicht die Krankheit, sondern der Kranke der Gegenstand der Medizin sein soll.* Diese Sichtweise gewinnt an Bedeutung zwischen den beiden Weltkriegen und ist zeitlich wie inhaltlich mit der Philosophie Heideggers verbunden. Da dieses Modell den Kranken als Person in den Mittelpunkt stellt, lädt es den Arzt dazu ein, die subjektiven Theorien des Kranken zu erfragen, die Bedeutung und den Sinn, den der

1.1 Psychosomatische Theoriemodelle

Kranke seiner Krankheit zuschreibt, d. h. den Kranken seine Geschichte erzählen zu lassen (narrativ).

Die psychophysiologischen Modelle

Das *Stressmodell* leitet sich aus der Tierphysiologie ab. Es beschreibt Stressoren oder Risikofaktoren, die die psychophysiologische Stressreaktion hervorrufen können und über diesen Weg den Körper beeinflussen. Selye, der Begründer dieses Modells, entdeckte die Bedeutung der Nebennieren für die körperliche Alarmreaktion und hat viel dazu beigetragen, die psychophysiologische Stressreaktion zu erforschen, die an späterer Stelle dargestellt wird. Der Stressbegriff wurde allmählich ausgedehnt auf alle Reize oder Aufgaben des Alltagslebens, die eine menschliche Reaktion hervorrufen. Ungeachtet der Kritik an der Beliebigkeit der Stress auslösenden Faktoren, ist die Stressreaktion eine wichtige physiologische Reaktion, um die Zusammenhänge von Emotionen und Körper besser zu verstehen. Dass Krankheit als *misslungene* Anpassung an äußere Bedingungen betrachtet wird, ist dem Stressmodell inhärent.

Die behavioralen Modelle legen den Schwerpunkt auf die Lernerfahrung des Individuums für die Entstehung und den Umgang mit Krankheit. Eine Methode des Lernens ist die *Konditionierung*. Der Konditionierung liegt ein universelles Prinzip unserer Synapsen zu Grunde: Neurone, die gleichzeitig aktiv sind, verbinden sich durch Synapsen miteinander; demnach gilt: was häufig genutzt wird, wird langfristig gebahnt. Die kognitiv-behavioralen Modelle haben ihre Wurzeln ebenfalls in psychophysiologischen Forschungen. Pawlow gab ihnen eine experimentelle Grundlage. Nach vielen Wiederholungen reagierte der Pawlow'sche Hundemagen mit Sekretion, wenn er nur einen Glockenton hörte. Das Sehen und Riechen von Nahrung ist gar nicht mehr erforderlich (klassische Konditionierung). Neben der klassischen gibt es die operante Konditionierung, bei der der Reiz nicht mit einem anderen Reiz, sondern mit Belohnung und Bestrafung kombiniert wird.

Ergänzt wurden die behavioralen Modelle in den letzten Jahrzehnten durch Theorien, die die *Bedeutung der Kognitionen* für Verhalten betonen. Sie sind als innere Bilder oder verbale Überzeugungen gespeichert. Verschiedene Therapien nutzen heute (über Veränderung dieser Bilder und Glaubenssätze) die Möglichkeit, die *Verhaltensmuster selbst zu ändern* (Bandler-Grinder 2013).

Salutogenetische Modelle

Während alle bisher dargestellten Modelle auf die Defizite des Patienten und seine Pathologie abheben, fokussieren die *salutogenetischen Modelle die Ressourcen und die Selbstkompetenz des Patienten*. Was hält uns gesund? Als Antwort auf diese Frage nennt Antonovskys Modell der Salutogenese das *Kohärenzgefühl* (Antonovsky 1997). Darunter versteht man die Auffassung, dass es einen sinnvollen Zusammenhang der Erlebnisse im Leben gibt. Ein solches Kohärenzgefühl ist abhängig von folgenden Faktoren:

- Verstehbarkeit (Die Dinge werden sich erklärbar entwickeln.)
- Machbarkeit (Ressourcen sind vorhanden, das Leben ist nicht ungerecht, man empfindet sich nicht als Opfer.)
- Bedeutsamkeit (Lebensereignisse stellen eine Herausforderung dar, für deren Bewältigung sich Engagement lohnt.)

Auch das Modell der *systemischen Familientherapie* legt den Schwerpunkt auf die Ressourcen des Patienten. Es sieht das Symptom des Patienten immer im *Kontext seiner Beziehungen*. Ein Kind könnte beispielsweise eine Krankheit entwickeln, um die uneinigen Eltern vom Streit abzulenken und zusammenzuhalten. Es opfert sich, um die Familie in ihrer Gesamtheit zu erhalten. Der Patient und das ihn umgebende System können eine Lösung entwickeln, nicht das medizinische System, das ihm eine solche nur überstülpen könnte. Diese Annahme führt zu einer bescheideneren Haltung gegenüber der Rolle der Helfer.

Auch die mit der systemischen Therapie verbundene Hypnotherapie ist *lösungsorientiert*. Sie betont die *Macht der inneren Bilder* im Patienten und ihre Beeinflussung mit Hilfe suggestiver Interventionen in der therapeutischen Kommunikation (Schmidt 2007).

Das bio-psycho-soziale Modell

Das bio-psycho-soziale Modell (Engels 1977) basiert auf der *Systemtheorie*, einer in *der Biologie entstandenen Theorie*, und soll das alte biomedizinische Modell ablösen. Es ist heute das gängige Modell, um die Interaktion zwischen Mensch und Umwelt bei Krankheitsentstehung und -verarbeitung zu unterstreichen.

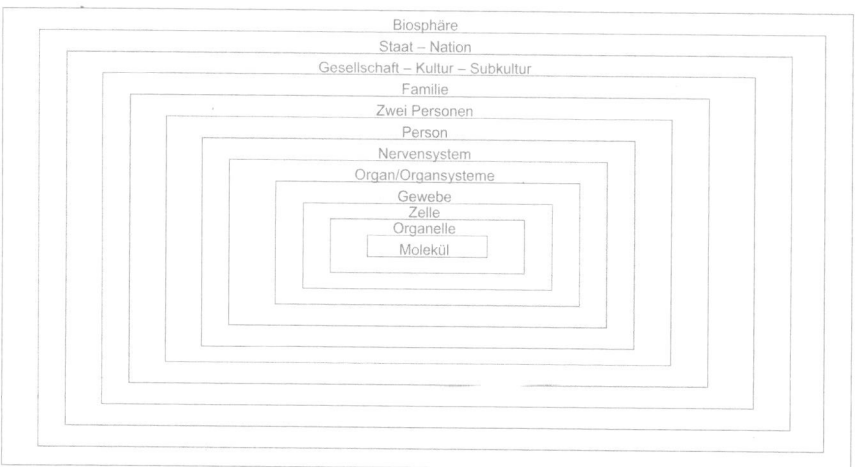

Abb. 1.1: Das bio-psycho-soziale Modell (nach Engels 1977)

Die Systemtheorie sieht die Welt als ein System von Leitern, geordnet von elementarsten Teilchen bis hin zu komplexen, sozialen Phänomenen. Es gliedert sich ausgehend von Molekülen, über Zellen und Organe bis zum ganzen Menschen, über die Zwei- und Mehrpersonenbeziehungen zur Gesellschaft und Umwelt in hierarchisch aufeinander aufbauenden Ebenen. Diese Ebenen berühren sich an ihren Grenzflächen und beeinflussen sich in Feedbackschleifen.

Der progressive Aspekt dieses Modells ist, dass es eine Alternative zum mechanistischen Menschenbild und dem monokausalen, linearen Denken in der Medizin bietet.

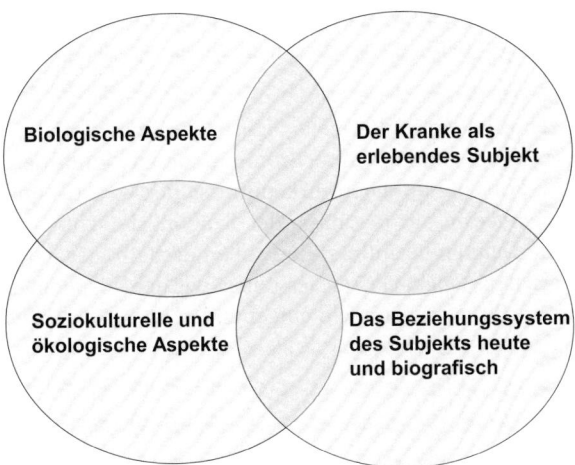

Abb. 1.2: Bereiche des psychosomatischen Krankheitsverständnisses

Das bio-psycho-soziale Modell greift auf, dass soziale, ökonomische und politische Kräfte Krankheiten beeinflussen, Aspekte, die die Pioniere des psychogenetischen Modells nicht berücksichtigten. Die Schwächen des Modells liegen in der Annahme, dass die Welt hierarchisch aufgebaut ist und dass Emergenz das erklärende Prinzip sei. Emergenz bedeutet, dass ein Ganzes nicht aus der Summe der Eigenschaften seiner Bestandteile erklärt werden kann. Die Eigenschaften von Wasser lassen sich nicht aus den Eigenschaften des Sauerstoffs und Wasserstoffs erklären, aus denen es sich zusammensetzt. Der Begriff der Emergenz erklärt nicht, sondern beschreibt Offensichtliches. Auch werden Hierarchien der Komplexität lebender Systeme nicht gerecht, kritisieren moderne Systemtheoretiker. Denn lebende Systeme sind, neben Selbstreplikation und Anpassung, durch *Selbstregulation* gekennzeichnet. Sich selbst organisierende Prozesse basieren auf *hemmenden und fördernden Rückkopplungsschleifen*. Sie bringen daher Oszillation und Rhythmik (Anspannung/Entspannung – ergotrophe/tropotrophe Reaktion) *und neue Muster hervor,* Ordnung und plötzlichen Wechsel, nicht dagegen Hierarchien und Mittelwerte. Die *Vernetzung in hemmenden und fördernden Rückkopplungsschleifen lässt neue Funktionen entstehen.* Ein modernes, systemtheoretisches Modell beschreibt keine Leitern, sondern Energielandschaften mit Bergen und Tälern. Neuerem Wissen, selbst auf der biologischen Ebene, wird das bio-psycho-soziale Modell nicht gerecht. Diese Implikationen des Modells sollten berücksichtigt werden, wenn man es heute benutzt (Weiner 1996).

> *Zusammenfassung:* Jedes der genannten Modelle legt den Schwerpunkt auf einen anderen Aspekt des Krankheitsverstehens: Die Funktionsweise biologischer Regulationssysteme, die subjektiv-personale Ebene, die interpersonelle Ebene und die Abhängigkeit aller dieser Ebenen von Gesellschafts- und Umweltbedingungen. Der gängige bio-psycho-soziale Ansatz beschreibt, dass alle diese Bereiche zusammenhängen, aber nicht wie.

Im letzten Jahrzehnt haben funktionelle Neuroanatomie, Neurophysiologie, Psychoneuroendokrinologie und Psychoneuroimmunologie, Emotionsforschung und epidemiologische Forschung, neuere Erkenntnisse der Genetik und die Entwicklung der Bindungstheorie auf der Basis der Säuglingsforschung, nachhaltig das psychosomatische Denken beeinflusst und sollen deshalb hier dargestellt werden. Die neurobiologischen Aspekte lassen verstehen, wie der Körper in die Umwelt und insbesondere in ein Beziehungsumfeld eingebunden ist. Sie ermöglichen ein integratives Denken, in dem *Körper und Seele nicht mehr getrennt gesehen werden* müssen.

1.2 Neurobiologische Aspekte von Geist und Körper

1.2.1 Neuronale Plastizität – das Gehirn ist ein sich selbst organisierendes, dynamisches, beziehungsabhängiges Organ

Die neuronale Plastizität ist die entscheidende Voraussetzung, damit sich Erleben in biologische Veränderungen umsetzen kann. Als neuronale Plastizität wird die *Fähigkeit unseres Gehirns bezeichnet, sich mit seiner Tätigkeit zu verändern*. Voraussetzung dafür sind Synapsen, die die Verbindung und Vernetzung von Neuronen, den Zellen des Nervensystems ermöglichen. Alle Leistungen des Gehirns beruhen auf synaptischer Signalübertragung. Unser Gehirn hat ca. 10^{10} Neuronen und jedes Neuron ca. 10000 Synapsen. Die Möglichkeit von Verbindungen erscheint damit unendlich. Bei der Geburt des Menschen verfügt das einzelne, menschliche Neuron über ca. 2500 Synapsen, gut zwei Jahre später bereits über die vierfache Anzahl. Eine Verbindung erfolgt dann, wenn zwei Neuronen oder

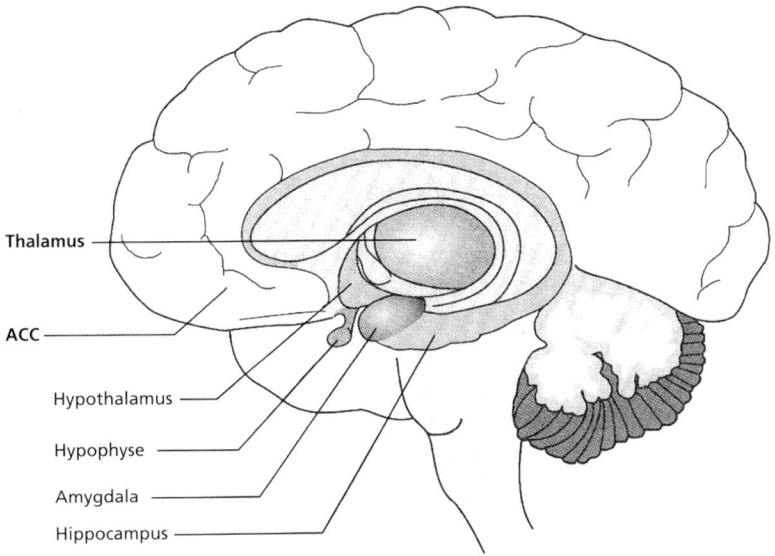

Abb. 1.3: Anatomie des Gehirns
Hypothalamus: Kontrollzentrum für biologische Grundfunktionen (Schlafen, Wachen, Sexualverhalten, Nahrung). Er kontrolliert die Hypophyse und die Kerngebiete des sympathischen und parasympathischen Nervensystems. *Amygdala:* Steuerung und Produktion von Emotionen, insbesondere für Angst und Furchtreaktionen. *Hippocampus:* liefert den Kontext von Wahrnehmungen und ist zusammen mit der ihn umgebenden Rinde an der Gedächtnisbildung beteiligt. *Cingulärer Cortex und Insel:* Verknüpfung zwischen Körpererleben und der äußeren Wahrnehmung, Sitz des Selbstgefühls und der Lebensgrundstimmung, Aufmerksamkeitsleistung und emotionale Schmerzwahrnehmung. *Präfrontaler Cortex:* Bewusste Teile des Ichs, kontextgerechtes Handeln und Sprechen, Entwicklung von Zielen, Empathie. *Orbitofrontaler Cortex:* Sitz von Moral und Werten. Zwar besitzt das Gehirn lokal spezialisierte Strukturen, doch alle Funktionen wie Emotionen, Schmerz und Bewusstheit haben komplexe Verbindungen vieler Hirnareale zur Voraussetzung.

neuronale Netzwerke *gleichzeitig* tätig werden. Das erste Prinzip ist: *Synchronisation bewirkt Interaktion.* »Neurons, that fire together wire together« – dieses Prinzip liegt vielen unbewussten Lernvorgängen des Menschen zugrunde.

Neben der Gleichzeitigkeit ist ein weiteres Prinzip der synaptischen Verbindungen, dass ihre *Stärke von der Häufigkeit ihrer Benutzung abhängt.* Das bewirken besondere Rezeptoren an der Oberfläche der Synapsen. Werden diese Rezeptoren häufig genug erregt, setzen sie in ihrem Neuron eine Reaktionskette in Gang, die schließlich Gene im Neuron aktiviert. Am Ende der Reaktion stehen Proteine, die bestehende Synapsen verstärken oder neue bilden. Was häufig benutzt wird, wird gebahnt – oder bildhaft gesprochen: Aus einer Fußspur wird ein breiter Weg und schließlich eine Autobahn. Die Koppelung von Synapsen ist nicht nur von der Häufigkeit der Benutzung abhängig, sondern *modulatorische Systeme verstärken oder hemmen diesen Vorgang.* Ein förderndes, modulatorisches System ist

1 Seele, Geist und Körper

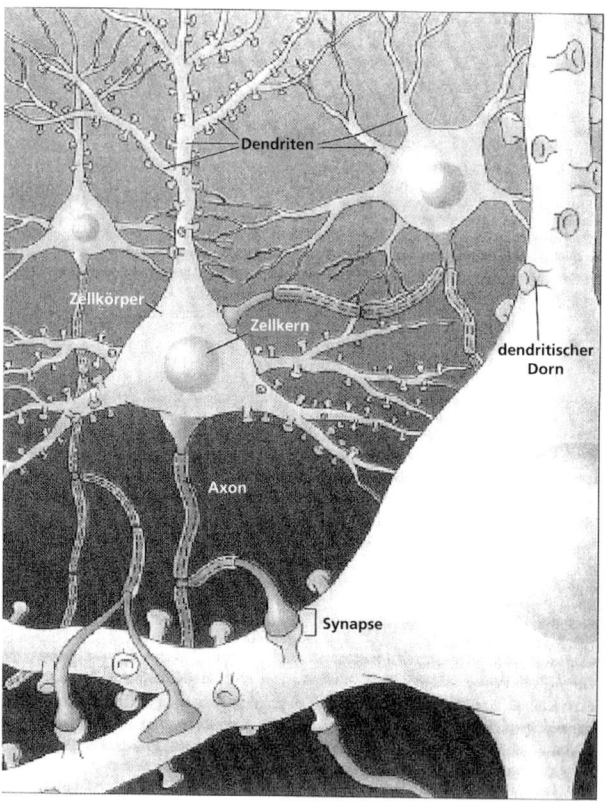

Abb. 1.4: Neuronale Netzwerke: Die Verbindungsstellen zwischen zwei Nervenzellen heißen Synapsen. Hier besteht ein enger Spalt, über den hinweg sich die Nervenzellen mithilfe von Neurotransmittern verständigen, die von der die Botschaft aussendenden Zelle gebildet werden und an den Rezeptoren der anderen andocken. Solche Neurotransmitter und Neuromodulatoren wie Glutamat, GABA, Dopamin, Serotonin, Noradrenalin und Acetylcholin können diesen Vorgang des Andockens beeinflussen. (Storch M 2002; Der Verlag und die Autorin danken dem CIP-Medien Verlag für die freundliche Genehmigung der Abbildung.)

zum Beispiel das Dopaminsystem. Es wird bei Belohnungserwartung ausgeschüttet. Dieser Vorgang entspricht dem Alltagswissen, dass das Gedächtnis stimmungsabhängig ist. Wenn positive Emotionen im Spiel sind, lernen wir leichter.

Zusammenfassung: Als neuronale Plastizität wird die Fähigkeit unseres Gehirns bezeichnet, sich mit seiner Tätigkeit zu verändern. Basis dafür sind die Synapsen. Die Kopplung von Synapsen ist abhängig von der Gleichzeitigkeit und der Häufigkeit ihrer Nutzung und ist durch Stimmungen modifizierbar. Die synaptische Chemie der Neurotransmitter mit hemmenden und fördernden Funktionen ermöglicht flexible Veränderung.

1.2 Neurobiologische Aspekte von Geist und Körper

Alle Funktionen des Gehirns entstehen durch Vernetzung. Die Vernetzung geschieht auf allen Ebenen. Es verknüpfen sich nicht nur die einzelnen Zellen zu Netzwerken, sondern auch die Netzwerke untereinander. Diese Vernetzung ermöglicht, dass Menschen beispielsweise die Raumtemperatur um einige Grade höher einschätzen, wenn sie gerade eine positive Begegnung mit einem anderen Menschen hatten. Netzwerke sind in Rückkopplungsschleifen miteinander verbunden, die entweder aktivierende oder hemmende Wirkungen auf den Anfang haben. Diese Funktionsweise garantiert Flexibilität.

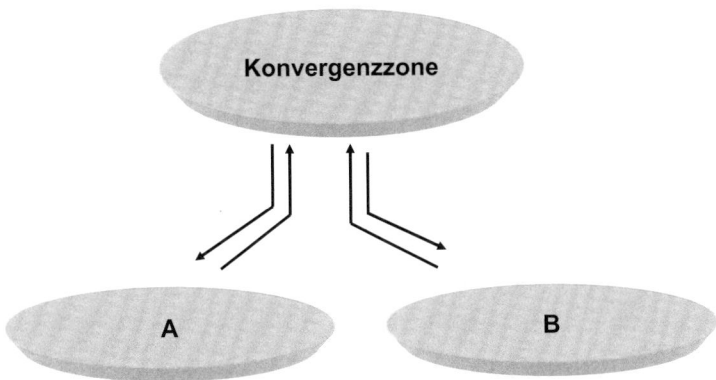

Abb. 1.5: Konvergenzzonen: Funktionen entstehen aus Vernetzung

Netzwerke unterschiedlicher Funktionen verknüpfen sich in Konvergenzzonen. Sie sind das Markenzeichen des menschlichen Gehirns. Eine solche Konvergenzzone innerhalb der Großhirnrinde ist zum Beispiel der anteriore cinguläre Cortex (ACC), der Signale der Schmerzrezeptoren aus der Körperperipherie mit Signaleingängen emotionaler Systeme verbindet und für die emotionale Einfärbung der Schmerzwahrnehmung sorgt. Neben den affektiven nehmen weitere Netzwerke wie das der Aufmerksamkeit, der Wahrnehmung, der Kognition und des Gedächtnisses Einfluss auf die afferenten Nervenbahnen (Bottom-up), die die Signale der peripheren Schmerzrezeptoren weiterleiten.

Die Verbindungen zwischen Netzwerken zu Konvergenzzonen sind keine Einbahnstraßen. Sind *Konvergenzzonen* entstanden, beeinflussen sie nun umgekehrt in Top-down-Regulationen die signalgebenden Netzwerke. Sie *sind in kreiskausalen Regulationen verbunden* und entwickeln eine Ordnung, in der überwachte Netzwerke ihre Überwacher kontrollieren. In dieser Weise modulieren absteigende Bahnen bereits auf Rückenmarksebene die von Schmerzrezeptoren ausgehende Signalübertragung. Es entstehen Muster oder Landschaften neuronaler Erregungsbereitschaften, die durch Oszillation und Rhythmik gekennzeichnet sind und Resonanz ermöglichen.

Diese einfache Funktionsweise erklärt, wie geistige Funktionen in den Körper eingebunden sind und eröffnet eine naturalistische Sichtweise darauf, dass Menschen Körper und Geist zwar getrennt denken, dieselben aber nicht getrennt sind. Wie beim Schmerzerleben skizziert, sind das, was wir als psychisch oder somatisch bezeichnen, Abstraktionen eines ganzheitlichen Prozesses (Goldstein 1934).

Netzwerke unterschiedlicher Funktionen arbeiten nicht nur vernetzt, sondern sie entstehen auch in Abhängigkeit voneinander. Ein Säugling bzw. ein Kleinkind lernt seine Umwelt erkennen und gleichzeitig in einem Prozess der gemeinsamen Aufmerksamkeit mit der hauptsächlichen Bindungsperson seine Umwelt emotional zu bewerten. Diese gleichzeitigen Prozesse bilden die Konvergenzzonen im präfrontalen Cortex ab, die kognitive und emotionale Netzwerke integrieren.

> *Zusammenfassung:* Netzwerke verschiedener Systeme wie das sensorische, emotionale oder kognitive System und das Gedächtnis werden in Konvergenzzonen miteinander verknüpft und beeinflussen sich in Bottom-up- und Top-down-Regulationen. Funktionen sind Ergebnis von Vernetzung, Vernetzung ist abhängig von sozialen Erfahrungen. Das Gehirn ist ein soziales Organ, dessen Funktionsweise die fortlaufende Anpassung des Individuums an seine Umwelt- und Beziehungserfahrungen ermöglicht.

1.2.2 Emotionen

Wie sehen die Netzwerke aus, in denen der Körper mit dem Geist verbunden ist? Hinweise liefert das, was wir »Gefühle« nennen.

Gefühle sind komplexe Phänomene. Sie basieren auf unterscheidenden Wahrnehmungen von innen oder außen (Schmitt 2006), um das Individuum auf zukünftige Pläne und Handlungen zu orientieren, z. B. auf das Weglaufen aus der Gefahr (Ciompi 1997).

Gefühle sind vor allem *leiblich*. In der Emotionstheorie des Neurobiologen Damásio dienen sie der Regulation der Homöostase des Körpers und sind deshalb mit evolutionsbiologisch alten Hirnregionen verbunden. Alltagserfahrung lehrt, dass Gefühle mit autonomen Indices wie ein Anstieg der Herzrate, des Blutdrucks, der Muskelspannung und -durchblutung und der Körpertemperatur verbunden sind. Gefühle sind psychosomatisch. Auf das körperliche Eingebundensein der Gefühle verweisen auch Gestik, Mimik und Körperhaltungen, die von Menschen aller Kulturen verstanden werden (Ekman 2006). Sie sind somit *interaktiv* und eine wichtige Grundlage menschlicher Kommunikation. Gefühle können als geteilte Atmosphären von Individuen bezeichnet werden (Schmitz 2012).

Langanhaltende Emotionen werden als Stimmungen bezeichnet. Auch Stimmungen sind mit einem leiblichen Erleben verbunden. Wir fühlen uns bedrückt oder emporgehoben, wir fühlen Enge und Weite, Anspannung und Entspannung (Schmitz 2012). Das Dasein ist schon immer gestimmt (Heidegger 1927), oder anders formuliert bergen Grundstimmungen die Gesamtsituation des Individuums.

In einer Alltagsauffassung von Bewusstheit können *Gefühle bewusst* werden *oder unbewusst* bleiben. Ärztlichen Erfahrungen entspricht, dass manche Patienten nicht das Gefühl der Angst, sondern lediglich die damit einhergehenden körperlichen Reaktionen bewusst wahrnehmen. Dass Gefühlsreaktionen auch unabhängig von evolutionsbiologisch neueren Gehirnarealen möglich sind, belegen Menschen, die ohne Großhirnrinde geboren werden. Sie zeigen basale Gefühlsregungen. Sie freuen sich, wenn sie gekitzelt und berührt werden. Sie lieben manche Musikstücke mehr als andere und reagieren unterschiedlich auf menschliche Stimmen (Damásio 2013).

Basale, angeborene Motivationen

Gefühle verbinden *basale, angeborene Motivationen*, Lernerfahrungen früherer Generationen mit individuellen Lernerfahrungen. Was sind basale Motivationen? Oder anders gefragt: Was treibt den Menschen an? Der amerikanische Psychologe J. Panksepp hat die bei Säugetieren vorhandenen *basalen Motivationssysteme* untersucht (Pankseep 1998). Weil die Evolution nicht vergisst und immer auf Bewährtem aufbaut, sind seine Forschungen über Säugetiere auch auf Menschen übertragbar. Er unterscheidet vier basale Motivationssysteme, die bei allen Säugetieren bereits zum Zeitpunkt der Geburt vorhanden sind und jeweils aus einem anatomischen Netzwerk verbundener Neurone bestehen, das durch unterscheidbare Neuromodulatoren kontrolliert wird und endokrinen und immunologischen Einflüssen unterliegt:

- ein *Furchtsystem*, das das Säugetier auf Flucht oder Erstarren orientiert und aus der Gefahrenzone bringen will und mit dem Gefühl der Angst verbunden ist,
- ein *Wutsystem*, das die Grenzen des Individuums und der Gruppe nach außen behauptet,
- ein *Neugiersystem*, das zur Suche nach benötigten Dingen und Exploration der Umwelt motiviert,
- ein *Separation Distress System*, das in Verbindung mit sich später entwickelnden Systemen zum sozialen Bindungssystem wird. Säugetiere sind nach der Geburt von einem fürsorgenden Anderen abhängig. Bei Angst vor dem Verlassenwerden rufen oder schreien sie nach dem nahrung- und geborgenheitgebenden Anderen. Es unterscheidet sich vom Furchtsystem und vermittelt das Gefühl von Verlassenheit und Trauer.

Drei weitere Systeme, das der mütterlichen Fürsorge, des Spielens und der sexuellen Lust, etablieren sich nach seinen Untersuchungen später im Verlauf der Entwicklung. Die Systeme kombinieren sich untereinander. Aus solchen Kombinationen lassen sich soziale Gefühle wie zum Beispiel Scham und Neid ableiten. Basale Motivationen sind genetisch kodiert. Laborratten mögen in der 400. Generation im Käfig leben, jedoch ein Katzenhaar im Käfig lässt ihr Spielen und Herumtollen oder Fressen sofort sistieren. Insbesondere beim Menschen sind diese Systeme kulturell und durch individuelle Erfahrungen modifizierbar.

Alle emotionalen Systeme sind in kreiskausalen Regulationen mit anderen Hirnregionen verbunden. Wegen der Verbindung basaler, emotionaler Systeme mit evolutionär jüngeren Gehirnarealen können Emotionen mit bewussten Gedanken verbunden sein, durch Lernerfahrungen verändert werden, und Gedanken können Emotionen hervorrufen. Aufgrund ihrer Verbindung zu älteren Gehirnarealen existiert keine Emotion ohne physiologische Folgen und Folgen für das Verhalten. Die neuronalen Verbindungen zum Hirnstamm verknüpfen sie mit den Systemen der Lebensregulation.

Pankseep hat damit ein System beschrieben, das verstehen lässt, was den Menschen motivational bewegt. Zwar beinhalten alle Gefühle ein Mögen und ein Möchten. Die Vermeidung von Unlust und Streben nach Lust als entscheidende Motivationen des Menschen anzunehmen, erscheint jedoch angesichts der dargestellten empirischen Ergebnisse zu vereinfacht.

Das Furchtsystem und die Schaltkreise der Amygdala

Am besten untersucht scheint das Furchtsystem, das an der umfassenden emotionalen Antwort teilhat, die wir *Angst* nennen. Auch andere Systeme mögen das Gefühl der Angst generieren wie das Separation Distress System zum Beispiel die Verlassenheitsangst. Doch wenden wir uns dem basalen System der Furcht zu. Für dieses System sind Kerne der Amygdala zentraler Organisator. Menschen ohne Amygdala sind beeinträchtigt, mimische und sprachlich geäußerte Emotionen zu beurteilen. Deshalb können sie nicht einschätzen, wem sie trauen können. Ihre Aufmerksamkeit wird nicht auf bedeutende Dinge für das Überleben gerichtet, sondern auf Nebensächlichkeiten. Menschen ohne Amygdala können einen Mord im Film sehen. Befragt nach dem, was sie beeindruckt hat, berichten sie vielleicht, dass die Ermordete ein weiß gepunktetes Kleid trug (Markowitsch 2006).

Die Amygdala zählt zu den am besten vernetzten Kernsystemen unseres Gehirns überhaupt. In vielfältigen Rückkopplungsschleifen

- nimmt sie über den Hippocampus Einfluss auf die kognitiven Prozesse und Erinnerungen, und der Hippocampus liefert ihr den Kontext emotionalen Lernens. In der Wildnis löst die Schlange Furcht aus, im Zoo ist sie faszinierend.
- Über das Stirnhirn nimmt sie auf das dort lokalisierte Arbeitsgedächtnis Einfluss und darauf, was überhaupt in unser Bewusstsein gelangt. Unter Angstbedingungen können wir schlecht lernen, was bis zur vollständigen Blockade der Erinnerungen an das Gelernte führen kann.
- Sie sorgt für die emotionale Einfärbung unserer Intentionen und nimmt Einfluss auf Entscheiden und Handeln.
- Sie filtert unsere Wahrnehmungen und ist an deren Konstruktion beteiligt.
- Die Amygdala und der Hippocampus setzen die neurophysiologische Stressreaktion in Gang, beeinflussen den Körper und werden wiederum durch ihn beeinflusst.

1.2 Neurobiologische Aspekte von Geist und Körper

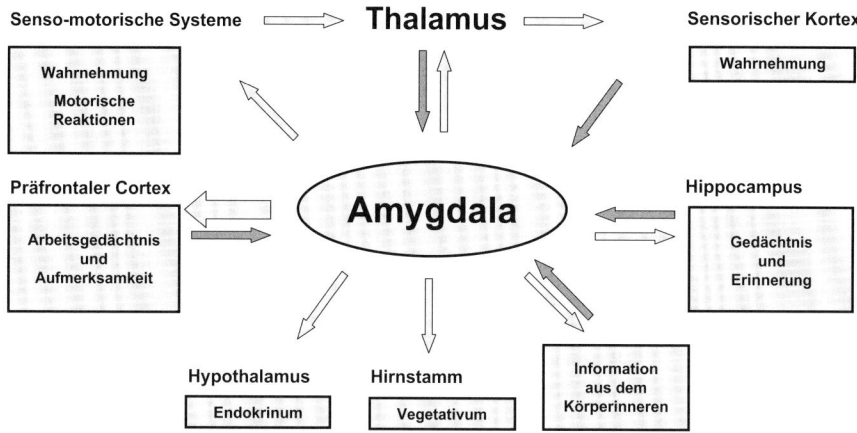

Abb. 1.6: Schaltkreise der Amygdala: Die Amygdala ist eines der bestvernetzten Kerngebiete unseres Gehirns und organisiert den Einfluss der Emotionen auf Wahrnehmung, Langzeit- und Kurzzeitgedächtnis und damit Bewusstheit, Kognition und Handeln sowie unseren Körper (nach Rohen 2001).

Zunächst soll der Einfluss der Emotionen auf die Wahrnehmung betrachtet werden. Alle sensorischen Inputs werden über das Zwischenhirn, speziell über den Thalamus, an die Amygdala und ihre Netzwerke geleitet, *bevor* sie die sensomotorischen, akustischen und visuellen Rindengebiete erreichen. Diese Faserbahnen vermitteln die emotionale Einfärbung aller sensorischen von außen oder aus dem Körperinnern stammenden Informationen. Alltagserfahrungen bestätigen das: Wer sich ein grünes Auto kauft, sieht von nun an überall grüne Autos, die sich anscheinend auf wundersame Weise vermehren. Verliebte haben eine rosarote Brille auf der Nase, und wer in die Tiefe eines Brunnens gefallen ist, sieht kein Licht, sondern alles schwarz. Damit werden Wahrnehmungen jedoch nicht ausschließliches Konstrukt eines Emotionen besitzenden Subjekts, wenn auch manche Neurobiologen in der Tradition von Descartes und Kant dies meinen. Die Wirklichkeit ist nicht nur ein Konstrukt in unserem Kopf. Wir können nicht erkennen, was wir wollen. Wenn wir eine Farbe sehen oder einen Ton hören, muss in der äußeren Wirklichkeit ein unterscheidbares Etwas sein, was der Möglichkeit nach ein Ton sein kann (Aristoteles). Zum Ton wird es in einem erkennenden Subjekt. (Zum grundsätzlichen Unterschied von Unterscheidungs- und Repräsentationsphilosophien ist Ausführliches in »Die Moderne und Platon« von Arbogast Schmitt zu finden.)

Worin kann der Sinn für den Einfluss von Emotionen auf die Wahrnehmung liegen? Man kann Emotionen als geronnene Lebenserfahrungen des Individuums und seiner Vorfahren betrachten. Diese Lebenserfahrung filtert nun die Wahrnehmung, die dadurch weniger komplex wird. Die Kriterien der Auswahl richten sich nach dem, was sich bisher für das Überleben bewährt hat. In diesem Sinne sind Emotionen Teil der menschlichen Intelligenz.

Wie hängen Kognition und Emotion zusammen?

Die Trennung von Kognition und Emotion steht an der Wiege der Neuzeit und ist daher fest in unserer Vorstellung verankert. Ein konstruierter Gegensatz von Gefühl und Verstand entstammt einer aus dem achtzehnten Jahrhundert stammenden Auffassung von der Dreiteilung der Vermögen der Seele (Gefühl, Verstand und Wollen). Diese philosophische Auffassung wird auch in heutigen Emotionstheorien bis in die Neurobiologie hinein vertreten, insofern Gefühlen eine eigene, emotionale Intelligenz zugesprochen wird. Manche Forscher meinen, dass die kognitiven Systeme im Nachhinein die Rechtfertigung für Entscheidungen liefern, die die unbewusst arbeitenden emotionalen Systeme bereits getroffen haben. Die populärwissenschaftliche Literatur ist voll von »Bauch- und Blinkentscheidungen«. Die Auffassung der Moderne, den Verstand Gefühlen als selbstständig gegenüberzustellen, läßt sich aus Descartes' Trennung von Subjekt auf der einen und objektiver Welt auf der anderen Seite ableiten, die durch die Brücke einer schlussfolgernden Vernunft verbunden sind. Doch Gefühle sind keine eigenständigen Akteure. Kognitionen und Emotionen entwickeln sich, wie bereits skizziert, gleichzeitig in einem Prozess, der von den frühen Bindungspersonen gesteuert wird, und sind gespeichert in Konvergenzzonen des präfrontalen Cortex, die kognitive und emotionale Systeme integrieren. Der mediale präfrontale Cortex scheint mit der Funktion verbunden zu sein, uns unsere Regeln zu vergegenwärtigen, der mehr orbitofrontale Cortex (OFC) vermittelt neuronal unsere Werte sowie moralischen Vorstellungen, wenn wir nach dem »Wozu?« und »Warum?« unserer Handlungen fragen. Die Netzwerke des präfrontalen Cortex (PFC) integrieren den emotionalen Einfluss *und* die vorgegebenen Intentionen auf das, was wir tun. Diese Funktion ist möglich, weil er über Verbindungen zu den Basalganglien und darüber zu motorischen Systemen verfügt.

Emotionale und kognitive Systeme hängen zusammen, das ist sicher; doch das gegenwärtige Wissen, *wie* beide Systeme zusammenhängen, ist noch lückenhaft. Bekannt ist, dass der PFC enge Verbindungen zur Amygdala hat, die für die Hemmung von Ängsten verantwortlich sind. Bekannt ist ebenfalls, dass bei Ausfall des Rindenbereich OFC der Mensch nicht in der Lage ist, das Risiko seiner Handlungen abzuschätzen und eine moralische Bewertung der Handlungen vorzunehmen. Menschen mit solchen Ausfällen werden affektiv flach und werden sozial sehr auffällig (▶ Kap. 12; Damásio 2001).

Sicher ist, dass Emotionen durch Lernerfahrungen modifizierbar sind. Einer dieser Lernvorgänge wird als Konditionierung bezeichnet. Leider impliziert dieser Begriff einen automatischen Reiz-Reaktion-Mechanismus, der in dieser reduzierten Einfachheit wohl nicht existiert (Goldstein 1934). Verschiedene Denkakte sind in diesen Prozess involviert. Gefühle durch Lernerfahrungen modifizieren zu können, nutzt die kognitive Verhaltenstherapie. Die Möglichkeit der Erziehung von Gefühlen verweist auf die große Bedeutung der Kultur und war bereits in der Antike ein Ziel der antiken Dramen.

Es ist auch bekannt, dass Imaginationen, ein anderes Wort für unsere bildliche Vorstellungskraft, auf emotionales Befinden und Körper dieselbe Wirkung haben können wie reale Sinneserfahrungen. Gute Schauspieler wissen, dass sie durch

Aufrufen innerer Bilder ihr emotionales Erleben und damit ihren Körperausdruck beeinflussen können. Derselbe Vorgang liegt der Wirkung eines Placebo-Präparats zu Grunde: Unsere Vorstellungskraft wirkt auf den Körper. Die übergeordneten Konvergenzzonen vermitteln nicht nur die Wirkung von Placebos, sondern ganz allgemein die Wirkung von Imaginationen, was auch therapeutisch genutzt werden kann (▶ Kap. 5.1).

Einer dualistischen Gegenüberstellung von Kognition und Emotion ist entgegenzuhalten, dass erstens auch die Großhirnrinde an emotionalen Systemen beteiligt ist, sonst könnten Emotionen dem Ich gar nicht bewusstwerden. Zweitens entstehen Kognitionen und Intentionen sowie die Emotionen in einem Entwicklungsprozess, der von denselben sozialen Erfahrungen gespeist wird. Den unbewussten Erfahrungen kann dabei eine größere Wirkung auf das Verhalten zugeschrieben werden als den bewussten (Roth 2003).

> *Zusammenfassung:* Emotionen sind geronnene Lebenserfahrung des Individuums und seiner Vorfahren. Sie beruhen auf unterscheidender Wahrnehmung von Innen und Außen, sind mit dem Körper verbunden, beinhalten immer Handlungsmuster und erscheinen dem Bewusstsein als Begleitphänomene. Sie sind verknüpft mit basalen Motivationssystemen. Kooperierende, emotionale Netzwerke beeinflussen Wahrnehmung, Gedächtnis, Kognitionen, Handeln und den Körper. Auch die Wahrnehmung ist stimmungsabhängig.
> Zentraler Organisator eines Furchtsystems ist die Amygdala, die die umfassende neuronale Vernetzung belegt, die an dem Teil hat, was wir Gefühle nennen.

1.2.3 Die neurophysiologische Stressreaktion und die Wirkung von chronischem Stress

Die basalen, emotionalen Systeme können als ausführenden Kreislauf die neurophysiologische Stressreaktion benutzen. Bewusste und unbewusste Wahrnehmungen von Innen und Außen können die Amygdala veranlassen, eine körperliche Alarmreaktion in Gang zu setzen. In einer ersten Stressreaktion wird Noradrenalin freigesetzt, das die Systeme der Aufmerksamkeit aktiviert und auf die kognitiven Systeme hemmend wirkt, um alle Aufmerksamkeit auf die stressauslösende Situation richten zu können. In einem weiteren Schritt sendet die Amygdala Befehle zur Cortisonausschüttung an unser hormonelles System. Dies geschieht in hierarchisch gegliederten Rückkopplungsschleifen über die *Hypothalamus-Hypophyse-Nebennieren-Achse (HPA-Achse)*, in deren Zentrum die Produktion der Hormone *Cortisol und Adrenalin* (Nebennierenmark) steht. Der Hypothalamus schüttet *CRF* (Corticotropin-Releasing-Factor) aus und aktiviert damit die Hypophyse. Diese schüttet *ACTH* (adrenocorticotropes Hormon) aus, das die Nebennierenrinde und das Nebennierenmark aktiviert. Am Ende der Reaktionskette stehen das Cortisol, welches das Immunsystem bremst und vielfältige Wirkungen auf den Stoffwechsel hat, sowie das Adrenalin des Nebennierenmarks, welches für die bekannten körperlichen Symptome der Angst mit verantwortlich ist.

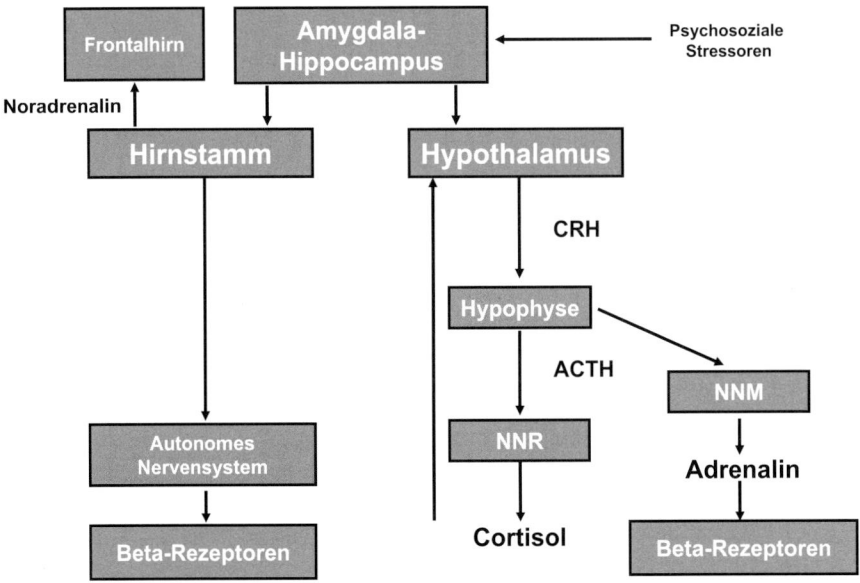

Abb. 1.7: Die neurophysiologische Stressreaktion

Darüber hinaus wird über die vegetativen Kerne des Hirnstamms das *autonome Nervensystem* des Sympathikus und des Parasympathikus (Kerne des Nervus Vagus, des Eingeweidenervs) kontrolliert. Das sympathische System und das Adrenalin finden in allen Organen Andockstellen, die β-Rezeptoren, die die Reaktionen in den Zellen in Gang setzen. Diese Systeme sind dafür verantwortlich, dass der Herzschlag steigt, die Atmung schneller und die Haut feucht wird sowie immunologische Veränderungen eintreten.

Die ausgeschütteten Hormone der neurophysiologischen Stressreaktion entfalten ihre Wirkung jedoch nicht nur an den peripheren Organen, sondern auch im Gehirn. Die Glucocorticoide wirken auf das Gehirn, insbesondere auf den Hippocampus und den Hypothalamus, zurück und hemmen die weitere Stressreaktion. Dieser Feedback-Mechanismus der Glucocorticoide hängt von der Anzahl ihrer Bindungsstellen, den Glucocorticoidrezeptoren (GR), und ihrer Verteilung ab. Die Anzahl der GR ist genetisch bestimmt, aber auch abhängig von frühkindlichen Erfahrungen. Fürsorgliche Rattenmütter, die ihre Kinder viel lecken und pflegen, erhöhen in einem epigenetischen Vorgang die Glucocorticoid-Rezeptoren im Hippocampus ihrer Kinder (Meany 2010). Dadurch kann die Stressreaktion schneller unterbunden werden. Fürsorgliche Bindungspersonen am Anfang des Lebens erhöhen die Widerstandsfähigkeit (Resilienz) gegenüber äußeren und inneren Stressoren.

1.2 Neurobiologische Aspekte von Geist und Körper

Zusammenfassung: Die Amygdala und ihre Netzwerke kontrollieren über den Hirnstamm und den Hypothalamus das vegetative Nervensystem und das hormonelle System und setzen die Stressreaktion in Gang mit einer Vielzahl vegetativer Reaktionen. Die ausgeschütteten Hormone hemmen in einer Rückkoppelungsschleife ihre eigene Produktion. Die Anzahl der Bindungsstellen der Stresshormone im Gehirn wird von Bindungserfahrungen modifiziert.

Die Wirkungen von chronischem Stress, Degeneration und Diskonnektion im Gehirn

Werden sie anhaltend ausgeschüttet, bewirken die Hormone Noradrenalin und Cortisol im Gehirn mehr als reversible Blockaden von Schaltkreisen. Sie entfalten ihre neurotoxische Wirkung bis hin zum Ausfall ganzer Regionen. *Cortisolerhöhung auf Dauer bewirkt eine Degeneration von Neuronen und hemmt ihre Neubildung.* Fallen neuronale Verbindungen weg, erlöschen auch deren Funktionen. Nachgewiesen ist, dass der Hippocampus schrumpft. Damit wird sein hemmender Einfluss auf die Stressreaktion eingeschränkt, und diese kann ungebremst ablaufen. Ebenfalls wird der Hypothalamus daran gehindert, über absteigende Fasern (Top-down-Regulation) eine Dämpfung der peripheren Reizvermittlung zum Beispiel von Schmerz vorzunehmen. So kann eine *lebenslange Empfindlichkeit für äußere und innere Belastungen* entstehen. Nicht nur der Hippocampus, sondern auch die Nervenbahnen zwischen PFC und Amygdala können nicht reifen oder schrumpfen. Dann wird der dämpfende Einfluss oder der Cool-Down-Effekt auf die emotionalen Arouselsysteme abgeschwächt. Fällt diese Hemmung der Amygdala weg, können emotionale Impulsdurchbrüche das Handeln bestimmen und negative Emotionen und Angst vorherrschend werden.

Die Wirkung der Stresshormone verstärkt sich in frühen Lebensphasen, während sich die Gehirnstrukturen entwickeln und verschalten und die Konvergenzzonen erst entstehen. Das Verständnis der chronischen Stressreaktion erlaubt, die frühen, sozialen Erfahrungen in ein Modell der Entwicklung und der Krankheitsentstehung zu integrieren. Vielfältige Beobachtungen am Menschen sowie Tierversuche bestätigen das. In Versuchen mit Ratten und anderen Tieren entwickelten diese bei früher Trennung vom Muttertier im späteren Leben vielfältige physiologische Störungen in unterschiedlichen Körpersystemen wie erhöhter Puls, Regulationsstörung von Schlaf und Körpertemperatur sowie Immunschwäche und Tod an viralen Infekten.

Bei Menschen belegen Befunde bildgebender Verfahren, dass Vorgänge der Diskonnektion bei Persönlichkeitsstörungen beteiligt sind. Bei ihnen ließ sich beschreiben, dass die Verbindungen zwischen der Amygdala und dem orbitofrontalen Cortex gestört sind. Diskonnektivität liegt auch dem auffälligen Verhalten mancher Patienten zu Grunde, das als Alexithymie bezeichnet wird. Sie scheinen emotional unbeteiligt und nach außen ausdruckslos die Schwere ihrer Symptome, z. B. die des Schmerzes, zu ertragen. Die emotionale Bewertung des Schmerzes ist blockiert. Der zu Grunde liegende Vorgang ist die Diskonnektion zwischen Amygdala und Systemen der Aufmerksamkeitssteuerung (anteriorer cingulärer Cortex).

Akute Belastungen erheblichen Ausmaßes können auch im späteren Leben zu *dissoziativen Symptomen* führen. Sie blockieren die Einordnung sensorischer Signale ins Gedächtnis, ihre emotionale und kognitive Bewertung (▶ Kap. 11). Auch somatoformen Körperbeschwerden könnten Diskonnektionen zugrunde liegen.

Die wechselseitigen Wirkungen zwischen Gehirn und Immunsystem

Das humorale und das zelluläre Immunsystem stehen mit dem Gehirn in einer bidirektionalen Verbindung. Das Gehirn beeinflusst das Immunsystem über zwei Achsen. Über die erste Achse kontrolliert der Hirnstamm das sympathische und parasympathische Nervensystem. Der Sympathikus innerviert die Immunzellen und die parasympathischen Nervenfasern des Nervus Vagus wirken dämpfend. Die zweite Achse ist die bereits bekannte Hypothalamus-Hypophysen-Nebennierenrindenachse (Stressachse), an deren Ende das Cortisol und das Adrenalin stehen. Cortisol führt zu einer Hemmung der zellulären Immunität und Steigerung der humoralen Immunantwort. Cortisol wirkt dämpfend auf die Immunzellen, die Interleukine und Zytokine wie Tumor-Nekrose-Faktor Alpha (TNF-α) bilden. Über den Nervus Vagus wird dieser Zustand des Immunsystems dem Hypothalamus zurückgemeldet, der nun in einer Rückkopplungsschleife die Cortisolausschüttung hemmt. So wird das Immunsystem rückgekoppelt gehemmt und an überschießenden Reaktionen gehindert. Als Folge von chronischem Stress können diese Hemmungen wegfallen und so überschießende Immunantworten entstehen. Als Folge von akutem Stress kann die Infektabwehr beeinträchtigt sein.

Zusammenfassung: Funktionen sind Ergebnisse neuronaler Verbindungen. Fallen diese Verbindungen weg, erlöschen auch Funktionen. Die entsprechenden pathogenetischen Prozesse sind Degeneration und Diskonnektion, die Folge dauerhafter Cortisolerhöhung sind. Epigenetische, bindungsabhängige Vorgänge verändern die räumliche Dichte der Rezeptoren der Stresshormone. Stresshormone beeinflussen das Immunsystem, und das Gehirn wird seinerseits durch das Immunsystem beeinflusst. Folgen massiven oder anhaltenden Stresserlebens sind eine lebenslange, erhöhte Stressempfindlichkeit und Störungen im Immunsystem. Diese Vorgänge lassen körperliche Symptombildung und Krankheit integrativ verstehen.

1.2.4 Integrationszonen eines Körperselbst – Der Körper gestaltet den Geist

Die Netzwerke der Amygdala steuern über den Hirnstamm das vegetative Nervensystem und über den Hypothalamus das System der Hormone. Umgekehrt sendet auch der Körper ständig aus dem Körperinneren Informationen über den Zustand seiner Systeme an das Gehirn, von den Eingeweiden, den Muskeln, dem Herz und über das allgemeine Milieu (pH-Wert, Temperatur, Blutdruck). Die Informationen aus den Eingeweiden erreichen das zentrale Nervensystem auf verschiedenen Wegen: Auf dem humoralem Weg, über den Nervus Vagus und über viszero-somatische Faserbahnen. Die Rindenbereiche des cingulären Cortex und des insulären Cortex sind Konvergenzzonen, in denen die Informationen aus dem Körperinneren mit Informationen aus anderen Systemen verbunden werden. Vermutlich werden *fortlaufend Körperzustände in eine Vorstellung vom Selbst eingegliedert.*

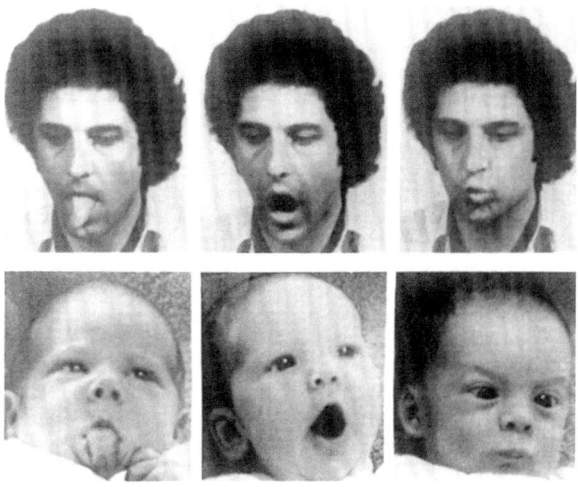

Abb. 1.8: Imitation bei Neugeborenen (Meltzoff und Moore 1977, reprinted with permission from AAAS)

Vieles über ein Selbst bleibt aus neurobiologischer Sicht noch spekulativ. Sicher ist, dass ein rudimentäres Selbst eng mit einem bereits bei der Geburt vorhandenen Körperschema und einem schon vorgeburtlich vorhandenen, propriozeptiven Sinn (Sinn für Körperhaltung und Körpergesten) und angeborenen Körperbewegungen verbunden ist. Der Körper ist das Bindeglied zwischen Innen und Außen und gestaltet die weitere Selbstentwicklung (Gallagher 2005: The body shapes the mind). Diese Verbindung ermöglichen die Spiegelneurone, die schon das Neugeborene zur Imitation befähigen. Schon unmittelbar nach der Geburt haben Säuglinge die Fähigkeit entwickelt, das eigene Gesicht in Antwort auf das, was es im Gesicht des anderen sieht, zu bewegen. Bereits in den 1970er Jahren begonnene Forschungen zeigen ihre Fähigkeit, Gesichtsausdrücke ihrer Bezugspersonen nachzuahmen, sich an sie zu erinnern und sie zu modifizieren. In der Nachahmung von Bewegung und Mimik der ersten Bindungspersonen entdeckt der Säugling sich selbst. Bereits die Entwicklung eines Körperselbst ist ein intersubjektives Geschehen.

Auf die grundlegende Bedeutung des Körpers für die Selbstentwicklung verweist auch, dass ohne Beteiligung des Hirnstamms mit den dort lokalisierten Systemen der Lebensregulation keine Bewusstheit möglich ist (Damásio 2011).

> *Zusammenfassung:* Kreiskausale Bottom-up- und Top-down-Regulationen zwischen Körperinnerem und Gehirn ermöglichen die Einbindung des Körpers in seine Umwelt und garantieren den Einfluss des Körpers auf das Selbstempfinden.
> Am Anfang ist der Körper und gestaltet die geistigen Funktionen. Alle neuronalen Strukturen stehen in Resonanz zu Körpervorgängen, die auch Speicher von Beziehungserfahrungen sind. Die emotionalen und somatosenorischen und -motorischen Strukturen ermöglichen ein affektives und leibliches Subjekterleben. Eine gedachte Trennung von Leib und Seele und die ihr entsprechende Trennung von Subjekt und Umwelt widerspricht heutigem neurobiologischem Wissen.

2 Bedeutung von Beziehung und frühen Bindungspersonen

Im vorhergehenden Kapitel wurde herausgestellt, dass sich alle neuronalen Landschaften und dadurch vermittelte Funktionen in Abhängigkeit von Erfahrungen mit den ersten Bindungspersonen entwickeln. Die neuronale Plastizität ermöglicht dem Individuum, sich fortwährend in dieser Abhängigkeit zu verändern. Die Selbstentwicklung ist von Beginn der Existenz an ein intersubjektives Geschehen. Die Empfindlichkeit der neurophysiologischen Stressreaktion ist von frühen Bindungserfahrungen abhängig. Die Bedeutung von Beziehung soll in diesem Kapitel durch die Ergebnisse der affektiven Neurowissenschaft, Bindungsforschung und Säuglingsbeobachtung sowie epidemiologischer Forschung weiter begründet werden, um nicht nur ein dualistisches Krankheitsverstehen zu modifizieren, sondern vor allem die Bedeutung der Beziehung zwischen dem Arzt und seinem Patienten zu begründen.

2.1 Der Mensch ist auf soziale Bindungen ausgerichtet

Menschen sind zum Überleben auf Interaktion und Kommunikation angewiesen. Ohne die anderen stirbt der Mensch. Es kann heute als gesichert gelten, dass ein genuines Motivationssystem »Bindung« als evolutionäres Erbe aller Säugetiere existiert. Nach Panksepp entwickelt es sich aus dem Seperation- Distress System oder »Panik-System«. Alle neugeborenen Säugetiere rufen und schreien, wenn sie verlassen werden, um wieder den Nahrung- und Geborgenheitgebenden herbeizulocken. Weil sie sich mit dem System verbinden, das mütterliche Fürsorge generiert, spielen neurochemisch die Bindungshormone Oxytocin und Opioide eine wichtige Rolle. Länger andauerndes Verlassenwerden hat langandauernde physiologische Folgen z. B. für den Schlaf und das Wachstum. Das Bindungssystem baut auf Teilen der Systeme der Schmerz- und der Temperaturregulation auf, was auch unsere Sprache wiederspiegelt: Es wird uns warm ums Herz, wir charakterisieren andere als kaltherzige Menschen, oder es schmerzt der Verlust wichtiger Menschen. Auf gemeinsame, neurale Strukturen von Schmerz und Bindung verweist eine kalifornische Untersuchung. Allein der Blick auf das Foto eines liebevollen Partners während einer schmerzhaften Untersuchung mindert das subjektive Schmerzempfinden und zeigt gleichzeitig in bildgebenden Verfahren eine veränderte Aktivität in den entsprechenden Hirnarealen (Eisenberger 2012).

2.2 Ergebnisse der Säuglingsforschung: Frühe Bindungserfahrungen bestimmen die späteren Beziehungserwartungen

Erfahrungen mit den primären Bindungspersonen bestimmen maßgeblich das spätere Bindungsverhalten. Können die Säuglinge keine Erfahrung mit einer *sicher* verfügbaren, empathisch zugewandten Bindungsperson machen, die ihnen *Geborgenheit* schenkt, zeigen die Kleinkinder bereits im Alter von 12 Monaten unterschiedliche Bindungserwartungen und unterschiedliches Bindungsverhalten. Abgeleitet von den Beobachtungen der Säuglingsforscher, die sie in einer standardisierten Testsituation gewannen (Kleinkinder wurden 2 Minuten von ihren Müttern getrennt), wurden diese Bindungsmuster differenziert als:

- *Sicher*: Das Kind zeigt offen Kummer, lässt sich schnell trösten und nutzt die Bindungsperson, um zuversichtlich die Umwelt zu erkunden.
- *Unsicher-vermeidend*: Das Kind lässt kein Trennungsleid erkennen, und meidet die zurückkehrende Person nach der Trennung; es ist nicht flexibel. Nach einer Trennung lässt sich im Speichel des Kindes ein erhöhter Cortisolspiegel nachweisen.
- *Unsicher-ambivalent*: Das Kind zeigt einerseits schon bei kleinen Verunsicherungen ein übertriebenes Anklammern und andererseits gegenüber der gleichen Bezugsperson Ausdruck von Ärger, der nicht aus der konkreten Situation erklärbar ist.

Desorganisierte Bindungsstrategien gibt es in allen drei Bindungsmustern als akute Belastungsreaktion mit stereotypen Bewegungen, Erstarren und Angst vor der Bezugsperson.

Unsichere Bindungserfahrungen in der frühen Kindheit stellen lebenslange Weichen im Verhalten zu den anderen und können später nicht vollständig rückgängig gemacht werden (Grossmann, Grossman 2007).

Bindungsforschung und Säuglingsbeobachtung belegen: Die kindliche Entwicklung hängt maßgeblich davon ab, ob die frühen Bindungspersonen feinfühlig auf die Bedürfnisse des Säuglings eingehen, sie spiegeln und zusammen mit dem Kind eine gemeinsame Aufmerksamkeit für die Umgebung herstellen können (Stern 1985 und 2016).

2.3 Epidemiologie betont die pathologische Bedeutung fehlender, unzureichender oder traumatisierender früher Bindungspersonen

Die Beobachtungen der Säuglingsforscher werden durch epidemiologische prospektive und retrospektive Studien bestätigt: *Mangelnde Verfügbarkeit einer frühen*

Bindungsperson und sexualisierte und körperliche Gewalt, insbesondere durch intrafamiliäre Täter, haben biologische Folgen und bringen psychische und somatische Erkrankungen wie Angst, Depression, Diabetes mellitus und Adipositas, somatoforme Körperbeschwerden, Schmerzen, ADHS, posttraumatische Belastungsstörungen und Suchtverhalten hervor (Felliti 2002). Mangelnde Verfügbarkeit liegt vor, wenn

- ein Elternteil schwer psychisch oder körperlich erkrankt oder inhaftiert ist,
- ein Elternteil stirbt,
- ein Geschwisterkind eine schwere Erkrankung hat und so die Aufmerksamkeit der Eltern nur dem kranken Kind gilt,
- Alleinerziehende chronisch erschöpft sind, z. B., weil keine Unterstützung vorhanden ist.

Aus Sicht des Kindes können solche Umstände als emotionale Vernachlässigung beschrieben werden. Über das aktuelle Ausmaß *sexueller* Missbrauchserfahrungen in der Kindheit in Deutschland und ihre Folgen berichtet die Mikado-Studie (): 11,6 % der Frauen sind insgesamt betroffen, knapp 3 % von sexuellen Missbrauchserfahrungen mit Körperkontakt/Penetration.

In umgekehrter Weise ist belegt, wie protektiv gute Bindungen sein können. Untersuchungen an Affen zeigen die positive Wirkung von Supermüttern auf das soziale Verhalten selbst bei genetisch aggressiven Affenkindern. Das liebevolle Beziehungsverhalten der Supermütter beeinflusst deren Serotoninstoffwechsel (Suomi 2002). Eine hilfreiche Beziehung in der Kindheit kann ausreichend sein, um beeinträchtigenden, früheren Lebens- und Beziehungserfahrungen entgegenzuwirken. Die Forschung zur Krankheitsbewältigung und epigenetische Untersuchungen belegen, dass Lebensdauer und ein positiver Krankheitsverlauf durch eine gute, soziale Einbettung begünstigt, während sie durch Einsamkeit beeinträchtigt werden. Ein gutes Arbeitsklima und gute eheliche Beziehungen begünstigen die Rückbildung der Arteriosklerose der Herzkranzgefäße von Frauen (Orth-Gomer 2009).

2.4 Frühe Bindungserfahrungen: Moderatoren der weiteren Entwicklung

Struktur der Persönlichkeit und frühe Bindung

Sicherheit gebende Bindungspersonen entscheiden, ob das Kind stabile Ich-Strukturen entwickeln kann. Dafür sind die frühen Lebensmonate relevant. Merkmale einer stabilen Ich-Struktur im späteren Leben sind, dass der Erwachsene sich selbst und andere wahrnehmen, sich in andere hineinversetzen, seine Emotionen kontrollieren und Bindungen eingehen und wieder lösen kann.

Wie entwickelt sich der Mensch?

Mängel in den Ich-Strukturen beeinflussen die weitere Beziehungsgestaltung des Menschen und sind als Moderatoren für die Bewältigung aller weiteren Reifungsschritte zu verstehen, und auch für die mit diesen Reifungsschritten einhergehenden Konflikte. Wenn auch die alten psychoanalytischen Theorien der Entwicklung des Menschen und seines psychischen Apparates im Lichte der modernen Forschungsergebnisse nicht weiterbestehen können, so ist es doch richtig, dass der Mensch seine Selbstfunktionen parallel zu seiner körperlichen Reifung entwickelt. Menschliche Grundbedürfnisse haben in verschiedenen Altersabschnitten eine unterschiedliche Bedeutung und müssen anders ausbalanciert werden. Das Bedürfnis nach Nähe und Versorgung steht im ersten Lebensjahr mehr im Vordergrund als das Bedürfnis nach Autonomie – letzteres rückt mit der Entwicklung der Fähigkeiten sich fortzubewegen und Neues zu erkunden in den darauffolgenden Lebensabschnitten stärker in den Mittelpunkt. Die Antwort der Erwachsenen auf die Bedürfnisse des Kleinkindes kann im günstigen Fall »gut genug« oder »passend« sein. In jedem Fall muss das Kleinkind die eigenen Bedürfnisse mit den Reaktionen aus der Welt der Erwachsenen abgleichen und im Konfliktfall bewältigen.

Die ersten Lebensmonate entscheiden, ob der Mensch eine *grundsätzliche Zuversicht* entwickeln kann (Rudolph 2006); diese Zeit ist eng mit dem Erleben körperlicher Nähe verbunden. Ein Körperselbst kann der Säugling nur entwickeln, wenn er die Signale aus seinem Körper mit den Signalen und Handlungen seiner hauptsächlichen Bindungsperson, meistens die Mutter, verknüpft. Er lernt seinen Körper kennen und wahrnehmen über die Beziehung zur Bindungsperson, deren Reaktion seinen unspezifischen Missempfindungen und Unlustreaktionen eine Bedeutung gibt. Folglich wird der *eigene Körper immer ein Speicher basaler Bindungserfahrung* sein.

In den folgenden Monaten entwickelt sich ein *Grundkonzept von sich selbst und den anderen*. Die inneren Bilder von sich und den anderen sind in dieser Entwicklungszeit eng mit den Erfahrungen von Versorgtwerden und Geborgensein verbunden; sie hängen von der frühen Kommunikation mit der Person ab, die überwiegend für die primäre Versorgung zuständig ist. Je *feinfühliger* diese Bindungsperson auf die Signale des Säuglings eingeht und sie spiegelt, je rhythmischer dieser Signalaustausch ist, je harmonischer der »kommunikative Tanz« zwischen den beiden sich gestaltet, desto mehr grundsätzliche Zuversicht und spätere Neugier wird das Kind entwickeln. Dies ist ebenso ein Ergebnis der Säuglingsbeobachtung wie die, dass Säuglinge bereits am Ende des ersten Lebensjahres Erwartungen an das Verhalten ihrer Bindungspersonen entwickelt haben. In der zweiten Hälfte des zweiten Lebensjahres ist eine Vorstellung von einem Ich vervollständigt, das getrennt von den anderen ist. Man kann diese Entwicklungszeit entweder unter dem Gesichtspunkt der *Entwicklung des Selbst* und damit des *Selbstwerts* betrachten, oder das *Bindungs- und Kommunikationsverhalten* fokussieren. Beide sind jedoch untrennbar in der Entwicklung miteinander verwoben: »Ich finde Geborgenheit und Nähe, das bin ich wert, ich werde immer andere finden, die das geben«; »Ich werde wahrgenommen, ich bin wertvoll, andere sehen mich auch so«.

Auf der Basis der körperlichen Reifung entwickelt sich nunmehr das *Bestreben nach Autonomie*. Das Kleinkind kann sich unabhängig von den Bindungspersonen dahin bewegen, wohin die Neugierde es treibt. Voraussetzung bleibt eine Sicherheit gebende Person, zu der das Kleinkind zurückkehren kann und die es wiederum zu seinen Erkundigungen ermutigt.

Zwischen dem dritten und sechsten Lebensjahr steht die *Identitätsbestimmung* in Bezug auf mehrere Personen im Vordergrund. Fragen wie: »Wer bin ich?«, und: »*Was ist meine Rolle* gegenüber den anderen in der Familie und gegenüber Gleichaltrigen?«, oder: »Was ist ein Junge, was ist ein Mädchen?« müssen beantwortet werden.

In der Pubertät werden die Identitätskonflikte durch die sexuelle Entwicklung modifiziert. Jede Altersstufe hat ihre typischen Konflikte und Bewältigungsversuche, die auf den früheren Lebensabschnitten aufbauen, bis hin ins Alter. Sind frühe Entwicklungsschritte schlecht oder gar nicht gelöst, werden die folgenden davon beeinflusst.

2.5 Die Herausbildung eines Beziehungskonfliktmusters und dysfunktionale Beziehungsmuster

Die ersten Beziehungserfahrungen sind ein Prototyp eines Beziehungsmusters, das später wiederholt eingesetzt und bei den folgenden Entwicklungsanforderungen getestet und angepasst wird. Das ursprüngliche Muster erfährt immer wieder Modifikationen. Im Prozess von Wiederholung und Modifikation entsteht ein zentrales Beziehungskonfliktmuster, das allen weiteren Beziehungen zugrunde liegt.

Eines solches Muster kann z. B. sein: Wenn ein Mensch keine Sicherheit gebenden Bezugspersonen hatte, die ihn beruhigen konnten, wird er unsicher-ambivalente Beziehungserwartungen entwickeln. Bleibt anschließend eine Ermunterung zur mutigen Erkundung seiner Umgebung aus, wird dieses Kind die Möglichkeit zur Erkundung gar nicht selbst einfordern. Ein solcher Mensch wird sich schwer tun mit Schritten in die eigene Autonomie und sich anderen gegenüber eher anklammernd verhalten (▶ Kap. 6). Kumulative Effekte sind naheliegend. Eine psychisch erkrankte Mutter, die im ersten Lebensjahr ihres Kindes keine gemeinsam gerichtete Aufmerksamkeit entwickeln konnte, wird wahrscheinlich später auch das kindliche Explorationsverhalten nicht fördern.

Ein anderes Beziehungsmuster, diesmal nicht geprägt durch unentwickelte Autonomie, sondern durch mangelhaftes Selbstwertgefühl, kann das folgende sein: Ein Mensch, der keine spiegelnde Anerkennung erfahren hat, sich seiner selbst und sich später seiner Herkunftsfamilie schämt, kann bei seinen Freunden seine Scham abwehren, indem er sich aufspielt und vorgibt, größer oder mehr zu sein, als er ist. Die spätere Entwicklung seiner Geschlechtsidentität in Pubertät und Adoleszenz wird er konflikthaft belastet erleben. Er wird sich wahrscheinlich Partner suchen, die sein Selbst aufwerten, entweder, weil er im Vergleich zu ihnen grandioser erscheint oder weil die Umgebung den Partner bewundert und er Teil dieser Bewunderung wird (▶ Kap. 8).

Der Grad der Dysfunktionalität der Beziehungsmuster ist abhängig von der Schwere der kindlichen Belastungen, vom Zeitpunkt ihres Auftretens und von ihren Häufungen. Traumatische Verletzungen wie körperliche und sexualisierte Gewalt sind besonders schwerwiegend. Wenn sie zu einem frühen Zeitpunkt der Lebensentwicklung auftreten, können sie sehr destruktiv wirken. Wer durch traumatische Erfahrungen nur ein rudimentäres, gestörtes Körperselbst aufbauen konnte, wird später körperliche Signale missverständlich bewerten oder sogar Beziehungen über das Körperempfinden regeln. »Ich habe Schmerzen!«, ist das Empfinden, wenn andere kränken und verletzen. Umgekehrt tragen sichere Bindungserfahrungen dazu bei, späteren traumatischen Stress oder Verluste wichtiger Bindungspersonen besser zu verarbeiten.

Zusammenfassung: Ausgehend von destruktiven, enttäuschenden, ängstigenden und beschämenden Erfahrungen mit den frühen Bindungspersonen entwickelt der Mensch im Laufe seiner Individuation ein Beziehungskonfliktmuster, das in allen Beziehungen wiederholt wird. Die frühen Beziehungen gestalten sein inneres Bild von sich und den anderen Menschen. Dieses Muster wiederholt sich auch in der Beziehung zum Arzt.

2.6 Ein integriertes Modell

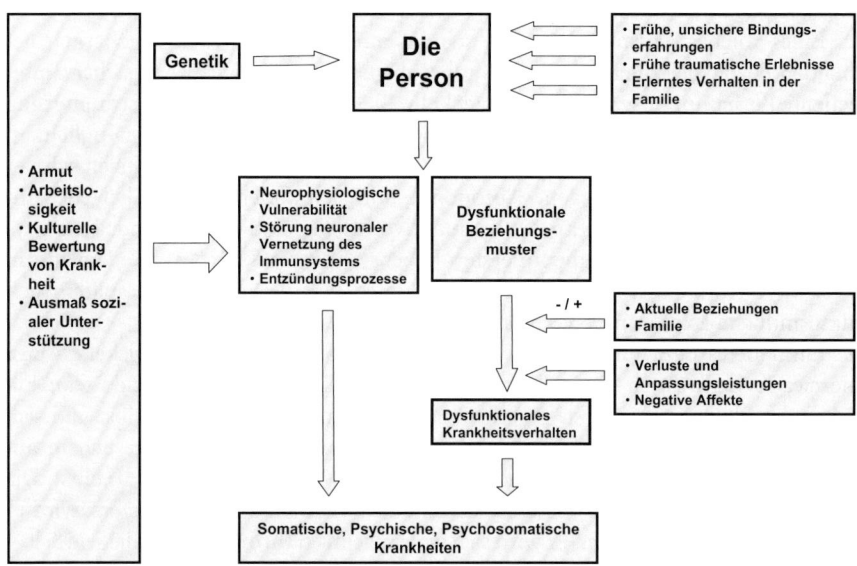

Abb. 2.1: Ein integriertes Modell

2.6 Ein integriertes Modell

Der Mensch kann, wie alle lebenden Systeme, als ein offenes System betrachtet werden, welches durch Selbstorganisation und Anpassung gekennzeichnet ist. Die Regulationen in solchen Systemen beruhen auf Feedback-Schleifen: Die Endprodukte beeinflussen die Ausgangsprodukte. Damit ist ein lineares Denken im Sinne von »eine Wirkung – eine Ursache« dem Verstehen solcher Systeme nur begrenzt nützlich. Im systemischen Denken rückt die Frage in den Mittelpunkt, *wie* die zahlreichen, am *Prozess beteiligten Faktoren zusammenhängen*. Krankheit und Gesundheit werden in diesem Modell als Prozesse und nicht als Zustände begriffen, von Rhythmik und Schwankungen und nicht von Mittelwerten bestimmt. Operatoren dieser Prozesse sind die sozialen Bindungen und die Emotionen. Ein solcher Prozess hat neben der horizontalen Dimension, die beschreibt, wie etwas zusammenhängt, auch eine vertikale Dimension, die beschreibt, *wie etwas entstanden ist*.

Umfassende Rahmenbedingung der Prozesse Gesundheit und Krankheit ist die Gesellschaft. Der Körper ist in direkter Weise gesellschaftlichen Bedingungen unterworfen wie z. B. im Arbeitsprozess. Die Wechselwirkungen zwischen Gesellschaft und Individuum sind sehr komplex und beschäftigen eigene Fachdisziplinen wie zum Beispiel die Medizinsoziologie. Die gesellschaftlichen Klassen arm und reich unterscheidet ein doppelt so hohes Morbiditäts- und Mortalitätsrisiko. Hier sei ausschließend betont, dass viele gesellschaftliche Einflüsse (vermittelt über das mehr oder weniger Vorhandensein von sozialen Netzen wie Nachbarschaft, Arbeitsteam und die Familie) auf ein Individuum einwirken. Wer beispielsweise seine Arbeit verliert, verliert damit auch ein wichtiges Beziehungssystem. Die Gesellschaft beeinflusst auch, ob Vater oder Mutter Zeit für den Säugling haben, und wenn ja, in welchem Zustand. Sie gestalten damit den Rahmen, in dem sich frühkindliche Bindungen entwickeln können.

Am Anfang eines Prozesses von Gesundheit und Krankheit stehen die Erfahrungen mit den frühen Bindungspersonen, von deren Feinfühligkeit und gemeinsamen Aufmerksamkeit mit dem Kind es abhängt, ob der Säugling stabile Ich-Funktionen entwickeln kann. Neurobiologisch ist die Vernetzung komplexer neuronaler Netzwerke unseres zentralen Nervensystems erfahrungsabhängig, insbesondere bindungsabhängig. Frühe Erfahrungen wirken nachhaltiger auf das reifende zentrale Nervensystem als spätere. Selbst genetische Muster sind bindungsabhängig. Die frühkindlichen Bindungserfahrungen werden zu einem Moderator der Reifungsschritte vom Säugling zum Kleinkind. Die in der Entwicklung zu bewältigenden Konflikte modifizieren ihrerseits die früh verinnerlichten Beziehungsmuster. In diesem Prozess entstehen funktionale oder dysfunktionale Beziehungsmuster, die in allen späteren Beziehungen aktualisiert werden. Sie entscheiden darüber, ob das Individuum soziale Bindungen eingehen und ein soziales Netzwerk aufbauen kann. Beides führt nachweislich zu einem gesünderen und längeren Leben.

Das Wissen um neuronale Plastizität und die psychophysiologische Belastungsreaktion erlauben, auch traumatische Kindheitserlebnisse in ein Konzept der Krankheitsentstehung mit einzubeziehen. Chronisch negative oder gar traumatische Erfahrungen hinterlassen Veränderungen in den neuronalen, neuroendokrinen und vegetativen Systemen, die eine höhere Reizbarkeit und eine lebenslange Verletzlichkeit für psychische und biologische Belastungen oder gar weitere Traumata bedingen. Erfahrung von Nähe und Geborgenheit in den primären Bindungen hinterlässt dagegen Resilienz und Flexibilität im Umgang mit benannten Belastungen.

Der Körper selbst ist in kreiskausalen Regulationen mit den emotionalen Systemen verbunden und Basis des Selbsterlebens. Bereits vorgeburtliche Beziehungserfahrungen hinterlassen Spuren ohne Beteiligung des Bewusstseins, weil dieses noch nicht umfassend vorhanden ist. Aktivierte emotionale Erfahrungen nutzen die vorgegebene Stressreaktion. Emotionen beeinflussen Denken, Gedächtnis, Fühlen, Handeln und rückwirkend den Körper. In übergeordneten Konvergenzzonen werden Informationen aus dem Körperinneren mit dem emotionalen Erleben ständig in ein Körperselbst integriert. Wir sind unsere Krankheit.

Die sich auf frühen Bindungen gründenden dysfunktionalen Beziehungsmuster sind Teil umfassender Denk-, Fühl- und Verhaltensschemata. Sie schließen einen schädlichen Umgang mit sich selbst und dysfunktionales Krankheitsverhalten ein und erklären über diesen Weg zusätzlich Krankheit und Gesundheit.

Pathogenetische Erklärungen haben den Sinn zu klären, wo therapeutische Interventionen ansetzen und wirksam sein können. Es scheinen die Beziehungen zu sein. Die, die wir beeinflussen können, ist die zwischen Arzt und Patient.

3 Die Arzt-Patient-Beziehung und das Konzept der Beziehungsmodi

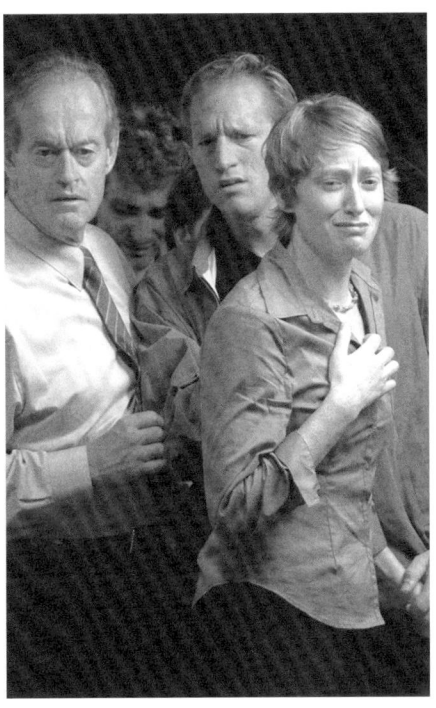

Abb. 3.1: Bill Viola: *Observance*, 2002
Color high-definition video on flat panel display. Photo: Kira Perov

3.1 Übertragungsphänomene – Gefühle sind ansteckend

Die Kommunikationswissenschaft unterstreicht, dass jede Botschaft neben den Sachaspekten auch Beziehungsaspekte in sich trägt und letztere sogar überwiegen. In einem gängigen Kommunikationsmodell wird bildhaft herausgestellt, dass neben einem Ohr, das die sachlichen Aspekte einer Botschaft aufnimmt, das Beziehungsohr immer mithört (von Thun 1981). Dasselbe gilt für die Seite des Gegenübers, das immer als Empfänger über den Sinn der Botschaft entscheidet.

Die wechselseitige Beeinflussung von Sender und Empfänger ist unumstritten. Die Psychoanalyse hat darüber hinaus ein systematisches Verstehen von Beziehungen und damit des Zugangs zum anderen zum Thema gemacht und auch das Instrumentarium dazu mit dem Modell der Übertragung und Gegenübertragung und des szenischen Verstehens geliefert.

Wie kann man Dinge verstehen, die dem Gegenüber unbewusst sind und über die er daher nicht sprechen kann? Der Schlüssel dazu ist, dass in der Begegnung des Arztes mit dem Patienten etwas geschieht, das in der psychoanalytischen Theorie als Übertragung und Gegenübertragung bezeichnet wird. Übertragung passiert schlechthin in allen Begegnungen von Menschen. Denn jeder Mensch verinnerlicht die Erfahrungen mit seinen frühen Bindungspersonen in einem Beziehungsmuster, das später in der Begegnung mit anderen wieder aktiviert und wiederholt wird. Es ist ein *Muster interpersoneller Erwartungen*, geprägt von Kindheitswünschen und -enttäuschungen, das weitestgehend unbewusst bleiben kann. Das Unbewusste stellt sich nun dar in einer kleinen Szene, die der Patient mit seinem Arzt gestaltet.

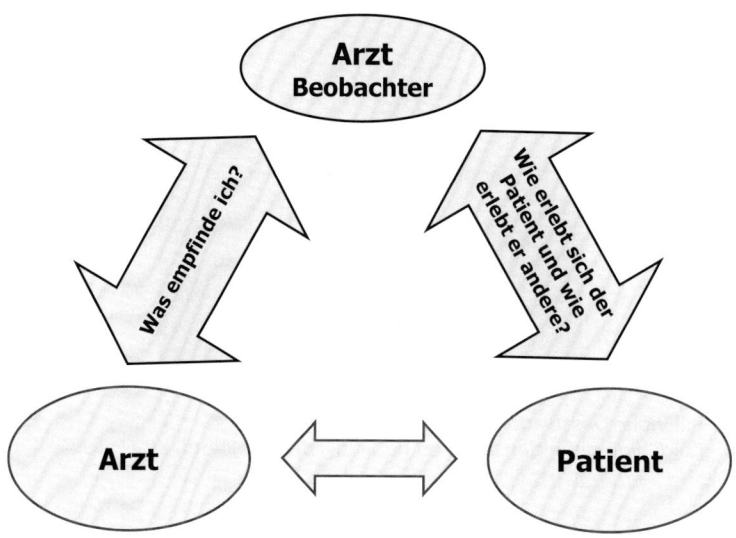

Abb. 3.2: Therapeutische Kommunikation: Der Arzt ist Teilnehmer und Beobachter zugleich

Der Arzt kann nun schließen, dass der Patient seine anderen Beziehungen in gleicher Weise mit ähnlichen Erwartungen und begleitenden Gefühlen gestaltet wie die zu ihm. Er kann nunmehr seine eigenen Gefühle registrieren (»Was fühle ich, was geschieht in mir?«) und als Reaktion auf den Patienten deuten, als ansteckende Gefühle, die den Patienten beherrschen. Er kann an der inneren Welt des Patienten teilnehmen und nachempfinden, wie der Patient sich erlebt. Darüber hinaus kann der Arzt aus seinem Erleben schließen, wie sich *andere Menschen* im Kontakt mit diesem Patienten *fühlen* werden. »Was in mir geschieht, wird anderen im Kontakt mit diesem Menschen ebenso geschehen.« Diese Beobachtung erlaubt dem Arzt, Rückschlüsse auf dysfunktionale Beziehungsmuster seines Patienten zu ziehen.

3.2 Beziehungsebenen der Arzt-Patient-Interaktion

Aus dem Konzept der Übertragung lassen sich drei verschiedene Beziehungsebenen (Wesiack 1990) beschreiben, die in jeder Arzt-Patient-Interaktion wirksam sind. Sie dienen dazu, Komplexe dieser Interaktion besser zu verstehen:

1. Der Arzt ist der Wissensexperte, der auf gleicher Augenhöhe mit seinem Patienten das nötige Wissen weitergibt oder beschafft, das einer partnerschaftlichen Entscheidungsfindung zugrunde liegt.
2. Der Arzt ist für den Patienten ein guter Vater oder eine gute Mutter, der/die sich sorgend kümmert, denn der Patient ist oft in einer hilflosen Situation, in der er Trost, Anteilnahme, Fürsorge und Hoffnung braucht. Mehr als andere braucht der Kranke eine stützende und tragende Beziehung, deren Gestalt sich aus seinen Kindheitswünschen und -erwartungen ergibt. Manchmal ist der Arzt geradezu Gegenstand magischer Erwartungen seiner Patienten. Dies ist die Ebene, auf der mit der suggestiven Kraft des Arztes gearbeitet werden kann. Suggestive Kraft besitzen sowohl seine Worte wie auch seine Handlungen.
3. Der Arzt ist Teil einer unbewussten Inszenierung des Patienten. Der Arzt nutzt die Selbstbeobachtung und sein Beziehungserleben als diagnostisches Instrument, um Zugang zu den Gefühlen und den dysfunktionalen Beziehungsmustern des Patienten zu finden.

Diese Beziehungsebenen sind in der Wirklichkeit miteinander verwoben. Hierzu ein kleines Beispiel: Ein Patient gibt die Packung mit Schmerzmitteln dem Arzt mit den Worten zurück: »Umbringen kann ich mich alleine!« Auf der sachlichen Ebene teilt der Patient mit: »Ich habe das Medikament nicht vertragen und brauche etwas anderes. Darüber hinaus ist das Umbringen für mich ein Thema.« Auf der zweiten Ebene sagt er dem Arzt: »Du warst kein guter Vater. Im Gegenteil, du hattest bösartige Absichten. Ich brauche keine Eltern, die böse zu mir sind und das Gegenteil von dem tun, was sie eigentlich tun sollten.«

Auf der dritten Ebene stellt er sein zentrales Beziehungsmuster dar: Er sieht im Arzt eine unheilvolle, bedrohliche oder sogar strafende Instanz, die keinen Raum für eigene Bestrebungen und Wünsche gewährt. In der Begegnung mit dem Arzt aktualisiert sich bei diesem Patienten sein Verhältnis zum eigenen, autoritären Vater, dessen Befehlen und grausamen Gebaren er sich nicht unterwerfen will. Er wurde gezwungen, den Beruf des Vaters zu erlernen und sein Geschäft zu übernehmen. Körperliche Züchtigung war an der Tagesordnung. Seine Wut und Aufbegehren gegen jegliche Autorität kleidet er mit dem Protest gegen das Medikament in eine scheinbar sachliche Form. Dahinter steht sein Wunsch nach mehr Raum für eigene Bestrebungen und gleichzeitig seine Erwartung, dass solche Wünsche keine Berücksichtigung finden werden. Mit seiner aggressiven, vorwurfsvollen Haltung verhindert er oder gefährdet er zumindest ein respektvolles, ihm Kontrolle gewährendes Verhalten, nach dem er sich eigentlich so sehr sehnt. Denn der Arzt, ärgerlich über die Ablehnung seiner klugen und überlegten Vorschläge, könnte sich abwenden: »Das brauche ich mir nicht bieten zu lassen!« und nun antworten: »Ich bin der Experte und habe das studiert! Wenn Sie kein Vertrauen zu mir haben, können Sie gehen!« Dies ist ein typisches Beispiel, wie ein Patient seine Sehnsüchte nach respekt- und liebevollem Umgang hinter provozierendem Trotz und scheinbarer Souveränität verbirgt. Er selber führt eine Erfahrung herbei, die er immer schon erwartete, zur inneren Gewissheit wurde und nun in der Beziehung zum Arzt wieder einmal eine Bestätigung finden könnte.

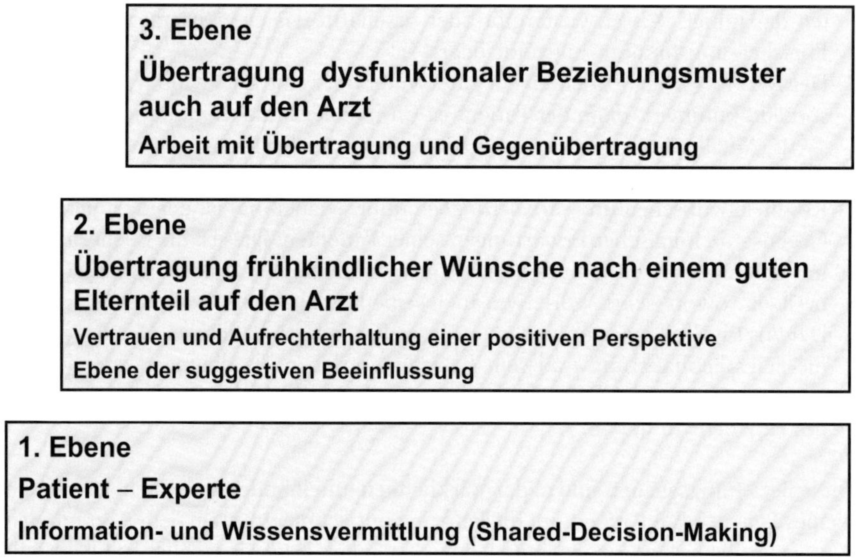

---

3. Ebene
Übertragung dysfunktionaler Beziehungsmuster auch auf den Arzt
Arbeit mit Übertragung und Gegenübertragung

2. Ebene
Übertragung frühkindlicher Wünsche nach einem guten Elternteil auf den Arzt
Vertrauen und Aufrechterhaltung einer positiven Perspektive
Ebene der suggestiven Beeinflussung

1. Ebene
Patient – Experte
Information- und Wissensvermittlung (Shared-Decision-Making)

Abb. 3.3: Ebenen der Arzt-Patient-Interaktion (nach Wesiack 1990)

In den letzten Jahrzehnten hat sich das gesellschaftlich gewünschte Bild der Arzt-Patient-Beziehung von einem paternalistischen Modell zu Gunsten eines *partnerschaftlichen Modells der Arzt-Patient-Beziehung* entwickelt. Das Gute des partnerschaftlichen Modells ist, dass es auf den kundigen, informierten Patienten fokussiert ist und dabei versucht, die Ressourcen und Präferenzen des Patienten einzubeziehen, denn der Patient ist derjenige, der die Krankheit bewältigen muss. Zu diesem Modell gehört auch die partizipative Entscheidungsfindung, das *»Share-Decision-Making«*. Hierbei werden dem Patienten verschiedene Handlungsmöglichkeiten mit dem Hinweis auf ihre nachgewiesene Wirksamkeit anschaulich nahegebracht, damit er als aufgeklärt mündiger Patient zu einer eigenen Entscheidung kommen kann. Mit der Abkehr vom paternalistischen Modell sollte jedoch nicht die Haltung eines fürsorglichen und Halt gebenden Arztes gleich mit abgewehrt werden.

Partizipative Entscheidungsfindung sollte berücksichtigen, dass die Beziehung zwischen Arzt und Patient eine asymmetrische Beziehung ist. Das Ungleichgewicht in der Machtverteilung in dieser Beziehung beruht nicht zuletzt darauf, dass der Arzt der Wissensexperte ist, und der Patient sich in einer unsicheren, bedürftigen oder hilflosen Situation befindet, manchmal sogar erschüttert ist. Dieser Machtunterschied lässt sich nicht nur durch eine möglichst sachgerechte, verständliche, bildhafte Informationsvermittlung aufheben, Neben dem kundigen Experten, der den Patienten partnerschaftlich einbindet, wird im Arzt gleichzeitig der *gute Elternteil* gesucht, der Vertrauen ermöglicht, Sicherheit und Stabilität vermittelt und eine positive Perspektive im Umgang mit der Krankheit aufrechterhält. Machtunterschiede lassen sich nicht durch Leugnung auflösen, man muss sie sich vergegenwärtigen.

Beide Modelle, das partnerschaftliche wie das paternalistische, beschreiben *nicht* in ausreichendem Maße die Rolle des Arztes. Die Beziehung des Arztes zum Patienten hat mehr Dimensionen. Der Arzt ist sowohl der *Wissensexperte und Partner des Patienten*, der ihn kundig informiert und in einem Prozess der Entscheidungsfindung aufklärt, als auch eine Person, auf die sich der Patient in seiner schwierigen Situation stützen kann. Neben dem kundigen Experten, der den Patienten kooperativ einbindet, wird im Arzt gleichzeitig der *gute Elternteil* gesucht, der Vertrauen ermöglicht, Sicherheit und Stabilität vermittelt und eine positive Perspektive im Umgang mit der Krankheit aufrechterhält. Doch auch *damit erschöpft sich die Rolle des Arztes nicht*. Die dritte Ebene, die der dysfunktionalen Beziehungsmuster, ist immer vorhanden, d. h. Übertragung findet statt, ob der Arzt will oder nicht. Er kann sich entscheiden, ob er diese Ebene *bewusst* und effektiver *nutzt*, um die dysfunktionalen *Beziehungsmuster in einer Haltung der Selbstbeobachtung zu erkennen, sich darauf einzustellen und zu versuchen, sie zu verändern*.

3.3 Beziehungserwartungen und Verstrickungen in der Arzt-Patient-Beziehung

Wie beschrieben beinhalten die Beziehungsmuster des Patienten Erwartungen an den anderen, die auch in der Arzt-Patient-Beziehung wirksam werden. Wer viel Kälte in seinen frühen Beziehungen trotz Mühen um wärmende Zuwendung erlebte, könnte den anderen feindliches Abwenden unterstellen und dies vorwegnehmen, indem er sich von der Gemeinschaft zurückzieht. Schließlich fühlt er sich bestätigt, in einer kalten Gesellschaft zu leben, an deren Temperatur er keinen

Anteil hat. Wenn der Patient sein Handeln von Erwartungen leiten lässt, die er dem anderen unterstellt, wird er häufig erleben, was er fürchtete. In der Krankenbehandlung kann *die Beziehungserwartung für den Arzt wie für seinen Patienten zu belastenden Verstrickungen führen.* Denn auch der Arzt hat Erwartungen und Befürchtungen, die von seinen früheren Erfahrungen geprägt sind. Vergleichbar anderen Paarbeziehungen bildet sich zwischen Patient und Arzt ein Muster gegenseitiger Erwartungen heraus.

Illustrierend ein typisches Beispiel der hausärztlichen Sprechstunde: Der Patient leidet an einem Diabetes mellitus mit sehr schlechten Blutzuckerwerten begleitet von weiteren chronischen Erkrankungen. Er ist deutlich übergewichtig und sein Gesichtsausdruck ist unsicher, abwehrend und missmutig. Er meint zu ahnen, was ihn erwartet: »Hoffentlich macht der Arzt mir keine Vorwürfe!« Doch auch der Arzt hat seine Ahnungen und Erwartungen: »Er wird eh nicht machen, was ich ihm vorschlage!« Er besinnt sich auf den hausärztlichen Auftrag der Informationsvermittlung: »Sie müssen sich nur wenig mehr bewegen, um erfolgreiche Veränderungen zu erreichen.« Doch der Patient fasst jeden noch so gut gemeinten Ratschlag als Vorwurf auf, was in missmutiger Rechtfertigung, Ausreden und passivem Widerstand mündet. »Wie soll ich denn zum Sport hinkommen? Mein Knie! Die Rente ist knapp, und öffentliche Verkehrsmittel sind teuer.« Der Arzt reagiert mit mehr von demselben aus dem Repertoire seiner Vorschläge: »Eine nur geringe Gewichtsabnahme könnte auch schon erfolgreich sein!« Der Patient ist zunehmend enttäuscht. Es ist für ihn wie immer: er wird nicht verstanden. Leichter Ärger schwingt mit, wenn er antwortet: »Das weiß ich doch! Doch ich esse gar nicht viel!« Da der Arzt durch wiederholte Disease-Management-Programme im Verlauf des Tages bereits erschöpft ist, erfolgt eine ärgerliche Gegenreaktion: »Von nichts kommt nichts.« Eine Drohung wird angehängt: »Sie werden noch im Rollstuhl enden!« Der Patient verstummt, der Arzt rezeptiert resigniert ein Medikament und ahnt, dass beim nächsten Termin der Patient sagen wird, er habe vergessen, es einzunehmen oder nicht vertragen.

Ärzte können unterschiedlich auf diesen Patienten reagieren, der sich selber als »Pechkind« bezeichnet und dessen gesamte Lebensgeschichte von einer unerfüllten Sehnsucht nach Nähe und Versorgung bestimmt war. Aus dem Gefühl der Verärgerung kann der Arzt wie im Beispiel Drohungen aussprechen oder diagnostische und therapeutische Maßnahmen veranlassen, die einen strafenden Aspekt haben. Er könnte auch in anderer Weise reagieren und sich noch mehr anstrengen, es dem Gegenüber recht zu machen, immer weitere Lösungen erfinden und sich in diesem mühseligen Tun erschöpfen.

Hilfestellung bietet die Selbstbeobachtung. Der Arzt könnte die eigenen Gefühle wahrnehmen, sie als Gefühle deuten, die den Patienten beherrschen und thematisieren: »Ich sehe, dass Sie wieder einmal enttäuscht sind.« Im Fall des weiter oben beschriebenen, trotzig provozierenden Patienten könnte der Arzt den Wünschen des Patienten Raum geben und seine Kontrollmöglichkeiten fördern, indem er dem Ärger ausweicht: »Es tut mir leid, dass Sie dieses Medikament nicht vertragen haben!« oder die Wut ansprechen: »Haben Sie häufig Ärger erlebt?« (Veit 2013). In den nachfolgenden Kapiteln werden solche Verstrickungen systematisiert und diese den Beziehungsmodi zugeordnet. Ein solches Verstehen der Arzt-Patient-Beziehung sieht in ihr mehr als nur Partnerschaft. (Die Wirkung von Beziehungserwartungen wird bei P. Watzlawick »sich selbst erfüllende Prophezeiung« genannt und ist in der Lehrgeschichte vom Hammer in »Die Anleitung zum Unglücklichsein« (1988a) dargestellt.)

3.4 Die hilfreiche Beziehung

Bisher wurde, um die große Bedeutung der Beziehung zwischen Arzt und Patient zu begründen, ihr Wert als diagnostisches Instrument aufgezeigt. Noch mehr Gewichtung erhält sie aus der Darstellung ihrer therapeutischen Wirkung. Für körperliches und seelisches Wohlbefinden ist es wesentlich, von anderen gesehen und verstanden zu werden, was durch vielfältige Forschungsergebnisse bestätigt wird. So reduziert die mitfühlende Anwesenheit eines anderen Menschen die Folgen traumatischen Stresses oder die Angst vor einer belastenden Untersuchung. Im Raum wird es subjektiv wärmer, wenn eine positive Begegnung mit einem anderen Menschen erlebt wurde. Neurophysiologische Untersuchungen wie über das Bindungshormon Oxytocin, dessen Ausschüttung die physiologische Belastungsreaktion reduziert, bestätigen die sozial empirischen Ergebnisse.

Was allgemeine Gültigkeit für Beziehungen hat, gilt für die Arzt-Patient-Bindung insbesondere. Denn der Patient ist in einer instabilen Situation, wenn er den Arzt aufsucht, manchmal sogar in großer Not. Er will dem Arzt *vertrauen* und braucht dieses Vertrauensverhältnis, um mit seinen schwerwiegenden Belastungen besser fertig zu werden. Ihre Bewältigung gelingt eher mit dem Gefühl der Geborgenheit bei einem guten Arzt, der eine *positive Perspektive* für den Patienten aufrechterhält. Dies belegen schwer verletzte Opfer von Verkehrsunfällen, die ihre Lebenssituation Jahre nach dem Unfall besser einschätzten, wenn zu Beginn der Behandlung die Arzt-Patient-Interaktion als gut empfunden wurde (Janßen 2009).

Erfreulicherweise legen internationale Metaanalysen aus dem primärärztlichen Versorgungsbereich nahe, dass eine bessere Arzt-Patient-Beziehung mit einer höheren Qualität der Versorgung einhergeht, das Patienten Outcome bei chronischen Erkrankungen verbessert und die Adherence fördert (Beck 2002). Eine italienische Studie an 20000 Diabetikern und 200 Hausärzten sei herausgegriffen: Diabetiker, die von Ärzten behandelt wurden, die sich selber als empathisch einschätzten, hatten in beeindruckendem Ausmaß weniger metabolische Komplikationen und stationäre Einweisungen (Del Canale 2012).

Die vielfältigen Wirkungen der Beziehung wären nicht ausreichend benannt, wenn ihre Bedeutung für die Motivation zu lebensveränderndem Verhalten nicht erwähnt würde. Motivation ist abhängig von Empathie, wobei unter Empathie die Fähigkeit zur inneren Nachahmung der Gefühle eines anderen verstanden wird. An späterer Stelle wird ausführlich dargestellt, dass Einsicht selten der Vorläufer von Wandlung ist, und Wissen allein nichts nützt. *Nur auf der Basis einer empathischen Beziehung kann sich Wissensvermittlung in Verhaltensänderung umwandeln.* Da sowohl die Motivation zu einer veränderten Lebensweise als auch die Motivation zur Krankheitsakzeptanz Grundpfeiler ärztlicher Tätigkeit sind, sollte allein der Prävention wegen die Arzt-Patient-Beziehung mehr Wertschätzung erfahren.

Für diese therapeutischen Wirkungen der Beziehung selbst ist es ausreichend, wenn der Arzt den Patienten ansieht und mitfühlend Anteil nimmt. Gelingt es dem Arzt darüber hinaus, sich auch auf der dritten Ebene, der Arbeit mit den dysfunktionalen Beziehungsmustern zu bewegen, wird seine Beziehung noch auf andere Weise hilfreich sein: Der Arzt verhält sich in der therapeutischen Beziehung anders als die Menschen üblicherweise und reagiert in einer für den Patienten unbekannten Weise. Für den Patienten läuft es einmal anders als bisher. Er könnte eine korrigierende Beziehungserfahrung machen.

3.5 Das Konzept der Beziehungsmodi – Beziehungsmuster erkennen und sich darauf einstellen

Dysfunktionale Beziehungsmuster sind Teil umfassender Denk-, Fühl- und Verhaltensschemata. Diese Schemata sind Ergebnis früh verinnerlichter Muster, welche die weiteren Reifungsschritte moderieren und ihrerseits durch die dabei gewonnenen Erfahrungen modifiziert werden. Weil diese Beziehungsmuster sich auch in der therapeutischen Beziehung wiederholen, werden ein verstehender Zugang und ein auf diesem Verstehen gründendes Handeln benötigt. Das Konzept der Modi soll zu diesem Verstehen des Individuums und seiner Umwelt, seiner Situation, verhelfen. Deshalb beschreibt es Phänomene, wie der jeweilige Patient sich selbst erlebt, wie er den anderen sieht und was er von ihm erwartet. Dieses Vorgehen knüpft an das unmittelbare Erleben des Arztes an. Darüber hinaus versucht es, diesem Erleben einen Kompass zu geben. Für eine begreifende Erkenntnis ist eine begriffliche Rationale hilfreich. Es bietet insofern eine begriffliche Erkenntnismöglichkeit, weil es sich an neueren, psychoanalytischen, beziehungsfokussierten Modellen orientiert, strukturelle Defizite und konflikthaftes Erleben integriert (Operationalisierte Psychodynamische Diagnostik, OPD-2 2006) und die Bindungsforschung berücksichtigt.

Weiterhin schließt das Konzept der Modi neuroaffektives Wissen über basale Motivationssysteme und die damit verbundenen Leitaffekte ein. Jeder Modus, der im Folgenden beschrieben wird, kann einem solchen Motivationssystem zugeordnet werden. Mehr noch. Das Konzept der Modi berücksichtigt die Strategien des Individuums, mit deren Hilfe es seinen Konflikten und dem Bedrohlichen oder Unheimlichen auszuweichen oder sich darauf einzulassen sucht (Mentzos 2013). Eine Systematik dieser Strategien hat die Psychoanalyse aus jahrzehntelangen Erfahrungen gefiltert und nennt sie Abwehrmechanismen. Illustrierend sei der Angstaffekt betrachtet. Er kann zum Beispiel vermeidend, durch Verschiebung auf ein anderes Objekt oder durch Rationalisierung und in rituellen Handlungen und in der Gestaltung zu Beziehungen zu anderen bewältigt werden.

Insofern beruht das Konzept der Modi auf wissenschaftlichen, in der Praxis bestätigten und in empirischer Forschung gewonnenen Erfahrungen. Wie jede Einteilung nach Phänomenen ist sie vorläufig und kann weiterentwickelt werden. Insbesondere sprachliche Begriffsdefinitionen, die hier der psychoanalytischen Neurosenlehre entlehnt sind, sind von der Abstimmung mit anderen Wissenschaftsbereichen abhängig.

Die Systematik unterscheidet fünf Modi:

- einen *ängstlichen Beziehungsmodus*, der das Verlangen nach Autonomie fokussiert, wenn basale Sicherheit nicht gegeben ist, und für den ein vermeidendes oder anklammerndes Beziehungsverhalten charakterisierend ist,
- einen *depressiven Beziehungsmodus*, der die Selbstwertregulation fokussiert, wenn zu wenig Geborgenheit vorhanden ist und durch *Abwertung* des Selbstwerts und Altruismus kompensiert werden soll und der in Beziehungen die Sehnsucht nach Versorgung und Geborgenheit thematisiert,
- einen *narzisstischen Beziehungsmodus*, der die Selbstwertregulation fokussiert, wenn spiegelnde Anerkennung fehlt und durch *Selbstüberhöhung* kompensiert und in Beziehungen »Pseudoselbstsicherheit« hinter charmanter und idealisierender Bewunderung oder Entwertung des anderen verborgen werden soll,
- einen *zwanghaften Beziehungsmodus*, der Angst besetztes Vermeidungsverhalten im Konflikt zwischen Gehorsam und Unterwerfung versus Kontrolle thematisiert und
- einen *histrionischen Beziehungsmodus*, dem Identitätskonflikte zugrunde liegen, die auf frühen, oft durch Traumata bedingten Beschädigungen des Selbst oder auf oder intrafamiliären und kulturellen Rollenkonflikten beruhen.

Beziehungsmuster können dysfunktional sein, sich wiederholen und umfassend die Persönlichkeit charakterisieren. Die Modi beschreiben daher ein Feld von leichter bis schwerer Ausprägung und schließen das, was gemeinhin als Normalität bezeichnet wird, bis hin zu dem, was die ICD-10 Kriterien einer psychischen Krankheit erfüllt, ein. Ein Patient in einem ängstlichen Modus kann von sensibel, achtsam, anhänglich bis hin zu anklammernd und ohne Selbstvertrauen erlebt werden. Ein Patient in einem depressiven Modus kann von zufrieden, fleißig, altruistisch bis hin zu hilflos, selbstgerecht und misstrauisch zurückgezogen, ein Patient im narzisstischen Modus von charmant und selbstbewusst bis hin zu größenwahnsinnig, manipulativ und selbstsüchtig, ein Patient im zwanghaften Modus von verlässlich, schüchtern, unromantisch bis zu rigide, kontrollsüchtig, geizig, kauzig und sadistisch und ein Patient im histrionischen Modus von neugierig, interessant, lebendig bis hin zu theatralisch und ohne Empathie erlebt werden. Deshalb erlaubt dieses Konzept primär somatisch tätigen Ärzten, sich von einer störungsorientierten Diagnose zu entfernen, ohne sie zu vernachlässigen.

Es ermöglicht auch, die Person des Arztes in der Interaktion zu berücksichtigen und vergleichbar mit anderen Paarbeziehungen Kollusionen (Zusammenspiel) oder

Kollisionen (Zusammenstöße) der Interaktion zu beschreiben (Willi 1991) und Interaktion systematisch zu betrachten. Damit könnte es hilfreich sein, Interaktionen zwischen Arzt und Patient in qualitativer Forschung zu erfassen.

In den späteren Kapiteln 6 bis 11 werden diese fünf Beziehungsmodi beschrieben. Die Beschreibung ist so gegliedert, dass sie mit den Phänomenen des jeweiligen Modus beginnt, aus psychodynamischem Wissen das Selbsterleben und die Beziehungsgestaltung charakterisiert, die Interaktion mit dem Arzt beschreibt und daraus die sinnvollen Interventionstechniken darlegt.

4 Kommunikation zwischen dem Arzt und seinem Patienten

4.1 Im Zentrum: Die Arzt-Patient-Beziehung – Welche Kompetenzen benötigt der Arzt?

Man kann nicht nicht kommunizieren mit anderen (Watzlawick 1988b). Obwohl Kommunikation ständig stattfindet, ist ihr Gelingen selten und ihr Prozess komplex. Auch für den medizinischen Versorgungsbereich wird zunehmend eine verbesserte kommunikative Kompetenz von Ärzten gewünscht. Wer über Kommunikation redet, muss über Beziehungen reden. Wer kommunikative Kompetenz verbessern will, muss Beziehungsphänomene verstehen und Beziehungen gestalten können. Kommunikative Kompetenz hat daher *die Kompetenzen zur Beziehungsgestaltung und zur Selbstreflexion* zur Voraussetzung. Sie machen neben seinem Wissen und handwerklichem Können seine Kernkompetenzen aus. Diese Kernkompetenzen sollen hier kurz in Bezug auf die unterschiedlichen Rollen des Arztes als medizinischer Experte und Kommunikator und in Bezug auf seine professionellen Grundhaltungen erläutert und der Darstellung von verbalen Interventionstechniken vorangestellt werden. Die Bedeutung der Arzt-Patient-Beziehung wurde im vorhergehenden Kapitel beschrieben und wird hier unter dem Gesichtspunkt der Kompetenzen zusammengefasst, um den benötigten Fertigkeiten der Gesprächstechnik einen Rahmen zu geben.

Die Rolle als Kommunikator: Beziehung verstehen und im wechselseitigen Verstehen gestalten ist basale Kompetenz. Mit der Aufgabe, Beziehungsphänomene zu verstehen, beginnen die Schwierigkeiten: Jedes Individuum lebt in seiner eigenen, von ihm selbst im Verlauf seines Lebens geschaffenen Wirklichkeit. Sie ist konstruiert aus seinen gesamten Erfahrungen, die seine Wahrnehmung lenken und die wiederum seine zukünftigen Erfahrungen beeinflussen. Seine geschaffene Wirklichkeit umgibt ihn wie eine zweite Haut (▶ Kap. 1.1). Er lebt in der ihm eigenen Welt. *Der andere ist anders* als man selbst, dies anzuerkennen ist eine Grundvoraussetzung gelingender Kommunikation. Wer die Andersartigkeit und Einzigartigkeit des anderen anerkennt, wird Wert darauf legen, dieses Anderssein überhaupt nachempfinden zu können. *Verstehen wollen* wäre daher die erste wichtige Haltung des Arztes, der Kommunikation verbessern will. Bereits beschrieben wurde, wie der Andere mit Hilfe der Übertragungsphänomene und der Betrachtung der Szene zwischen Arzt und seinem Patienten verstanden werden kann. Auf dem Fundament des Verstehens des Anderen kann dann eine Brücke des wechselseitigen Bezogenseins gebaut werden, die erst einen gemeinsamen Behandlungsweg ermöglicht. Die Arzt-Patient-Beziehung erhält damit eine Bedeutung als *diagnosti-*

sches und therapeutisches Werkzeug. Das Konzept der Beziehungsmodi liefert für die Nutzung dieses Werkzeugs die nötige Systematik und hilft, die Rolle des Arztes als Kommunikator zu gestalten.

Selbstbeobachtung dient der Erfassung von Übertragungsphänomenen, die eigene Gefühle, Assoziationen und eigenes Körpererleben einschließt. Sie erleichtert darüber hinaus den Umgang mit negativen Affekten. Die belastenden Gefühle wie Ärger und Hilflosigkeit oder Mitleid und Überforderung sind besonders wichtig, weil sie häufig in der Arzt-Patient-Beziehung eine Rolle spielen, dies allein deshalb, weil die Patienten meist in schwierigen Situationen zum Arzt kommen und nur selten, wenn sie glücklich sind. Erleichternd für den Arzt bei dieser distanzierend beobachtenden Herangehensweise ist, dass er seine Gefühle nicht wegschieben, verdrängen und verleugnen muss, sondern sie für das Verstehen seiner Patienten nutzen kann. Er benötigt keinen Panzer emotionaler Unangreifbarkeit, sondern das Gegenteil. Zehrende, ärgerliche Verstrickungen in der Beziehung zwischen Arzt und Patient können so vermieden werden. Selbstbeobachtung als Zugang zum anderen hilft nicht nur dem Patienten, sondern auch dem Arzt, fürsorglich mit sich selber umzugehen. Selbstfürsorge und empathische Beziehungsgestaltung sind keine Gegensätze, sondern ergänzen sich.

Die Rolle als Experte und Fürsorge-Geber ist immer in ein interaktionelles Feld eingebunden

Bereits die *Rolle des Arztes als Experte* in diagnostischer und therapeutischer Dimension ist nicht nur von seinem kognitiven Wissen, sondern auch von der Kompetenz zur Beziehungsgestaltung und Selbstreflexion abhängig. Denn Ärzte entscheiden nicht nur rational. Sie sind durch Gefühle beeinflussbar – durch die, die sie mitbringen und die, die Patienten in ihnen hervorrufen. Wie häufig werden Ärzte durch ängstlich fordernde Patienten dazu gebracht, mehr Diagnostik zu veranlassen, als eigentlich medizinisch notwendig ist! Doch die Hoffnung, dass negative, diagnostische Resultate den Patienten beruhigen könnten, ist oft trügerisch. Wie oft geben Ärzte einem anmaßend fordernden Patienten resignativ nach, wenn auch mit Wut im Bauch, und beruhigen sich damit, dass der Patient, wenn nicht bei ihnen, so doch bei einem anderen Arzt bekommen wird, was er will? Auch diagnostische Unterversorgung kann vom Erleben der Beziehung zum Patienten beeinflusst werden. Die immer wieder mit dramatischer Schilderung ihrer Symptome sofortige und bevorzugte Behandlung erheischende Patientin kann in Ärzten die Haltung hervorrufen: »Ach, die schon wieder!« Diagnostisch notwendige Maßnahmen könnten in einem solchen Fall unterbleiben, weil sie sich an Dramatik gewöhnen, und Aufmerksamkeit und Sorgfalt nachlassen. Auch die mit der ärztlichen Expertenrolle verbundene Kompetenz, *Wissen anderen vermitteln* zu können, ist immer in ein interaktionelles Feld eingebunden. Die Wissensvermittlung und die Einbeziehung des Patienten in die Entscheidungsfindung über Diagnostik und Therapie verlangt, die Erwartungen des Patienten an den anderen, in diesem Fall den Arzt, zu berücksichtigen. Einem mehr depressiven Patienten, der alle Verantwortung in seiner Antriebsarmut und Versorgungssehnsucht auf den Arzt verschieben will, wird er zu mehr Eigenverantwortung aktivieren müssen. Einen mehr ängstlichen Patienten, der seine Zukunftsperspektive immer mit katastrophaler Perspektive betrachtet, wird er mehr ermutigen müssen. Von einem passiv unterwürfigen Patienten, der die Auffassung verinnerlicht hat, der Arzt werde es schon richten, sollte er sich nicht verleiten lassen, eigenmächtig vorzugehen und die Kontrolle der Behandlung allein zu übernehmen.

Erfreulicherweise legen internationale Studien aus dem primärärztlichen Versorgungssystem nahe, dass eine bessere Arzt-Patient-Beziehung mit einer höheren Qualität der Versorgung einhergeht (Beck 2002). Allein das Erleben, verstanden und angenommen zu werden, kann schon heilsam sein. Dies verweist auf die *therapeutische* Bedeutung einer gelingenden Beziehung zwischen Arzt und Patient, die über das Verstehen hinaus ermöglicht, Beziehungsmuster zu beeinflussen und Verhalten zu ändern. Nicht zuletzt sind ärztliche Entscheidungen über soziale, therapeutisch wirksame Interventionen wie Arbeitsunfähigkeitsbescheinigungen und Verordnungen von Rehabilitation mit dem Beziehungsmodus seines Patienten verwoben.

Fertigkeiten und Haltungen

Zur Entfaltung der ärztlichen Kompetenz der Beziehungsgestaltung werden Fertigkeiten der Gesprächstechnik benötigt. Sie sind Mittel zum Zweck. Die verbalen Interventionstechniken dieses Kapitels orientieren sich an dem, was erwiesenermaßen wirksam ist. Hinweise darauf, »Was wirkt?« in der Beziehung zwischen Arzt und Patient liefert die Psychotherapie- und Versorgungsforschung. Hier liegen umfangreiche Untersuchungen vor, deren Ergebnisse in den aufgeführten Lehrbüchern der Psychosomatik und in AMWF-Leitlinien nachgelesen werden können. Sie bestätigen das über die Bedeutung der Arzt-Patient-Beziehung Gesagte. Die daraus abgeleiteten Wirkfaktoren in der psychosomatischen Grundversorgung sind:

- die Beziehung zwischen Arzt und Patient als heilsame Beziehung und Möglichkeit zu einer korrigierenden Beziehungserfahrung,
- die Erfahrung von Anteilnahme und Annehmen des Leids, der Ermutigung und Fürsorge,
- die Klärung von Gefühlen und Motivationen,
- die Information der Patienten durch den Arzt als Experten,
- die gemeinsame Problemaushandlung und Formulierung von individuellen Gesundheitszielen und die Einbeziehung der Patienten in die Entscheidung über den Plan der Diagnostik und Therapie,
- die Problembewältigung durch Aktivierung seiner Ressourcen und
- die Verbesserung seiner Selbstwirksamkeitsüberzeugungen.

Diese Wirkfaktoren lassen sich auch als Qualitätsziele verstehen, denen die verbalen Interventionstechniken genügen müssen. Unter ethischen Gesichtspunkten lässt sich formulieren, dass sie mit ärztlichen Grundhaltungen verbunden sind wie:

- dem *Verstehenwollen* und der Neugier,
- dem *Respekt* vor dem Patienten,

- der *salutogenetischen oder Ressourcen Orientierung*
- und der *Partizipation*.

Sie erweitern die ethische Haltung des »Nicht-Schaden-Wollens«. Gewinner solcher Haltungen wären nicht nur der Patient, dessen Versorgungsqualität wachsen würde, sondern auch der Arzt. Sie nützen seiner Psychohygiene und der Freude an seinem Beruf.

Kompetenz zur Selbstfürsorge, Schutz vor Überlastung und weitere mit den Arztrollen verbundene Kompetenzen

Selbstbeobachtung und Achtsamkeit nützen sowohl dem Patienten als auch dem Arzt, denn sie sind Schutz vor ärztlicher Überforderung, Erschöpfung und Zynismus. Der Kompetenz, sich selbst zu schützen, dienen sie nicht nur, weil sie den Gefühlen des Arztes Beachtung schenken und dysfunktionale Interaktionen vermeiden helfen, sondern auch, weil sie einen zeitlichen Rahmen benötigen, um sich entwickeln zu können. Selbstbeobachtung ist mit mehr *Gelassenheit* verknüpft, weil Multitasking Selbstbeobachtung und Konzentration auf die Situation stört. Mehr Gelassenheit wird weiterhin durch eine auf die Ressourcen des Patienten gerichtete Haltung möglich, die eine andere Sichtweise der Rolle des Arztes im therapeutischen Prozess beinhaltet: Nicht der Arzt, sondern der Patient wird seine Lösung finden. Der Arzt sollte die richtigen Fragen stellen, die den Patienten auf seine Fähigkeiten und seine Ziele lenken.

Der einzelne Arzt kann seinen Beitrag leisten, indem er beispielsweise Multitasking, das gleichzeitige Sich-Beschäftigen mit mehreren Aufgaben, vermeidet und Kontaktfrequenzen reduziert. Doch wichtige Rahmenbedingungen liegen außerhalb seines individuellen Einflusses. Anstatt die Arzt-Patient-Beziehung zunehmend zeitlich und durch bürokratische Reglementierungen einzuengen, sollte das medizinische Versorgungssystem ihr den Raum geben, der ihrer Bedeutung für Diagnostik, Therapie und Motivation entspricht.

Weiterhin benötigt ein guter Arzt die Kompetenzen des *Umgangs mit mehreren*, insbesondere des Umgangs mit der Familie und des *Umgangs mit dem Team* und als Manager der Kooperation mit anderen an der Versorgung Beteiligten. Alle diese Kompetenzen werden im Folgenden weiter aufgeschlüsselt und ihre Rahmenbedingungen, insbesondere die der Zeit, thematisiert.

Der Körper in der Interaktion

Patienten wenden sich überwiegend mit körperlichen Beschwerden an die primär somatischen Ärzte. Für sie und ihre Patienten ist der Körper immer in die Interaktion eingewoben und zentral. Die Art und Weise, wie Patienten ihre Beschwerden präsentieren, wie ihre Körpergestalt ist, wie sie sichtbar mit ihrem Körper umgehen und umgegangen sind und der Kontakt bei der körperlichen Untersuchung selbst gewähren einen leiblichen Zugang zum Verstehen des lebendigen Menschen. Dies weist über die Bedeutung der verbalen Interventionstechniken und des Gesprächs hinaus.

Ergänzend sei betont, dass die Körpersprache einen größeren Einfluss auf den Beziehungsprozess hat als die verbalen Interventionen. Deshalb wird die Bedeutung des Körpers, der körperlichen Untersuchung in Bezug auf die Interaktion und die non verbale Kommunikation eigenständig behandelt.

Kompetenzen in der Aus- und Weiterbildung

Kompetenzen und das damit verbundene Wissen, Fertigkeiten und Haltungen können vermittelt und erlernt werden. Es sind keine Gaben, die der eine Arzt hat und der andere nicht. Sie können mit einer unterschiedlichen Lerntiefe (Faktenwissen, Handlungs- und Begründungswissen, Handlungskompetenz) vermittelt werden. Deshalb sollte das Erlernen dieser Kompetenzen bereits an der Ausbildung an den Universitäten beginnen (Veit 2009). Die hier entwickelten Auffassungen gelten daher nicht nur für eine curriculäre Weiterbildung »Psychosomatische Grundversorgung«, sondern sie können Leitfaden für die gesamte Aus- und Weiterbildung sein.

4.2 Verbale Interventionstechniken

4.2.1 Die Arzt-Patient Interaktion als Prozess in der Zeit

Die Interaktion zwischen Arzt und Patient ist ein sehr komplexes Geschehen. Man kann diese komplexe Interaktion als einen *Prozess* mit einem *zeitlichen* Ablauf mit aufeinanderfolgenden Schritten begreifen. Folgt man einem synergetischen Denkmodell, kann man die Arzt-Patient-Interaktion als Prozess der Selbstorganisation betrachten, in dem der Patient mithilfe des Arztes neue Stabilität, Selbstkongruenz und neue Verhaltens- und Bewältigungsmuster findet. Dieser Prozess hat einen Beginn, ein Ende, eine Struktur. Im zeitlichen Verlauf und unter dem Aspekt der Beziehungsgestaltung umfassen dieser *Prozess und sein Management* die in Tabelle 1 dargestellten Schritte, die für alle Gesprächsanlässe gelten.

Tab. 1: Prozessorientierung der Arzt-Patient-Interaktion

1. Schritt	Aufbau einer vertrauensvollen Beziehung- Stabilisieren und einen emotional sicheren Ort schaffen
2. Schritt	Die Lebenswirklichkeit des Patienten, seine Situation und seine Zielsetzungen verstehen
3. Schritt	Aufbau neuer Bewältigungsmuster – Motivation schaffen
4. Schritt	• Ziele zwischen Arzt und Patient abgleichen • Interaktion beenden

Bei allen Schritten bedarf es der Berücksichtigung der Beziehungsmodi der Patienten.

Im ersten Schritt geht es um emotionales Annehmen des Patienten, um Schaffung von Vertrauen und um seine Stabilisierung. Denn oft ist der Patient in einer schwierigen Situation, die ihn verunsichert, manchmal sogar erschüttert. Er sucht *Vertrauen*, *Sicherheit* und *Wissen*, das ihm über Verstehen zur Selbstkontrolle verhilft. »Was habe ich?« – »Warum habe ich das?« – »Was ist zu tun?« – »Wie wird es ausgehen?« In diesem ersten Schritt ist der Arzt als *kompetenter Experte* und als gute *Bindungsperson* gefragt. Hier sollte der Arzt vor allem zuhören und einfach »Da sein«. Parallel geht es für den somatisch tätigen Arzt darum, die geäußerten Beschwerden in ein Symptom zu *übersetzen*, dass entweder einer Diagnose oder einem gefährlichen Verlauf zugeordnet werden kann oder eine abwartende Haltung erlaubt.

Im nächsten Schritt geht es um das *Erkennen der Situation*, in der sich der Patient befindet oder anders formuliert um den psychosozialen Kontext. Der Arzt interessiert sich für das aktuelle Beziehungsgefüge des Patienten und weitergehend für die frühen Beziehungserfahrungen. Ihn interessiert die Lebensgeschichte seines Patienten. Wie ordnet der Patient Krankheit in seine Geschichte ein? Welche Bedeutung weist er ihr zu? Der Arzt versucht zu verstehen. Erleichternd ist dazu die Auffassung, dass Verstehen nicht beinhaltet, sich der Auffassung des Patienten anzuschließen; stattdessen versucht der Arzt, die wahrgenommene Wirklichkeit und die wahrgenommenen Ziele dem Patienten mitteilend zu spiegeln.

Der Patient seinerseits hat den Wunsch, dass seine körperlichen und auch seelischen Leiden wahrgenommen werden und beim Arzt aufgehoben sind. Wenn er sein Lebensleid äußern und beim *Arzt deponieren* konnte, werden spätere ressourcenorientierte Interventionen und Ermutigungen eher auf fruchtbaren Boden fallen. Die zeitliche Reihenfolge sollte dabei nicht vertauscht werden.

Die bis hierher skizzierten Schritte dienen dazu, ein *Arbeitsbündnis zwischen Arzt und Patient* zu etablieren, auf das sich der nun folgende dritte Schritt stützen kann: Förderung des Aufbaus *neuer* Bewältigungsmuster.

Den Schluss bildet die Aufgabe, dass Arzt und Patient die *Ziele abgleichen*, die sie gemeinsam verfolgen wollen. Diese Ziele müssen nicht immer messbar sein. Es kann der Weg des weiteren Vorgehens oder der Abschied von der gemeinsamen Beziehung sein.

Unter diesem Gesichtspunkt werden die verbalen Interventionstechniken betrachtet und den Prozessabschnitten zugeordnet. Verbale Interventionen stehen in der primär somatischen Praxis nie allein. So verwebt sich die beschriebene Abfolge verbaler Interaktionen immer mit den körperlichen und technischen Untersuchungen des Arztes. Und nicht zuletzt spielen seine *sozialen Interventionen* eine wichtige Rolle, die ihm aufgrund seiner Machtposition im medizinischen System zur Verfügung steht. Er entscheidet über Arbeitsunfähigkeiten, Rehabilitationen, Eignungen und Gelder. Er stabilisiert durch die körperliche Berührung bei der Untersuchung. Er schafft Vertrauen durch die Gründlichkeit seiner Untersuchungen, die Genauigkeit seiner Dokumentation und durch seine Kooperationsfähigkeit mit den anderen Ärzten sowie medizinischen und sozialen Institutionen. Er stabilisiert durch soziale Interventionen und gesicherte Verfügbarkeit in besonderen Nöten. All dies hat Einfluss auf den Prozess der Interaktion.

Wie durch die äußeren Rahmenbedingungen und das Team der Praxis dieser Prozess beeinflusst wird, ist im Abschnitt 4.4 dargelegt. Der Motivationsschaffung ist aufgrund der großen Bedeutung der therapeutisch oder präventiv wirksamen Interventionen ein eigenes Kapitel gewidmet.

4.2.2 Erster Schritt: Aufbau der vertrauensvollen Beziehung

Aufmerksames Zuhören

Durch aufmerksames Zuhören fühlt der Patient sich ernst genommen. Es ist die Basis für eine empathische, vertrauensvolle Arzt-Patient-Beziehung und die wiederum Voraussetzung für eine erfolgreiche Behandlung. Weil zu Beginn des Arzt-Patient-Kontakts der Grundstein für den weiteren Verlauf gelegt wird, ist aufmerksames Zuhören am Anfang des Kontakts besonders wichtig. Ärzte sollten den Patienten zunächst auf sich wirken lassen, sich auf ihn einstimmen und seine Gestik, Mimik, Körperhaltung und seinen Sprachfluss beobachten. In der Wirklichkeit der Sprechstunde unterbrechen Ärzte ihre Patienten jedoch relativ schnell. Es dauert wenig mehr als 10 Sekunden, bis der Arzt den ihn konsultierenden Patienten erstmalig unterbricht. Dabei reden die meisten Patienten nicht endlos, sondern längstens zwei Minuten, wenn man sie ungestört ihre Symptome schildern lässt (Langewitz 2002). Der Arzt sollte seine zuhörende Haltung durch einfache unterstützende Rückmeldungen unterstreichen wie »mh«, »aha« oder »ach so«. Gerät der Patient ins Stocken, verliert er den Faden oder glaubt, Unwichtiges zu erzählen, kann der Arzt eine Äußerung des Patienten durch *Wiederholung* aufgreifen und markieren. Dabei verfährt der Arzt wie beim Lesen eines Textes, wenn er mit einem Marker bestimmte Textstellen unterstreicht. (Jeder Anwender dieser Technik sollte sich darüber bewusst sein, dass er auch, wenn er nur scheinbar wiederholt, durch Schwerpunktsetzung eine Interpretation vornimmt.) Demselben Zweck dient das Aushalten von Gesprächspausen. Schweigen oder *Gesprächspausen sind für Ärzte schwer auszuhalten*. Sie fühlen sich unter Handlungsdruck, weil sie in der Ausbildung gelernt haben, dass der Arzt die aktive Rolle einzunehmen hat. Er fragt, er stellt die Diagnose, er erteilt die Ratschläge und gibt die Lösungen vor. Der Patient ist derjenige, der beantwortet, der Empfänger der Lösungsvorschläge ist und der befolgt, was man ihm sagt. Doch Warten kann dazu beitragen, dass der Patient seine Sichtweise weiterentwickelt.

Zu Beginn sollte der Patient Raum für seine Erzählung haben. Erst dann sind weitere Techniken *des aktiven Zuhörens wie offene Fragestile und das Zusammenfassen sinnvoll*. Ein offener Fragestil beinhaltet W-Fragen wie:

- »Wie lange?«, »Wo?«
- »Wie oft?«, »Wann nicht?«, »Seit wann?«
- »Wie haben Sie sich dabei gefühlt?«
- »Wer war dabei?«
- »Welche Erklärung haben Sie?«
- »Welche weiteren Beschwerden haben Sie?«

Solche Fragen bringen den *Patienten in eine aktive Rolle*, der nun nachdenken und erzählen kann. Geschlossene Fragen sind solche, die der Patient nur mit »Ja« oder »Nein« beantworten kann. Fragt der Arzt Problemfelder ab wie z. B.: »Haben Sie Probleme am Arbeitsplatz?«, »Haben Sie Probleme in der Familie?«, wird der Patient diese Fragen meist mit »Nein« beantworten. Deshalb erfährt der Arzt mit geschlossenen Fragen wenig über Konflikte und Zielvorstellungen des Patienten. Sie dienen der Präzisierung von Symptomen. Nicht nur, dass geschlossene Fragen den Zugang zu Informationen verschließen, schon allein die Verneinung ist für die Bindung an den Arzt ungünstig, denn Zustimmung ist mit Annäherung verbunden.

Was Sie nicht machen sollten: Angebote überhören!

Ursachen für überhörte Gesprächsangebote sind vielfältiger Natur. Häufig sind es die *schlechten Rahmenbedingungen*, die Konzentration und Zuhören erschweren, wie das klingelnde Telefon, die eigene Müdigkeit oder das Multitasking. Der Arzt überhört, indem er das Thema wechselt, Suggestivfragen stellt oder bagatellisiert, um zu trösten. Dazu einige Beispiele:

- Die Patientin schildert ihre Beschwerden und endet mit: »Mein Mann sagt auch immer: Geh zum Arzt!« Ihr Angebot ist, die Beziehung zu ihrem Mann zum Thema zu machen. Doch der Arzt fährt fort: »Haben Sie die Beschwerden auch nachts?«
- Patientin: »Meine Schwestern haben alle einen guten Beruf.« In wohlmeinender Absicht fährt der Arzt fort: »Aber Ihnen geht's doch auch gut, nicht wahr?«. Hier wäre ein Markieren besser gewesen: »Ihre Schwestern? Erzählen Sie mir doch mehr darüber!«
- Patientin: »Und wegen der Durchfälle kann ich jetzt schon wieder nicht zur Arbeit gehen.« Arzt: »Na, ein paar Tage werden ja wohl nicht so schlimm sein!«

Wenn es dem Arzt gelingt, nichts zu überhören, sollte er negative Äußerungen des Patienten über sich selbst und seine Beschwerden in der Vergangenheitsform (Prior 2006) aufgreifen:

> »Sie hatten bisher sehr häufig Kopfschmerzen?«
> »Bisher fühlten Sie sich immer müde und lustlos.«

Damit wird schon beim Zuhören eine hoffnungsvolle Perspektive in das Gespräch getragen. Diese Technik greift positive Absichten des Patienten auf, denn sein Weg zum Arzt ist bereits Ausdruck des Wunschs nach Änderung.

Die Regeln des aktiven Zuhörens gelten für Patienten mit einem dramatisierenden Auftreten nicht in derselben Weise (▶ Kap. 10). Hier ist die wesentliche Regel: Grenzen setzen, auch Zeitgrenzen.

Zuhören ist die Basis für Empathie. Daneben gibt es weitere, gewichtige Gründe für das Zuhören:

- Die Erfahrung zeigt, dass der Patient *in den ersten Minuten seinen zentralen Konflikt* beschreibt. Er erwähnt vielleicht beiläufig einen seiner Familienangehörigen, einen Arbeitskollegen oder seinen Chef. Zuhören, insbesondere am Anfang, lohnt sich auch deshalb, um später Zeit zu sparen.
- Aufmerksames Zuhören trägt zum *Wohlbefinden des Arztes* bei. Fokussierung der Aufmerksamkeit ist stressreduzierend und fördert eine positive Stimmung.
- Konzentriertes Zuhören ohne Unterbrechung ermöglicht dem Arzt, *Alarmsymptome* (red flags) nicht zu überhören.
- Durch eine dem Patienten Raum gewährende Haltung vermittelt der Arzt dem Patienten, dass er nicht eine *somatisch reduzierte Auffassung von Krankheit* hat. Eine solche unterstellen die meisten Patienten ihrem Arzt und versuchen folglich ihre Ausdrucksweise den erwarteten Auffassungen von Krankheit anzupassen. Sie bereiten sich darauf vor, in kurzer Zeit passende Informationen zu übermitteln. Ein autoritativer Kommunikationsstil unterbindet die Entfaltung der Erlebniswelt der Patienten, denn sie schreiten *erst allmählich* zu Assoziationen fort, die das Krankheitserleben mit ihren aktuellen Lebenskonflikten in einen Zusammenhang bringen. Jedenfalls gilt für den Arzt das Sprichwort: Wer viel redet, erfährt wenig.

Bekunden von Anteilnahme

»Das muss ja eine sehr belastende Erfahrung für Sie gewesen sein.«

Die Technik des Spiegelns sollte diesen mitfühlenden Aspekt beinhalten. Denn erst, wenn der Patient sich und sein Leiden aufgehoben weiß, kann er die weiteren Schritte gemeinsam mit dem Arzt gehen.

Erfragen der Situation der Symptomentstehung

Dies geschieht mit Fragen wie zum Beispiel:

»Wann trat das Symptom zum ersten Mal auf? Was hat Sie dabei bewegt? Wer war dabei?«

Die Frage nach dem Zeitpunkt des Symptombeginns ist besonders wichtig, weil sie dem Arzt Informationen über lebensgeschichtliche Ereignisse wie den Tod eines nahen Angehörigen, Arbeitsplatzwechsel oder eine Scheidung usw. geben kann. Solche Verluste destabilisieren das bisherige Beziehungssystem, gehen oft mit negativen Affekten einher und erfordern eine Anpassung an Neues. Wenn die vorhandenen Bewältigungskompetenzen nicht ausreichen und die Bewältigung zusammenbricht, bilden sich körperliche und seelische Symptome. Deshalb gehen solche Anpassungsanforderungen einem Symptombeginn zeitlich voraus. Mit seiner Frage kann der Arzt anstoßen, dass der Patient seine Symptome in einem lebensgeschichtlichen Zusammenhang sieht und einordnet. Verluste lösen nicht immer Gefühle der Trauer aus, es können auch ambivalente oder sogar ärgerliche

Gefühle sein. Der Arzt sollte folglich nicht werten, sondern offen bleiben für die Gefühle seines Patienten im Zusammenhang mit dem erfragten Ereignis.

Lassen Sie den Patienten die Situation *schildern*, in der das Symptom erstmalig auftrat; sie kann eine *Modellszene* für den immer wieder erfahrenen Grundkonflikt des Patienten sein. Eine solche Modellszene schildert nachfolgend eine Patientin:

> Anlass ihres Besuches beim Hausarzt ist eine Schwellung im Gesicht. Der Hausarzt ist von der Harmlosigkeit des Befundes überzeugt, bagatellisiert ihn und fragt nicht weiter nach. Später zu Hause entwickelt die Patientin einen Angstanfall. In einem folgenden Gespräch mit dem Hausarzt berichtet sie, dass am Beginn ihrer ersten Schwangerschaft erstmals eine Schwellung an ihrem Hals auftrat. Man sagte ihr, dass diese Schwellung einem bösartigen Tumor entsprechen könne und dass diese Schwellung entfernt werden müsse. Nachdem sie sich monatelang im Glauben wähnte, an Krebs erkrankt zu sein, sei sie unmittelbar nach der Geburt ihres ersten Kindes ins Krankenhaus gegangen. Sie nahm ihr Kind mit, auch ihr Ehemann begleitete sie ins Krankenhaus und blieb ebenfalls dort, um diese Zeit zur Behandlung seines Hypertonus zu nutzen. Sie beschreibt diese Zeit mit den Worten:»Das war schön für uns alle drei, es war wie Urlaub.« Die Szenerie stellte sich folgendermaßen dar: Alle drei, die neue Familie, gehen in ein sie beschützendes, Betreuung gewährendes und entlastendes Haus. Das Paar zog sich an einen solchen Ort zurück, als eine neue Anforderung bewältigt werden musste, nämlich jemand Drittes, das Neugeborene, in die Familie zu integrieren. Als ein Schritt in eine größere Selbstständigkeit anstand, begab sich die Patientin damals in eine eher kindliche Versorgungssituation. Ein Schritt zu mehr Eigenständigkeit in einer neuen Situation steht auch aktuell wieder an: Ihr eigenes Kind ist erwachsen und auf dem Weg, das Haus zu verlassen. In der aktuellen Konfliktsituation werden die alten Ängste wieder lebendig und sie wird wieder, verbunden mit dem Symptom der Schwellung, an ihre regressive Lösung von damals erinnert.

Eine Haltung der Neutralität einnehmen und die Bewertung des Patienten vermeiden

Verstehen wollen bedeutet nicht, einer Meinung zu sein oder zu werden; Verständigung schließt nicht den Kampf darum ein, wessen Wirklichkeit wirklicher ist. Stattdessen sollte der Arzt Ideen, Lebensvorstellungen des Patienten und den Sinn, den dieser seiner Krankheit beimisst, mit einer Haltung der Neutralität wahrnehmen und keinesfalls negativ bewerten. Denn Bewertung entwertet und beschämt den Patienten. Seine Beschämung kann dazu führen, dass er sich verschließt.

Eine Patientin sitzt vor dem Arzt mit Verletzungen im Gesichtsbereich, die offensichtlich auf häusliche Gewalt zurückzuführen sind. Wenn er interveniert: »Und warum verlassen Sie diesen Kerl nicht endlich?!«, wird diese Patientin ihn wohl schwerlich bei der nächsten Gewalterfahrung wieder aufsuchen. Denn diese Vorhaltungen hatte sie sich in etlichen Selbstgesprächen auch gemacht und versteht selbst nicht, warum sie nicht umsetzt, was sie tun sollte. Jetzt wird sie sich beschämt fühlen, dass sie die Erwartungen des Arztes nicht erfüllt, sich abwenden oder verstummen.

Für alle Patienten ist es wichtig, dass der Arzt hartnäckig darauf beharrt, verstehen zu wollen, besonders jedoch für diejenigen Patienten, die eine lange Karriere von Entwertungen hinter sich haben und sich durch die Krankheit stigmatisiert fühlen. Dazu zählen Patienten mit somatoformen Körperbeschwerden und mit Krankheiten, die ein schlechtes soziales Ansehen haben wie z. B. Adipositas. Ihnen gegenüber ist eine nicht wertende ärztliche Haltung die Basis für ein tragfähiges Arbeitsbündnis. Wenn Sie einem übergewichtigen Patienten mit Diabetes mellitus, der seine Zuckerkrankheit als eine Ungerechtigkeit beklagt, antworten: »Na ja, so gering ist Ihre eigene Beteiligung nicht an dieser Erkrankung angesichts Ihres Body-Mass-Index«, würde der Patient Ihnen nicht weiter eröffnen, dass er sich wie ein »Pechkind« fühlt, vom Pech verfolgt vor allem deshalb, weil er schon in früher Jugend seinen Vater durch einen Unfall und seine Mutter durch ein schweres Krankheitsgeschehen verlor. Eine Basis für ein gemeinsames Management seiner Erkrankung wäre vorerst nicht vorhanden.

Eine nicht wertende Haltung ist für Patienten aus einem anderen Kulturkreis und Migrationshintergrund wichtig, weil Ärzte deren Wirklichkeitskonstruktionen vielleicht noch weniger als die anderer Patienten verstehen. Sie kennen deren kulturelle *Wertevorstellungen* nur unzureichend.

> Eine junge türkische Patientin mit unerfülltem Kinderwunsch berichtet über ständiges Jucken in der Scheide und Schmerzen im Beckenbereich. Im Gespräch erzählt sie allmählich, dass ihr Ehemann ihr Cousin ist und sie mit ihm aufgrund einer Absprache der Eltern verheiratet wurde. Wenn Sie antworten, dass solche Verehelichungspraktiken im Europa des 21. Jahrhundert wohl längstens überholt sein müssten und keinen Platz in einem modernen Deutschland haben dürften, wird diese Patientin Ihnen nicht mehr von ihren Befürchtungen erzählen und ihre ambivalente Haltung zum Kinderwunsch bliebe verborgen.

Nicht nur wertende Äußerungen, die den Patienten zum Verstummen bringen, sollten unterlassen werden. Eine nicht wertende Haltung schließt ein, sich der eigenen Wertvorstellung und ihrer Wurzeln in der eigenen Geschichte und der eigenen Kultur in einem Prozess der Selbstreflexion bewusst zu werden. Andernfalls können sie zu vorschnellen Erklärungen der Krankheitsgenese beitragen und die Diagnostik beeinflussen. »Das ist doch klar, dass man bei einem solchen Chef depressiv werden muss«, »Klar, dass sie jetzt traurig ist, wo der Vater verstorben ist. Aber Schicksalsschläge sind normal. Jetzt muss doch mal gut sein«, mag der Arzt denken und weiteres Nachfragen erübrigt sich dann für ihn. Auch Ratschläge, die aus der eigenen Lebenswelt kommen (»Augen zu und durch!« wäre ein solch typischer, ärztlicher, aufmunternder Ratschlag), können jedoch ein Arbeitsbündnis gefährden. Dass Ärzte eigene Wertvorstellungen und Lebenseinstellungen entsprechend eigener Modi haben, ist nicht verwerflich, sondern unvermeidlich, doch sollten sie in ihren Auswirkungen auf die Anamnese, die Diagnosestellung und die therapeutischen Handlungen reflektiert werden. Sie können für Fragen an den Patienten genutzt werden, die seine *Ambivalenzen* verdeutlichen können.

»Haben Sie schon einmal darüber nachgedacht, dass...?«
»Was wäre anders, wenn Sie diesen Mann verlassen würden?«

Erwartungen des Patienten erfragen

Klären Sie zu Beginn des Kontakts den Behandlungsauftrag des Patienten:

»Was kann ich für Sie tun? Haben Sie schon eine bestimmte Vorstellung, wie ich Ihnen helfen kann?«

Dies ist eine sinnvolle Frage, wenn der Patient beim Erstkontakt eine lange Reihe von zuvor konsultierten Ärzten aufzählt. In unserem Gesundheitssystem sind parallele Beanspruchungen von Ärzten gleicher Fachrichtung nicht selten. Diese Fragen bringen den Patienten in eine aktive Rolle.

Nicht selten wird der Arzt überrascht, weil sich die vom Patienten geäußerten Erwartungen von den vermuteten unterscheiden. So benannte ein sehr übergewichtiger Patient mit metabolischem Syndrom als sein Anliegen, dissoziative Symptome loswerden zu wollen. Der Arzt nahm an, dass er auch subjektiv durch sein Übergewicht und schlechten Stoffwechsel am meisten belastet sein müsse.

In gleicher Absicht können Sie die Frage stellen:

»Warum sind Sie zu mir gekommen?«

Sie kann Ihnen wertvolle Informationen über die Erwartungen des Patienten in Bezug auf Ihre Person, über soziale und familiäre Zusammenhänge sowie Beziehungskonflikte geben. Er ist z. B. von der Mutter oder der Ehefrau geschickt worden, oder ein anderer Patient hat Sie empfohlen. Sie kann Ihnen auch Hinweise auf übertriebene Erwartungen des Patienten und eine *narzisstische Überhöhung des Arztes* geben: »Ich habe gehört, dass Sie der Beste und Einzige sind!« Der Arzt könnte hierauf antworten:

»Das sind ja hohe Erwartungen, die uns beide unter Druck setzen können!«

Die Bedeutung des Symptoms und Sichtweise des Patienten erfragen

Patienten haben sich bereits vor dem Arztbesuch nicht zuletzt im Internet und in dortigen Netzwerken informiert. Mit zunehmender Digitalisierung wird Wissen für Patienten transparent.

Was ist Ihre Auffassung, woher die Beschwerden kommen?«, »Haben Sie eine bestimmte Befürchtung?«
»Wie ist Ihr Alltagsleben beeinträchtigt?«

»Was haben Sie davon, krank zu sein?«, wird der Patient als Unterstellung empfinden, ein Simulant zu sein. Fragen Sie daher:

»Wie sähe Ihr Leben aus, was wäre anders, wenn Sie diese Beschwerden nicht hätten?«

Hilfreich ist diese Frage vor allem bei dissoziativen Symptomen wie Heiserkeit, trockenen Augen, Juckreiz, Sprech- und Sehstörungen, aber auch bei akuten Schmerzsyndromen. Die Antwort gibt das Konfliktfeld an, das den Patienten am meisten belastet. So antwortete eine ältere Patientin mit einem akuten Rückenschmerz, der sie nicht mehr aus dem Bett aufstehen ließ und einen Hausbesuch erforderlich machte, auf die Frage des Arztes: »Was wäre denn, wenn Sie dieser Hexenschuss nicht ereilt hätte?« Patientin: »Selbstverständlich könnte ich dann mit meinem Mann in Urlaub fahren, was jetzt aber völlig unmöglich ist.« Letztendlich will sie dies nicht, weil ihr Ehemann sie sehr dominant und zwanghaft kontrolliert, und sie sich eine kurze Entlastungsphase erhofft, wenn sie allein zu Hause bleiben könnte.

Kontaktabbruch umgehen

Manchmal bricht der Patient die Schilderung seines subjektiven Erlebens ab und spricht Sie als urteilenden Richter durch die Frage an: »Was meinen Sie denn dazu? Mein Mann sagt, ich muss zum Psychiater.« Diesen Fallstrick sollten Sie umgehen und erklären:

»Ich möchte Ihr Anliegen/Ihr Symptom erst noch besser verstehen.«

Übersicht 1

Empfehlung für die Praxis
1. Schritt: Aufbau einer vertrauensvollen Beziehung

- Aufmerksames Zuhören: Da sein - Warten, Wiederholen, Spiegeln und Zusammenfassen - W-Fragen
- Anteilnahme bekunden
- Erfragen der Situation der Symptomentstehung
- Eine Haltung der Neutralität einnehmen und Bewertung des Patienten vermeiden
- Erwartungen des Patienten erfragen
- Sichtweise des Patienten zur Symptomentstehung erfragen
- Die Bedeutung eines Symptoms für den Alltag erfragen
- Kontaktabbruch umgehen

4.2.3 Zweiter Schritt: Klärung des subjektiven Erlebens des Patienten, seiner Situation und der aktuellen Beziehungssituation

Auf die Gefühle des Patienten und die eigenen achten

Gefühle ansprechen hilft dem Arzt, das subjektive Erleben seines Patienten und seiner Lebenswirklichkeit zu verstehen. Benennen, Klären und Einordnung seiner Gefühle hilft dem Patienten, mehr Kompetenzen im Umgang mit seinen Beschwerden zu entwickeln.

Weiterhin kann das Benennen von Gefühlen verhindern, dass dysfunktionale Beziehungsmuster in der Arzt-Patient-Beziehung ihren Lauf nehmen und sich sowohl für den Patienten als auch für den Arzt in der Krankenbehandlung negativ auswirken.

Wie können Gefühle in Worte gefasst werden?

»Wenn Sie von Ihrem Schmerz berichten, nehme ich viel Angst wahr.«
»Haben Sie sich irgendwann einmal ärgerlich, hilflos gefühlt...?«
»Ich an Ihrer Stelle wäre in dieser Situation beschämt, ärgerlich, gereizt, beleidigt, neugierig usw. gewesen.«

Das Wissen um Techniken ist hilfreich aber nicht erschöpfend. Verbalisieren kann der Arzt nur, was er wahrnimmt. Wahrnehmen kann der Arzt das im Moment vorherrschende Gefühl, aber auch die grundsätzliche Stimmung seines Patienten. Dazu kann er – wie bereits ausführlich beschrieben – die eigene Reaktion als diagnostisches Instrument nutzen. Die Gefühle, die er bei sich selbst wahrnimmt, können ihm helfen, die Gefühle, die den Patienten beherrschen, zu erkennen. Selbst wenn dies dem Arzt gelingt, kann eine Scheu bestehen, diese dann auch anzusprechen. Was kann den Arzt hindern, die wahrgenommenen Gefühle und Stimmungen auch anzusprechen? Nun, er könnte Angst haben, von den Emotionen seiner Patienten überrollt zu werden. Er befürchtet, Kontrolle über die Zeit zu verlieren, doch vor allem fürchtet er, dass er seinem Patienten keine Lösungen bieten kann, die ihn wieder beruhigen. Deshalb sei zunächst festzuhalten, wie der Arzt die Geister, die er rief, auch wieder stoppen kann. Dazu ist es fast immer ausreichend, die Gefühle *wertzuschätzen* und in einen Kontext zu stellen:

»Ich verstehe ihren Ärger über...«
»Ich verstehe Ihre Angst vor...«

Gelingt dies nicht, kann der Patient persönlich angesprochen und gebeten werden, seine Emotionen wieder unter Kontrolle zu bringen:

»Herr/Frau..., bitte beruhigen Sie sich.«

Das Reichen eines Taschentuches kann schon ausreichend sein. Stattdessen tröstende Ratschläge zu erteilen, verkehrt sich schnell ins Gegenteil. *Anteilnehmendes Zuhören ist* für die meisten Patienten *ausreichend* und ein erster Schritt auf einem Lösungsweg, den sie selber finden.

Manchmal vermeidet der Arzt das Ansprechen, weil ihm negative Gefühle Schwierigkeiten bereiten. Gefühle wie Ärger, Hilflosigkeit und Ohnmacht passen nicht zu seinem Bild vom Arzt. Doch nur das Ansprechen verhindert, dass sich unheilvolle Verstrickungen in der Arzt-Patient-Beziehung einstellen. Dazu sind die Anlässe häufig. Entweder befolgt der Patient nicht das, was der Arzt ihm vorschlägt, oder er stellt unangemessene Versorgungsansprüche. Der Arzt spürt den Ärger und die abgewehrte Wut seines Patienten als eigenes Gefühl und reagiert autoritär. Er gibt noch mehr Ratschläge, nun jedoch z. B. mit der Schilderung eines bedrohlichen Szenarios: »Sie werden noch im Rollstuhl enden!« Oder er setzt seine detektivischen Fähigkeiten ein, um den Patienten zu überführen und ihm anhand pathologischer Laborwerte gesundheitsschädigendes Verhalten nachzuweisen, dass er bislang leugnete, führt mit diesem Ziel Befragungen der Angehörigen oder einen überraschenden Hausbesuch durch. Weitere Waffen des Arztes sind, zum Fachkollegen zu überweisen, schwerwiegende diagnostische oder therapeutische Maßnahmen anzudrohen, in ein Krankenhaus zur Operation einzuweisen.

Der Schmerzpatient kann berichten: »Nein, nichts hat geholfen. Es ist kein bisschen besser geworden.« Anstatt den Ärger und die Hilflosigkeit des Patienten anzusprechen, wird geantwortet: »Dann muss ich Sie eben zum Orthopäden schicken.« Der Orthopäde wiederum könnte aus dem gleichen Gefühl der Hilflosigkeit und des Ärgers wie der Hausarzt antworten: »Dann müssen wir die Spinalkanalstenose operieren. Ich gebe Ihnen eine Einweisung ins Krankenhaus.«

Wie können Sie stattdessen mit negativen Gefühlen umgehen? Weil direkte Zuweisungen von negativen Gefühlen Abwehr hervorrufen, können Sie Ärger und Hilflosigkeit in Form einer Frage ansprechen:

> »Haben Sie sich in der letzten Zeit einmal hilflos gefühlt? Waren sie in der letzten Zeit einmal wütend?«

Oder verbunden mit einer distanzierenden Einleitung:

> »Ich wundere mich, dass ein solches Erlebnis Sie so nachhaltig verärgert, ängstigt, lähmt…Ich mache mir Sorgen, dass Sie sich so hilflos fühlen.«

Das Gefühl ist benannt, wird nicht verurteilt und kann nun bearbeitet werden.

Ärger und verwandte negative Gefühle werden oftmals im Versorgungssystem ausgelöst, es sei nur auf die Wartezeiten verwiesen. Ein unmittelbares Ansprechen und Deuten seiner Emotionen in Bezug auf den Arzt wie mit der Formulierung: »Sie sind wohl ärgerlich auf mich?«, wird vom Patienten leicht missverstanden als eine an ihn gerichtete Kritik und ärztlichen Vorwurf. Eher bietet sich das Verbalisieren von Gefühlen an, verknüpft mit einer *distanzierenden Einleitung:*

> »Ich könnte verstehen, wenn Sie ärgerlich sind…«

Der Patient kann sagen oder denken: »*Ich bin es ja nicht wirklich*«. Der Ärger ist benannt und die Beziehung kann weitergehen. Manchmal bemerkt der Arzt, dass der Patient über einen Behandlungsfehler des Arztes ärgerlich ist. Einen gemachten Fehler einzugestehen, ist immer besser für die *Beziehung* als sich zu rechtfertigen.

Anbieten einer Alternative – abgewehrte Gefühle ansprechen

Patienten mit Somatisierungsstörungen kennzeichnen oft eine Gefühlsleere und Kleben am körperlichen Geschehen. Eine Technik, um die abgewehrten Gefühle des Patienten ins Gespräch zu bringen, ist:

> »Ich an Ihrer Stelle wäre in dieser Situation sehr traurig, gekränkt, wütend usw. gewesen.«

Der Arzt bietet sich hier als Modell an, wie man fühlen könnte. Er fasst in Worte, was der Patient möglicherweise nur als körperliche Anspannung empfindet und hilft damit, dass der Patient sich seines Gefühls bewusstwerden kann. Dem Patienten bleibt immer die Möglichkeit, diese Interpretation abzulehnen oder anzunehmen.

Ein Bergmann hatte unter Tage einen Verbrennungsunfall erlitten und ist seitdem verrentet. Er sah sich immer als Führer einer Männerkolonne, dessen Ziel es war, besonders gute Ergebnisse einzufahren. Darauf ist er stolz. Obwohl der Verbrennungsunfall keine wesentlichen körperlichen Narben zurückgelassen hat, klagt er seit dem Unfall über vielfältige Schmerzen. Er beginnt Auseinandersetzungen mit der Berufsgenossenschaft, dem medizinischen Dienst der Krankenkassen und den Versorgungsämtern um die Anerkennung und Wiedergutmachung seiner Leiden, wofür er verschiedene Bescheinigungen seitens des Hausarztes benötigt. Dabei geht es ihm nicht vorrangig um Geld. Dieses Anliegen hätte der Hausarzt noch nachvollziehen können. Er ist verärgert über die Ansprüche des Patienten, traut sich die Konfrontation mit negativen Affekten jedoch nicht zu. Je mehr der Patient verlangt, umso häufiger geht in der Praxis mit den Bescheinigungen etwas schief: Sie waren verlegt, nicht fertig oder fehlerhaft. Eines Tages fordert dieser Patient eine Bescheinigung darüber, dass Wärme notwendig für seine Heilung ist. Jetzt endlich nimmt der Arzt seine wachsende Wut über die in seinen Augen unangemessene Anspruchshaltung seines Patienten wahr: »Wenn es mir so geht, werden auch andere Menschen seine Ansprüche als Vorwürfe empfinden und ablehnen. Es könnte ein sich wiederholendes Muster sein.« Jetzt wagt der Hausarzt eine Interpretation und spricht das Gefühl des Patienten an: »Haben Sie manchmal das Gefühl, dass nicht genug für Sie getan wird und Sie zu kurz kommen?« Als Antwort erzählt der Patient einen Teil der bis dahin unbekannten Lebensgeschichte. Er war von seinen Eltern aus deren Überzeugung heraus im Kindesalter in ein nationalsozialistisches Internat abgegeben worden. Er fühlte sich verlassen, nicht nur, weil er sich von seinen Eltern abgeschoben fühlte. Da er keineswegs den optischen

Werten der Nationalsozialisten genügte (er war weder groß noch blond), ist zu vermuten, dass er viele Hänseleien unter den Gleichaltrigen erfuhr. Der Patient schildert große Mangelerscheinungen. Er scheint sich selbst nicht wertvoll genug für Zuwendung zu sein. Sein Ausweg besteht darin, sich grandioser darzustellen als er ist und überall eine entsprechende Behandlung einzufordern. Seine Strategie bricht mit dem Unfall zusammen. Wiedergutmachung und Anerkennung für alles Leid soll jetzt das Versorgungssystem leisten. Das Ansprechen dieses Beziehungsmusters und das Wissen um die Lebensgeschichte erleichtert dem Arzt zumindest den Kontakt.

Klärung der Beziehungssituation durch zirkuläre Fragetechniken

Mit der zirkulären Fragetechnik spricht der Arzt das Beziehungssystem ausgehend vom Symptom an.

»Was würde Ihre Mutter sagen, woher Ihre Beschwerden kommen?«
»Was würde sie Ihnen raten zu tun, um die Beschwerde loszuwerden?«
»Was würde Ihr Mann sagen?«

Patientin: »Ach, den interessiert das überhaupt nicht. Er sitzt abends vor dem Fernseher und sagt, geh doch zum Arzt!«

Der Arzt hat etwas über die Familienbeziehungen erfahren, in diesem Fall erhielt er den Hinweis auf ein tristes Eheleben. Zirkuläre Fragen ersetzen das erfolglose Abfragen von Problemfeldern. »Haben Sie Probleme in der Ehe?«, wäre eine solche Frage, die diese Patientin sicher verneint hätte. Einen weiteren Vorteil hat diese Technik: Wenn der Patient eine zirkuläre Frage beantwortet, kann er etwas preisgeben, ohne sein Gesicht zu verlieren. Vielleicht möchte er seine Theorie der Krankheitsentstehung zwar öffentlich machen, aber lieber jemand anderem in den Mund legen. In diesem Fall antwortet der Patient: »Meine Frau sagt, das kommt davon, dass ich zuviel trinke.« Nun kann er immer noch ergänzen: »…aber das stimmt ja nicht.« Ein solch fiktives Paargespräch ist in jedem Fall leichter zu führen als ein reales. Ein solch reales sollte in der Arztpraxis eher vermieden werden, besonders dann, wenn *der Arzt* damit die Idee verfolgt, selbst herausfinden zu wollen, wer von beiden Partnern im Falle eines Ehestreits nun mehr im Recht ist. Der Antrieb zu diesem Vorschlag ist der eines Detektivs, der der Wirklichkeit auf die Spur kommen will. Aber der Arzt ist *nicht Detektiv und nicht der Richter* über seine Patienten. Stattdessen sollte es ihm eher um das Verstehen des Menschen gehen, der jetzt vor ihm sitzt. Führt er dennoch ein Paargespräch, sollte das Anliegen ein anderes und die Rolle des Arztes die eines *Moderators* sein, der *ein Gespräch zwischen den beiden Partnern* wieder in Gang bringen will. Das ist eine schwierige Aufgabe, zumal beide Partner versuchen werden, den Arzt in die Position eines Richters zu bringen. Um das Zerren um die eigene Gunst zu vermeiden, bedarf es einiger Übung. Mit der zirkulären Technik lässt sich also über Beziehungserwartungen sprechen, ohne dass die »wirkliche« Wirklichkeit in Form einer anderen Person das Sprechzimmer betritt. (Für den, der es dennoch wagen will, sei an dieser

Stelle auf das Buch mit dem amüsanten Titel »Wenn Du mich wirklich liebtest, würdest Du gern Knoblauch essen« von P. Watzlawick et al. sowie auf die Literaturhinweise zur systemischen Paar- und Familientherapie verwiesen.)

Manchmal weichen die Patienten der zirkulären Frage »Was würde…sagen?« mit der Antwort aus: »Das weiß ich nicht.« Dann bestehen Sie hartnäckig auf Ihrem Anliegen und formulieren Sie vielleicht so:

»Was würde Ihr Mann…sagen, wenn wir ihn hier auf den Stuhl setzen würden?«
»Was würde er sagen, wenn ich ihm jetzt die Frage stellen würde?«

Eine zirkuläre Fragetechnik kann auch zur Klärung der Beziehung zu bereits Verstorbenen angewandt werden. Eine solche Klärung kann im Trauerprozess hilfreich sein.

Einer biografischen Anamnese Bedeutung beimessen – Krankengeschichte ist Lebensgeschichte

Das gegenwärtige Erleben eines Patienten ist von frühen Beziehungserfahrungen geprägt. Sie gestalten seine Überzeugungen, seine Beziehungserwartungen und heutigen Bewältigungsstrategien. Der Ort der frühen Beziehungserfahrungen ist die Familie mit ihren verschiedenen Generationen. Deshalb spielt in der bio-psychosozialen Medizin die biografische Anamnese eine zentrale Rolle. Das Heute lässt sich besser aus dem Vergangenen verstehen. Die großen, realistischen Romanschriftsteller wie Stendhal, Zola, Dostojewski und Tolstoi wussten davon. Krankheiten sind Ausdruck von Lebenskrisen und Begleiter von Umbrüchen. Wie bereits beschrieben, erweisen sich fehlende oder unzureichende frühe Bindungspersonen und frühe Traumata als Mitverursacher vieler Krankheiten und Beschwerden. Ein Grund mehr, einer biografischen Anamnese Bedeutung zuzuweisen. Das nachfolgende Fallbeispiel illustriert, wie Konflikte über Generationen hinweg wirksam werden.

Eine Patientin, professionelle Musikerin mit Erschöpfungssyndromen und somatoformen Störungen, schildert folgenden Lebenslauf: Sie ist als drittes Kind von vier Geschwistern geboren. Der Vater hatte im Krieg ein Lärmtrauma erlitten und wurde taub. Anstatt Musiker wurde er Gärtner. Er dominierte das von Pflicht und nicht von Vergnügen bestimmte, sehr rigide, nach außen stark abgeschirmte Elternhaus der Patientin. Als Kind traf sie schon die Entscheidung, Berufsmusikerin zu werden. Die Musik war der Protest gegen das rigide Elternhaus und auch gegen den Vater: Sieh, ich mache etwas, was du nicht mehr kannst! Gleichzeitig wünschte sie sich nichts sehnlicher, als so zu sein wie er und seine Anerkennung zu bekommen: »Nimm mich doch wahr!« Aber allein schon, weil er sie nicht hören konnte, musste die Anerkennung seitens des Vaters unterbleiben. Sie übte erbarmungslos aus eigenem Antrieb. Wenn sie als Jugendliche Aufführungen hatte, sind die Eltern niemals erschienen. Sich über die physische Belastbarkeit hinaus anzustrengen, um gesehen und wertgeschätzt zu werden, wiederholte sich als Muster in ihrem Leben. Sie verließ das Elternhaus, um an die Musikhochschule zu gehen. Einen ihrer Professoren idealisierte sie und sah in ihm eine Vaterfigur. Wieder strengte sie sich an. Sie fand wenig Freunde unter ihren Mitstudierenden, weil sie für Vergnügungen keine Zeit hatte, die sie stattdessen mit Üben und Arbeiten für ihren Professor verbrachte. Sie überarbeitete sich so sehr, dass ihre körperliche Abwehr beschädigt wurde. Sie erkrankte nach den ersten Semestern an einer Tuberkulose. Es folgten monatelange stationäre Behandlungen. Im Orchester wurde sie ersetzt und ihre Konzertlaufbahn war beendet, bevor sie begann.

Das Fallbeispiel zeigt, dass nicht nur die eigenen Vorerkrankungen, sondern auch die Erkrankungen in der Familie, in diesem Fall das Lärmtrauma, die Entwicklungsmöglichkeiten des Einzelnen beeinflussen. In der somatischen Medizin reduziert sich die Familienanamnese zu sehr darauf, die genetischen Faktoren und Risikofaktoren zu ergründen. Krankheiten und Tod in der Familie können aber eine weit darüber hinaus gehende Bedeutung haben. Krankheiten können das System Familie prägen und Verluste das bisherige Beziehungssystem verändern. Ausgehend von der Krankheitsanamnese eröffnen sich viele Wege zum Verstehen dieses Beziehungssystems.

»Welche Bedeutung hatte die Krankheit für Sie und die anderen Familienmitglieder? Was für ein Mensch war Ihre Mutter/Ihr Vater?«

Die erzählte Lebensgeschichte eines Patienten ist nicht objektiv valide. »Kein letztes Licht legt das Labyrinth der Innerlichkeit eines Anderen frei. Die Palette der Unaufrichtigkeiten ist unerschöpflich« (Steiner 2006, S. 60). Das kann traurig stimmen. Doch die *Aufgabe des Arztes liegt nicht in der Wahrheitsfindung.* Die Rekonstruktion der Lebensgeschichte durch einen Patienten ist eine *neue* Geschichte. Wenn er über *frühkindliche* Erfahrung berichtet, dann schildert er die Vorstellungen, die für ihn *heute* Bedeutung haben und aus diesem Grunde auch für den Arzt relevant sind.

Die biografische Anamnese ist weiterhin so wichtig, weil sie Hinweise auf *Lebensleistung* des Patienten und seine Widerstandskräfte gibt. Nur wenn der Arzt solche Lebensleistungen kennt, kann er später darauf Bezug nehmen und sie würdigen.

Bei einer übergewichtigen Diabetikerin verschlechterten sich nach ihrer Berentung als Altenpflegerin die Blutzuckerwerte sehr stark. Der Hausarzt spürte, dass sie sich schämte. Schamhaft spielte sie die möglichen Folgen der schlechten Einstellung und ihrer schuldhaften Beteiligung herunter. Sie fürchtete die Vorhaltungen von Disziplinlosigkeit, die sie von ihrer Tochter, einer Ernährungswissenschaftlerin, kannte. Doch gab es in ihrem Leben viel bewundernswerte Stärke. Vor vielen Jahren hatte sie sich von einem anscheinend alkoholkranken Ehemann scheiden lassen und ihre beiden Kinder alleine großgezogen und zusätzlich eine Ausbildung zur Altenpflegerin absolviert. Jetzt war sie ohne Arbeit und ohne Kinder allein. Ihre eigenen Versorgungssehnsüchte wehrte sie ab, indem sie sich in karitativen Einrichtungen für schwerkranke Menschen engagierte. Die Wertschätzung dieses Engagements und ihrer Lebensleistungen durch den Hausarzt war die Basis dafür, dass sie sich mehr um sich kümmerte und die verschämte Rechtfertigung nicht mehr den Kontakt zum Arzt bestimmte.

Trotz der Bedeutung der biografischen Anamnese empfiehlt sich eine *flexible* und respektvolle Haltung des Arztes gegenüber denjenigen, die sich nicht mitteilen wollen oder sogar sich nicht erinnern können. Ein einziges, benanntes Lebensereignis, das ein Patient mittels seiner Stärken bewältigt hat, kann bereits ausreichend sein, um ihn auf eine bessere Bewältigung des Gegenwärtigen zu orientieren.

Übersicht 2

Empfehlung für die Praxis
2. Schritt: Die Lebenswirklichkeit des Patienten, seine Situation und seine Zielsetzungen verstehen und Erkennen von Beziehungsmuster

- Gefühle des Patienten
  - ansprechen,
  - wertschätzen und
  - klären
- Klärung der Beziehungssituation durch zirkuläre Fragetechniken
- Einer biografischen Anamnese Bedeutung beimessen, Krankengeschichte ist Lebensgeschichte

---

4.2.4 Dritter Schritt: Aufbau neuer Bewältigungsmuster

Zusammenfassen und deutend zusammenfassen

»Habe ich Sie richtig verstanden, dass Ihre Auffassung...ist?«

Durch Zusammenfassen dessen, was der Patient sagt, vermittelt der Arzt, dass er aufmerksam zuhört, sein Gegenüber respektiert und ihm Wertschätzung entgegenbringt. Über die Wertschätzung hinaus eröffnet er dem Patienten die Möglichkeit, sein Verhalten mittels der Sichtweise eines anderen zu reflektieren. In einem Bild verdeutlicht, er leiht dem Patienten seine Brille. Das kann ein Denkanstoß, manchmal eine Orientierungshilfe sein. Die Zusammenfassung: *»Sie sind also der Meinung, dass der erfahrene Stress am Arbeitsplatz einen Beitrag geleistet hat zu Ihren Rückenschmerzen?«*, stellt einen gedeuteten Zusammenhang her, der dem Patienten vielleicht so noch nicht bewusst war. Sie schafft nunmehr eine gemeinsame Einschätzung von Arzt und Patient. Auf dieser Basis lässt sich ein gemeinsames, weiteres Vorgehen entwickeln: Bescheinigung der Arbeitsunfähigkeit, ja oder nein, und wenn ja, wie lange und mit welchem Ziel. Selbst im Fall einer unterschiedlichen Auffassung helfen Zusammenfassungen dem Patienten, seine eigenen Auffassungen besser einordnen zu können.

Psychoedukation

Sinnvoll kann es sein, dem Patienten ein Erklärungsmodell aus ärztlicher Sicht zu geben (▶ Kap. 13.4), wie Krankheit integrativ zu verstehen ist. Beispielhaft kann folgende Formulierungshilfe sein:

> »Schmerz heute hängt immer mit früheren Schmerzerfahrungen zusammen. Schmerz wird nicht vergessen. Auch seelischer Schmerz hinterlässt Narben im Gehirn und verändert Ihre Empfindlichkeit für Schmerzen. Sie sind verletzlicher geworden als andere.«

Konfrontieren mit Beobachtungen

Oftmals ist die Kunst des Arztes gefragt, den Patienten mit seinen Beobachtungen zu konfrontieren, ohne ihn in einem Ausmaß zu beschämen, das ihre Beziehung nachhaltig stört. Beispielsweise muss der Arzt seinen Patienten mit den Folgen seines Tuns und seiner bisherigen Lebensweise konfrontieren, wie mit den Folgen seines Übergewichts, mit dem Laborergebnis eines erhöhten HBA1c-Wertes, mit einem vermuteten Alkoholmissbrauch sowie mit den möglichen Auswirkungen, die sein Handeln auf andere Menschen hat. Viele Ärzte scheuen eine Konfrontation, die sie selbst beschämen könnte, da Scham ein überaus unangenehmes Gefühl ist. Bagatellisierung der Untersuchungsergebnisse scheint manchem ein leichterer Ausweg. Besonders unangenehm kann es dem Arzt erscheinen, die persönlichen Grenzen in der Arzt-Patient-Beziehung zu benennen. Dazu gehört das Konfrontieren mit den zeitlichen Vorgaben der Gesprächsdauer und mit seiner nur beschränkten Verfügbarkeit. Dabei ist es in der psychosomatischen Grundversorgung von therapeutischem Nutzen, den Patienten mit Grenzen zu konfrontieren, zu denen neben den Kontaktzeiten übermäßige Wünsche nach ärztlicher Präsenz und unangemessene Wünsche nach Versorgung gehören. Grenzen setzen kann hilfreich für den Patienten werden, weil er in der therapeutischen Beziehung feststellen kann, dass *Grenzen setzen nicht gleich* zum *Abbruch der Beziehung* führt. Vielleicht war das bislang eine Erwartung, die sein Beziehungsverhalten prägte.

Für einen kleineren Teil der Patienten hat das Konfrontieren mit der Wirklichkeit eine andere Funktion. Für Patienten mit strukturellen Störungen, den schwierigen Patienten, ist diese Technik ein unverzichtbarer Bestandteil eines Prozesses, in dem es um Erziehung oder Nachholen von Erziehung oder um Orientierung bei überflutenden Eindrücken geht.

> »Stellen Sie sich vor, es ist wie heute kurz vor Feierabend und vor Ihnen säße ein Patient wie Sie, der eine sehr große Liste von anscheinend unaufschiebbaren Anliegen hat, was würden Sie da denken?«

Sie üben den Rollentausch, um im Patienten die Fähigkeit zu einer einfühlenden Haltung gegenüber dem anderen zu stärken. Eine solche Haltung fällt ihm sehr schwer, weil er es *nicht kann*. Was man nicht kann, muss man üben.

Im Wesentlichen stehen zwei Interventionstechniken zur Verfügung, um zu verhindern, dass Konfrontation mit ärztlichen Vermutungen, Untersuchungsergebnissen oder den Rahmenbedingungen Ihrer Praxisstruktur nicht zur Unterbrechung der Kommunikation führt. Anders gefragt: *Wie kann der Arzt beschämende Themen ansprechen?* Die erste Interventionstechnik ist:

Schamgefühle vorwegnehmen

»Ich kann mir vorstellen, dass dies unangenehm ist, Sie verlegen macht...«

Dieses Vorgehen ist auch sinnvoll bei allen beschämenden Situationen, die im medizinischen System die Intimität des Patienten berühren wie z. B. bei körperlichen Untersuchungen.

»Möglicherweise ist diese Untersuchung für Sie unangenehm.«

Besonders empfiehlt sich diese Technik bei Patienten mit einer traumatischen Erfahrung. Die zweite Interventionstechnik ist:

Eine distanzierende Intervention aus der Perspektive von außen vornehmen

»Nach wissenschaftlicher Erfahrung sind solche Verletzungen Folge von Gewalt.«
»Mein früherer Chef würde sagen, dass...«
»Am liebsten würde ich Ihnen sagen, dass...«
»Patienten mit ähnlichen Symptomen wie Sie haben folgende Erfahrungen gemacht...«

Mit dieser Technik nehmen Sie den Patienten an Ihre Seite und betrachten gemeinsam aus der Distanz die Situation. Sie legen die möglicherweise beschämenden Äußerungen einem Dritten in den Mund. Dieser Dritte kann die allgemeine Erfahrung oder Ihr früherer Chef sein. Auch der deutsche Konjunktiv bietet sich an. Sie können sich wundern oder sich sorgen. *»Ich wundere mich, dass Sie in Ihrem Beruf immer alle Regeln einhalten, aber, wenn es beim Arzt um Ihre Gesundheit geht, Regeln völlig beiseiteschieben können.«* Sie können auch kleine Geschichten erzählen.

»Ich hatte einmal eine Patientin, die...« Dabei können Sie eine Erfahrung Ihres Patienten in einen neuen Bedeutungszusammenhang stellen. *»Ah, so kann man es auch sehen!«* Diese Technik nennt sich *Reframing*. (Ein herausragender Geschichtenerzähler war der amerikanische Psychiater und Hypnotherapeut Milton Erickson. Seine Lehrgeschichten sind eine lesenswerte Lektüre.)

Über allen jetzt beschriebenen Techniken könnte und sollte der zusammenfassende Satz stehen: *Konfrontation ist möglich auf der Basis von Wertschätzung und Respekt.*

4.2 Verbale Interventionstechniken

Deutung oder positive Umdeutung eines Symptoms - Reframing

Manchmal kann ein Symptom als Symbol eines Konflikts verstanden werden. Seine Deutung als Ausdruck eines Konflikts seitens des Arztes kann bewirken, wenn eine negative Bewertung vermieden wird, dass der Patient das Symptom in einem anderen Licht sieht und es auch versteht. Dazu ein Beispiel:

> Ein Patient beklagt seit Jahren eine Lähmung im rechten Arm, die bereits zu Operationen und Berufswechsel geführt hatte. Die Lähmung war mit 16 Jahren aufgetreten. Er konnte den Zeitpunkt des Beginns und die Situation genau schildern. Er und sein jüngerer Bruder waren häufig von ihrem Vater geschlagen worden. Er, der Ältere, trainierte intensiv körperliche Fitness, um einmal seinem Vater Paroli bieten zu können. Jetzt war er so weit und hätte zuschlagen können, aber er war in der Situation wie gelähmt. Jetzt begannen seine Beschwerden. Das gemeinsame Verstehen seines Schmerzes als Abwehr des aggressiven Impulses führte zwar nicht zum Verschwinden, jedoch unterblieben weitere, ihn schädigende Maßnahmen.

Hilfreicher ist jedoch meistens, das Symptom für den Patienten in einen anderen Rahmen zu setzen und *positiv umzudeuten*. Der Tinnitus beispielsweise kann als Warnsignal vor überforderndem Stress benannt werden. Auch der Schmerz kann als eine schützende Botschaft des Körpers gedeutet werden. Durch eine positive Umdeutung kann der Patient gelassener gegenüber seinen Symptomen werden, und seine Aufmerksamkeit wird sich leichter von einer ängstlichen Symptombeobachtung lösen können.

Beim Wiedererkennen und Einordnen von Verhaltensmustern in den lebensgeschichtlichen Kontext helfen

Mit Wissen der Biografie und langer Kenntnis des Patienten kann der Arzt als *Chronist* auftreten. In dieser Rolle hilft er dem Patienten, häufig Erlebtes und wiederkehrende Handlungen zu erkennen und in einen bereits erarbeiteten Zusammenhang zu bringen. Auch diese Interventionen sind besonders wichtig für Patienten mit strukturellen Störungen.

> »Sie erinnern sich, damals war das auch schon so...«

Positives und nicht nur die Pathologie erfragen- Konstruktive Erinnerungen stärken

Der Arzt lernt in seiner Ausbildung, die Pathologien seines Patienten abzufragen, also das, was dieser *nicht oder nicht mehr kann*. Daraus soll er eine ärztliche Diagnose konstruieren, aus der Handlungsanweisungen hervorgehen, die erteilt werden müssen. Diese Sichtweise macht den Arzt zum Lösungserfinder. Er wird zum aktiven, dominierenden *Geber* in der Beziehung, der Patient dagegen zum passiven *Empfänger*. Eine anstrengende Position für den Arzt, die darüber hinaus wenig Erfolg versprechend ist! Denn er soll seinen Patienten auf sein Unvermögen und sein Versagen ausrichten. Die Erwartungen und die Bilder, die er im Gegenüber erschafft, werden zwangsläufig ihre Wirkungen entfalten. Wie eine sich selbst erfüllende Prophezeiung werden sich Fehler, Passivität und Versagen nun immer wieder bestätigen. Erleichternd ist stattdessen eine Wendung des Blicks des Arztes auf das, was den Patienten gesund erhalten hat, seine Widerstandskräfte, seine Leistungen und das, was er gut kann. Wenn Sie einen Patienten zu mehr sportlicher Tätigkeit aktivieren wollen, dann rufen Sie ein Bild hervor, wie der Patient als kleiner Junge in der E-Jugend seines Fußballvereins allein vor dem Tor stehend den Ball doch zwischen die Pfosten gebracht hat. Kurzum, der Arzt sollte bereits zu Beginn des Kontakts nach den Ressourcen des Patienten suchen. Die nach positiven Ressourcen suchende Haltung lässt den Arzt als Helfer erscheinen, der den Patienten bei der Findung eines eigenen Lösungswegs unterstützt. Lob und Würdigung kann dem Patienten zu einer anderen Sichtweise auf seine bisherigen Lebensleistungen verhelfen und eine Vorstellung von *Selbstwirksamkeit* hervorrufen. Die Überzeugung von Selbstwirksamkeit führt zu mehr Bewältigungskompetenz im Umgang mit Krankheit. Der Arzt kann sich entlastet und der Patient in seiner Kompetenz gestärkt fühlen.

Fragen, die sich auf die Ressourcen des Patienten richten, sind:

- »Wann ist es Ihnen schon einmal gelungen, etwas zu verändern?«
- »Wie haben Sie in Ihrem Leben schwierige Situationen gemeistert?«
- »Gibt es Situationen, in denen Sie einmal mutig waren? Welche Bilder vor Ihrem inneren Auge sind damit verbunden?«
- »Können Sie sich erinnern, einmal etwas Neues gelernt zu haben? Wie haben Sie Schwimmen/Fahrradfahren gelernt?«
- »Wie haben Sie das gemacht? Was für Gefühle waren damit verbunden?«
- »Wer hat Ihnen dabei geholfen?«
- »Wer und was können Ihnen heute helfen?«
- »Was sind Ihre guten Eigenschaften und was können Sie besonders gut?«
- »Was haben Sie bereits unternommen, um sich selber zu helfen?«

Im Verlauf sollten auch noch so kleine Änderungen und erreichte Ziele gewürdigt werden. Oft ist der Patient selbst überrascht über die Frage und die neue Blickrichtung, die sie ihm gewährt, und lächelt der Bilder wegen, die in ihm aufsteigen. Kompetenz kann nun gelobt werden.

Den Patienten loben und bisherige Bewältigungsstrategien würdigen

Sollten die positiven Leistungen des Patienten in seiner Lebensgeschichte und im Umgang mit seiner Krankheit auch noch so klein sein, so sollten diese doch gelobt werden. Dieses *Lob* dient der *Stärkung seines Selbstwerts und Wiedergewinnung von Selbstkontrolle* (siehe Beispiel der Diabetikerin in diesem Kapitel). Beides ist durch Krankheit oft bedroht oder ihre Beeinträchtigung war bereits Mitursache seiner Erkrankung. Um die Selbstkompetenz des Patienten zu stärken, sollte das *Lob in einer Gesprächszusammenfassung* des Arztes nicht fehlen. Viele Menschen haben bereits bewiesen, dass sie schwere Belastungen gut bewältigen können. Auch ihnen gegenüber ist es bedeutend, die bereits vorhandene Bewältigungskompetenz zu nähren. Das Lob ist die Ausgangsbasis für gemeinsame Ziele und ein gemeinsames Vorgehen von Arzt und Patient und damit die Grundlage möglicher Verhaltensänderung.

Übersicht 3

Empfehlung für die Praxis
3. Schritt: Aufbau neuer Bewältigungsmuster – Motivationsförderung

- Zusammenfassen
- Psychoedukativ das eigene Krankheitsmodell darstellen
- Konfrontieren mit Beobachtungen
  - Schamgefühle vorwegnehmen
  - Distanzierende Interventionen
- Deutung und positive Umdeutung eines Symptoms – Reframing
- Beim Wiedererkennen und Einordnen von Verhaltensmustern in lebensgeschichtlichen Kontext helfen
- Psychoedukation
- Positives, nicht nur die Pathologie erfragen und konstruktive Erinnerungen stärken
  - Ressourcenorientierte Fragestellungen
  - Den Patienten loben

4.2.5 Vierter Schritt: Vereinbarung von Behandlungszielen, Beschwerde unabhängige Terminstruktur und Beenden der Interaktion

Am Ende des Gesprächs sollte eine Zusammenfassung des Arztes stehen, verknüpft mit einem Angebot zur Abgleichung der Ziele, die zukünftig verfolgt werden sollen. Arzt: »*Habe ich Sie recht verstanden, dass…*[a]?«

Meistens erfragen Ärzte die Ziele des Patienten nicht. Sie gehen davon aus, dass Patienten die Zielsetzungen der Ärzte ebenfalls für richtig halten. Dies ist aber nicht immer der Fall. Die ältere Diabetikerin mag das gemeinsame Tortenessen im Kaffeehaus mit anderen Frauen, die sich palliativ medizinisch engagieren, für wichtiger erachten als einen HBA1c unter 7. Wie lassen sich die Zukunftsperspektive eines Patienten und seine Ziele erfragen? Wenn dies mittels direkter Frage geschieht, ist die Antwort wahrscheinlich: »Ich will wieder gesundwerden! Ich will keine Beschwerden mehr haben!« Statt solcher direkten Fragen sind folgende Formulierungen besser geeignet:

»Wofür würde es sich lohnen, wieder gesund zu sein?«
»Was wäre anders, wenn Sie diese Beschwerden nicht hätten?«

Bei der Vereinbarung von Behandlungszielen, Schritten der Diagnostik und ihres vorläufigen Endpunkts und der Auswahl von Behandlungsoptionen helfen die Grundsätze der »Partizipativen Entscheidungsfindung« (▶ Kap. 5.4). Nicht selten sind Patienten *ambivalent* gegenüber formulierten Gesundheitszielen oder vorgeschlagenen diagnostischen und therapeutischen Maßnahmen. Diese Ambivalenzen sollten aktiv erfragt und Barrieren und Belohnungen einer gewünschten Verhaltensänderung angesprochen werden:

»Was spricht dagegen, dieses Vorgehen jetzt zu wählen?«
»Was wäre für Sie eine Belohnung für Ihre Verhaltensänderung?«
»Woran würde Ihr Ehemann/Ehefrau/würden Ihre Kinder merken, dass eine Änderung eingetreten ist? Was wäre die Meinung anderer zu Ihrer Entscheidung?«
»Ich könnte mir vorstellen, das Abnehmen zu belastend für Sie ist.«

Nun muss der Patient selber die Gründe aufführen, die für Änderung sprechen. Das nennt man paradoxe Intervention (▶ Kap. 5.1).

Manche Patienten neigen dazu, sehr ambitionierte, unrealistische Ziele zu benennen vielleicht, um dem Arzt zu gefallen, oder weil sie sich selber überschätzen. In solchen Fällen sollte der Arzt die Zielsetzungen abschwächen, Teilziele vorschlagen und alle »Nie-wieder« Ziele nicht zulassen.

Ein Gespräch sollte nie beendet werden ohne ein Angebot zur weiteren Terminstruktur. In der Mehrzahl der Fälle sollen *Termine zeitlich unabhängig von der Beschwerdesymptomatik* des Patienten festgelegt werden. Aussagen wie »*Kommen Sie wieder, wenn die Schmerzen sich verschlimmern!*«, fixieren den Patienten auf die Beobachtung der Symptome und fördern ein Grübeln darüber, ob der nächste Arztbesuch schon wieder gerechtfertigt sein könnte. Im Scheinwerfer seiner Aufmerksamkeit können sich die Symptome verschlimmern. Der Patient sollte partnerschaftlich in die Aushandlung der Abstände einbezogen werden.

»Wann meinen Sie, müssen Sie wiederkommen? Wie viel Kontrolle meinerseits brauchen Sie?«
»Kommen Sie in einer Woche oder in 14 Tagen wieder, damit wir gemeinsam überprüfen können, wie sich Ihre Beschwerden entwickelt haben.«

Eine beschwerdeunabhängige Terminvergabe allein kann schon heilsam sein, wie Forschungen zu den somatoformen Körperbeschwerden belegen. Den Patienten ermutigt diese Intervention, auf sich selber im Wissen um den nächsten, sicheren Termin zu vertrauen. Dem Arzt *erspart* sie *viel Zeit*, weil die hohen Kontaktfrequenzen z. B. der Patienten mit funktionellen und somatoformen Körperbeschwerden, die vielleicht wöchentlich oder immer wieder in der Notfallsprechstunde erscheinen, reduziert werden können.

Zum Ende des Gesprächs sollte nochmals dem Patienten mit der Frage Raum gegeben werden: »*Ist noch etwas wichtig für Sie?*« Weil Lachen eine wichtige Ressource ist, sollte der Arzt sich bemühen, dass der Patient mit einem lächelnden Gesicht die Gesprächssituation verlässt.

Wie beendet man ein Gespräch seitens des Arztes, wenn der Patient das noch nicht will? Sollte der Patient nochmals nachschieben, »…und dann wollte ich Sie noch bitten und Ihnen erzählen…«, kann der Arzt antworten:

> »Wie Sie wissen, haben wir nur eine begrenzte Zeit zusammen. Ihr Anliegen ist mir zu wichtig, als dass ich es jetzt zwischen Tür und Angel behandeln möchte. Es braucht einen gebührenden zeitlichen Rahmen. Ich schlage vor, es beim nächsten Treffen zu behandeln.«
>
> »Ich habe Ihr Anliegen wahrgenommen und aufgeschrieben. So können wir beide sicher sein, dass es nicht verloren geht.«

Das Problem erfährt somit eine Wertschätzung, ohne dass es weder auf Kosten des Zeitplans des Arztes ausführlich oder auf Kosten des Patienten abschätzig und unachtsam behandelt wird.

Weitere Interventionstechniken soweit sie sich auf die Motivation beziehen werden in einem eigenen Kapitel behandelt.

Übersicht 4

Empfehlung für die Praxis
4. Schritt: Ziele abgleichen und die Interaktion beenden

- Behandlungsoptionen und -ziele gemeinsam klären und vereinbaren
- Ambivalenzen ansprechen
- Realistische Ziele fördern
- Terminstruktur vereinbaren- beschwerdeunabhängige Terminangebote
- Kontrollen vereinbaren
- Wertschätzende Beendigung eines Gesprächs

Die evidenzbasierten, Patientenzentrierten Gesprächstechniken werden in dieser Übersicht zusammengefasst.

Übersicht 5

Patientenzentrierte Gesprächsführung

- Ungeteilte Aufmerksamkeit, zuhören und nicht eingreifen, Patientenperspektive zusammenfassen
- Aktives Zuhören mittels offener Fragen, insbesondere der Frage nach dem »Seit wann?«, Warten, Wiederholen, Spiegeln, Zusammenfassen
- Verbalisieren von Gefühlen
- Zirkuläres Fragen, um den Kontext von Beschwerden zu klären
- Zusammenfassen- ggf. deuten und positiv umdeuten
- Ressourcenorientierte Fragen und loben
- Partizipative Entscheidungsfindung über die Ziele und den Weg dorthin
- Terminstruktur beschwerdeunabhängig vereinbaren

4.3 Der Körper in der Arzt-Patient-Beziehung

Eine Besonderheit der Beziehung zwischen dem Patienten und dem primär somatisch tätigen Arzt ist, dass der Körper von Beginn an in die Beziehung einbezogen, sogar fast immer Anlass der Beziehungsaufnahme ist. Die Beziehung ist daher psychosomatisch. Denn dem primär körperlich arbeitenden Arzt ist unmittelbar erfahrbar, wie der Patient seinen Körper wahrnimmt und sein leibliches Erleben in Worte zu fassen sucht, wie er mit ihm umgeht und wie er ihn im Umgang mit anderen einsetzt. Diese Erfahrung gewährt dem Arzt einen verstehenden Zugang zu diesem Menschen. Denn dessen Körper ist von Beginn seiner Existenz in Interaktionen eingebettet und ein *Spiegel seiner Biografie*, in den der somatisch tätige Arzt unmittelbar schauen kann. Keiner Worte bedarf es, sondern allein der Beobachtung zum Beispiel der Szene, wie ein Patient sich entkleidet, um zu erfahren, ob der Patient seinen Körper als mühsam, nicht verlässlich, fremd oder beschämend empfindet. Legt er zum Beispiel seine Kleidung ordentlich zusammen oder tut er dies nicht? Seine Körpergestalt und der Fluss seiner Bewegungen enthüllen viel, was der Patient nicht in Worte fassen kann.

Wie viele Informationen lassen sich aus der körperlichen Untersuchung über den unmittelbaren Zweck des Ergebnisses hinaus gewinnen? Kann der Patient überhaupt körperliche Nähe und körperliche Berührung ertragen? Kann er körperliche Funktionen nach ärztlichen Anweisungen regulieren? Gelingt es ihm, den Atem anzuhalten, wenn er dazu aufgefordert wird? Wie oberflächlich ist überhaupt seine Atmung? Oder versucht er übergenau, ärztlichen Anweisungen zu folgen und überhaupt jeden Fehler zu vermeiden? Gibt es Aspekte der Vernachlässigung?

Mittels der körperlichen Untersuchung kann sich der Arzt bereits therapeutisch verhalten. Von der körperlichen Berührung kann eine beruhigende Wirkung ausgehen. Wenn der Arzt achtsam und sorgsam gründlich mit dem Körper des Patienten umgeht, wenn er Distanz wahrt und gleichzeitig doch einfühlsam vorgeht und dem Patienten Kontrolle gewährt, kann der Patient auch in leiblicher Hinsicht eine andere Erfahrung machen als die, die er gewohnt ist. Welch eine intime Situation entsteht zum Beispiel bei der Ultraschalluntersuchung, wenn der Patient im Dunkeln und im Warmen liegend mit einer warmen Masse auf dem Bauch massiert wird? Hier scheinen innere Bilder einer frühkindlichen Situation aktiviert zu werden, die in einer Gesprächssituation »face to face« gar nicht erreicht werden.

Die Gesamtsituation des Patienten und sein affektives Erleben werden dem Arzt in der Beschreibung der körperlichen Klagen zugänglich. Die wahrgenommenen körperlichen Beschwerden sind zum Beispiel zerstörerisch, zermürbend, vergiftend oder können gar nicht beschrieben werden. Oder die Beschwerden tauchen nur als Teil einer rituellen Abwehr auf, wenn der Patient die Protokollführung über seinen Schmerz zu seinem Lebensinhalt macht. Unmittelbar erfährt der Arzt, ob und wie der Patient in der Lage ist, Veränderungen seines Körpererlebens wahrzunehmen und sich darauf einzustellen. Er erfährt, ob der Körper eine Ressource für den Patienten ist, die er gerne nutzt und bewegt. Und er hört die Wünsche des Patienten, hinter denen Vorstellungen stehen, was dem Körper guttun könnte. Wünscht er sich Massagen, Krankengymnastik oder Reha-Sport oder möchte er eine Tablette, die alle Schmerzen schnell beseitigt?

Neben der Körperwahrnehmung ist auch der Umgang mit dem Körper der unmittelbaren Erfahrung des Arztes zugänglich. Kann der Patient sich von Beschwerden ablenken oder nicht? Beschämt ihn der Körper so sehr, dass er ihn womöglich chirurgisch verändert haben möchte? Geht er sorgend und sorgsam mit seiner Krankheit um, oder hat er eine selbstdestruktive Umgangsweise?

Der Umgang mit Körper und Krankheit wird im weiteren Verlauf den einzelnen Modi zugeordnet und in Kapitel 14 Chronische Krankheiten ausführlich beschrieben.

Nonverbale Kommunikation hat größeren Einfluss als die verbale

Tonfall, Gestik, Mimik und Körperhaltung haben weitaus größere Bedeutung für die Kommunikation als die gewählten Worte. Ein Lächeln ist der kürzeste Weg zu einer sozialen Verbindung. Die Mimik wird, auch wenn sie noch so kurz ist, vom Patienten wahrgenommen. Die Wahrnehmung muss dem Patienten nicht bewusstwerden, hat aber dennoch einen Einfluss auf sein Beziehungsverhalten und zwar einen größeren als die Worte, die der Arzt benutzt hat. Daher sollten die Prozessabläufe in der Praxis dem Arzt ermöglichen, vor dem persönlichen Kontakt zu wissen, wer im nächsten Augenblick als Patient das Zimmer betreten wird oder bereits dort sitzt. So kann sich der Arzt bewusst auf die Beziehungsdynamik einstellen und vermeiden, dass überraschtes Erschrecken oder Ablehnung seine Mimik unbewusst prägen. Überhaupt ist das bewusste Erkennen von Gesichtsmimik des Patienten wertvoll für sein Verstehen. Diese ärztliche Fähigkeit kann trainiert werden (Ekman 2003).

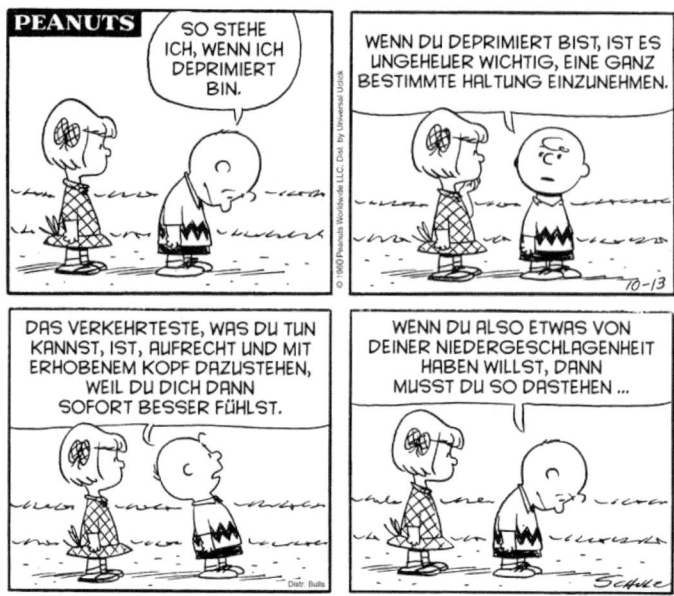

Abb. 4.1: Peanuts (©Peanuts Worldwide LLC/Distr. Andrews McMeel Syndicate/Distr. Bulls)

4.4 Rahmenbedingungen in der psychosomatischen Grundversorgung

Nach einer Studie mit 1000 deutschen Ärzten in der Primärversorgung haben sie die höchste Kontaktfrequenz und die kürzesten Kontaktzeiten in Europa. Sie haben durchschnittlich 250 Kontakte pro Woche mit einer Dauer von 7,5 Minuten und sind damit im europäischen Vergleich wesentlich belasteter. Entsprechend sind die meisten von ihnen damit sehr unzufrieden (Koch 2007). Die hohe Zahl und die kurze Zeit des Kontakts sind enorm anstrengend und sowohl für Patienten als auch für Ärzte nicht akzeptabel. Der Weg der Honorierung weg von Einzelleistungen hin zu pauschalisierten Bezahlungen hat bislang nur wenig Entlastung gebracht. Viele Ärzte denken, dass die psychosomatische Grundversorgung zwar erstrebenswert, aber zeitlich nicht machbar ist. Im Gegensatz zu dieser Auffassung kann die psychosomatische Grundversorgung ein Weg sein, um Zeit zu sparen. Denn, weil sie bereits am Anfang auf die Erfassung der Konflikte des Patienten und seiner Geschichte setzt, können zeitbeanspruchende Missverständnisse in der Arzt-Patient-Beziehung vermieden werden. Bei dem häufigen Beratungsanlass der somatofomer Körperbeschwerden haben Patienten im Durchschnitt 31 Arztkontake im Jahr. Mann kann sich vorstellen, dass eine beschwerdeunabhängige Terminvergabe und die Verschiebung des Zeitkontingents auf den Anfang der Beziehung Häufigkeiten des Kontakts reduzieren und Zeit ersparen können. Rechnerische Zeitkontakte von unter fünf Minuten sind jedoch mit einer Medizin, die den Menschen in den Mittelpunkt stellen will, nicht vereinbar. Diese Vorbemerkungen sind notwendig, wenn im Folgenden Zeitgrenzen in ihrem therapeutischen Nutzen besprochen werden. Die Rahmenbedingungen der Therapie – Zeit gehört maßgeblich dazu – sind von großer Bedeutung für die Entfaltung der Arzt-Patient-Beziehung und für die Bearbeitung der Konflikte des Patienten. Denn in der Einhaltung oder Nichteinhaltung der Rahmenbedingungen zeigen sich wesentliche Grundkonflikte des Patienten. Die Nutzung der Rahmenbedingungen wurde schon immer durch die psychotherapeutische Medizin genutzt und kann von der psychosomatischen Grundversorgung übernommen werden. Grundsätzlich gilt, dass der Arzt für den Gesprächsrahmen und der Patient für die inhaltliche Ausgestaltung verantwortlich sind.

4.4.1 Umgang mit der Zeit – Absprachen über den zeitlichen Rahmen des Gesprächs

Manchmal neigen Primärärzte dazu, ihre schwierigen Patienten zum Ende ihrer Sprechstunde zum Gespräch zu bestellen. Die Mitteilung einer »Open-End-Situation« an den Patienten ist sowohl für den Arzt als auch für den Patienten schädlich. Für den Arzt, weil er höchstwahrscheinlich erst spät nach Hause kommen und darüber ärgerlich wird, für den Patienten, weil er in der Arzt-Patient-Beziehung nicht die Erfahrung machen kann, dass die Wirklichkeit Grenzen aufzeigt, mit denen er sich auseinandersetzen und die er akzeptieren muss. Ein abgesprochener und fester, zeitlicher Rahmen ist für den Arzt wie für den Patienten von gleicher Wichtigkeit.

Doch gehen Sie zunächst davon aus, dass Ihre Patienten ein anderes Zeitempfinden haben als Sie und das Überschreiten der Zeitgrenzen keine böse Absicht darstellt. Zeitempfinden ist subjektiv. Der Blick auf die Uhr kann Objektivität bringen. Eine Uhr im Sprechzimmer, auf die der Patient blicken kann, mag da Abhilfe schaffen.

Ein Patient im *depressiven Beziehungsmodus* hat das Gefühl, nie genug Zeit zu bekommen. Wie lange oder wie häufig Sie auch immer Kontakt mit ihm haben, es wird nicht ausreichen, das Loch im Inneren dieses Patienten zu füllen. Erinnert sei an die kleine Szene mit einer älteren Patientin, die im Herausgehen nach langer Beratungszeit dem Arzt den vorsichtigen Vorwurf macht, er habe heute nicht Blutdruck gemessen.

Der Patient im *narzisstischen Beziehungsmodus* wird Sie fragen, wenn Sie Ihren Terminvorgaben nicht nachkommen: »Geht es Ihnen eigentlich gut? Es gab solche Verzögerungen, dass ich dachte, Sie müssen doch einfach überlastet sein…« Vielleicht hat er die medizinischen Fachangestellten an der Anmeldung auch charmant mit einem Kuchentablett ausgerüstet davon überzeugt, dass er einen Extratermin außerhalb der allgemeingültigen Grenzen benötigt.

Der Patient im *ängstlichen Beziehungsmodus* bestellt Sie nachts zum Hausbesuch oder sprengt in existenzieller Not die Zeitgrenzen Ihrer Praxis. Selbst als letzter Patient in Ihrer Notfallsprechstunde kann er nicht aufhören, in aller Ausführlichkeit seine Beschwerden wiederholt zu demonstrieren.

Der Patient im *zwanghaften Beziehungsmodus*, der sich genau an Termine und Vorgaben im üblichen Rahmen hält, wird Sie aber schon an der Anmeldung damit überfallen, was heute wieder einmal nicht korrekt in Ihrer Praxis abgelaufen ist. Es sei doch wohl offensichtlich, dass andere, nicht bestellte Patienten ihm vorgezogen wurden.

Der Patient mit einer *histrionischen Persönlichkeitsstörung* beschäftigt Ihre Damen an der Anmeldung und möglicherweise das halbe Wartezimmer mit einer dramatischen Darstellung seiner Beschwerdekonstellation. In Ihrem Sprechzimmer wird die Einhaltung jeder Zeitgrenze zu einem Kampf, weil er Grenzen nicht wahrzunehmen scheint. »Was ich Ihnen noch unbedingt sagen muss…«

Es ist offensichtlich, dass sich die Modi Ihrer Patienten schon im Umgang mit Ihrer Zeit zeigen. Mit dem Setzen von Zeitgrenzen und strukturellen Rahmenbedingungen schaffen Sie die Möglichkeit, die zugrundeliegenden Beziehungskonflikte zu erkennen und zu bearbeiten. Voraussetzung dafür ist, dass Sie grundsätzlich den Zeitrahmen thematisieren, besonders eine (versuchte) Nichteinhaltung. Ihre Interventionen könnten zum Beispiel sein:

- Gegenüber dem Patienten im depressiven Beziehungsmodus:
  »Ich bedauere, dass Sie das Gefühl haben, es wird nicht genug für Sie getan, ich könnte Sie übersehen und nicht genug wertschätzen.«
- Gegenüber dem Patienten im narzisstischen Beziehungsmodus:
  »Schön, dass Sie sich für mich interessieren, aber was macht es mit Ihnen, wenn Sie warten müssen?«
- Gegenüber dem Patienten im ängstlichen Beziehungsmodus:
  »Es muss wohl eine große existenzielle Not sein, die Sie dazu bringt, mich jetzt anzurufen. Ich hatte Ihnen für die Notsituation ein Medikament mitgegeben …, denn Sie können sicher verstehen, dass ich Ihnen nicht jederzeit zur Verfügung stehen kann.«
- Gegenüber dem Patienten im zwanghaften Beziehungsmodus:
  »Ich spüre Ihren Ärger darüber, dass Warteregeln nicht eingehalten werden, wollen wir darüber in meinem Sprechzimmer sprechen?«
- Gegenüber dem Patienten mit einer histrionischen Persönlichkeitsstörung:
  »Frau/Herr …! Worauf wollen wir uns jetzt konzentrieren?«

Die Nichteinhaltung von Terminen kann ebenso angesprochen werden. Dahinter kann sich Ärger über die letzte Konsultation, aber auch über Geschehnisse des Alltags verbergen, die der Patient bisher verschwiegen hat. Darüber hinaus bringen Sie dem Patienten gegenüber zum Ausdruck, wie wichtig Ihnen die Beziehung ist: »Ich habe auf Sie gewartet. Es ist mir nicht egal, ob Sie kommen oder nicht.« Hält sich der Patient nicht mehr an die vereinbarten Abstände der Termine, weist das auf eine ihn verunsichernde Lebenssituation oder beängstigende Veränderung in seinem Beziehungssystem hin. Wenn der Patient jedoch überhaupt nicht informiert ist, welche Grenzen existieren, kann der Arzt diese nicht sinnvoll thematisieren. Der Arzt sollte daher Absprachen über die zeitliche Begrenzung seiner Gespräche und auch ihre Häufigkeit treffen und dem Patienten *transparent machen*, wie viel Zeit für ein Erstgespräch zur Verfügung steht, wie viel für eine Gesundheitsversorgung etc. Transparent sollten auch die Bedingungen für den Arztwechsel in einer Kooperationsform und der Umgang mit Notfallsituationen sein.

4.4.2 Klärung der Zielsetzung des Gesprächs

Zu den Rahmenbedingungen eines Gesprächs gehört auch die Klärung seiner Zielsetzungen, die sich aus den unterschiedlichen Beratungsanlässen ergeben, z. B. kann es sich um ein Gespräch zur Bilanzierung des Erreichten handeln, das häufig während der Betreuung von Patienten mit chronischen Krankheiten geführt wird und den Weg zu lebensveränderndem Verhalten begleitet.

> »Ich möchte mit Ihnen heute klären, wie Sie mit dem Ziel, das wir zuletzt vereinbart hatten, zurechtgekommen sind, und ob es eventuell Erfolge auf dem Weg dahin gegeben hat.«

Ein anderer Anlass kann das Aufklärungsgespräch sein. Die Zielsetzung eines solchen Gesprächs, nämlich die Besprechung und Erläuterung eines Befunds, eines Eingriffs etc., sollte dem Patienten mitgeteilt und der Arzt sicher sein, dass der Patient einem solchen Gespräch überhaupt zustimmt. Oder das Gespräch soll zu einer Entscheidungsfindung bezüglich eines diagnostischen oder therapeutischen Vorgehens führen:

> »Ich möchte mit Ihnen heute besprechen, welches diagnostische Vorgehen für Sie und für mich als Ihr Arzt als das Beste erscheint.«
> »Ich möchte Ihnen heute verschiedene Behandlungsmöglichkeiten darlegen, damit Sie möglicherweise mit Ihren Freunden und Ihrer Familie den für Sie geeigneten Weg finden können.«

Manchmal will der behandelnde Arzt erfahren, wie es dem Patienten in der Zwischenzeit ergangen ist, und welche Erlebnisse und Beobachtungen der Patient gemacht hat. Auch diese Zielsetzung sollte vereinbart werden. Mit einer solchen oder anderen Zielvereinbarung kann der Arzt das Gespräch eröffnen.

4.4.3 Umgang mit der Familie

Der Arzt behandelt immer einen Patienten, der in einem bestimmten Beziehungsgefüge lebt, das großen Einfluss auf Symptomentstehung, Krankheitsakzeptanz und Bewältigung nimmt. Dieses Gefüge ist meistens die Familie. Der Arzt ist immer Teil dieses Systems, unabhängig davon, ob er die anderen Mitglieder kennt und die

Familie mit betreut oder nicht. Manche Patienten haben die unausgesprochene Hoffnung, dass der Arzt dem anderen Familienmitglied mal die Meinung sagt, die er sich selbst nicht auszusprechen zutraut. Andere Patienten konfrontieren den Arzt gleich ganz offen: »Sagen Sie mal meinem Mann, dass er das mit dem Alkohol bleiben lassen soll. Auf mich hört er ja doch nicht.« Auch der Arzt spürt manchmal die Versuchung, sich das System Familie zu Nutze zu machen, um empfundenes Misstrauen gegenüber Behauptungen des Patienten am Tatort detektivisch durch Befragung der Angehörigen beim Hausbesuch aufzuklären. In jedem Fall sollte der Arzt seine Rolle als Teilnehmer des Systems Familie bewusst wahrnehmen und reflektieren. Insbesondere gilt dies für die Hausärzte, die die Familienmedizin ausdrücklich zu ihrem Thema machen.

Familienmedizin konfrontiert den Arzt mit vielen Anforderungen, denn die Familie ist nicht nur der Ort der sozialen Unterstützung und Sicherheit gebenden Bindungen, sondern auch der Ort der meisten Gewaltverbrechen. Die Familie ist immer betroffen, wenn eines ihrer Mitglieder erkrankt. Die Erkrankung hat Auswirkungen auf dessen Partner und weitere Angehörige, deren Verhalten wiederum den eigentlich Kranken beeinflussen. Krank ist man nie allein. Die chronisch entzündlichen Darmerkrankungen führen zu häufigen Paarkonflikten, die Ehefrauen Prostatakarzinom-Erkrankter klagen mehr über ihr Leid als die eigentlich Betroffenen. Bei Demenzerkrankungen ist in Abhängigkeit vom Fortschritt der Erkrankung die Betroffenheit der Angehörigen sichtbarer als die des eigentlichen Patienten. Eine geringe Qualität der Ehe verschlechtert die Prognose der koronaren Herzkrankheit für Frauen. Die Pflege von Angehörigen in der Familie oder gar die palliative Situation eines Kranken konfrontieren den Arzt mit komplexen innerfamiliären Beziehungsmustern, die nicht selten unausgesprochen und ungeklärt sind. Manchmal ist ein Familienmitglied zwar der präsentierte Kranke, aber er trägt nur das Symptom für die anderen. Symptombildung bei Kindern ist oft so zu verstehen.

> Ein 14-jähriger Junge wird wieder Bettnässer, nachdem der Vater mit seiner kleinen Firma Insolvenz anmelden musste. Im Dorf weiß jeder von dieser Insolvenz. Die Mutter ist Grundschullehrerein in diesem Dorf und macht keinen Hehl daraus, dass sie ihren Ehemann für einen Versager hält. In der unmittelbaren Umgebung des Jungen sind die Männer schwach: Der Großvater ist gerade gestorben, sein Klassenlehrer hat sich umgebracht, der Vater versagt. Betrachtet man das System Familie, kann das Symptom des Jungen nur verschwinden, wenn das Ehepaar wieder zusammenfindet und die Mutter den Vater unterstützt und stärkt. Wenn man die individuelle Entwicklung des Jungen betrachtet, ist sein Symptom Ausdruck fehlender männlicher Identifikationsmöglichkeiten. Deshalb wird er lieber wieder zum Kleinkind.

Wenn sich zwei Menschen oder Gruppen in einer Familie streiten, versuchen sie, den Arzt für sich zu instrumentalisieren. Die Reflexion über die Beziehungsmuster in der Familie kann ihm helfen, die ihm zugedachte Rolle nicht anzunehmen. Wie kann er das bewerkstelligen? Wie kann er auf diesen Anspruch reagieren?

4.4 Rahmenbedingungen in der psychosomatischen Grundversorgung

Patientin: »Sagen Sie mal meinem Mann, dass er nicht soviel trinken soll!«
Die Antwort des Arztes könnte sein:

»Wie kann ich Ihnen helfen, dass Sie dieses Problem mit Ihrem Mann selbst besprechen können?«

Er vermittelt so Wertschätzung gegenüber dem Problem, verweist aber auf einen anderen Lösungsweg. Eine weitere Interventionsmöglichkeit ist folgende:

»Gut, dass Sie das ansprechen. Kann ich mich im Gespräch mit Ihrem Mann darauf berufen, dass Sie mir das gesagt haben?«

Durch eine solche Intervention schützt der Arzt sein Verhältnis mit dem nicht anwesenden Patienten. Sowieso kann er durch Mitteilungen, die er nicht verwenden darf, dem Kranken nicht helfen.
Das Motiv, den Arzt in ihr System zur Stärkung der eigenen Position einzubeziehen, kann auch ein unbewusstes sein.

So stellte sich eine Patientin beim Hausarzt vor, die hartnäckig über Symptome der Überforderung berichtete. Schnell erwähnte sie ihre Überzeugung, dass ihre Beschwerden psychisch bedingt seien. Sie hegte die Hoffnung, mit der Diagnose einer durch Stress und Erschöpfung bedingten Krankheit ihrem Mann entgegen treten zu können und diesem zu sagen: »Das habe ich dir ja schon immer gesagt, dass du der Grund meines Unwohlseins, meiner Krankheit und meines schlechten Lebens bist.« Ihre Erwartung an den Arzt war, er möge mit seiner Diagnose einer psychischen Störung Munition für ihren Kampf mit dem Ehemann liefern. Beide Partner stritten mit gegenseitigen Schuldvorwürfen verbittert um den Einfluss auf das einzige Kind und um dessen Zuneigung. Der Streit eskalierte, als innerhalb der Herkunftsfamilie des Mannes ein Gewaltverbrechen geschah. Er fühlte sich nun einsam und isoliert und war neidisch auf die »gute« Familie seiner Frau.

Wie in diesem Beispiel dient der Arzt in Beziehungen zwischen Paaren häufig als Gewicht, das die Schale zugunsten des gerade Anwesenden verschieben soll. Diese Aufgabe, durch sein autoritatives Gewicht die Gesamtbalance zu verschieben, muss er nicht annehmen. Er muss nicht *der Richter* werden, sondern kann jemand bleiben, der die Kommunikation unter den beteiligten Parteien anregt und für Transparenz und Verständnis sorgt.
Sich nicht Instrumentalisieren lassen, gilt auch für den Umgang mit Sterbenden und ihren Familien. Hierzu ein kurzes Beispiel:

Die Kinder einer 80-jährigen Patientin mit multiplen chronischen Erkrankungen und einem jetzt neu aufgetretenen, bösartigen Tumor verbieten dem behandelnden Arzt, die Mutter über die Krankheit und die unsicheren Perspektiven aufzuklären. Der Arzt spürt die Ängstlichkeit der Patientin und verbündet sich mit den erwachsenen Kindern, die die Mutter infantilisieren. Zunächst verzichtet er auf die Aufklärung.

Wie anfänglich erwähnt, ist die *Familie* ist auch ein Ort der Fürsorge und eine große *Ressource für alle Kranken und Sterbenden*. Ihre Funktion kann nicht ohne Verluste an externe Pflegedienste delegiert werden. Daher hat Familienmedizin den definierten Anspruch, das System der Familie mehr in die Pflege des Kranken mit einzubeziehen und dazu zu ermutigen. Der Arzt kann die Bedeutung emotionaler Unterstützung und Entlastung transparent machen, um erkrankte *Frauen* zu unterstützen, die in den Familien ihre *eigene* Bedürftigkeit selten äußern und sich vorschnell auf Hausarbeit stürzen. Er kann seine Position nutzen, um *wertschätzend* die fürsorglichen Leistungen der Familienmitglieder zu *unterstützen*, von der alle profitieren. Eine solche Unterstützung kann der Hausarzt durch Loben, Bemühen um finanzielle Anerkennung und durch organisierte Entlastung leisten. In gegenteiliger Weise kann der Arzt seine Position nutzen, um Druck auszuüben, einen Teil der Familie zum Mittherapeuten zu machen, die das aber gar nicht wollen oder können. Vielleicht ist es die Frau, die sich schon immer hat auszunutzen lassen. Vielleicht ist es die Tochter, die dazu neigt, sich zu überfordern, damit sie endlich die Anerkennung bekommt, die sie sich lebenslang von den Eltern wünschte. Unter dem Druck des Arztes überfordern sie sich möglicherweise selbst. Die *Reflexion seiner Rolle im System Familie* kann den Arzt vor *Interventionen* schützen, *die die Familie überfordern*.

Selten hat es der Arzt nur mit einer Beziehung zu tun, sondern unvermeidlich mit komplexen Beziehungssystemen. Seine Einmischung sollte darin bestehen, nicht wertend zu urteilen und Gewichte zu verschieben, sondern ein Gespräch unter den Beteiligten zu fördern, damit sie zu eigenen Lösungen kommen können. Er kann *Kommunikation in Gang* bringen und die Informationsvermittlung an die Angehörigen des Kranken kann durchaus dazu beitragen, wenn der Patient es erlaubt und die Schweigepflicht als wichtiges ärztliches Gut gewahrt wird. Gespräche mit mehreren, gleichzeitig anwesenden Beteiligten sind anstrengend. Es ist grundsätzlich einfacher, Paare nicht gemeinsam zu behandeln und sie auch getrennt in das Sprechzimmer zu bitten. Wenn der Arzt es dennoch tut, ist seine Rolle verändert. Er ist nun ein Moderator, der die Kommunikation in Gang setzen will.

Sitzen nun zwei Personen in der Gesprächssituation vor dem Arzt, wenn auch nicht von ihm gewollt, könnte er zunächst die begleitende Person wertschätzend ansprechen: »Schön, dass Sie Ihren Partner/Ihre Tochter… begleiten.« Dann sollte die Frage folgen:

» Was möchten Sie, dass ich über Ihren Mann/Ihre Tochter wissen sollte?«

Bedankend für die Informationen kann der Arzt nun beiden vermitteln, dass er seinen Regeln entsprechend mit dem eigentlichen Patienten allein sprechen will. Auf keinen Fall sollte die Verantwortung für diese Entscheidung dem Patienten zugeschoben werden, der eher den Konflikt vermeidend antworten würde: »Ich habe doch nichts zu verbergen!« Auch für Schwangere sollte regelhaft für einen Teil der Kontaktzeit eine Gesprächssituation ohne Angehörige hergestellt werden.

Im Gegensatz zum bisher Gesagten muss sich der Arzt wertend verhalten, wenn es um den *Schutz des Schwächeren*, zum Beispiel um das Wohl eines Kindes, geht.

Bei Interventionen, die Regeln der Neutralität oder gar der Schweigepflicht aufgeben, sollte jedoch das »Warum« selbstreflexiv betrachtet werden, um sich selbst als Arzt vor dem Mitagieren zu bewahren. Dazu ist eine Regel traumatherapeutischer Interventionen sinnvoll: Das Opfer ist nicht besser als der Täter, es ist schwächer. Aufgabe der Schweigepflicht ist bei Minderjährigen juristisch erlaubt, wenn anhaltend schädigendes Verhalten für die Zukunft zu erwarten ist.

Zusammenfassung: Der Arzt ist Teil des Beziehungssystems seines Patienten, deren weitere Teilnehmer er nicht immer, aber oft kennt. Die gleichzeitige Behandlung von Bezugspersonen sollte der Arzt berücksichtigen und ansprechen. Die Stärkung der Familie in der Betreuung Kranker sollte den Kontext ihrer Beziehungen untereinander berücksichtigen. In diesen Kontext ist der Arzt eingebunden und sollte diesen bei seinen Interventionen reflektieren. In Gesprächen mit mehreren Beteiligten ist er ein Moderator, der Kommunikation wieder in Gang bringt.

Verwiesen sei auf die gelungene Zusammenfassung zu Familientherapie und Familienmedizin von M. Cierpka im Lehrbuch von G. Rudolf und P. Henningsen 2008.

4.4.4 Kooperationsformen und die Arzt-Patient-Beziehung

Wer die Bedeutung der Beziehung zwischen dem Arzt und seinem Patienten sieht, wird auch in Gemeinschaftspraxen und anderen Kooperationsformen mit Assistenten und weiterzubildenden Ärzten versuchen, eine feste Zuordnung eines Patienten zu seinem Arzt zu ermöglichen. Die Arztwahl sollte nicht jedes Mal von zeitlichen Zufällen abhängig sein. »*Ich nehme den Arzt, der gerade da ist.*« Die Tendenz zu immer größeren Versorgungseinheiten in der Primärversorgung erschwert die Etablierung einer festen Zuordnung zwischen dem Arzt und seinem Patienten. Alles bisher über die Arzt-Patient-Beziehung Gesagte sollte Strukturen zur Folge haben, die ihre Etablierung überhaupt ermöglichen. Doktorhopping innerhalb der Versorgungseinheiten gehört nicht dazu. Wenn der Patient einen Arztwechsel ausdrücklich wünscht, muss ein Wechsel zum anderen Arzt selbstverständlich möglich sein. Eine Struktur, die einen beliebigen Arztwechsel verhindert, dient sowohl dem Patienten als auch dem Wohlbefinden des Arztes im Zusammensein mit seinem Team. Beliebigkeit des Arztwechsels leistet vorschnellen Erklärungen Vorschub, die eigenen Termindruck für den Wechsel des Patienten verantwortlich machen. Die Erklärung, der Partner oder der Weiterbildungsassistent habe eben mehr Zeit, ist oft zu kurz gegriffen. Vielleicht wollte der Patient mit seinem Wechsel zum Ausdruck bringen, dass er sich im letzten Gespräch nicht vom seinem Arzt verstanden fühlte. Es kann auch der Ausdruck von mehr Selbstbewusstsein des Patienten sein, der testen möchte, was auch andere ihm an neuen Informationen bieten. Das wäre ein sinnvoller Interpretationsweg, weil er positiv stimmt.

Bleibt die Arztauswahl scheinbar dem Zufall überlassen, kann der Patient seinen Arzt gegen dessen Kollegen ausspielen. Er bekommt von dem einen, was der andere ihm nicht an Zeit, an Medikamenten oder an materieller Versorgung gibt. Weil der neu gewählte Arzt sich vielleicht geschmeichelt fühlt, kann er unausgesprochene, narzisstische Bündnisse mit dem Patienten eingehen und Dinge gewähren, die den üblichen, vorgegebenen Spielraum sprengen. Bündnisse mit einem Patienten gegen den Partner oder Weiterbilder können auch entstehen, wenn der Patient an dem einen kritisiert, was der andere selbst schon lange denkt. Dann ist es höchste Zeit, dass die Ärzte untereinander eine Lösung suchen und nicht die Patienten agieren lassen.

In allen Gemeinschaftspraxen und sonstigen Vernetzungen mit unterschiedlichen Machtverhältnissen hat die Konkurrenz untereinander eine besondere Bedeutung. Sie ist immer angelegt, weil es um Verteilung von Lebenszeit und Verdienst geht. Gleichzeitig ist die Zusammenarbeit mit anderen für das Wohlfühlen so wertvoll und der kollegiale Arbeitszusammenhang sollte geschützt werden. Die Ärzte, als »Eltern« ihrer Patienten betrachtet, sollten sich nicht ausspielen lassen, sondern den Rahmen schaffen, in dem solches Verhalten auch zum Nutzen des Patienten reflektiert werden kann. Besonders Weiterbildungsassistenten benötigen den Schutz vor sie entwertenden Patienten, der durch transparente Regeln der Zuordnung von Arzt und Patient zumindest initiiert werden kann. In ein solches Behandlerteam sollen auch die medizinischen Fachangestellten einbezogen werden. Der Arzt kann Vorwürfe und Beschwerden des Patienten, die sich an die medizinischen Fachangestellten richten, *auch* als Ergebnis der Beziehungsmuster seines Patienten verstehen und versuchen, im Gespräch mit den medizinischen Fachangestellten dafür Verständnis zu schaffen.

4.4.5 Das Team in der psychosomatischen Grundversorgung

Während über die Bedeutung des Teams im stationären Setting zur Behandlung psychisch Kranker viel bekannt ist, wurde das Team im ambulanten Bereich bisher wenig fokussiert. Doch auch in einer Arztpraxis behandelt das Team den Patienten und nicht der einzelne Arzt allein. Dies vertreten viele medizinische Fachangestellte schon lange und fühlen sich unter diesem Aspekt von den Ärzten nicht ausreichend wertgeschätzt. Mittlerweile erweitert sich der Aufgabenbereich der medizinischen Fachangestellten. Sie führen eigenständig Hausbesuche durch, übernehmen Aufgaben in Disease-Management-Programmen und telefonischer Betreuung im Case-Management. Daher sollte der Arzt Strukturen entwickeln, die das Team in die Behandlung der Patienten einbeziehen. Einige Aspekte der Behandlung durch das Team im ambulanten Bereich sollen hier thesenartig erläutert werden.

Empathie beginnt an der Anmeldung

Neben der freundlichen Zugewandtheit ist Transparenz in diesem Bereich überaus wichtig. Die medizinischen Fachangestellten (MFA) sind dafür verantwortlich, den Patienten den *strukturellen Rahmen der Praxis transparent zu machen*. Dazu gehören Strukturen der Terminvergabe aber auch Untersuchungsabläufe, die dem Patienten durchschaubar gemacht werden sollen. Qualitätsmanagement beinhaltet, dass den medizinischen Fachangestellten schriftliches Informationsmaterial für diese Aufgabe zur Verfügung steht. Transparenz dient der Selbstkompetenz der Patienten, und diese fördert wiederum gute Krankheitsbewältigung.

Institutionalisierte Teambesprechungen für fallbezogenes Feedback

Für die *Einbeziehung der Fachangestellten in das therapeutische Setting sollten institutionelle Voraussetzungen geschaffen werden.* Das können regelmäßige Besprechungen sein, bei denen auch das Beziehungserleben der Fachangestellten in Bezug auf Patienten erörtert wird. Im täglichen Ablauf können Wege der *schnellen Rückkopplung* zwischen den Fachangestellten und dem Arzt *geschaffen* werden. Da die Fachangestellten weniger als Autoritätspersonen empfunden werden als der Arzt, erhalten sie manchmal mehr Kenntnisse und Informationen. In einem Bild, das Übertragungsphänomene reflektiert, sind die Fachangestellten die Geschwister oder die guten Paten. Die weniger bedrohliche Autorität der Funktion der Fachangestellten macht sie zwar schnell zu Vertrauten, aber auch schneller zum Gegenstand der Aggressivität von Patienten. Die Patienten können in Gut und Böse trennen, indem sie den Arzt zum Guten und die Fachangestellten zu den Bösen machen. Dasselbe ist auch umgekehrt denkbar, doch eher sind die medizinischen Fachangestellten der Blitzableiter im Vorfeld der ärztlichen Tätigkeit. Weitere Überlegungen sind erforderlich, um das Team einer Arztpraxis besser therapeutisch zum Wohl aller Beteiligten zu nutzen. Mittlerweile enthalten einige Weiterbildungsprogramme für MFAs auch beziehungsmedizinische Aspekte (www.¬aekwl.de).

Übersicht 6

Empfehlung für die Praxis
Rahmenbedingungen in der Psychosomatischen Grundversorgung

- Absprachen über die zeitliche Begrenzung der Gespräche, ihre Häufigkeit und ihre Zielsetzung treffen und Nichteinhaltung von Terminen, Frequenzerhöhung der Termine und die Hinzuziehung anderer Ärzte mit Patienten besprechen
- Das Familiensystem des Patienten und gleichzeitige Behandlung von Bezugspersonen berücksichtigen
- In Kooperationen eine Zuordnung von Arzt und Patient gewährleisten
- Transparenz der Praxisabläufe gewährleisten
- Einbeziehung der medizinischen Fachangestellten in das Behandlerteam

5 Regeln für besondere Gesprächsanlässe

5.1 Motivation zur Förderung von Gesundheit

Unter Motivation versteht man die Bereitschaft oder den Antrieb zu bestimmten Verhaltensweisen. Anders formuliert kann man Motivation als ein System von Belohnungserwartungen eingebettet in umfassende Denk-, Fühl- und Verhaltensprogramme des Individuums bezeichnen. Was bewegt den Menschen, sich zu bewegen? Ärzte bewegt die Frage: Wie können wir Motivation zu lebensveränderndem Verhalten und zu adäquatem Krankheitsverhalten schaffen? Die Frage, wie Motivation geschaffen wird, hängt daher eng mit der gesundheitspolitisch wichtigen Aufgabe der *Prävention* zusammen. Da Änderung so selten gelingt, ärgern sich manche Ärzte und lasten dieses Phänomen der Willensschwäche des Patienten an. Manch anderer Arzt meint, Motivation entstehe aus Leid, von dem der Änderungsunwillige folglich noch nicht genug erfahren habe. Trotz gegenteiliger Erfahrung hält sich die hartnäckige Auffassung, durch Schilderungen bedrohlicher Lebensszenarios eine Änderung bewirken zu können. Noch verbreiteter ist die Auffassung, eine Verhaltensänderung hänge von der Qualität und Intensität der Wissensvermittlung ab. Folglich sei es notwendig, die Wissensvermittlung in der Arzt-Patient-Beziehung zu verbessern. Weil die Ärzte zu wenig Zeit haben oder ihre Zeit zu teuer ist, sollte Wissensvermittlung an kompetente, nicht-ärztliche Berufsgruppen ausgegliedert werden. Patientenschulungen haben daher eine weite Verbreitung gefunden, nicht zuletzt in Disease-Management-Programmen.

Die hier vertretene und im Folgenden entwickelte Auffassung ist, dass *Wissensvermittlung allein nichts nutzt,* wenn die emotionale Atmosphäre in der Team-Patient-Beziehung nicht stimmt. Eine Änderung des Patientenverhaltens kann nur über Änderung seiner Grundstimmung und *Annäherung an seine motivationalen Ziele* erfolgen. Daher muss sich *der Arzt auf das konzentrieren, was er fördern* will und nicht auf das, was er beim Patienten verhindern will. Darüber hinaus erfordert Änderung *Wiederholungen, lange Zeiträume* für Bahnung und *Phasen von Instabilität,* die durchschritten werden müssen. Wer Motivation und Prävention will, sollte folglich die Arzt-Patient-Beziehung stärken. Dennoch sei hier daran erinnert, dass Motivation kein ausschließlich interaktionelles Problem ist, sondern auch ein gesellschaftliches. Das Anwachsen der Adipositas belegt diese Aussage.

5.1.1 Neurobiologische Aspekte von Lernen und Handeln

Die biologische Grundlage des Lernens liegt in der neuronalen Plastizität. Wie bereits beschrieben wird darunter *die Fähigkeit unseres Gehirns bezeichnet, sich mit seiner Tätigkeit durch* Veränderung seiner Netzwerke *zu verändern*. Was neuronal gebahnt werden soll, muss wiederholt werden. Früh übt sich, wer ein Meister werden will – dies ist aber nicht alles, er muss es auch gerne tun wollen. *Wir lernen leichter, wenn wir gerne lernen*. Die Grundlage dafür liegt im Dopaminsystem, das zu den neuromodulatorischen Systemen gehört und dessen Rezeptoren im gesamten Gehirn verteilt sind. Dopamin fördert und festigt die Kopplung von Synapsen. Dopamin wird ausgeschüttet, wenn positive Emotionen und Annäherungsziele aktiviert und eine Belohnung erwartet wird. Die Herausbildung neuer Gedanken und Motivationen gelingt besser, wenn lohnende Ziele vor dem inneren Auge des Patienten stehen und sein Dopaminsystem aktiviert ist. Dopamin selbst ist nicht der Stoff der Belohnung, sondern des Versprechens auf Belohnung. Die Belohnungsstoffe sind die körpereigenen Opiate, d. h. die Endorphine, die Stoffe des Glücks- und Lustgefühls.

Motivation erwächst aus unbewussten und bewussten Denkakten, die begleitet sind von der Erwartung von Lust oder Unlust. Dem Ich erscheint es so, dass es aus überlegten Gründen eine Entscheidung trifft, die dann in Verhalten und Bewegung umsetzt wird. Es sieht sich als Herrscher seines Verhaltens. Das Ich *sieht* sich so, aber es *ist* nicht so. Es sind die unbewussten und frühen Erfahrungen, die in Emotionen eingefrorene Lebenserfahrung, die wichtigen Einfluss nehmen auf das, was wir tun. Funktionelle und neuroanatomische Kenntnisse unterstreichen den Einfluss der Emotionen auf die Sensorik sowie deren Einfluss auf Kognition und Handeln. Bereits unsere bewussten *Intentionen*, die im Stirnhirn lokalisiert sind, sind Funktionen hochkomplexer, kooperierender Netzwerke, die Unbewusstes und Emotionales einschließen. Diese Netzwerke eröffnen nun umgekehrt neue Möglichkeiten für die Motivation, nämlich *durch Vorstellungen die Stimmungen und Intentionen* zu beeinflussen. Ein wunderbares Bild dieser komplexen Zusammenhänge beschreibt Marc Aurel mit den Worten: »Mit der Zeit nimmt die Seele die Farbe der Vorstellungen an« (Marc Aurel 1998, S. 108 [eigene Übersetzung]).

Wie können Veränderungen vor sich gehen?

Bis hierher erscheint es verständlich, warum das Individuum Veränderungen gegenüber sehr widerstandfähig ist. Innere Bilder entsprechen neuronalen Aktivierungsmustern, die sehr früh im Leben unter Beteiligung der emotionalen Systeme entstanden sind. Die alten Muster können durch neue Bahnen übertüncht werden, doch befinden sie sich in Stand-by-Bereitschaft und werden unbewusst aktiv, wenn neue Dinge bewertet werden müssen. Wenn überhaupt, sind *Änderungen* einmal entstandener Denk-, Fühl- und Verhaltensschemata nur möglich, *wenn die emotionalen Zentren aktiviert* werden und die damit einhergehende *neuroendokrine Stressreaktion* in Gang gesetzt wird (Hüther 1996).

Diese Auffassung findet eine Entsprechung bei Jean Piaget und seinen Ergebnissen zur Entwicklung von kognitiven Fähigkeiten, die er aus langjährigen Beobachtungen der kindlichen Entwicklung gewann (Piaget 1995). Piaget postulierte drei Stadien kognitiver Anpassung. Im ersten Stadium werden störende Elemente übersehen oder zu Gunsten des alten Schemas des Verstehens verleugnet. Im zweiten Stadium bestehen Instabilität und ein Hin- und Herspringen zwischen altem und neuem Denken. Das letzte Stadium ist durch geglückte Anpassung gekennzeichnet, häufig verbunden mit einem freudigen Erlebnis. Einen ähnlich ablaufenden Prozess beschreibt die mathematische Theorie der Dynamik komplexer Systeme, besser bekannt als Chaostheorie. Sie ist Teil der Systemtheorie. Ihre Anwendung auf so verschiedene Bereiche wie das Wetter, Börsenkurse und Herzschlagregulationen belegt, wie die Beobachtungen von Piaget, dass sich etwas Neues nur im Durchgang durch ein Stadium der Unordnung oder der Instabilitäten entwickeln kann. Übertragen auf das Feld der Motivation des Patienten zu Verhaltensänderung hieße das, dass Ambivalenzen zu lebensverändernden Maßnahmen die Regel sind und nur durch eine Erschütterung bisheriger motivationaler Ziele eine Lebens- und Verhaltensänderung möglich ist. Ärzte benötigen anscheinend die Hilfe des Lebens und seiner Krisen, um Änderungen zu bewirken. Diese Annahme wird bestätigt durch die Erfahrung, dass schwere Krankheiten, die mit einer Erschütterung des Selbstverständnisses einhergehen, zu einem veränderten Verhalten führen können. Nach einem Herzinfarkt gelingt es vielen, das Rauchen aufzugeben, was der Hausarzt ihnen vielleicht schon Jahre zuvor immer wieder nahelegte. Bloße Appelle an Einsicht und Wissen sind wenig wirksam. »Umfassende Veränderungen des Denkens und Verhaltens erfolgen in erster Linie aufgrund von globalen, affektiven Umstimmungen« (Ciompi 1997, S. 96).

Konsequenzen des neurobiologischen Wissens für die Arzt-Patient-Interaktion sind:

- Neues Lernen kann sich nur in einem längeren Prozess vollziehen: Neue Verbindungen zwischen Neuronen müssen gebildet werden. Nutzungsabhängige Bahnung benötigt Wiederholung und einen längeren Zeitraum. Der Arzt benötigt Geduld. Der Patient Wiederholung und Kontrolle.
- Eine Änderung des Verhaltens und Denkens des Patienten ohne gleichzeitige Veränderung seiner Grundstimmung und Veränderung der Affekte, die ihn bestimmen, ist nicht zu erwarten.
- Viele Prozesse, die Entscheidungen zugrunde liegen, laufen nicht bewusst ab und werden auch nicht bewusst vom Patienten gesteuert. Der Patient ist meistens weder böswillig noch uneinsichtig.
- Rückfälle in schwierige Situationen sind die Regel, und der Arzt sollte damit rechnen.
- Ohne Annäherung an Zielsetzungen des Patienten und ohne Respekt vor seinen Ambivalenzen ist Änderung nicht möglich.

5.1.2 Interventionstechniken zur Förderung von Motivation

Die Schaffung einer sicheren Bindung zu einem Kompetenz, Verständnis und Engagement ausstrahlenden Arzt ist die Voraussetzung von Motivation. Wer motivieren möchte, sollte versuchen, die Grundstimmungen seines Patienten und die damit einhergehenden Fühl-, Denk- und Verhaltensschemata zu verstehen, die er letztendlich beeinflussen möchte. Einen adipösen Patienten mit einem depressiven Beziehungsmodus wird der Arzt nicht zur Verhaltensänderung motivieren, indem er ihn mit seinem Body-Mass-Index konfrontiert, ihm Vorhaltungen macht und seine Schuldgefühle weckt. Die besitzt der depressiv gestimmte Patient ohnehin schon. *Motivation entwickelt sich nur gemeinsam mit einer positiveren Sichtweise auf sich selbst.* Bei einem ängstlichen Patienten wird die Drohung: »Das wird ganz gewiss böse enden!« statt zur Aktivität zur Lähmung führen. Ohnehin betrachtet er sich ohne Selbstkontrolle und von Bedrohungen umgeben. Wenn diese Beziehungsaspekte beachtet werden, sind Interventionstechniken zur Förderung von Motivation nützlich. In den letzten Jahren wurde die Technik des Motivational Interviewing entwickelt. Sie beruht auf dem Respekt vor der Autonomie des Patienten und der Auffassung, dass im Patienten ein eigenes Änderungspotential steckt, das nicht durch trickreiche Gesprächstechniken und ausschließliche Wissensvermittlung entwickelt werden kann. Die Ambivalenz des Patienten in Bezug auf seine Ziele soll begleitet werden. Das Motivational Interviewing ist in den nachfolgenden Ausführungen integriert.

Aktivierung wichtiger motivationaler Ziele des Patienten und Erfragen seiner Ambivalenzen

Überzeugungen des Patienten haben seine bisherige Wirklichkeit mitgestaltet. »Wir sind, was wir immer wieder tun.« (Aristoteles). Ob Wissensvermittlung zu einer Änderung des Verhaltens des Patienten führt, hängt von seinen affektiv-kognitiven Strukturen ab. Wenn die Informationen, die er erhält, diesen Strukturen zu sehr widersprechen, werden sie nicht aufgenommen. Deshalb sollte der Arzt die Ziele, Werte, Lebensvisionen aber auch konkreten Zielsetzungen seines Patienten für die nahe Zukunft kennen und erfragen.

»Wie könnte Ihr Leben in fünf Jahren aussehen?«
»Wie sehen Sie sich dann selbst?«

Hilfreich ist die Frage nach den drei freien Wünschen:

»Wenn Sie drei Wünsche frei hätten – Sie kennen die Frage aus Märchen, dort stellt sie die gute Fee oder der Butt, den Wunsch nach Gesundheit lassen wir unberücksichtigt – was würden Sie sich jetzt wünschen?«

Hier kann allein schon die Frage wirksam sein, weil sie dem Patienten eigene Vorstellungen und Zielsetzungen überhaupt bewusstwerden lässt. Fragestellungen verändern den Blickwinkel. »Das ist eine gute Frage!«, äußern manchmal die Patienten.
Ebenso hilfreich ist die Wunderfrage nach de Shazer (2008, S. 70) mit eigenen Worten formuliert:

»Heute Nacht schlafen Sie ganz fest. Sie schlafen ganz wunderbar. Während Sie so fest schlafen, geschieht etwas, ein Wunder. In dieser Nacht, während Sie schlafen, werden alle Ihre Probleme gelöst. Sie wachen am Morgen auf. Woran würden Sie merken, dass Ihre Probleme nicht mehr da sind? Was würde anders sein?«

Die Aufmerksamkeit des Patienten wird weg von den Klagen und Hinderungen auf Bilder, Wünsche und positive Körperempfindungen gelenkt.

Der Arzt mag zwar überzeugt sein, dass die Ziele, die er vorschlägt, gute Konsequenzen für die Zukunft des Patienten haben, diese Überzeugung allein reicht aber nicht aus. Informationen des Arztes wollen eine Handlung des Patienten auslösen. Eine solche verändernde Kraft haben sie nur, wenn die vom Arzt intendierten Handlungen einem *dringlichen* Anliegen des Patienten entsprechen. Daher sollten die Ambivalenzen des Patienten zu den intendierten Zielen aktiv und respektvoll erfragt werden.

»Was spricht dagegen, bereits jetzt …?«
»Was wäre anders, wenn Sie diese Beschwerden nicht hätten?«
»Woran würden andere eine Änderung merken?«
»Wofür würde es sich lohnen, wieder gesund zu werden?«

Viel Informationszeit wird unnütz verschwendet und kann im Interesse der Zeitökonomie unterlassen werden.

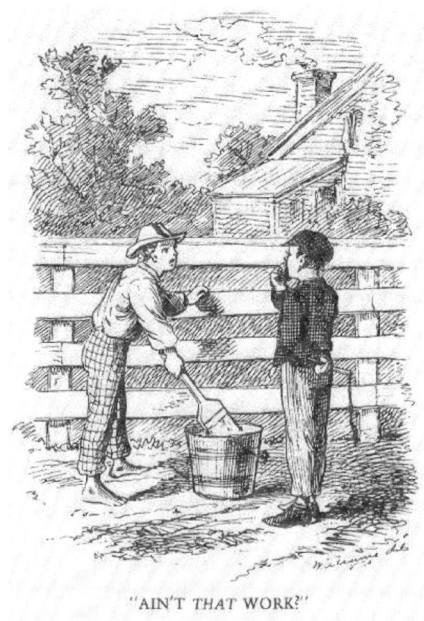

Abb. 5.1: Tom Sawyer und Huckleberry Finn – Wie Motivation schaffen?
Illustration aus Mark Twain, »The adventures of Tom Sawyer«, Hartford (Conn.), American Pub. 1876.

Bisheriges Verhalten umdeuten- Reframing- Paradoxe Interventionen

Ein berühmtes Beispiel einer paradoxen Intervention ist folgende Geschichte : Kennen Sie Tom Sawyer? Seine Tante Polly verdammte den armen Tom zum Streichen des Gartenzauns an einem Samstagvormittag. Die reicheren Jungen haben frei. Er hätte nun neidisch sein können darüber, dass er arbeiten muss, während andere die Abenteuer eines schulfreien Samstagvormittags erleben konnten. Doch Tom ist Meister der paradoxen Interventionen und Beeinflussung der motivationalen Ziele seines Gegenübers. Er deutet um, im angloamerikanischen »Reframing« genannt. Er lässt die Nachbarjungen glauben, dass Zaunstreichen das Erstrebenswerteste ist, was ihnen begegnen könnte. »Ain't that work?«, fragt der Nachbarjunge unschlüssig. »Was gibst du mir, wenn ich dich auch mal streichen lasse?« Er lässt es sich bezahlen, und am Ende ist der Zaun dreimal gestrichen, und Tom Besitzer von Murmeln, Äpfeln usw. Betrachten wir Tom als Beispiel für die tägliche Praxis.

Ein Patient berichtet, dass sein gewalttätiger Vater ihn am Mittagstisch immer gezwungen habe, den Teller aufzuessen. Es sei diesem ein besonderes Vergnügen gewesen, seinen Sohn mit den Mahlzeiten zu quälen. Wenn es etwas gab, das der Patient nicht mochte, zum Beispiel dicke weiße Bohnen, gab es eine besonders große Portion, die er aufessen musste. Vorschriften im Zusammenhang mit Essen waren ein Teil der väterlichen Unterdrückung. Essen können, was er wollte, war ein Aspekt der Befreiung von seinem ihn tyrannisierenden Vater. Der Arzt fasste zusammen, dass es für den Patienten wohl besser sei, dick zu bleiben. Denn sein Dicksein sei Ausdruck seines Protests gegen seinen tyrannischen Vater. Dieser Protest sei wohl wichtig für ihn. Das Aufgeben des Protestes könne gefährlicher werden als die Folgen des Dickseins. Diese Intervention brachte den Patienten in die Position, sich vom Dicksein distanzieren zu können. Er begann, dem Arzt Gründe für sein Abnehmen zu benennen, das für ihn als erwachsener Mensch besser sei. Er konnte einen Perspektivwechsel vornehmen, und der Arzt konnte ihn in der Auffassung bestärken, dass er heute nicht mehr der kleine Junge von damals ist.

Macht der Arzt stattdessen diesem Patienten gegenüber Ernährungsvorschriften, wird er auf eine Stufe mit dem tyrannischen Vater gestellt. Er braucht sich dann über die Erfolglosigkeit seiner Bemühungen nicht wundern.

Information und Wissensvermittlung an den Patienten

Arzt: »Ich möchte Sie daher einladen, etwas Spannendes auszuprobieren.«

Eine Einladung aussprechen ist besser als eine Strafpredigt zu halten. Das Bild des Schlaraffenlandes ist mit Kuchen und Weißmehl verbunden, und es ist schwer, dagegen anzukommen. Nicht umsonst unterdrückt die Lebensmittelindustrie Bilder über ekelerregende Produktionsmethoden, wenn es um Fertignahrung und Fastfood geht.

Informationen des Arztes sollen einerseits keine bedrohlichen Assoziationen beim Patienten wecken, andererseits braucht der Patient aber eine anschauliche Darstellung der Konsequenzen seines bisherigen Verhaltens. Denn nur dann kann er ein eigenes Nein mit der Beibehaltung des bisherigen Verhaltens verbinden. Nur was der Patient selbst als Nein ausspricht, hat nach lerntheoretischen Erfahrungen auch einen Effekt. Der Arzt hat demnach eine schwierige Aufgabe. Die Lösung könnte sein, dass er sich auf sein Empfinden verlässt: Informationen, die mit dem Gefühl der Drohung und Strafankündigung ausgesprochen werden, sollen unterbleiben.

Vermeidungsziele vermeiden

Vermeidungsziele orientieren sich an dem, was man eigentlich nicht will. Aus der Motivation von Sportlern ist bekannt, dass Zielsetzungen, die sie an Verluste erinnern, den Kampf verlieren lassen. »Du wirst doch nicht untergehen wollen wie damals in...!« Was für die Sportler gilt, gilt auch für die Patienten. Negative Gefühle wie Wut, Angst, Trauer und Scham schaffen eine Distanz zu den Zielen, für die sie eigentlich gewonnen werden sollen. »Jede Zigarette ist ein Nagel zu Ihrem Sarg!« Solche Metaphern kommen gegen den Marlboro-Cowboy mit der Assoziation von Freiheit und Weite nicht an, auch wenn die Absichten des Arztes noch so positiv sind.

Ähnlich distanzierend wirkt es, den Patienten *vor* Beginn des Arzt-Patient-Kontakts auf eine Waage zu stellen und ihn mit seinem Übergewicht zu konfrontieren, bevor er überhaupt einen Kontakt zum Arzt hatte. Das kann ihn beschämen. Weil Scham keine gute motivationale Grundlage für das weitere Gespräch ist, sollen derartige Maßnahmen erst durchgeführt werden, wenn Arzt und Patient dies gemeinsam wollen und als sinnvoll ansehen.

Obwohl negative Zielformulierungen in Arztpraxen recht häufig sind, sollten sie unbedingt vermieden werden. Warum? Vermeidungsziele erfordern *dauernde* Kontrolle und können nie ganz erreicht werden. »Ich will *nie wieder* weißen Zucker essen!« Nie-wieder-Ziele werden erst mit dem Tod erreicht und müssen in jedem Augenblick kontrolliert werden. »Ich will, dass mein Sommerkleid des letzten Jahres wieder in diesem Sommer passt!«, ist ein punktuell erreichbares Ziel und darüber hinaus mit einer schönen Vorstellung verbunden. Negative Ziele binden die Aufmerksamkeit und lenken sie gerade auf das, was man nicht will. »Ich will nichts Süßes mehr essen!« Dieser Vorsatz schafft dauernde Bilder von Verzicht und Entsagung. Vor dem inneren Auge erscheint das, was eigentlich nicht mehr gewollt wird. Auf dem Wissen über die paradoxe Wirkung von Verboten beruht die Intervention, genau das zu verschreiben, was anscheinend nicht mehr gewollt wird. Der Arzt verordnet das, was eigentlich verboten sein sollte, jedoch nur in einer bestimmten Dosis. Der Patient muss z. B. das Bett verlassen, wenn er nicht mehr schlafen kann oder eine bestimmte Menge Schokolade essen. Man unterbricht damit den Vorgang, das Verbotene durch Verbote immer erstrebenswerter werden zu lassen. Darüber hinaus wird Kontrolle über den Vorgang trainiert, über den man die Kontrolle verloren zu haben scheint wie das Essverhalten, den Schlaf etc.

Bei Vermeidungszielen werden negative Emotionen geweckt, entsprechend werden bei einer positiven Formulierung eines Ziels positive Emotionen aktiviert (»Nicht drei Tage ohne, sondern vier Tage mit...!«).

Ansprechen der Ressourcen, positiven Fähigkeiten und Lebensleistung des Patienten und diese würdigen

Anstatt mit Drohungen zu arbeiten ist die gemeinsame Suche nach positiven Erfahrungen (in denen z. B. Sport mit guten Gefühlen verbunden war, wie mit Freunden in der Kindheit oder der eigenen früheren Leistung) hilfreich. Es geht um die Auslösung möglichst vieler positiver Emotionen. Mit Sicherheit hat der Patient im bisherigen Leben positive Erfahrungen gemacht, etwas Neues zu lernen oder sein Verhalten zu ändern. Fragen Sie nach den Situationen und den Bildern dazu. Versuchen Sie, durch Lob und Würdigung den Patienten selbst zu einer anderen Sichtweise auf seine bisherigen Lebensleistungen zu bringen und eine eigene Vorstellung von *Selbstwirksamkeit* im Patienten zu schaffen. Die Interventionstechniken hierfür sind im Kapitel 4.2.4 aufgeführt.

Symbolisierungen einsetzen und konstruktive Erinnerungen stärken

Nehmen wir die Sportpsychologie zur Hilfe. Stellen Sie sich vor, Sie sind Trainer eines Boxers vor seinem nächsten, entscheidenden Kampf. Würden Sie ihm sagen: »Erinnere dich, wie dein Gegner dich beim letzten Mal zusammengeschlagen hat. Dieses Mal darf es nicht so laufen.«? Was bewirken Sie mit einer solchen Intervention? Sie rufen Bilder im Boxer hervor. Er sieht sich mit blutender Nase und empfindet erneut die beschämten und deprimierenden Gefühle. Er sieht sich als Versager. Wie in einer sich selbst erfüllenden Prophezeiung werden sich Fehler und Versagen wieder bestätigen. Wohl kaum möglich, dass eine solche Intervention die Kräfte des Boxers für die kommende Aufgabe aktiviert. Deshalb werden erfolgreiche Trainer positive Bilder im Sportler schaffen. Lernen wir also von den erfolgreichen Trainern.

> Eine sehr junge Patientin mit einer schweren, aktiven primär chronischen Polyarthritis traute es sich nicht zu, um Hilfe zu bitten. Sie hatte ein Kind adoptiert und war auf Grund der Krankheitsaktivität nicht in der Lage, alleine den Haushalt zu führen. Sie scheute sich, die eigenen Eltern um finanzielle Hilfe für eine Haushaltshilfe zu bitten. Sie könne eben nicht frech sein, schon gar nicht zu den Eltern. Ein Bild half ihr, es dennoch zu wagen, vom autoritären Vater Unterstützung einzufordern. Sie stellte sich Herrn Nielsson vor, den Affen der frechen Pippi Langstrumpf, der auf ihrer Schulter sitzt. Mit seiner Hilfe bekam sie das Gewünschte.

Herr Nielsson oder eine Fee, ein Engel, ein Stein, was auch immer Ihrer Phantasie und der des Patienten entspringt, können nützlich sein, den Patienten in seinen Zielsetzungen zu bestärken.

Serie kleiner Teilziele aufbauen oder bisherige Verhaltensmuster geringfügig unterbrechen

Zu hohe Zielsetzungen lassen Sportler versagen. 25 km Laufen erschöpft nicht so sehr, wenn zu Beginn eine Strecke von 30 km erwartet wurde. Werden hohe Ziele minimiert, ist es leichter, diese zu erreichen. Nicht: Gar nichts Süßes mehr essen, sondern einen Riegel Schokolade, aber der mit Genuss! Nicht dreimal in der Woche eine dreiviertel Stunde Ausdauersport, sondern erst einmal Treppensteigen anstatt den Aufzug zu benutzen. Hier werden die Ziele schneller erreicht und damit ein motivierendes Gefühl des Stolzes und der Selbstkompetenz.

In dieselbe Richtung weist der Vorschlag, ein unerwünschtes Verhalten erst einmal um einige Zeit aufzuschieben oder seine Häufigkeit zu ändern. Man muss es nicht gleich ganz lassen. Die Wirksamkeit dieser Intervention gilt für alle schlechten Angewohnheiten, Rituale und auch Verhaltensweisen gegenüber anderen.

Verträge schließen und Angebot von Kontrollmöglichkeiten seitens des Arztes machen

Vereinbaren Sie mit Ihrem Patienten, welche Ziele erreicht werden sollen und stellen Sie sich gemeinsam dieses zukünftige Verhalten bildhaft vor. Setzen Sie einen Termin, wo sie gemeinsam über das Erreichte sprechen wollen. In solchen Bilanzierungsgesprächen ist der Arzt wieder der gute Vater oder die gute Mutter, dessen Anliegen es ist, die Beharrlichkeit zu stärken. Fehler kann man als eine Gelegenheit sehen, etwas Neues zu versuchen. Der Arzt weiß, dass neue Verhaltensweisen ein Einüben erforderlich machen. Denn was langfristig gebahnt werden soll, muss möglichst oft aktiviert werden, damit es auch in Zukunft leichter verfügbar ist.

Das Angebot von Kontrolle der gemeinsam vereinbarten Ziele ist ein positiver Aspekt von Disease-Management-Programmen, der (unabhängig von der politisch gewollten Zukunft der Programme) Bestandteil der ärztlichen Tätigkeit bleiben sollte.

Versagen vorbeugend ansprechen

Sie können durch Hinweis auf die Geschichten anderer Patienten deutlich machen, dass Versagen möglich ist und Sie sogar damit rechnen, nicht enttäuscht sind, und dass zumindest solches Versagen nichts Ungewöhnliches ist.

»Ich weiß, dass es schwer ist…Manche meiner Patienten haben es nicht geschafft…«

Der Patient selbst kann zurückkommen, auch wenn er durch sein eigenes Versagen beschämt ist. Er kann dem Arzt sein Versagen in der Überzeugung berichten, dass die Beziehung es tragen wird. Möglicherweise hat der Patient eine solche Erfahrung in anderen Beziehungen nie machen können. Neben der Mitteilung, dass er Erfahrung mit dem Versagen von Patienten hat, sollte der Arzt in einer Zusammenfassung ergänzend die Gründe erwähnen, die ihn an die Kompetenz des Patienten glauben lassen. Aus dieser Überzeugung kann ein Vertrag geschlossen werden, der nicht schriftlich geschlossen werden muss. Auch der mündliche Vertrag kann positive Zielsetzungen, den Zeitpunkt des Erreichens der Ziele, ihrer Kontrollen und Umgang mit möglichem Versagen beinhalten.

Insgesamt soll der Arzt die Aufmerksamkeit von dem ablenken, was problematisch ist, und auf das lenken, was an die Stelle des Problematischen gesetzt werden soll. Positive Intentionen und Bilder müssen möglichst oft aktiviert und gebahnt werden, damit es in Zukunft leichter wird.

Erreichte Fortschritte würdigen

Ein Bilanzierungsgespräch sollte immer mit dem Erreichten beginnen und dabei die Fortschritte, die der Patient gemacht hat, würdigen.

Übersicht 7

Empfehlungen für die Praxis
Wie Motivation schaffen?

- *Sichere Bindung an einen Arzt, der Kompetenz, Verständnis und Engagement ausstrahlt*
- *Aktivierung wichtiger motivationaler Ziele des Patienten*
  (z. B. Wunderfrage stellen und Ambivalenzen erfragen)
- Reframing und paradoxe Interventionen
- *Information und Wissensvermittlung an den Patienten*
  durch bildreiche, sich auf wenige Informationen konzentrierende verständliche Sprache
- *Vermeidungsziele vermeiden*
  Der Arzt soll sich mehr mit dem beschäftigen, was er fördern will, als mit dem, was er beseitigen will, d. h. Auslösen möglichst vieler, positiver Emotionen
- *Symbolisierungen einsetzen und konstruktive Erinnerungen stärken*
- *Ansprechen der Ressourcen, positiven Fähigkeiten und Lebensleistung des Patienten*
- *Serie kleiner Teilziele aufbauen und bisherige Verhaltensmuster geringfügig unterbrechen* (z. B. aufschieben oder Häufigkeit verändern)
- *Verträge schließen und Angebot für Möglichkeiten der Kontrolle machen*
- *Allianzen schließen*
  Wer kann Ihnen dabei helfen? (Zum Beispiel Selbsthilfegruppen)
- *Mögliches Versagen ansprechen, um Schamgefühlen des Patienten vorzubeugen*
- *Erreichte Fortschritte würdigen*

5.2 Ressourcenorientierte Interventionen

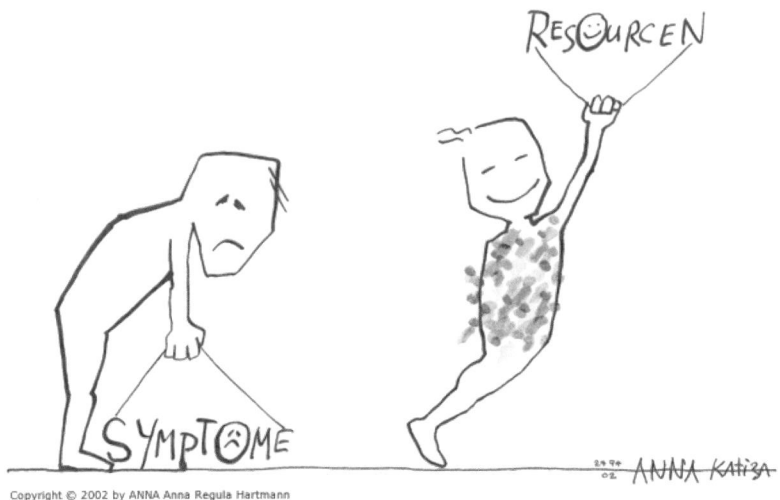

Abb. 5.2: Ressourcenorientierte Interventionen (mit freundlicher Genehmigung: www.¬ annahartmann.net)

Ressourcen Orientierung ist vor allem eine grundsätzliche Haltung des Arztes gegenüber seinen Patienten und auch gegenüber sich selbst. Fragen des Arztes in einer -ressourcenorientierten Kommunikation sind bereits dargestellt worden (▶ Kap. 4.2.4). Daneben haben sich ressourcenorientierte Behandlungsmaßnahmen bewährt, die bei vielen Erkrankungen sinnvoll sind und zum Spektrum ärztlicher Interventionen gehören. Sie sollen an dieser Stelle vorgestellt werden.

Die Vorstellungskraft und die Kraft innerer Bilder erläutern

> »Wenn Sie sich auf den Schmerz konzentrieren und ihn erwarten, wird er auch kommen. Unsere Vorstellungskraft ist mächtig, sowohl im Guten als auch im Schlechten.«

Imaginative Techniken sind auch in primär somatischen Praxen einsetzbar und unter den Interventionstechniken zur Förderung von Motivation beschrieben (Einen Überblick über solche Techniken finden Sie in einem kleinen Buch für Patienten von L. Reddemann 2009: Eine Reise von tausend Meilen beginnt mit dem ersten Schritt).

5.2 Ressourcenorientierte Interventionen

Die Aufmerksamkeit lenken

»Haben Sie Erfahrungen gemacht, wie Sie den Schmerz beeinflussen können?«
»Ihr Schmerz ist da und anscheinend schwer beeinflussbar. Aber vielleicht haben Sie Erfahrungen gemacht, wie Sie sich vom Schmerz ablenken können. Wer kann Ihnen dabei helfen?«

Wahrnehmungstraining anbieten oder vermitteln

Verschiedene Maßnahmen des *Wahrnehmungstrainings* wie ein Freudetagebuch und Techniken zum Stoppen negativer Gedanken sind hilfreiche Interventionen. Ein bewährtes Beispiel ist das Freudetagebuch:

»Wahrnehmung ist stimmungsabhängig. Wenn man schlecht gelaunt ist, nimmt man nur das wahr, was zu dieser Stimmung passt. Doch Wahrnehmung kann man trainieren. Schreiben Sie vor dem Schlafengehen in Ihrem Bett in ein kleines Buch fünf Erinnerungen des Tages auf, bei denen Ihnen Gutes widerfahren ist: Ein gutes Telefonat mit der Tochter, ein leckeres Essen, jemand hat Sie gelobt, Sie haben sich etwas Gutes gegönnt etc. Es dürfen mehr Erinnerungen sein, aber nicht weniger. Erst dann dürfen Sie einschlafen.«

Eine positivere Eigenwahrnehmung des Patienten lässt sich erreichen, wenn ihm die Hausaufgabe erteilt wird, mindestens fünf seiner besten Charaktereigenschaften aufzuschreiben und die Notiz zum nächsten Termin mitzubringen.

Ein selbstfürsorgliches, achtsames, freudemachendes Verhalten anregen

»Tun Sie jeden Tag etwas Gutes für sich!«
»Machen Sie sich jeden Tag eine Freude!«
»Gönnen Sie sich Zeiten des Nichtstuns und vermeiden Sie Multitasking!«

Wegen der Bedeutung des Humors zur Bewältigung von belastenden Lebenssituationen und Krankheiten sei an dieser Stelle beispielhaft auf die Initiativen »Clowns in Krankenhäuser« verwiesen.

Ermutigung zur Pflege guter Beziehungen und zu Aktivitäten mit anderen

Ermutigung sollte der Patient auch zur Pflege seiner *guten* Beziehungen und zu Aktivitäten mit anderen finden. Dazu bieten sich die *Selbsthilfegruppen* an, die darüber hinaus auch die Kenntnisse des Patienten fördern (▶ Kap. 5.1). Alle Maßnahmen, die die eigene Aktivität des Patienten fördern, besonders solche in der Gruppe, sind günstig. Denn dem Glück begegnet man selten allein (von Hirschhausen).

Sport hat eine heilende Wirkung

Die Ermutigung des Patienten gilt seinen sportlichen Aktivitäten. Bewegung verbessert die Stimmung, ist antidepressiv wirksam, stärkt das Selbstwertgefühl und verbessert insgesamt das Lebensgefühl. Daneben hat Bewegung eine positive Wirkung auf Risikofaktoren chronischer Erkrankungen. Inaktivität, insbesondere die Vorstellung von körperlicher Schonung, trägt zur Verschlimmerung und Aufrechterhaltung der Symptome somatoformer Störungen bei. Letzteres gilt vor allem für Patienten mit funktionellen Störungen, bei denen die Angst vor Bewegung und Belastung beeinflusst werden soll. Diese Patienten sollen sich in der Einschätzung ihrer Belastung nicht vom Schmerz, sondern von der Zeit leiten lassen, z. B. jeden Tag eine viertel Stunde Bewegung und diese allmählich steigern. Über diesen Zusammenhang sollten die Patienten aufgeklärt werden. Motivation zu aktivem Umgang mit Krankheit, insbesondere zu Sport, gelingt nur durch Interventionen, die den Patienten anleiten, sich auf die eigenen Kräfte zu besinnen. Das gelingt leichter, wenn *positive Bilder und Erinnerungen* geweckt werden. Ganz bestimmt hat der Patient in seinem Leben positive Erfahrungen mit Verhaltensänderungen gemacht. Der Arzt sollte nach den Situationen und den damit verbundenen Bildern fragen. In ähnlicher Weise wie Sport ist das Spielen zu betrachten, besonders, wenn es sich mit Bewegung verbindet.

Anregung zu Entspannungsverfahren

Das einfachste Entspannungsverfahren ist die Kontrolle der Atmung. In belastenden Situationen doppelt solange aus- wie einzuatmen ist ein einfacher Rat. Entspannungsverfahren helfen, Symptome zu lindern und das Körpergefühl zu verbessern. Sie sind besonders hilfreich im Umgang mit Schmerzen und somatoformen Störungen. Progressive Muskelentspannung und der »Body-Scan«, Qigong und Yoga zählen zu bewährten Verfahren. Sie stärken Selbstwirksamkeitsüberzeugungen, beeinflussen die physiologische Stressreaktion und dienen der besseren Körperwahrnehmung. Das Autogene Training ist mehr als ein Entspannungsverfahren, es ist eine Technik der Selbsthypnose (▶ Kap. 17.1). Meditationsübungen fokussieren die Konzentration.

Vielen ärztlichen Interventionen wohnt etwas Magisches und Rituelles inne. Selbst die Medikamenteneinnahme hat auch diesen Aspekt, wie aus dem Placeboeffekt abgeleitet werden kann. Diesen Aspekt haben auch Interventionen aus der naturheilkundlichen Medizin wie zum Beispiel Brust- und Bauchwickel.

Soziale Interventionen

Ein breites Spektrum unterstützender, sozialer Interventionen steht Ärzten zur Verfügung. Dieses umfasst Arbeitsunfähigkeitsbescheinigungen, Verordnungen von Physiotherapie, Ergotherapie, Soziotherapie, ambulanter und stationärer Rehabilitation. Ärzte besitzen die Macht, Zugang zu verschiedenen Formen der Unterstützung auch finanzieller Art zu gewähren, die den Patienten eine wichtige Ressource sein können.

Übersicht 8

> **Empfehlungen für die Praxis**
> **Ressourcenorientierte Interventionen**
>
> - Die Vorstellungskraft innerer Bilder erläutern - ggf. imaginative Techniken einsetzen
> - Die Aufmerksamkeit lenken – Wahrnehmungstraining anbieten oder vermitteln
> - Ein selbstfürsorgliches, achtsames Verhalten anregen
> - Ermutigung zur Pflege guter Beziehungen und zu Aktivitäten mit anderen
> - Zu Sport und Spielen ermuntern – Sport hat eine heilende Wirkung
> - Anregung zu Entspannungsverfahren – Vermittlung von Atemtechniken

5.3 Die Anamnese – das Erstgespräch

Im Erstgespräch wird die Grundlage für eine empathische Arzt-Patient-Beziehung gelegt. Daher sollte die Erst-Anamnese einen zeitlichen Rahmen haben, in dem diese Aufgabe erfüllt werden kann. Neben dem zeitlichen Rahmen gehören äußere Bedingungen dazu, die Konzentration und Selbstbeobachtung gewährleisten. Neben dem *Ziel* des Aufbaus einer vertrauensvollen Beziehung dient die Anamnese dem *Klären*, damit der Arzt die geschilderten Beschwerden des Patienten in eine diagnostische Symptomatik übersetzen kann. Was der Arzt nicht bereits durch Zuhören erfahren hat, wird er mittels offener wie auch geschlossener Fragen klären. Wenn es dem Arzt gelingt, bereits im Erstgespräch *ressourcen*orientierte Fragen zu stellen und den Patienten auf seine Ziele zu orientieren, kann das anamnestische Gespräch bereits eine heilende Wirkung haben.

Investiere in den Anfang! Jedem Anfang wohnt ein Zauber inne (Hermann Hesse 1943). Wenn mehr Zeit in den Beginn der Beziehung investiert würde, könnten die hohen Kontaktfrequenzen in Deutschland deutlich gesenkt und insgesamt Zeit gespart werden. Erfahrungsgemäß benötigt ein Erstgespräch in einer allgemeinmedizinischen Praxis 20 Minuten. Manchmal haben Patienten, die den Arzt zum ersten Mal in seiner Sprechstunde sehen, keinen Termin vereinbart. Die Gründe können vielfältig sein. Weil unter diesen Bedingungen ein solcher Zeitrahmen nicht gegeben ist, kann ein weiteres Gespräch mit dem ausdrücklichen Ziel vereinbart werden, sich besser kennen zu lernen. Wenn es um langfristige Betreuung geht, können viele Patienten dieses Anliegen nachvollziehen, sind einsichtig und häufig erfreut. Ein solches, späteres Gespräch kann dann eingeleitet werden:

> »Wir haben uns heute verabredet, damit ich Sie als Ihr Arzt besser kennenlerne und Sie mich. Erzählen Sie etwas, damit ich eine Vorstellung gewinne, wie Sie leben.«
> »Was meinen Sie, was ich von Ihnen wissen sollte?«

5 Regeln für besondere Gesprächsanlässe

Auch wenn der Beratungsanlass offensichtlich erscheint (blutende Wunde, Impfung), sollte ein solches Gespräch angeboten werden. Ärzte sollten sich die Frage stellen, was der *Behandlungsauftrag* des Patienten auf der Beschwerde- und der Beziehungsebene ist: Warum gerade hier, warum gerade jetzt, warum gerade so? Warum ist der Patient zum Beispiel in der Notfallsprechstunde oder in Begleitung eines Angehörigen erschienen?

Diese Fragen sollten sich auch die Ärzte in Notfallsituationen stellen. Hier gelten jedoch nicht die hier skizzierten Schritte des anamnestischen Erstgesprächs, sondern die Algorithmen des jeweiligen Fachgebietes. Vermittlung von Empathie ist auch hier wichtig, doch wird Empathie jetzt durch suggestive Techniken vermittelt wie: »*Hier sind Sie sicher. Wir werden alles tun, damit Sie sich bald besser fühlen.*« Auch wenn der Arzt im Krankenhaus oder in der Notfallsprechstunde und im Vertretungsfall selber nicht die Leistung eines kontextklärenden Gespräches bei unbekanntem Patienten erbringen kann, so kann er doch auf die Wichtigkeit eines solchen Gesprächs, die Notwendigkeit einer langfristig angelegten Betreuung und einer hausärztlichen Anbindung verweisen.

Nachfolgendes Schema zeigt den Ablauf eines anamnestischen Erstgesprächs, das die oben genannten Ziele verfolgt. Die mit diesem Ablauf verbundenen Gesprächstechniken wurden ausführlich im vorhergehenden Kapitel erläutert und werden hier schlagwortartig wiederholt.

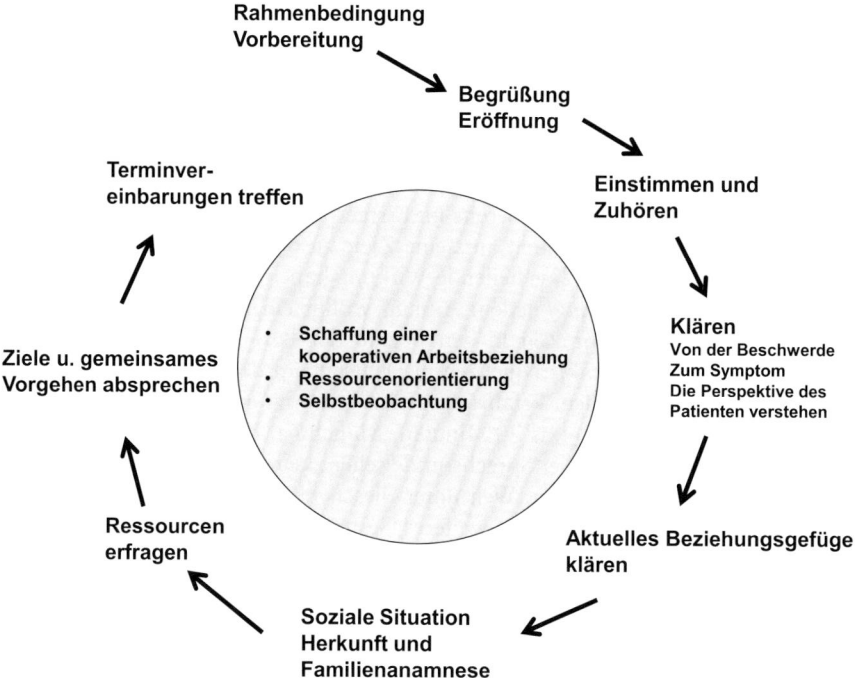

Abb. 5.3: Ablauf des anamnestischen Erstgesprächs

5.3 Die Anamnese – das Erstgespräch

Begrüßung und Eröffnung

Stellen Sie sich namentlich und mit Ihrer Funktion vor. Erinnert sei daran, dass Sie den Namen des Patienten bereits vor dem Kontakt kennen sollten. Wenn der Patient nicht von sich aus beginnt, stellen Sie eine Eröffnungsfrage wie: »*Was führt Sie zu mir?*« Eine auflockernde Bemerkung kann sinnvoll sein wie: »*Haben Sie gut hergefunden zu uns?*« Hat der Patient bereits einen Fragebogen ausgefüllt, sollten Sie den Stellenwert des Fragebogens ansprechen: »*Sie haben dankenswerterweise einen Fragebogen ausgefüllt, jetzt möchte ich Ihr Anliegen persönlich besprechen.*«

Zuhören

Seien Sie anfänglich nur da, tun Sie nichts und stimmen Sie sich auf den Patienten ein.
Achten Sie auf Mimik, Gestik, Wortwahl und Sprachfluss, Körperhaltung, Kleidung und äußerer Eindruck, Stimmung und mnestische Fähigkeiten; welche Bilder/Metaphern gebraucht der Patient, welche Szenen schildert er? Stellen Sie möglichst keine Fragen, denn es geht zunächst um die Erzählung des Patienten.
Benutzen Sie die Gesprächstechniken des aktiven Zuhörens. Ermuntern Sie den Patienten durch Ihre Körpersprache wie zum Beispiel durch Nicken und durch den Gesprächsfluss fördernde Äußerungen. Erinnert sei an die Gesprächstechniken: Warten und Gesprächspausen zulassen, Wiederholen, Spiegeln und Markieren, Zusammenfassen.

Klären der Patientenperspektive

Berücksichtigen Sie die Auffassung des Patienten zur Krankheitsentstehung, seinen bisherigen Umgang mit den Beschwerden, sein Vorwissen, seine Befürchtungen und Erwartungen.

Falls nicht bereits vom Patienten mitgeteilt, ist jetzt gezieltes Erfragen angebracht:

- »Was ist Ihre Auffassung, woher die Beschwerden kommen?«
- »Haben Sie sich bereits informiert, zum Beispiel im Internet?«
- »Haben Sie schon eine bestimmte Vorstellung wie ich Ihnen helfen soll oder kann?«
- »Haben Sie eine bestimmte Befürchtung?«

Gefühle zu benennen, kann bereits jetzt schon sinnvoll sein.

- »Ich erlebe Sie sehr traurig, ängstlich...«

Danach ist eine erste Zusammenfassung des patientenzentrierten Teils sinnvoll. In einer solchen Zusammenfassung ist das Annehmen der Beschwerdeklage und der Bemühungen des Patienten um Änderung zu würdigen.

Klären der differentialdiagnostischen Einordnung, der Auslösesituation und des Kontexts weiterer und früherer Beschwerden

Dies geschieht mittels W-Fragen wie auch direkter/geschlossener Fragen zu Ort, Zeit, Quantität, Qualität und Verlauf der Beschwerden und ihrer Einflussfaktoren. Erinnert sei an die Frage nach dem »Seit wann?« und die Frage nach weiteren Beschwerden auch aus anderen Organgebieten.

Zusammenfassen

Zusammenfassungen sollten im Verlauf der Anamnese wiederholt werden. Durch Zusammenfassungen vermittelt der Arzt seinen Respekt und seine Wertschätzung gegenüber dem Patienten. In Zusammenfassungen können bereits Deutungen des Arztes einfließen, die dem Patienten eine andere oder nur indirekt geäußerte Sichtweise seiner Beschwerden vermitteln.

»Verstehe ich Sie richtig, dass Sie Ihren Rückenschmerz mit dem am Arbeitsplatz existierenden Stress verbinden?«

Doch seien Sie nicht schneller als Ihr Patient. Zusammenfassungen halten fest, welchen Schritt Arzt und Patient bereits gemeinsam getan haben und markieren dann den Ausgangspunkt für das Weitergehen.

Erfragen des psychosozialen Kontexts

Die zirkuläre Fragetechnik ist geeignet, um die Beziehungsebene des Patienten in Bezug auf die Symptome einzuführen und kleine Szenen zu erfahren. Einen Zugang zum psychosozialen Kontext gewinnen Sie auch durch Fragen nach der Beeinträchtigung im Alltagsleben.

»Was sagt Ihre Mutter, Ihr Vater, Partner, was sagen Ihre Arbeitskollegen zu Ihren Beschwerden?«
»Was wäre anders, wenn Sie diese Beschwerden nicht hätten?«
»Woran würden andere die Änderung Ihrer Beschwerden merken?«

Demselben Zweck dienen Fragen nach den Bewältigungsstrategien des Patienten und das Benennen seiner Gefühle.

»Was tun Sie, wenn Sie Schmerzen haben?«
»Was tun Sie, wenn Sie sich ungerecht behandelt fühlen?«
»Ich empfinde, dass Sie sehr ängstlich sind.«

Biografische Anamnese

Im Gegensatz zur krankheitsbezogenen Familienanamnese erscheint die biografische Anamnese manchen Ärzten verzichtbar. Für ein umfassenderes Verstehen des Patienten und seiner Beschwerden ist seine erzählte Lebensgeschichte jedoch unabdingbarer Bestandteil. Auch Lebensleistungen kann man nur würdigen, wenn man sie kennt. Die sogenannte erlebte Anamnese zum Beispiel beim Hausbesuch oder durch gleichzeitige Betreuung von Mitgliedern der Herkunftsfamilie kann die vom Patienten aus seiner Sicht erzählte Geschichte nicht ersetzen. Die krankheitsbezogene Familienanamnese kann dazu überleiten, nach den Beziehungsverhältnissen in der Herkunftsfamilie zu fragen. Eine solche Brücke bietet auch die Frage danach, welche Rolle Beschwerden ähnlich den jetzt geklagten in der Herkunftsfamilie gespielt haben:

»Welche Rolle spielte Schmerz in Ihrer Herkunftsfamilie? Wie wurde damit umgegangen?«
»Wie haben Sie Ihren Vater/Ihre Mutter erlebt?«

Bei der biografischen Anamnese sollte den Anpassungsleistungen (zum Beispiel Berufswechsel, Scheidung) im Leben des Patienten, seiner Bewältigung bestimmter Lebensabschnitte (zum Beispiel Schwangerschaft und Geburt, Berentung) und erlittenen Verlusten Beachtung geschenkt werden. Achten Sie auf den Geburtsort und den Zeitpunkt der Geburt. Sie verweisen zum Beispiel auf Kriegskinder, deren Erfahrung von Bombennächten oder Vertreibung und Flucht jetzige Empfindlichkeit für Ängste erklären könnte oder verweisen auf einen vielleicht bisher nicht auffälligen kulturellen Hintergrund. Waren seine Eltern zum Zeitpunkt der Geburt vielleicht so jung, dass sie eine fürsorgliche Haltung nicht geben konnten? Fehlte der Vater oder die Mutter durch frühen Tod? Oder konnte ein Elternteil durch eigene traumatische Erfahrungen oder psychische Erkrankungen bedingt nicht feinfühlig auf das Kleinkind eingehen? Gab es Erfahrungen körperlicher oder gar sexualisierter Gewalt?

In welcher Reihenfolge steht der Patient in der Geschwisterreihe – Erstgeborener, Mittelkind oder Nesthäkchen – und in welchem zeitlichen Abstand steht er zu den übrigen Geschwistern? Ist der Patient Erstgeborener, hat er möglicherweise früh gelernt, elterliche Aufgaben zu übernehmen? Als Mittelkind fühlte er sich häufig übersehen. Als zuletzt Geborener, in größerem Abstand zu den anderen, ist er vielleicht wie ein Einzelkind aufgewachsen. Die Genealogie, Alter der Eltern bei der Geburt (zum Beispiel: Mutter +20, wenn diese zum Zeitpunkt der Geburt des Patienten 20 Jahre alt war) und auch die Stellung in der Geschwisterreihe (zum Beispiel: Männlichkeitszeichen +7, wenn ein Bruder 7 Jahre älter ist als der Patient) sollten dokumentiert werden, um später dem Patienten bei der lebensgeschichtlichen Einordnung und beim Erinnern behilflich sein zu können.

Der Erzählung der Lebensgeschichte sollte Raum gegeben werden. Dieser Raum kann je nach Situation unterschiedlich groß sein. Steht genug Zeit zur Verfügung können auch Fragen nach dem Selbstbild sinnvoll sein:

»Wie sehen Sie sich selbst? Was sind Sie für ein Mensch? Was sind Ihre herausragenden Charaktereigenschaften?«

Ressourcen und Werte erfragen

Viel Zeit wird damit vertan, sich Lösungsvorschläge für Patienten auszudenken, die dann in Enttäuschung auf beiden Seiten enden. Anstatt Ratschläge zu erteilen, sollte die Zeit der Anamneseerhebung genutzt werden, um die richtigen Fragen zu stellen:

»Was machen Sie gerne?«
»Wer oder was ist Ihnen wichtig?«
»Wofür würde es sich lohnen, wieder gesund zu werden?«

Den Stärken des Patienten, dem, was er gut kann und gerne macht, und den Beziehungen, die ihm guttun, sollten Sie Beachtung zu schenken. Sollten Sie gar nichts finden, was Sie loben können, können Sie loben, dass der Patient überhaupt den ersten Schritt zur Änderung gemacht und gewagt hat, einen Arzt aufzusuchen.

Ziele, diagnostisches Vorgehen und weitere Termine gemeinsam festlegen

Weitere Zielsetzungen des Erstgesprächs sind, die jetzigen Erwartungen des Patienten und seine Ziele zu klären. Am Ende sollte die Frage stehen, ob noch etwas für den Patienten wichtig ist. Eine weitere Terminvereinbarung sollte beschwerdeunabhängig getroffen werden.

5.4 Das Aufklärungsgespräch zur Entscheidungsfindung

In Aufklärungsgesprächen und Gesprächen zu Übermittlung schlechter Nachrichten geht es vornehmlich um Wissensvermittlung und Entscheidungsfindung, und der Arzt hat folgerichtig größere Gesprächsanteile. In einer partnerschaftlichen Sichtweise auf den Patienten wird Wissensvermittlung immer eine große Bedeutung haben. Wissen kann jedoch nicht übertragen, sondern nur gemeinsam konstruiert werden (Roth 2003). Damit dies geschehen kann, soll der Arzt dem Patienten Wissen vermitteln

- in einfachen Sätzen,
- in einer verständlichen Sprache und
- durch Konzentration auf *wenige* Informationen.

5.4 Das Aufklärungsgespräch zur Entscheidungsfindung

Anschauliches Bildmaterial sollte zur Verfügung stehen, mit dem der Patient sich möglicherweise für ein nachfolgendes Gespräch vorbereiten kann. Bildmaterial wird besonders benötigt, um Patienten die *Wahrscheinlichkeiten* von Therapieverläufen zu veranschaulichen, damit er die Entscheidung über die Einnahme zum Beispiel von einem prophylaktisch wirkenden Medikament treffen kann.

Entscheidungstheoretiker vermitteln, dass *zu viele Informationen verwirren.* Daher sollten Ärzte in Aufklärungsgesprächen nur wenige Merkmale vermitteln. Bei komplexen Entscheidungen ist unser Verstand starken Einschränkungen unterworfen, die meistens nach folgenden Kriterien gelöst werden und der Orientierung für den Arzt halber hier dargestellt werden:

- Take the last! – Tu das, was dir schon immer geholfen hat!
- Take the best! – Die schlechtesten Alternativen, das, was überhaupt nicht geht, wird gestrichen.

Weil die Mitteilung vieler komplexer Informationen keine Entscheidungshilfe für den Patienten ist, soll der Arzt sich *vor* dem Gespräch überlegen, worauf er sich konzentrieren will. Unter dem Druck juristischer Haftpflichtfolgen vermitteln Ärzte meistens dem Patienten mehr Informationen, als das Gehirn des Gegenübers in dieser Zeiteinheit überhaupt aufnehmen kann. So vermitteln Aufklärungsgespräche von Anästhesisten über die möglichen Folgen einer Operation alle 6 Sekunden neue Info-Bits, was nicht mehr von der Aufmerksamkeit bewältigt werden kann. Wenn der Schwerpunkt nicht auf der juristischen Absicherung, sondern auf dem Patienten liegt, muss eine Auswahl danach getroffen werden, was wirklich beim Gegenüber ankommen muss, damit er eine Entscheidung treffen kann. Diese sollten in einer für den Patienten *verständlichen Sprache* gegeben werden. Dokusoaps versprechen wirksamere Gesundheitsaufklärung als Expertenrunden (Brünner 2009). Benutzen Sie eine *bildreiche* Sprache, suchen Sie nach *Metaphern!* Denn Bilder sind wirksamer als Worte.

In den letzten Jahren ist es zu einem ethischen Grundsatz ärztlichen Handelns geworden, den Patienten bei der Festlegung von Zielen und der Absprache, wie diese Ziele zu erreichen sind, einzubeziehen. Das ist auch sehr gut so. Den Patienten einbeziehen zu wollen, richtet sich gegen eine paternalistische Grundhaltung, die alle Verantwortung dem Arzt zuweist und den Patienten zu einem passiven Gegenstand macht, der nur befolgen muss, was der Arzt ihm rät. Stattdessen soll der Patient als Partner betrachtet werden, dem der Arzt durch Vermittlung seines Wissens hilft, als mündiger Patient zu einer eigenen Entscheidung zu finden. Dies wird *partizipative Entscheidungsfindung* genannt. Zunächst soll dem Patienten ausdrücklich mitgeteilt werden, dass eine Entscheidung ansteht, und eingeladen werden, diese Entscheidung gemeinsam zu treffen. Bei der Beschreibung von Behandlungsoptionen sollen Arzt und Patient sich gemeinsam folgende Fragen stellen:

- Was passiert, wenn wir warten und beobachten?
- Welche Behandlungsoptionen gibt es überhaupt?
- Was sind die Vor- und Nachteile?

- Wie gewichten sich die Vor- und Nachteile in diesem Fall?
- Sind die Informationen ausreichend?

Bei der Kommunikation von Risiken und Nebenwirkungen sollte das absolute Risiko benannt werden. Angaben von Prozentzahlen beeinflussen den Patienten dazu, ärztlichen Ratschlägen zu folgen. »Was sind schon 0,01 %?« mag der Patient sich fragen. Dieselbe inhaltliche Aussage, Einer von Zehntausend, lässt diesen Einen dagegen lebendig werden und wirkt daher abschreckend (Kahnemann 2012).

»Was würden Sie denn an meiner Stelle tun?« fragen insbesondere multimorbide Patienten, die sich anscheinend von einer partizipativen Entscheidungsfindung überfordert fühlen. Im Kern beinhaltet die genannte Frage den Wunsch der Patienten, dass der Rat des Arztes frei von persönlichen und wirtschaftlichen Interessen sein möge. Untersuchungen bestätigen, dass solche defensiven Überlegungen ärztliche Vorschläge zum weiteren Vorgehen bestimmen können. Die Frage der Patienten kann als ein Appell an den Arzt verstanden werden, einen uneigennützigen, fürsorglichen Rat zu erteilen. Eine Antwort auf die gestellte Frage könnte daher sein:

> »Jeder Mensch entscheidet nach seinen eigenen Lebenserfahrungen und der eigenen Geschichte. Ich habe eine andere als Sie. Aber ich verstehe Ihr Anliegen und werde alle Möglichkeiten mit Ihnen gemeinsam durchgehen.«

Aufmerksam soll an dieser Stelle auf die *Wirkung negativer Suggestionen* (genannt Nocebo Kommunikation) gemacht werden, die Ärzte leichthin in ihren Aufklärungsgesprächen Patienten geben können. Einem jungen Patienten gegenüber, bei dem gerade ein Morbus Parkinson diagnostiziert worden war, fiel in wohlmeinender Absicht die Bemerkung: »*Noch* geht es Ihnen doch gut!« Die Gesichtszüge des Patienten zeigten sein Erschrecken. In ähnlicher Weise wirken Aussagen wie: »Sie brauchen keine Angst zu haben!«, »Es wird nur ein kleines bisschen wehtun«, »Wenn Sie aufwachen, werden Sie Schmerzen haben«, »Der Tumor *zerfrisst…*«, »Die zweite Behandlung wird *meistens schlimmer*«, »Haben Sie *auch schon* solche Beschwerden wie Haarausfall…?«.

Alternativen zur Nocebo Kommunikation können zum Beispiel sein:

> »Wir werden für Sie sorgen, während Sie tief und entspannt schlafen!«
> »Wir werden alles tun, damit Sie sich wohlbehalten und sicher fühlen.«
> »Wenn Sie etwas geändert haben wollen, melden Sie sich.«
> »Manche Menschen empfinden nach der Einnahme des Medikaments Übelkeit und Kopfschmerzen.«

Übersicht 9

Empfehlungen für die Praxis
Das Aufklärungsgespräch

- Verständliche Sprache verwenden
- Sich der Aufmerksamkeit des Patienten vergewissern
- Sich auf wenige (2–3) Informationen konzentrieren
- Explorieren von Verständnis, Gedanken und Befürchtungen des Patienten
- Zur gemeinsamen Entscheidungsfindung einladen
- Partizipative Entscheidungsfindung, wenn mehrere Therapieoptionen zur Wahl stehen
- Nachfragen, was der Patient verstanden hat und wie er es interpretiert
- Entscheidung gemeinsam treffen oder aufschieben
- Folgegespräch anbieten

5.5 Gespräche zur Übermittlung belastender Nachrichten

Auch das Gespräch zur Übermittlung schlechter Nachrichten gehört zu den arztzentrierten Gesprächen. Für die Übermittlung schlechter Nachrichten hat sich ein gesprächstechnisches Modell bewährt, das sich in Abkürzung einzelner Schritte SPIKES-Modell nennt und folgende Struktur beschreibt:

Ungestörte Rahmenbedingungen und Regeln zu den Teilnehmern des Gesprächs

Das Wichtige ist ein Rahmen, der *Raum gibt für Zuwendung und Zuhören*. Dies klingt einfacher als es ist. Der Arzt sollte dafür Sorge tragen, dass seine ungeteilte Aufmerksamkeit dem Patienten gilt: Handys oder Piepser ausschalten, Anweisung an das Team geben, nicht gestört zu werden und einen Raum aufsuchen, der Intimität zulässt und in dem andere nicht mithören können. Folglich: Nicht zwischen Tür und Angel, im Patientenzimmer, während der Visite oder nur am Telefon aufklären.

Eine unterstützende Person sollte bei diesem Gespräch mit anwesend sein. Wie viele Personen insgesamt anwesend sein können, entscheidet der aufklärende Arzt. Der Patient sollte die Auswahl treffen, welche Angehörigen auch zukünftig verbindliche Ansprechpartner sind und überhaupt informiert werden dürfen.

Stimmen Sie den Patienten langsam auf die schlechte Nachricht ein

Bereiten Sie den Patienten durch Vorankündigungen vor. Solche Sätze können sein:

»Ich muss Sie auf etwas Belastendes vorbereiten.«
»Ich habe keine erleichternde Nachricht für Sie.«

Bringen Sie Ihre Anteilnahme und Ihr Mitgefühl zum Ausdruck

»Ich kann mir vorstellen, dass Sie ängstlich, durcheinander und voller Furcht sind. Wir werden alles tun, damit Sie die Zeit gut überstehen. Wir werden alles tun, um Sie zu unterstützen und zu begleiten.«

Die Versicherung gegenüber dem Patienten, nicht allein zu sein und sich als kompetenter Begleiter dem Patienten zur Verfügung zu stellen, ist haltgebend und hilft verhindern, dass die Diagnosemitteilung zum psychischen Trauma wird.

Manche Ärzte fühlen sich sehr unter Druck, wenn sie keine Lösung und keine Heilung versprechen können. Unbestritten ist, dass allein *Zuhören* bei schwerem Leid eine *wichtige Hilfe* ist.

Wissensvermittlung

Für die Wissensvermittlung gilt wie beim Aufklärungsgespräch, dass der Arzt eine einfache, bildhafte Sprache benutzt und sich vorher überlegt, was er dem Patienten mitteilen will, um sich auf wenige Informationen konzentrieren zu können.

Vergewissern Sie sich der Aufmerksamkeit des Patienten

Fragen Sie nach, was der Patient verstanden hat und wie er es interpretiert. Berücksichtigen Sie, wie viel Information er überhaupt noch haben möchte.

»Was bedeutet das für Sie?«
»Wie sehen Sie jetzt Ihre Situation?«
»Was beschäftigt Sie jetzt am meisten, was ist jetzt für Sie wichtig?«
»War das, ist das verständlich für Sie?«

Beenden Sie das Gespräch rechtzeitig, eine Viertelstunde kann schon ausreichend sein.

Halten Sie die Perspektive offen!

Wenn Patienten nach ihren zu erwartenden Überlebenszeiten fragen, sollten Sie ihnen transparent machen, warum Sie eine solche Antwort vermeiden. Mitteilungen über Überlebenszeiten können sich wie eine sich selbsterfüllende Prophezeiung entwickeln und eine hypnotische Wirkung entfalten. Da Bilder eine heilsame Kraft haben, verweisen Sie möglichst schon jetzt auf Ressourcen. Die Wortwahl ist wichtig: Verweisen auf *das, was bislang erreicht worden ist, Therapien, die zur Hilfe eilen, Therapien, damit die guten Kräfte überwiegen oder ins Gleichgewicht bringen.* Spätestens in den Folgegesprächen wollen Patienten wissen, was sie selbst tun können. Wenn der Arzt darauf eingeht, stärkt er die Selbstkompetenz seiner Patienten. Der Selbstkompetenz dient auch das Verweisen auf eine zweite Meinung sowie die Zuhilfenahme alternativer Heilverfahren.

Das psychosoziale Helfersystem organisieren

Die Mitteilung einer schwerwiegenden Diagnose kann den Patienten sehr verwirren und ihn in einen dissoziativen Zustand versetzen. Achten Sie daher auf derartige Symptome und sorgen Sie am Ende des Gesprächs dafür, dass der Patient eine *soziale Unterstützung* erfährt.

»Wer kümmert sich jetzt um Sie?«

Vereinbaren Sie ein neues Gespräch

Teilen Sie dem Patienten mit, warum Sie das tun.

»Es kann sein, dass Sie mit Ihren Angehörigen sprechen und das noch einmal für sich selbst durchdenken wollen.«
»Vielleicht treten Fragen auf, an die Sie jetzt noch gar nicht denken.«
»Es kann sein, dass diese Informationen Sie überrollen, so dass Sie etwas Zeit brauchen, um sich zu sammeln und neue Fragen zu stellen.«

Übersicht 10

> **Empfehlung für die Praxis**
> **Überbringen belastender Nachrichten**
>
> - *S wie Setup*: ungestörte Umgebung
> - *P wie Perception*: Den Patienten wahrnehmen
>   - Sich der Aufmerksamkeit und des Verstehens versichern
> - *I wie Invitation*
>   - Vorbereitend die zu besprechenden Themen benennen
>   - Erwartungen des Patienten klären
> - *K wie Knowledge* und Information
>   - Verständliche Sprache verwenden
>   - Auf das Schlimme langsam einstimmen: »Ich habe keine erleichternde Nachricht.«
>   - Mitgefühl ausdrücken: »Wir werden alles tun, damit…«
> - *E wie Emotionen*: Emotionen ansprechen
> - *S wie Strategy*
>   - Offenhalten der Perspektiven
>   - Auf die Metaphern achten, die Worte schaffen und gute Geschichten erzählen
>   - Nachfragen, was der Patient verstanden hat und wie er es interpretiert
>   - Das psychosoziale Helfersystem organisieren
>   - Ein Folgegespräch vereinbaren

6 Der ängstliche Beziehungsmodus

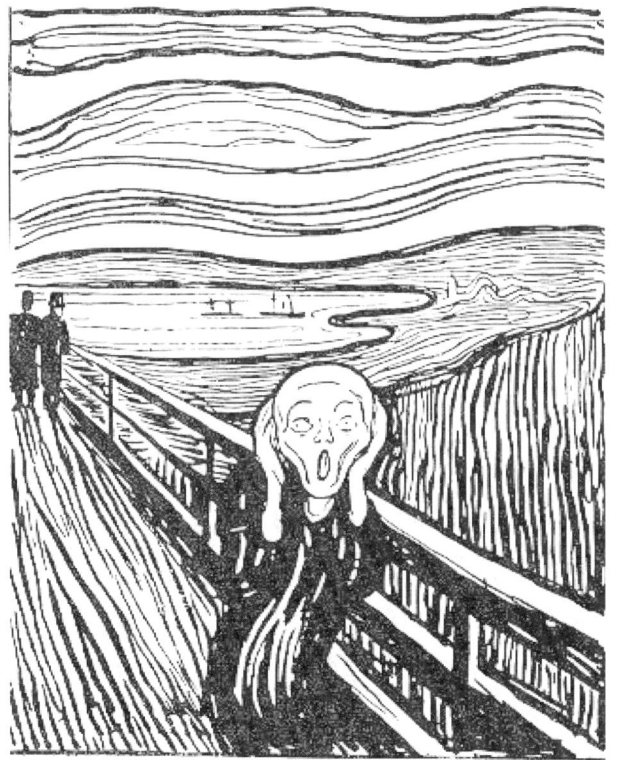

Abb. 6.1: Der Schrei – Edvard Munch

6.1 Phänomenologie des ängstlichen Beziehungsmodus

6.1.1 Körperliche Symptome der Angst

Angst gehört unausweichlich zur menschlichen Existenz wie auch unsere Versuche, sie zu bewältigen, anzunehmen oder ihr auszuweichen. Angst wie weitere Grundgefühle sind biologisch basiert (▶ Kap. 1.2.2). Sie sind interaktiv und eine wichtige Grundlage menschlicher Kommunikation. Sie spiegeln die momentane Gesamtsituation des Individuums wider. Gleichzeitig enthalten sie einen Handlungsentwurf, z. B. das Weglaufen aus der Gefahr (Ciompi 1997). Für unseren Kontext ist zunächst eines wichtig: Gefühle stehen immer in Resonanz mit dem Körper. An ihrer Herausbildung sind Informationen aus dem Körperinneren wesentlich beteiligt, und umgekehrt rufen sie körperliche Reaktionen hervor. Die körperlichen Symptome der Angst sind:

- Herzrasen
- Schneller Atem
- Schweißausbrüche
- Zittern
- Stuhl-/Harndrang
- Schwindel
- Erhöhte Muskelspannung und motorische Unruhe oder Starre

Diese Symptome sind sinnvoll für das Überleben. Denn phylogenetisch gehört der Mensch zu den Fluchttieren. Die vegetativen Äquivalente der Angst dienen dazu, ihn auf Flucht einzustellen und sie durch Erhöhung der Herzleistung und Verbesserung der Sauerstoffversorgung zu ermöglichen. *Angst beruht auf einem phylogenetischen Muster von Alarm und Flucht.* Zentrale Schaltstelle der Furchtreaktion sind Kerne der Amygdala und ihre Netzwerke mit dem Hippocampus. Ihre umfassende, das ganze Gehirn involvierende, neuronale Vernetzung vermittelt den affektiven Zustand, den wir Angst nennen. Die Netzwerke von Amygdala und Hippocampus benutzen die neuronale Stressreaktion, um über Hypothalamus, Hypophyse und Nebennieren sowie über den Hirnstamm die endokrinen, vegetativen und nervalen Reaktionen in Gang zu setzen, die die bekannten körperlichen Symptome der Angst zur Folge haben (▶ Kap. 1.2.3).

Angst hat also einen sehr gesunden Aspekt. Selbst die Angststarre erfüllt einen Zweck, sie ähnelt dem Totstellreflex von Fluchttieren: »Du brauchst mich nicht zu fressen, ich bin schon tot.« Die Grenze zwischen gesunder und krankhafter Angst ist fließend. Von krankhafter Angst kann gesprochen werden, wenn Auslöser der Ängste nicht allgemein nachvollziehbar und das Ausmaß der Angstreaktion in Stärke und Dauer unverhältnismäßig zum Auslöser sind. Gesunde und kranke Angst sind weder auf der Ebene der körperlichen Symptome noch in der Affektbeschreibung zu unterscheiden. Denn auch krankhafte Ängste bauen auf dem phylogenetischen Muster der Warnung vor Gefahr, Vermeidung der Gefahr und Flucht auf. Auch sie haben eine Alarmfunktion, nämlich das Ich aus der Gefahrenzone zu bringen. Die Gefahren in diesem Fall sind unbewusste, negative Affekte oder strukturelle Schwächen. Ständig versucht das Individuum, das, was ihn ängstigt und seine Fähigkeiten zu kontrollieren, in ein Gleichgewicht zu bringen. Misslingt dieser Balanceakt, wird Angst krankhaft. Weil gesunde wie krankhafte Angst denselben Mustern folgt, entstehen Möglichkeiten der Verwechslung. Weil zudem Angst immer Körperreaktionen einschließt, kann Angst biologische Folgen haben und den Körper verändern.

Auch andere basale, emotionale Systeme als das Furchtsystem scheinen mit dem Gefühl der Angst verbunden, wie zum Beispiel das Separation-Distress System, das Angst vor dem Verlassenwerden generiert. Es schließt nicht Flucht und Vermeidung, sondern die Suche nach Begleitung ein und vermittelt wahrscheinlich, was wir klinisch als Panikattacke bezeichnen.

6.1.2 Pathologische Angstreaktionen und Lernerfahrungen

Alle Gefühle sind durch Lernerfahrungen modifizierbar (▶ Kap. 1.2.2). Eine Form des Lernens ist die Konditionierung. Der Konditionierung liegt das universelle Prinzip unserer Synapsen zugrunde: Neurone, die gleichzeitig aktiv sind, verbinden sich durch Synapsen miteinander. Der Ort der Konditionierung scheint die Amygdala zu sein.

Nach Wiederholungen reagiert der Pawlow'sche Hund mit Sekretbildung, wenn er nur einen Glockenton hört. Das Sehen und Riechen von Nahrung ist gar nicht mehr erforderlich (klassische Konditionierung) und wird durch das Hören ersetzt. Viele Angstreaktionen können über diesen Vorgang der Konditionierung erklärt werden, z. B. krankhafte Angst, die auf bestimmte Situationen oder Gegenstände gerichtet ist (Phobien). »Beruhige Dich doch!« ist das Schlimmste, was einem Angstpatienten gesagt werden kann, denn in einem Willensakt ist die Angstreaktion nicht zu löschen. Zwar bestehen hemmende und aktivierende Schaltkreise auch zwischen Amygdala und präfrontalem Cortex. Doch die hemmenden, die Amygdala zügelnden Fasern sind schwächer ausgebildet als die Faserbündel, die umgekehrt den Einfluss der Amygdala auf das Stirnhirn garantieren. Aufgrund dieser ungleichen Gewichtung werden sich Angstreaktionen zunächst gegenüber willentlichem Vorsatz durchsetzen. Durch *Wiederholen* und Üben lässt sich dennoch eine *aktive Hemmung* aufbauen. Dies ist die Grundlage dafür, dass die dosierte Konfrontation mit der auslösenden Situation hilfreich für den Abbau der Angst davor ist. Dass Ängste nicht einfach ausradiert, sondern aktiv gehemmt werden, bestätigt die Beobachtung, dass in schwierigen Anpassungssituationen im Leben der Patienten die Angstgefühle wiederkehren, die man glaubt, bereits überwunden zu haben.

Ein *bewusstes* Angsterleben ist für den Ablauf der neuronalen Stressreaktion keine Bedingung. Manchmal ist einem Patienten nicht das Gefühl der Angst, sondern nur die körperliche Reaktion bewusst. Er bleibt emotional auffällig unbeteiligt. Auch die angstauslösenden Wahrnehmungen (Trigger) können unbewusst bleiben, aber dennoch wirken. Zum Beispiel entwickelte eine schwer traumatisierte Patientin während des stationären Aufenthaltes immer wieder Panikanfälle, weil der Psychotherapeut dasselbe Parfüm benutzte wie der frühere Täter. Häufige oder massive Furchtreaktionen können die Empfindlichkeit für spätere Furchtreaktionen erhöhen (▶ Kap. 1.2.3 Die Wirkung von chronischem Stress).

Zusammenfassung: Angst gehört unausweichlich zur menschlichen Existenz. Angst ist verbunden mit vegetativen und endokrinen Reaktionen, die von Amygdala und Hippocampus gesteuert werden und auf dem phylogenetischen Muster von Alarm und Flucht beruhen. Chronische Angst kann auf Dauer zu Organschäden an den Zielorganen der psychophysiologischen Stressreaktion führen. Die Angstreaktion kann ausgelöst werden, ohne dass das auslösende Ereignis dem Patienten bewusst sein muss und ohne die Beteiligung seiner Aufmerksamkeit. Angstreaktionen können konditioniert werden. Angst kann nicht in einem Willensakt gelöscht werden, doch durch Üben lässt sich eine aktive Hemmung aufbauen.

6.1.3 Wechselwirkungen zwischen Angst und körperlichen Krankheiten

Der primär somatisch tätige Arzt ist zunächst mit körperlichen Symptomen konfrontiert und soll entscheiden, ob krankhafte Angst oder eine Angst machende, körperliche Krankheit vorliegt. So können

1. eine Angststörung oder eine körperliche Krankheit vorliegen,
2. beides gleichzeitig,
3. eine somatische Erkrankung, die normale Angst auslöst, oder
4. eine Angststörung, die sich an körperlichen Symptomen festmacht.

Die Antwort ist nicht einfach, denn gesunde und pathologische Angst sind wie gesagt phänomenologisch nicht zu unterscheiden. Da Angst dieselben Symptome verursachen kann wie eine gleichzeitig bestehende, überwiegend körperliche Erkrankung, gibt es häufig Anlass zu Verwechslungen. Beispiele hierfür sind: Ist das Herzrasen Ausdruck von Herzrhythmusstörungen bei KHK oder Ausdruck einer ängstlichen Verarbeitung des Infarkts? Ist der retrosternale Druck Ausdruck einer Restenose oder Ausdruck ängstlicher Krankheitsverarbeitung? Handelt es sich um nächtliche Arousals bei unzureichend eingestelltem Schlaf-Apnoe-Syndrom oder um klaustrophobische Ängste, die durch die Maskenbeatmung bei ängstlichem Patienten aktiviert werden? Sind Schwindel und Schweißausbruch Ergebnis von Hypoglykämien, die einer anderen Insulineinstellung und einer besseren Schulung im Umgang mit Insulin bedürfen, oder sind die Symptome Ausdruck einer Panikstörung? Neben dem differentialdiagnostischen Wissen des Arztes kann die Berücksichtigung seiner Gefühle in der Interaktion die differentialdiagnostische Aufgabe erleichtern.

a) Die körperlichen Symptome der Angst können denen einer primär somatischen Krankheit ähneln; Angst kann daher eine körperliche Krankheit vortäuschen oder umgekehrt.

Folglich muss differentialdiagnostisch bei Vorliegen genannter Symptome an die Hyperthyreose, das Phäochromozytom, die Angina pectoris bei koronarer Herzkrankheit (KHK), somatisch bedingte Inkontinenz und neurologische Krankheitsbilder wie die Encephalitis disseminata gedacht werden. Das wird meist befolgt. Mehr noch, *körperliche Erkrankungen werden bevorzugt diagnostiziert, auch dann, wenn Ängste eine solche nur vortäuschen.* Dies ist eine Folge der Sorge und der Angst des Arztes, etwas übersehen zu können.

Bei nächtlichen Arousels mit Herzrasen geschieht das Umgekehrte. Es wird eher an eine Panikstörung gedacht als an eine schlafbezogene Atemstörung. Besonders dann, wenn auch tagsüber eine erhöhte Reizbarkeit besteht, die in diesem Fall auf den nächtlichen Sauerstoffmangel zurückgeführt werden kann.

b) Angststörung und körperliche Krankheit treten gleichzeitig auf

Es muss nicht immer ein entweder-oder sein, es kann auch vorkommen, dass beides gleichzeitig auftritt. Eine der vielfältigen Ursachen ist, dass Angst Krankheiten an den Zielorganen der Stressreaktion wie dem Herzen und den Gefäßen hervorrufen kann. Beleg dafür ist die durch schwere, emotionale Belastungen hervorgerufene Kardiomyopathie, ein weiterer, dass Arbeits- und Ehestress das Fortschreiten der Arteriosklerose in den Herzkranzgefäßen begünstigen. Weil Angst als Gefühl unbewusst bleiben kann und lediglich die Körperreaktionen wahrnehmbar sind, können Patienten sie als Symptome ihrer körperlichen Krankheit deuten. Sie können *nicht sagen*, dass sie Angst haben. Die Möglichkeiten der Verwechselung und auch der Wechselwirkungen werden beispielhaft dargestellt:

> Die Diarrhöen seiner chronisch entzündlichen Darmerkrankung dienten einem Patienten dazu, für ihn Unerträgliches zu meiden. In der Sprechstunde klagte der 60-jährige Patient mit chronischen entzündlicher Darmerkrankung, Morbus Crohn, immer wieder über Durchfälle in den Vormittagsstunden. Nach seinen Schilderungen hinderten Durchfälle ihn, das Haus zu verlassen oder in den Urlaub und in die Sonne zu fliegen, wo seine Frau so gerne hinwollte. Eine Erhöhung der Basismedikation änderte nichts an den Klagen. Hinter den Klagen verbargen sich eine Panikstörung und der mit der Angstkrankheit einhergehende soziale Rückzug. Folglich konnte mit noch so viel Erhöhung der medikamentösen Basistherapie des Morbus Crohn kein Erfolg errungen werden; zur Behebung der Durchfälle bedurfte es einer Behandlung der zugrundeliegenden Angstkrankheit.

c) Krankheiten lösen Ängste aus

Eine dritte Variante der komplexen Wechselwirkungen ist folgende: *Die körperliche Krankheit ist so schwerwiegend, das sie existentielle Angst macht.* Manchmal erscheint Angst völlig natürlich, wie bei sehr schwerwiegenden Krebserkrankungen oder Krankheiten mit völlig unsicherem Verlauf und Ausgang wie z. B. der Multiplen Sklerose. Dennoch sollte der Arzt sich nicht mit naheliegenden Erklärungen der Angst vor dieser Krankheit zufriedengeben, sondern nach früheren Ängsten fragen. Andernfalls unterbleibt möglicherweise Hilfe in schwerer emotionaler Not. Die Falldarstellung am Ende dieses Kapitels erläutert diese Variante.

Manchmal ist der Beginn einer körperlichen Erkrankung mit solch belastenden Erlebnissen von Hilflosigkeit und existentieller Bedrohung verbunden, das in der Folge Ängste und Panikanfälle bestehen bleiben und als posttraumatische Belastungsreaktion verstanden werden können. Aufenthalte auf Intensivstationen, das Erleben schwerer Schmerzzustände und das Warten auf den Notarzt, um nur einige Hinweise zu geben, können mit solchen Erfahrungen verbunden sein. Schwere Geburtsverläufe oder gar Totgeburten können in ähnlicher Weise traumatisierend wirken. Diese Zusammenhänge verweisen auf die Bedeutung, das subjektive Krankheitserleben anamnestisch zu erfassen.

d) Ängstliche Bewertung körperlicher Symptome

Angst kann sich an körperlichen Missempfindungen festmachen und diese ängstlich bewerten. Dies geschieht bei somatoformen Körperbeschwerden. Beispiele sind die Herzangststörung und die zunehmend häufiger auftretenden, umweltbezogenen Körperbeschwerden, die manchmal zu umfangreicher Suche nach Giften in der Wohnungsumgebung und nach Nahrungsmittelallergien führen. Somatoforme Körperbeschwerden werden an späterer Stelle ausführlich besprochen.

Übersicht 11

Unmittelbare Folgerungen aus den komplexen Wechselwirkungen

- Nicht vordergründigen Erklärungen folgen, die ein Ansprechen von Angst und deren mögliche Behandlung verunmöglichen
- Angststörungen als Differentialdiagnose mit einbeziehen
- Medizinische Diagnostik in ihrer Nebenwirkung auf Angst berücksichtigen
- Frühzeitiges Konsil durch Facharzt für Psychosomatik zur diagnostischen Klärung und Behandlungsplanung

6.1.4 Definierte Angstsyndrome und Schweregradeinteilung

Tab. 2: Definierte Angstsyndrome (nach Hoffmann 2008 und S3-Leitlinie Angststörungen)

Ungerichtete Ängste		Aufgreif-Fragen
Panikstörung	F41.0	Haben Sie plötzliche Anfälle, bei denen Sie unter Symptomen wie Herzrasen, Zittern, Schwitzen, Luftnot, Todesangst u. a. leiden?
Generalisierte Angststörung	F41.1	Fühlen Sie sich nervös und angespannt? Machen Sie sich häufig über Dinge mehr Sorgen als andere Menschen?
Gerichtete Ängste		
Phobien		
Agoraphobie	F40.0	Haben Sie in den folgenden Situationen Angst oder Beklemmungsgefühle: Menschenmengen, engen Räumen, öffentlichen Verkehrsmitteln? Vermeiden Sie solche Situationen aus Angst?
Soziale Phobie	F40.1	Haben Sie Angst in Situationen, in denen Sie befürchten, dass andere Leute negativ über Sie urteilen könnten, Ihr Aussehen kritisieren oder Ihr Verhalten als dumm, peinlich oder ungeschickt ansehen könnten?
Spezifische Phobien	F40.2	
Hypochondrie		Patienten leiden an der anhaltenden (zwanghaften bis wahnhaften) Befürchtung, ernsthaft krank zu sein. Das Böse und Bedrohliche wird in den eigenen Körper projeziert.
Umweltbezogene Körperängste		Hypochondrie und umweltbezogene Körperängste sind nicht Gegenstand der S3-Leitlinie *Angststörungen.*

Am Beginn des Angstanfalls kann eine körperliche Missempfindung stehen, z. B. ein Schwindel und Unsicherheitsgefühl, vielleicht verursacht durch eine vagovasale Synkope oder eine Hypoglykämie. Dieses Symptom wird nun ängstlich bewertet und ein »Aufschaukelungsprozess« in Gang gesetzt. Die Angst verstärkt die körperlichen Symptome, die der Patient zunächst wahrgenommen hat, und die wahrgenommenen körperlichen Symptome verstärken die Angst. Diese Angstspirale endet im Angstanfall, der mit dem Gefühl der extremen Hilflosigkeit und Todesangst einhergeht. Wenn Patienten diesen Angstanfall beschreiben, sehen sie sich z. B. hilflos am Boden liegend. In der Folge können die Patienten Angst

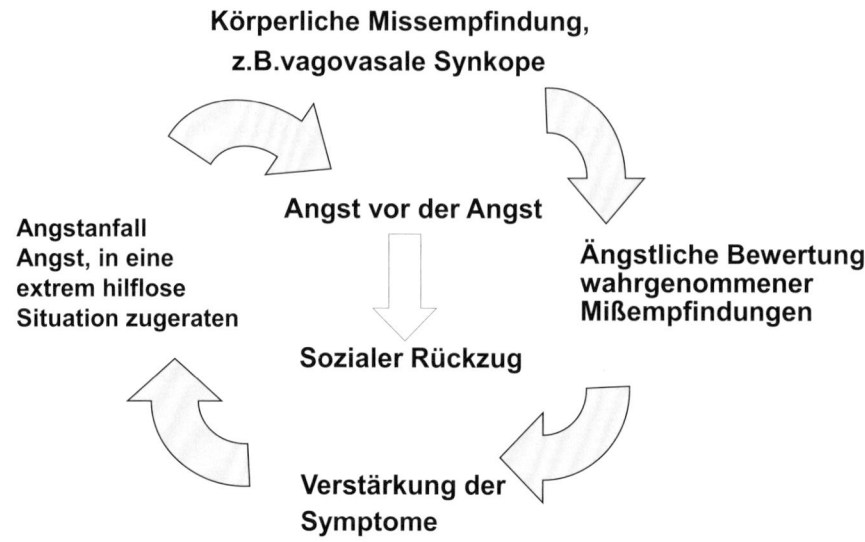

Abb. 6.2: Der Teufelskreis des Angstanfalls – die Panikattacke

entwickeln, einen erneuten Angstanfall zu bekommen und vermeiden die Situation, in der er auftrat. Sie verlassen nicht mehr die Wohnung und ziehen sich vom sozialen Leben zurück. Es besteht eine Angst vor der Angst. Die Panikstörung ist quasi eine Angstphobie (Mentzos 2000). Eine besondere Form ist die Herzphobie oder autonome Funktionsstörung des kardiovaskulären Systems. Das Herz scheint in besonderer Weise die Angst vor dem Verlust der physischen Existenz zu symbolisieren, denn es ist ein Endorgan des sympathischen Nervensystems und Zielorgan der Stresshormone. Vermittelt durch diese physiologischen Prozesse und damit verbundenen Prozesse der Symbolbildung tritt nun an die Stelle der Angst, die eigene Existenz zu verlieren, die Angst vor dem Herzstillstand (► Kap. 13.3).

Panikanfälle können durch drohende Verluste ausgelöst werden, die die Nähe zu stabilisierenden Personen gefährden. Panikanfälle sind immer selbstlimitierend und dauern in der Regel nicht länger als 30 Minuten.

Phobien

Umschriebene Ängste vor bestimmten Situationen werden Phobien genannt. Zu diesen Ängsten vor Situationen zählen die Angst vor dem Alleinsein, die Angst in geschlossenen Räumen (Klaustrophobie), die Angst auf offenen Plätzen, die Angst, das eigene Haus zu verlassen und sich in Menschenmengen zu begeben (Agoraphobie), die Angst vor Menschen in Gruppen (soziale Phobie) oder isolierte Ängste wie die vor Tieren. In der Kinderheilkunde kann sich die soziale Phobie als Schulangst und Schulverweigerung zeigen. Die Entstehung von Phobien wird in kognitiven Modellen über den Vorgang der Konditionierung erklärt. Nach psychoanalytischer Theorie entstehen sie aus einem Abwehrvorgang, der Verschiebung genannt wird.

Gefährliche Vorstellungen, die Angst erzeugen, werden verdrängt und anstelle der ursprünglichen Angst wird eine äußere Situation gesetzt, die leichter vermieden werden kann. Über Brücken muss man nicht gehen und mit Höhenangst wird man nicht Dachdecker. Die Höhenangst eines Patienten wurde erst zu seinem Problem, als seine Chefs in die oberen lichtdurchfluteten Stockwerke zogen, er zu Besprechungen zu ihnen hinaufmusste und schließlich arbeitsunfähig wurde. In seinem Falle ergänzten sich Höhenangst und Angst vor möglichen Konflikten mit seinen Chefs.

Nach dem Traumamodell können sensorische Inputs wie zum Beispiel der Geruch im obigen Beispiel als Trigger phobische Reaktionen auslösen, weil bedrohliche Belastungen als fragmentierte Erinnerung ohne Kontext abgespeichert wurden.

Schweregradeinteilung

Hilfreich zur Abschätzung des Schweregrades von Ängsten können folgende Kriterien sein:

- Erhebliche Beeinträchtigung der sozialen Teilhabe sowie der Arbeits- und Erwerbsfähigkeit,
- Komorbide psychische Störungen,
- Suizidalität,
- zahlreiche, körperliche Beschwerden.

Um das Ausmaß der Ängste zu klären, haben sich u. a. folgende Fragen bewährt:

»Haben Sie noch weitere Ängste oder machen Sie sich ständig Sorgen?«
»Haben Sie das Gefühl, dies nicht unter Kontrolle zu haben?«
»Hat sich Ihr Alltagsleben dadurch verändert?«
»Haben Sie in letzter Zeit daran denken müssen, nicht mehr leben zu wollen?«

(Bei weiteren Fragen zur Epidemiologie, Differentialdiagnose und Therapie sei auf die AWMF S3-Leitlinie Angststörungen 2015 und die Praxisempfehlungen der Deutschen Gesellschaft für Allgemeinmedizin zur Hausärztlichen Behandlung von Patienten mit Angst verwiesen.)

6.2 Psychodynamik des ängstlichen Beziehungsmodus

Bei den Angstphänomenen geht es um das Thema der *Bedrohung der Selbstexistenz* und Abwehr und Ausweichen dieser Bedrohung (Mentzos 2000). Verschiedene psychodynamische Modelle betonen unterschiedliche Gründe zur Erklärung der *Herkunft der Angstphänomene* auch aus der historischen Entwicklung her. Den phylogenetischen Pfaden folgend hat Angst auch für die Bedrohung von innen eine Signalfunktion (Signalangsttheorie nach Freud) und wird als pathologische Angst sichtbar, wenn ihre Bewältigung zusammenbricht. Die Bedrohung können eigene unbewusste Wünsche und negative Gefühle sein. Unbewusste *Konflikte* sind die Quelle der Angst und die Angst ist gleichzeitig das Motiv für Maßnahmen, sie abzuwehren. *Schwächen der eigenen Persönlichkeit* können die Quelle der Bedrohung sein. *Bindungsverluste*, reale oder befürchtete, sind Angstquelle, weil keine Bindungssicherheit in früher Kindheit erworben werden konnte (Hoffmann 2008). Der *Umgang mit dem Angstaffekt* kann zum Beispiel vermeidend, durch Verschiebung auf ein anderes Objekt, oder durch Rationalisierung und in rituellen Handlungen erfolgen, und in der Gestaltung zu Beziehungen zu anderen bewältigt werden.

Im Folgenden wird auf die Bedeutung der Bindungserfahrungen in der frühen Kindheit als entscheidender Moderator für die Verarbeitung von Ängsten eingegangen. *Die frühen Bindungserfahrungen moderieren die Verarbeitung aller in der Lebensentwicklung auftretenden, mit der Reifung verbundenen Konflikte und damit einhergehenden Ängsten.* Das Bedürfnis nach Sicherheit der Existenz und die damit verbundene Flucht vor Gefahren ist eines der frühen biologisch begründeten Motivationssysteme (Ainsworth 1973; Bowlby 1973; Panksepp 1998). Der Sicherung dieses Systems dient die Angst. Zur Existenzsicherung benötigen der Säugling und das Kleinkind Bezugspersonen. Wenn er von *Vernichtungsängsten und Verlorenheitsgefühlen* überflutet wird und dann in der Nacht schreit, braucht er die Mutter oder den Vater, der kommt und ihn beruhigt. Mit der Zeit gelingt es dem Säugling, sich selbst zu beruhigen. Dieser Prozess der Internalisierung der Elternfiguren findet nicht statt, wenn die Eltern oder vergleichbare Bezugspersonen nicht da sind oder diese beruhigenden Funktionen nicht wahrnehmen können. Die Ursachen dafür sind vielfältig: Früher Tod eines oder beider Eltern, durch psychiatrische oder somatische Krankheiten gehindert oder abwesend, das Kleinkind war selbst im Krankenhaus oder wurde früher gar von den Eltern bewusst isoliert, insbesondere Verletzung der körperlichen Integrität durch Traumata. Die *Folgen nicht internalisierter, Sicherheit gebender Bindungspersonen* sind für das Individuum weitreichend: Es bleibt eine *existenzielle Unsicherheit*, der auch eine erhöhte neurophysiologische Erregbarkeit entspricht (▶ Kap. 1.2.3 und Kap. 2). Im weiteren Leben zeigt sich diese existenzielle Unsicherheit in erhöhter Verletzlichkeit bei allen Entwicklungsschritten. Besonders deutlich kann diese während der Schwangerschaft/Geburt werden. Jeder Reifungsschritt des Menschen ist mit Angst vor dem Neuen und dem Verlassen des Alten verbunden. In einer normalen Entwicklung werden mit dem Erwerb von mehr Fähigkeiten die Vernichtungs- und Verlustängste des Säuglings abgelöst von Trennungsängsten und noch später von der Angst, die Liebe der Eltern zu verlieren. Diese Angst kann begleitet werden von einer Angst vor Strafe. Wenn es gelingt, die Forderungen der Eltern und soziale Regeln zu den eigenen zu machen, erscheint Angst als Gewissensangst. Die Verarbeitung all dieser mit Angst einhergehenden Konflikte gelingt dem durch existenzielle Unsicherheit geprägten Menschen nicht oder nur schwer.

In seinem *späteren Beziehungsverhalten* wird ein solcher Mensch seine Unsicherheit zu *kompensieren* suchen. Er wird immer die Gebundenheit an andere für die

Existenz seines Selbst betonen und eine Entwicklung eigener Bestrebungen hintenanstellen. Das Leben bleibt auf den wichtigen anderen zugeschnitten, weil sein vorgestellter Verlust nicht überlebt werden würde. Für alle Menschen haben Bindung und Beziehung auf der einen und eigenständige Entwicklung auf der anderen Seite eine existenzielle Bedeutung und müssen im Laufe der Entwicklungsstufen des Lebens in ein immer wieder neues Gleichgewicht gebracht werden. Wenn es nicht gelingt, haltende Elternfiguren zu einem inneren, verfügbaren Bild zu machen (internalisieren), entsteht ein lebenslanger *Konflikt zwischen Abhängigkeit auf der einen und Wunsch nach Autonomie auf der anderen Seite*, dessen Gleichgewicht zugunsten der Abhängigkeit verschoben ist. Er wird immer aktiviert, wenn Entwicklungsschritte zu größerer Autonomie anstehen oder Verluste wichtiger Bezugspersonen drohen. Sie bleiben lange im eigenen Elternhaus und verlassen dieses frühestens mit der Heirat. Sie werden sich immer an Sicherheit gebende Menschen binden, die sie steuern.

Manche Menschen verarbeiten ihre Angst vor dem Verlust des sicherheitgebenden Objekts kontraphobisch. Sie leugnen, dass sie überhaupt Nähe und Bindung brauchen und haben geradezu Angst vor Nähe.

Ergänzend zum Beziehungsverhalten sehen sich ängstliche Menschen auf der Ebene des *Selbstbildes als schwach* und hilflos ohne Einfluss und Kontrolle auf das Geschehen. Es überrascht nicht, dass sie Konflikte und Streit vermeiden. Auch wenn sie sich allein, hilflos, schwach und in ihrer existenziellen Sicherheit bedroht fühlen, sollte man sich hüten, ihre *Wut* zu vernachlässigen. Diese Wut ist nachvollziehbar, denn sie beruht auf dem erzwungenen Verzicht auf eigenständige Entwicklung zugunsten von Sicherheit gebender Bindung. (Diese Wut spüren z. B. Ärzte manchmal in der Gegenübertragung als Gefühl der Abwehr aufdringlicher Wünsche nach Nähe.)

Angstmachendes Verhalten im Elternhaus kann erlernt werden

Ängstliches Verhalten kann in der Familie erlernt werden. Werden Konflikte eines Kindes in der Schule und mit Gleichaltrigen immer mit dem Gang zum Arzt beantwortet, weil das Kind seinen Konflikt »Bauchschmerz« nennt, wird es auch in Zukunft Konflikte mit dem Gang zum Arzt und Einnahme von Tabletten bewältigen wollen. Durch eine sehr ängstliche Mutter, die das Kind eng an sich bindet, werden Autonomiebestrebungen des Kindes verhindert.

> Bei einer Patientin tritt Angst erstmals nach Auftreten eines Mammakarzinoms auf mit schwerwiegenden, das Leben beeinträchtigenden Panikattacken. Schon die Mutter der Patientin leidet seit Jahrzehnten an einer Panikstörung und an Befürchtungen, schwer zu erkranken und bald zu sterben. Bei der Mutter hat die Angst vor der Angst zum sozialen Rückzug geführt. Sie hat nie den Führerschein gemacht, überlässt alles dem Ehemann, fährt nicht Bus noch Bahn. Sie klammert sich an die Tochter, die schließlich die einzige Verbindung nach draußen wird. Die Tochter lernt die Angst vor den Gefahren des Lebens und des Körpers und gleichzeitig verknüpfte sich ein Schuldgefühl mit Bestrebungen eigener Autonomie: »Verfolge ich meine Interessen, dann gefährde ich das Leben meiner Mutter«. Die Autonomieentwicklung der Tochter, der Patientin, wurde unter-

bunden durch die Folgen des Kriegsschicksals im Leben ihrer Mutter. Sie, die Mutter, war ein Kriegskind, hatte ihren Vater nie kennen gelernt und war von der eigenen Mutter in ein Heim gegeben worden. Die eigene existenzielle Verunsicherung gab sie an die Tochter weiter.

Übersicht 12

Die Psychodynamik des ängstlichen Beziehungsmodus

- *Keine Verinnerlichung beruhigender, haltgebender Elternfiguren*
  Frühkindliche Ängste konnten nicht beruhigt werden durch Internalisierung beruhigender Eltern
- *Existenzielle Unsicherheit entmutigt bei allen Reifungsschritten*
- *Suche nach Nähe in verschmelzenden Beziehungen*
- *Angewiesensein auf Personen, die das Selbst stabilisieren und steuernd eingreifen oder übersteigerter Kampf um Eigenständigkeit*
- *Gleichzeitig bestehende Wut über eigene Abhängigkeit*
- Trennung und Verluste lösen Angstsymptome aus

6.3 Das dysfunktionale, ängstliche Beziehungsmuster in der Arzt-Patient-Beziehung

Der gewonnene Einblick in die Dynamik des ängstlichen Beziehungsverhaltens hilft jetzt, dass Verhalten der ängstlichen Kranken zum Arzt zu verstehen, aber auch umgekehrt das Verhalten des Arztes besser reflektieren zu können. Je vernichtender und diffuser die Ängste seitens des Patienten erlebt werden, umso mehr ist die stabilisierende, erneut die Eltern ersetzende, Nähe gebende Funktion des Arztes gefragt. Das Verhalten der ängstlichen Patienten ist gekennzeichnet durch:

a) anklammernde Nähewünsche,
b) ängstliche Fokussierung der Aufmerksamkeit auf die Symptome und Vermeidungsverhalten,
c) Katastrophisieren,
d) Wut über gesetzte Grenzen.

a) Anklammernde Nähewünsche

Wie sie in allen Beziehungen Halt suchen, suchen ängstliche Patienten auch beim Arzt die beruhigende, stabilisierende Beziehungsfigur. Wie Kleinkinder wünschen, dass die Eltern immer da sind, so wünschen sich diese Kranken, dass der Arzt zu jeder Zeit

6.3 Das dysfunktionale, ängstliche Beziehungsmuster in der Arzt-Patient-Beziehung

verfügbar ist. Wenn die Ängste sie überfallen, rufen sie daher nachts zum Hausbesuch. Sie fliehen zu den Notfallambulanzen, insbesondere in die Kardiologie. Viele Notarzteinsätze sind bedingt durch den Wunsch nach Nähe und Beruhigung. Ein Ort großer Sicherheit ist das Krankenhaus, weil dort immer Ärzte sind. Folglich drängen ängstliche Patienten auf Einweisung ins Krankenhaus oder wollen, wenn sie bereits dort sind, ihre Entlassung hinausschieben. Das Verlassen der Intensivstation nach Herzinfarkt, die eine ständige Überwachung sicherte, macht ihnen Angst anstatt Freude über den Fortschritt in Richtung Besserung. Weitere Situationen, die ihr anklammerndes Verhalten zeigen, sind solche in der ärztlichen Sprechstunde. Sie kommen häufig in die Sprechstunde und darüber hinaus zu unangebrachter Zeit außerhalb der Terminvorgaben der Praxis: »Ich muss Sie unbedingt noch mal sprechen!«

Wie werden *Ärzte reagieren*? Irgendwann wird ihnen das ängstlich anklammernde Verhalten *lästig*. Eine Zeitlang vielleicht treibt den Arzt die Angst an, dass er doch einmal etwas übersehen könnte. Zusätzlich fürchtet er juristische Verwicklungen, die auf jeden Fall das Letzte sind, was er noch ertragen könnte. Folglich werden die *Grenzsetzungen des Arztes* gegenüber seinem Patienten *schwankend*, mal ja mal nein, mal gibt er nach, dann ist er wieder streng. Schließlich ist der Patient für ihn nur noch lästig. In Analogie bekommen die Patienten das Empfinden, abgespeist zu werden: »Na, Sie schon wieder!« Auch dazu ein Beispiel:

Über Jahre kommt fast jede Nacht eine ältere Frau in die Notfallambulanz des Krankenhauses. Sie benötigt das EKG wie einen Ritus zum Einschlafen. Es wird ein EKG geschrieben. Der Arzt wird mittlerweile gar nicht oder nur noch selten aus dem Bett geholt, und die Patientin geht demütig wieder nach Hause.

b) Vermeidungsverhalten

Neben dem anklammernden Nähesuchen kann der Arzt auch ein *Vermeidungsverhalten* der ängstlichen Patienten beobachten, das manchmal viel Phantasie zeigt. Alle ängstlich gestimmten Patienten entwickeln mehr oder weniger ein solches Verhalten, denn sie besitzen alle ein von Unsicherheit bestimmtes Selbstbild. Ein betont vermeidendes Verhalten zeigen diejenigen, die negativen Gefühlen und Konflikten aus dem Weg gehen wollen. Weil sie sich nichts zutrauen oder Wut nicht ertragen, können sie Streit und Konflikte nicht aushalten und drängen deshalb auf Entlastung. Körperliche Symptome werden unbewusst zu diesem Zweck benutzt. Entstehen die Konflikte am Arbeitsplatz, wenden sie sich z. B. mit Rückenschmerzen an den Arzt, um nicht an den Arbeitsplatz zurückkehren zu müssen. Wenn der Arzt nun über einen längeren Zeitraum krankschreibt, vermeiden beide, der Patient den Konflikt mit Kollegen und Chefs, der Arzt seinerseits den Konflikt mit dem Patienten. Aus einem akuten Rückenschmerz kann dann ein chronischer Schmerz werden. Weitere Varianten des Vermeidungsverhaltens lassen sich beschreiben. Eine ist die Vorstellung von Besserung durch Schonung, die die Chronifizierung von Schmerzen unterstützt wie an anderer Stelle noch ausführlich beschrieben werden wird. Eine weitere Variante ist, keine klärende Diagnostik zuzulassen und lieber die Unsicherheit in Kauf zu nehmen als eine Konfrontation mit der Wirklichkeit: »Ich will es gar nicht wissen!« Auch hier kann nur durch Ansprechen der Angst ihre Verstärkung verhindert werden.

Arzt: »Ich sehe, dass Sie vor lauter Angst vor dem Ergebnis lieber nicht hinsehen wollen. Das kann ich gut verstehen, aber ich kann Ihnen aus meiner Erfahrung versichern, dass solches Verhalten die Angst schlimmer machen wird.«

c) Katastrophisieren und die Angst des Arztes, etwas zu übersehen

Wie das Beziehungsverhalten zum Arzt sind auch die Auffassung von Krankheit und das damit verbundene *Krankheitsverhalten ängstlich* geprägt und beeinflussen nun wieder das diagnostische Verhalten des Arztes. Die ängstlichen Patienten sehen die Krankheit als einen *übermächtigen Feind und eine existenzielle Bedrohung*. Sie katatrophisieren den Verlauf von Krankheiten und erstarren in ängstlicher Erwartung: »Das wird bestimmt schlimm ausgehen!« Sie fokussieren ihre Aufmerksamkeit auf ängstliche Symptombeobachtung, drängen auf wiederholte organmedizinische Abklärung und wünschen nicht gerechtfertigte Kontrolluntersuchungen wie wiederholte EKGs, Koronarangiographien, Magnetresonanztomographien MRT. In welche Verstrickungen mit seinem Patienten kann der Arzt nun geraten? Angst z. B. vor Fehlern und Versagen ist grundsätzlich ein wichtiges Gefühl im beruflichen Alltag des Arztes. Er kann seinerseits durch Drohungen das Katastrophendenken verstärken und das Bild vom übermächtigen Feind festigen: »Wenn Sie so weitermachen, wird das böse enden! Wehe, wehe, wenn ich auf das Ende sehe!« Damit nimmt er dem Patienten den Mut zu Änderungen, den er eigentlich herausfordern wollte. Symptomverstärkend wirkt er auch, wenn er mit Protokollen zur Blutdruckmessung und anderen Symptomerfassungsprotokollen und Schmerztagebüchern den ängstlichen Patienten noch dazu anleitet, sich selbst aufmerksam zu beobachten. Dasselbe Ergebnis hat auch zu viel technische Diagnostik, die vergleichbar die Aufmerksamkeit auf die Symptome lenkt und verstärkt. Zudem ist technische Diagnostik teuer und kann Nebenwirkungen haben. Vor allem wird die Diagnose einer Erkrankung, nämlich die einer Angstkrankheit, verhindert oder der Zeitpunkt ihrer Diagnosestellung hinausgeschoben. Die Frage lautet: Wie viel Diagnostik ist nötig? Die Antwort an den Arzt wäre: Machen Sie so viel Diagnostik, bis Sie selber sicher sind. Doch keine Diagnostik zur Beruhigung des Patienten! Die Angst des Arztes, etwas zu übersehen, ist auch die übertragene Angst des Patienten, die den Arzt dazu veranlasst, zur wiederholten Koronarangiographie, zur erneuten Koloskopie, Mammographie oder Ultraschalluntersuchung zu überweisen und viele weitere Maßnahmen, die durch Leitlinien und durch die Nachsorgerichtlinien nicht gedeckt sind, zu veranlassen. Wenn er die eigene Angst selbstbeobachtend wahrnehmen würde, würde es ihn vor diesen Fehlern schützen. Eine praktikable *Richtschnur für das Ausmaß der Diagnostik* ist neben den medizinischen Leitlinien, dass *der Arzt selbst sicher sein soll*, denn anders kann er dem Patienten keine Sicherheit vermitteln und ihn überzeugen, dass der Patient sein vermeidendes Verhalten aufgeben soll. Diese Diagnostik sollte möglichst am Beginn der Behandlung stehen, damit nicht ein schrittweises Nachgeben den Patienten an der Kompetenz seines Arztes zweifeln lässt.

»Arzt: Ich verstehe, dass Sie viel Sicherheit suchen und angesichts vieler Infos hin- und hergerissen sind. Aber ich bin völlig überzeugt, dass die bereits vorliegenden Ergebnisse alle notwendige Sicherheit geben. Ich mache mir Sorgen, dass eine weitere Diagnostik Ihnen schaden könnte.«

Bei Unsicherheit in der Bewertung somatischer Phänomene tendiert mancher Arzt eher zur somatischen Diagnose. Dennoch ist das Ansprechen der möglichen Angst in jedem Fall hilfreich und nur vermeintlich schwieriger. Hier ein illustrierendes Beispiel, bei dem das Schwindelgefühl einer ängstlichen Patientin als Encephalitis disseminata gedeutet wird:

Eine 42-jährige Patientin mit vorbestehender Angstkrankheit wendet sich wegen Schwindelgefühlen an ihren Arzt, der eine Computertomographie veranlasst. Radiologisch wird der Verdacht einer Encephalitis disseminata geäußert. Die Patientin reagiert mit der Befürchtung, schwer krank zu werden und beobachtet sich deshalb ständig. Die Fokussierung auf die Symptome der vermuteten Krankheit verstärkt ihre Beschwerden und stützt ihre Auffassung, mit Sicherheit an der zunächst vermuteten Encephalitis erkrankt zu sein. Weitere diagnostische Untersuchungen vermeidet sie aus Angst vor der Unwiderruflichkeit eines vielleicht positiven Ergebnisses. Erst das Ansprechen der Angst ermöglicht eine klärende Diagnostik, die in diesem Fall eine Encephalitis disseminata nicht bestätigt hat.

d) Die Wut ängstlicher Patienten

Verhält sich der Arzt nicht wie ein nachgiebiger Elternteil, ruft dessen Grenzen-Setzen Ärger beim Patienten hervor. »Warum schreibt er mich nicht krank? Warum kann ich nicht in der Klinik bleiben? Er unterschätzt, wie krank ich bin!«, sind die Gedanken des Patienten. Wenn der Arzt auf der sachlichen Ebene seine Argumente entkräften will, beginnt ein endloses Feilschen um die Bewertung der Symptome. Die dahinterliegenden Konflikte anzusprechen, verspricht größeren Erfolg. Ein Patient beispielsweise, der nach einem Infarkt die Reha-Klinik nicht verlassen will, fürchtet die Belastungen am Arbeitsplatz und insbesondere seinen anspruchsvollen, rücksichtslosen Chef. Diese Furcht ist durch ein Belastungs-EKG, so positiv es auch ausfallen mag, nicht aus der Welt zu schaffen. Anstatt mit dem Patienten über den Sinn weiterer Diagnostik zu streiten, kann diese Furcht gemeinsam benannt werden, wodurch sich die Möglichkeit einer Lösung eröffnet.

Die Wut des ängstlichen Patienten über den Arzt, der seinen Forderungen nicht nachkommt, kann den Arzt fürchten lassen, von diesem Patienten *verlassen zu werden*. Diese Trennungsangst ist Teil der übertragenen Patientenängste. Meistens sind ängstliche Patienten treue Patienten und verlassen den Arzt nicht wegen leichter Kränkungen, wie es bei anderen Patienten zu beobachten ist. Im Gegenteil, sie lassen vieles über sich ergehen, weil es ihnen um ihre Sicherheit und nicht um ihren Selbstwert geht.

Spielräume, um dem Verlangen nach mehr Diagnostik und medizinischen Leistungen nachzugeben, werden durch die knapper werdenden Ressourcen im Gesundheitswesen und pauschalisierten Bezahlung anstelle der Einzelleistung enger. Es ist leicht einzusehen, dass diese Rahmenbedingungen mehr Wut in die Beziehung zum Arzt bringen. Problematisch sind in diesem Zusammenhang Igel-Leistungen, also Leistungen, die nicht oder nicht mehr von den gesetzlichen Versicherungen getragen werden. Ängstliche Patienten werden eher dazu neigen, Igel-Leistungen in Diagnostik und Prävention zu suchen und anzunehmen. Sie werden eher bereit sein, *für das Gefühl der Sicherheit* und des Behütetseins *Geld auszugeben*. Den Ärzten hingegen bieten diese zusätzlichen Igel-Leistungen eine Möglichkeit, emotionales Erleben ihrer Patienten nicht anzusprechen oder aufzuschieben. Daher erscheint es als ein ethisches Gebot, im Zusammenhang des Angebots zusätzlicher Igel-Leistung die emotionale Ebene in der Arzt-Patient-Beziehung zu reflektieren.

Ängstliche Verstrickungen in der Arzt-Patient-Beziehung

Zusammenfassend lassen sich die ärztlichen Gefühle und ängstlichen Verstrickungen mit dem Patienten wie folgt beschreiben:

a) Anklammernde Beziehungswünsche des Patienten werden irgendwann lästig oder toleriert, weil sie der eigenen Bedeutung schmeicheln.
b) Mit dem Vermeidungsverhalten seines Patienten identifiziert sich der Arzt, um seinerseits Konflikten und eigenen Ängsten aus dem Weg zu gehen.
c) Die Angst, etwas zu übersehen und Fehler zu machen, führt zu übertriebener, technischer Diagnostik und zur Vermeidung, Angst anzusprechen.
d) Der Ärger des Patienten lässt den Arzt befürchten, vom Patienten verlassen zu werden. Er gibt seinen Wünschen nach.

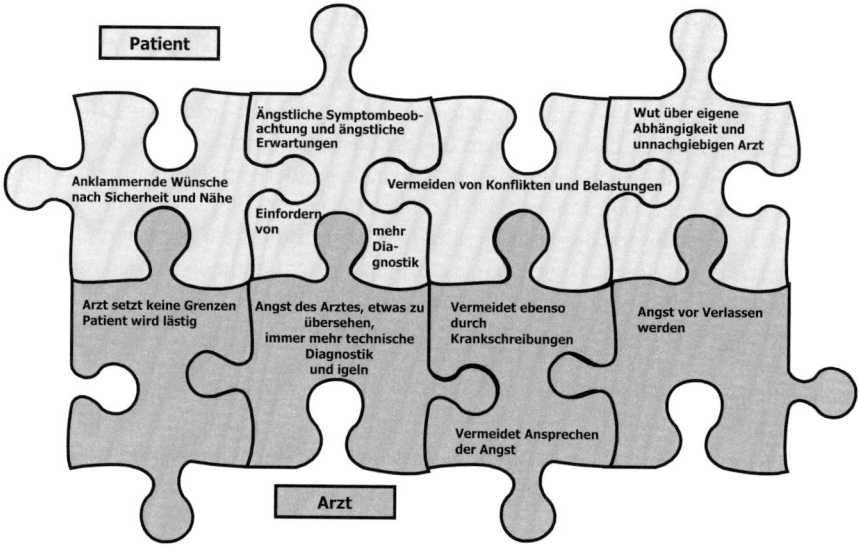

Abb. 6.3: Das dysfunktionale, ängstliche Beziehungsmuster in der Arzt-Patient-Beziehung

6.4 Umgang mit dem ängstlichen Beziehungsmodus in der psychosomatischen Grundversorgung

Ziel ist, Patienten mit Angst bei allen Beratungsanlässen Sicherheit zu geben und ihre Lebensqualität zu erhöhen, den Verlauf chronischer Krankheiten und somatoformer Körperbeschwerden positiv zu beeinflussen, Wege in die Sucht zu verhindern und relevante Angststörungen oder Rezidive frühzeitig zu erkennen oder ihnen vorzubeugen.

Stabilisieren und beruhigen – Halt geben

Dies kann der Arzt aufgrund seiner suggestiven Kraft als Experte und guter Vater oder Mutter. »Ich bin für Sie da – nicht zu jeder Zeit, aber dennoch verlässlich.« Dies kann er allein durch den strukturellen Rahmen seiner Tätigkeit vermitteln (Notfallbereitschaft, Hausbesuche, Sprechstundenzeiten, Zugang für alle). Besonders wichtig ist die beruhigende Wirkung, die von einer gründlichen körperlichen Untersuchung mit den Sinnen des Arztes ausgeht. Da der Arzt über institutionelle Macht verfügt, kann er Entlastung bereitstellen (Arbeitsunfähigkeiten, soziale Hilfen, Reha-Maßnahmen), um Raum und Zeit für die Wiedergewinnung von Selbstkontrolle zu schaffen.

Besonders ein ängstlicher Patient ist für suggestive Worte empfänglich, für positive wie negative. Deshalb sollte der Arzt *auf eine katastrophisierende Darstellung* der Befunde und des Krankheitsausgangs als Erziehungsmethode *verzichten*. Andernfalls kann er eine ängstliche Krankheitsverarbeitung in Gang setzen. Denken Sie als Arzt daran, welche Bilder Sie in ihrem Patienten durch eine Äußerung entstehen lassen wie: »Ihre Wirbelsäule ist eine einzige Ruine!«. Äußerungen wie: »Sie brauchen keine Angst zu haben!« erreichen die gegenteilige Wirkung. Auch beiläufig gemachte Äußerungen z. B. in Aufklärungsgesprächen wie »Der Tumor zerfrisst…Die zweite Behandlung wird *meistens schlimmer*. Haben Sie *auch schon* solche Beschwerden wie Haarausfall…?« wirken negativ suggestiv

Stattdessen kann der Arzt seinem Patienten helfen, seine *Ängste zu Ende zu denken*, und die Realität einer Prüfung zu unterziehen.

»Arzt: Sie fallen dann um in Ihrer Vorstellung. Was passiert dann? Was ist daran so schlimm?«
»Sie gehen jetzt ins Krankenhaus. Was geschieht dann in Ihrer Vorstellung?«

Immer wieder bestätigen Patienten, wie hilfreich es für sie ist, zu erfahren, dass andere auch Angst kennen und die eigenen Ängste anscheinend nichts Besonderes sind. Darauf kann der Arzt auch hilfreich hinweisen.

»Was Sie erlebt haben, ist ganz typisch! Vielen anderen geht es so wie Ihnen. In meiner ärztlichen Tätigkeit habe ich das schon sehr oft erlebt.«
»Es ist immer so, dass jeder Angstanfall auch von ganz allein zu Ende geht.«

Die Selbstständigkeit und Selbstkontrolle des Patienten fördern

Verhalten Sie sich wie ein guter Vater oder eine gute Mutter, die die Bestrebungen ihrer Kinder nach Autonomie fördern und nicht unterdrücken. Dies hat auch Auswirkungen auf medizinische Maßnahmen: Eher Tabletten einsetzen als Spritzen, die den Patienten wieder an das medizinische System binden, eher ambulante Maßnahmen einleiten als stationär einweisen. Man kann dem Patienten, der an seiner Angst vor der Angst leidet, eine Tablette eines Beta-Blockers und eines Benzodiazepins mit dem Hinweis geben, dass dies den nächsten Panikanfall mit Sicherheit beenden wird. Er sei dann nicht auf den Notarzt oder den nächtlichen Hausbesuch angewiesen. Diese beiden Tabletten sollte er in Alufolie gewickelt immer bei sich haben. Sie wirken wie ein »Übergangsobjekt«. Es hilft ihm, sich von der »Mutter/Vater« im übertragenen Sinne zu entfernen – wie ein Kleinkind dies auch besser bewerkstelligen kann, wenn ein Tuch oder ein Püppchen nahe bei ihm ist. Die meisten Patienten brauchen diese Tabletten nie. Es reicht zu wissen, dass sie mit ihrer Hilfe Ängste kontrollieren könnten und ihnen nicht hilflos ausgesetzt sind.

Fokussierung auf ängstliche Beobachtung der Symptome vermeiden

Tagebücher zum Schmerzerleben und Protokolle z. B. über den Blutdruck leiten den ängstlichen Patienten an, die ihn ängstigenden Symptome besonders gut zu beobachten. Stattdessen profitiert der Patient von der Erklärung, dass aufmerksame Beobachtung die Symptome nur verschlimmert. Im Sinne einer Aufmerksamkeitsfokussierung kann auch zu viel technische Diagnostik wirken. Allein die Erstellung eines Röntgenbildes der Lendenwirbelsäule verlängert die Dauer des Rückenschmerzes.

Psychoedukation: Eine Erklärung geben, wie Angst und Körperreaktion zusammenhängen

Wenn der Patient versteht, was ihm geschieht, wächst seine Selbstkontrolle. Verstehen ist eine Hilfe gegenüber der als übermächtigen Feind erlebten Krankheit und eine Hilfe zur Verminderung seiner existenziellen Hilflosigkeit. Ärzte können die Aufschaukelungsprozesse zwischen Angst und körperlichen Symptomen unter Verweis auf das Stressmodell und mittels des Begriffs des Teufelskreises illustrieren. Mit der Erklärung der Zusammenhänge vermittelt der Arzt darüber hinaus, dass die vom Patienten erlebte, für ihn absolut besondere Situation der Angst etwas Bekanntes ist. Erklärungen gibt es für Bekanntes, das folglich andere Patienten in ähnlicher Weise erleben haben. Psychoedukation sollte auch den Verlauf einer Panikattacke einbeziehen, ihre zeitliche Begrenzung und das Ausbleiben negativer Folgen für den Körper erwähnen.

> »Was Sie erlebt haben, ist ganz sicher ein Angstanfall. Gefühle lösen körperliche Symptome aus, auch wenn dieses Gefühl Ihnen nicht bewusst ist. Die körperli-

chen Symptome machen einen Sinn. Denn der Mensch ist auch ein Fluchttier und soll weglaufen können. Dafür sorgt die Angst.«
»Angstanfälle hören von selber wieder auf und beeinträchtigen nicht Ihre Gesundheit.«

Keine Diagnostik zur Beruhigung des Patienten

Machen Sie so viel Diagnostik, bis Sie sich selber sicher sind. Thematisieren Sie, dass im Sinne einer Aufmerksamkeitsfokussierung zu viel Diagnostik sich schädlich auswirken kann. »Immer mehr Diagnostik wird Ihre Ängste wachsen lassen.« Vereinbaren Sie gemeinsam mit Ihrem Patienten den Endpunkt der Diagnostik, welche Ärzte hinzuzogen werden und äußern Sie vorher, dass die Diagnostik vermutlich keine Erklärung für die geäußerten Beschwerden liefern wird. Wie schon zuvor illustriert, kann überzogene und immer wiederholte technische Diagnostik die vermeidende Antwort des Arztes auf Vermeidungsverhalten des Patienten sein. Der Arzt umgeht die Diagnose »Angst und Panik« und eine schließlich unausweichliche Konfrontation mit seinem Patienten. Nachgeben ist nicht immer nützlich, auch wenn scheinbar die gute Beziehung zum Patienten erhalten wird.

Vermeiden vermeiden

Krankschreibung dient nicht immer der Stabilisierung ängstlicher Patienten. Sie tut es im Fall einer akuten traumatisch bedingten Belastungsreaktion. Häufig jedoch soll der Arzt durch Krankschreibung oder gar Anträge auf vorzeitige Berentung Vermeidungsverhalten gegenüber Konflikten unterstützen. Konfrontierende Fragen wie beispielsweise die folgende helfen, eine kopflose Flucht zu verhindern:

»Was meinen Sie denn, was sich nach einer Woche der Krankschreibung verändert haben wird?«

Noch hilfreicher ist es, wenn der Arzt die Folgen des Vermeidungsverhaltens erklärt:

»Ihre Symptome werden schlimmer werden. Ihr Körper wird die Begründungen liefern für weiteres Vermeiden.«

Konfrontation mit der angstauslösenden Situation ist hilfreich, wenn dies in kleinen Dosen geschieht. Die Konfrontation funktioniert dann wie eine Hyposensibilisierung. Dieses Vorgehen wird bei psychotherapeutischen Behandlungen von Angstkrankheiten angewandt. Da es erfolgreich ist, sollte es von den primär somatisch tätigen Ärzten durch Ermutigung ihrer Patienten unterstützt und angeregt werden.

Immer wieder das Gefühl ansprechen oder erinnern

Wie kann der Arzt Angst ansprechen?

» Wenn ich zuhöre, wie Sie Ihre Symptome beschreiben, nehme ich auch viel Angst wahr.«
» Ich kann mir jetzt gut vorstellen, dass Sie sich alleingelassen und verunsichert fühlen.«

Er kann auch einen Zusammenhang zu früheren, ängstlichen Stimmungen herstellen, dies geschieht mit Interventionen wie:

» Haben Sie sich schon früher als ängstlich erlebt, oder wurden Sie als ängstlicher Mensch bezeichnet?«
» Haben Sie Beschwerden schon immer ängstlich bewertet?«

Das Ansprechen des Gefühls kann auch dann sinnvoll sein, wenn der Arzt selbst Verunsicherung und Ärger seines Patienten hervorruft, indem er z. B. seinen Forderungen nach Entlastung nicht nachgekommen ist oder nicht nachkommen will.

» Ich verstehe, dass Sie das ärgerlich machen könnte.«
» Andere in dieser Situation wären jetzt ärgerlich.«

(▶ Kap. 4.2)

Fördern und ermutigen

Patienten, deren Selbstbild von Unsicherheit geprägt ist, benötigen Respekt und Ermutigung. Vorhandene Kompetenzen loben erweitert ihre Handlungskompetenzen (▶ Kap. 5.2.4 Bedeutung von Lob und Ressourcenorientierung). Ermutigen heißt nicht entlasten und abnehmen – der Arzt muss nicht anstelle des Patienten Antwort geben, sondern ihm durch Fragen zu einem eigenen Weg und einer eigenen Entscheidung zu verhelfen.

» Wo waren Sie schon einmal mutig? Was hilft Ihnen beim Aushalten der Angst?«

Sie können Ihre suggestiven Fähigkeiten nutzen:

» Bald werden Sie wieder Mut fassen und sich Änderungen zutrauen. Ich traue Ihnen das zu und stehe Ihnen bei.«

Eine Frauenärztin beobachtet auf ihrer Station eine Szene im Zimmer einer jungen Schwangeren, die wegen Hyperemesis stationär behandelt wird. Deren Mutter sitzt ständig neben ihrem Bett und füttert sie mit kleingeschnittenen

Melonenstückchen. Gegen Ende der Schwangerschaft fordert die Patientin gemeinsam mit der Mutter eine geplante Sectio. Gemeinsam mit der Hebamme ermutigt die Frauenärztin die Patientin zu einer natürlichen Geburt. Sie würden es ihr zutrauen und sie unterstützen. Die Patientin kann einwilligen und bedankt sich später in einem Brief dafür, wie sehr dieses Erlebnis und die erfahrene Unterstützung ihr Selbstvertrauen gestärkt haben.

Ressourcenorientierte Interventionen

Sport und Entspannungsverfahren sind allen hilfreich (▶ Kap. 5.2).
Fakultativ: Einsatz von Techniken zur Selbstberuhigung und Selbstkontrolle wie Gedankenstopp, Atem- und Achtsamkeitsübungen und Übungen, die Patienten an die körperlichen Symptome der Angst gewöhnen.

Beschwerdeunabhängige Terminvergabe

Selbstkontrolle kann auch durch die Art und Weise der Terminierung der Arztkontakte gefördert werden. Wenn regelmäßige Sprechstundentermine unabhängig von Beschwerden vereinbart werden, erleichtert der Arzt seinem Patienten, die Beschwerden bis zum vereinbarten Termin auszuhalten und zu kontrollieren. Grenzen setzen bei Inanspruchnahme der Zeit des Arztes hilft dem Patienten, Selbstkontrolle zu gewinnen. Doch gelingt das nur, wenn die Schritte, die der Patient machen soll, nicht zu groß sind. Deshalb sollte der Arzt die Häufigkeit von Terminen allmählich strecken.

»Wie oft müssen Sie Ihrer Meinung nach zunächst zu mir kommen?«

Das Terminangebot sollte der Arzt einvernehmlich mit dem Patienten absprechen und mit ihm den Sinn, der dahintersteckt, kommunizieren.

Motivation zur psychotherapeutischen Beratung und Therapie und medikamentösen Therapie

Patienten mit mittelschweren und schweren Angstsyndromen sollte sowohl eine Fach-Psychotherapie als auch medikamentöse Behandlung mit Antidepressiva angeboten werden. Leitlinien empfehlen aufgrund der besseren Evidenz primär den Einsatz kognitiver Verhaltenstherapie. Benzodiazepine sind nicht indiziert. Eine Konfrontationbehandlung sollte seitens der primär somatischen Ärzte ermutigend unterstützt werden. Bezüglich des Einsatzes von Medikamenten sei auf die S3-Leitlinie Angststörungen und die Praxisempfehlung der Degam verwiesen. Bei Unsicherheiten in der Diagnose und zur Beratung der Behandlungsplanung sollte frühzeitig ein fachärztliches Konsil eingeholt werden.

Zusammenfassung: Insgesamt ist es ein schwieriger Weg, eine gute Bindungsperson zu sein und einerseits den unsicheren Menschen in einer ihn bedrohenden Situation der Krankheit zu stabilisieren und anderseits seinen Weg in die eigene Autonomie zu fördern und anzustoßen.

Übersicht 13

Empfehlung für die Praxis
Umgang mit dem ängstlichen Beziehungsmodus

Die Selbständigkeit und Selbstkontrolle des Patienten fördern

- Stabilisieren, beruhigen und Halt geben
- Fokussierung auf ängstliche Beobachtung der Symptome vermeiden! Nicht katastrophisieren!
- Psychoedukation: Erklären, wie Gefühl und Körperreaktion zusammenhängen
- Kein Vermeidungsverhalten, sozialen Rückzug und Schonhaltung unterstützen
- Vermeiden von technischer Untersuchungen zur Beruhigung
- Immer wieder die Gefühle und Beziehungskonflikte ansprechen, auch die in der Arzt-Patient-Beziehung
- Fördern und ermutigen
- Exposition mit der angstauslösenden Situation unterstützen
- Ressourcenorientierte Interventionen: Sport, Entspannungsverfahren, Selbsthilfegruppen
- Beschwerdeunabhängige Terminvergabe
- Entsprechend Schweregrad: Motivation zur Psychotherapie und medikamentösen Therapie

6.5 Fallbeschreibung

Eine junge Patientin erkrankt an einem sehr agressiven Mammakarzinom. Die Behandlung der Brustkrebserkrankung mit Bestrahlung und Chemotherapie beginnt und verläuft erfolgreich. Dennoch entwickelt sie lähmende Ängste, dass die bislang erfolgreich behandelte Brustkrebserkrankung sie wieder einholen wird. Sie befürchtet ein Rezidiv oder Metastasen, die bereits irgendwo im Körper lauern.

Drohender Verlust als Auslöser von Panikattacken

6.5 Fallbeschreibung

Bei jedem gesundheitlichen Problem verspürt sie nun Todesängste, vor jedem Nachsorgetermin oder Behandlungstermin hat sie unendliche Ängste, dass etwas gefunden wird. Immer wieder wird sie von Panikattacken heimgesucht. Die Patientin leidet unter Ängsten in Bezug auf sich selbst und den Befürchtungen für ihre Familie, die besonders ihrer kleinen Tochter gelten. Diese könne unter der Anspannung ihrer Mutter leiden. So fürchtet sie auch ihre Furcht und macht sich deswegen Vorwürfe. — *Naheliegende Erklärung der Ängste*

Die Panik der Patientin ist nicht nur aus ihrer aktuellen Bedrohung erklärbar. Aus der Erzählung ihrer Lebensgeschichte geht hervor, dass ihr Vater bei einem Unfall starb, als die Patientin wenige Jahre alt war. Die Mutter der Patientin starb an einem Mammakarzinom, als diese acht Jahre alt war. Sie war die jüngste von drei Geschwistern mit einer älteren Schwester und einem älteren Bruder. Schwester und Bruder übernahmen die Rolle der Eltern. Die drei Geschwister wuchsen selbstständig in einer eigenen Wohnung auf mit einer Haushaltshilfe, die von den Ämtern gestellt wurde. Alle drei waren damals minderjährig. Die Geschwister hielten sehr zusammen. Sie wurden oft auch finanziell von Haushaltshilfen und betreuenden Personen ausgenutzt, aber gemeinsam schafften sie es, diese Zeit zu überstehen. Die Patientin machte eine Ausbildung als Bürokauffrau, heiratete früh ihren jetzigen Ehemann. — *Existenzielle Unsicherheit und Verlassenheitsgefühle in früher Kindheit*

Die Patientin erkrankt an einem hochaggressiven Mammakarzinom zu einem Zeitpunkt, wo ihre eigene Tochter nun im selben Alter ist, in dem sie ihre Mutter verlor. Sie war damals von beiden Elternteilen verlassen. Ihre damaligen Ängste projiziert sie in ihre kleine Tochter und befürchtet, dass ihre Tochter dasselbe durchmachen muss, was sie durchmachte. Es wiederholen sich für die Patientin die eigenen Ängste. Die Ängste an Krebs zu sterben aktivieren die Verlassenheitsängste, die sie selber als kleines Mädchen erlebte. — *Reaktivierung der eigenen Verlassenheitsängste durch die Krankheit* / *Identifikation mit der Tochter*

Angesichts der Schwere der Erkrankung und der Unsicherheit des Ausgangs halten Ärzte die Angst der Patientin für nachvollziehbar. Ein die Patientin stabilisierende und stützende Behandlung zum Umgang mit den eigenen Ängsten und medikamentöse Therapie ist nicht ausreichend. Die wirksame Hilfe für die Patientin ist die psychotherapeutische Betreuung und Hilfe der eigenen Tochter. Diese erhält jetzt, was der Patientin damals fehlte. — *Entlastung durch Sorge für die Tochter*

7 Der depressive Beziehungsmodus

7.1 Phänomenologie des depressiven Beziehungsmodus

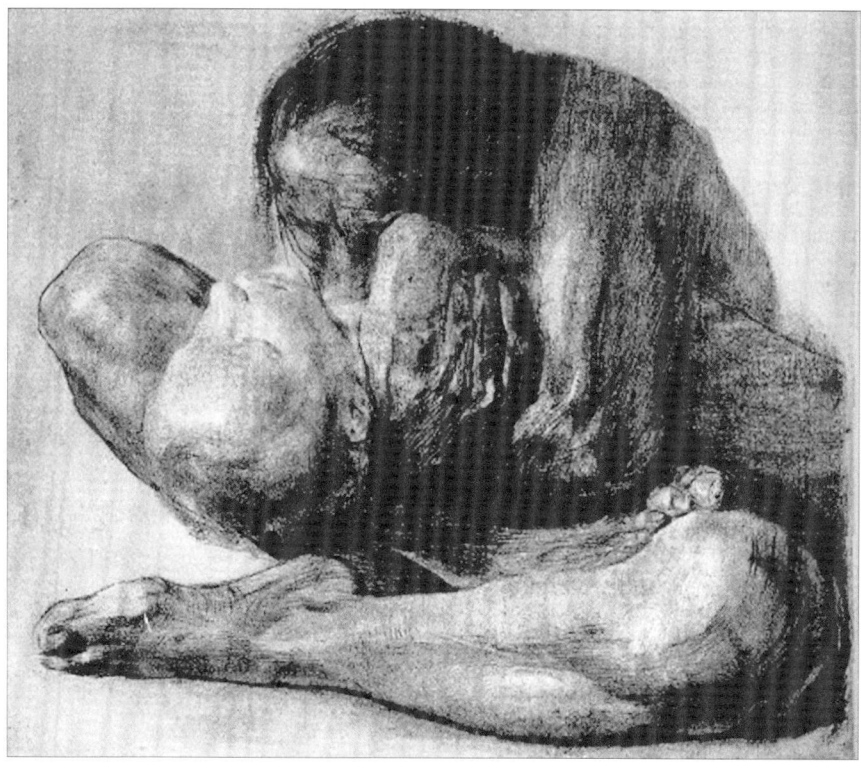

Abb. 7.1: Mutter mit totem Kind – Käthe Kollwitz

Das erschöpfte Selbst ist der Gegenstand der Betrachtung – das traurige und enttäuschte, mutlos an sich selbst zweifelnde und dessen heimliche Wut. Leitaffekt ist die Trauer, die ausgelöst wird durch Verluste von Beziehungen, aber auch durch den Verlust von Selbstkompetenzen. Trauer ist ein Affekt, der dazu dient, sich lösen zu können von dem Geliebten und Verbundenem. Trauerreaktion und Depression stimmen in vielem überein. Was Depression von Trauer unterscheidet, ist das zerfließende Selbstmitleid und die peinliche Selbstanklage: »Ich bin selbst schuld! Ich habe es nicht besser verdient.« Verwiesen sei hier auch auf die literarisch überragende Darstellung von Freud in »Trauer und Melancholie«. Die Symptomatik einer Depression und ihr Unterschied zur Trauer kann nicht besser beschrieben werden als darin: »Die Melancholie ist seelisch ausgezeichnet durch eine tief schmerzliche Verstimmung, eine Aufhebung des Interesses für die Außenwelt, durch den Verlust der Liebesfähigkeit, durch die Hemmung jeder Leistung und die Herabsetzung des Selbstgefühls, die sich in Selbstvorwürfen und Selbstbeschimpfungen äußert und bis zur wahnhaften Erwartung von Strafe..., dass die Trauer dieselben Züge aufweist bis auf einen einzigen, die Störung des Selbstgefühls fällt bei ihr weg...Bei der Trauer ist die Welt arm und leer geworden, bei der Melancholie ist es das Ich selbst« (Freud 1917).

Symptome einer Depression sind:

Hauptsymptome:

- Störung des *Affekts*, d. h. durch eine gedrückte Stimmung
- mit Freud- und Interessenlosigkeit
- Verminderung des *Antriebs*, rasche Ermüdung und Aktivitätseinschränkung

Zusatzsymptome:

- Klagen über oder Nachweis eines verminderten Denk- und Konzentrationsvermögens und Unentschlossenheit
- Verminderung des Selbstvertrauens und des Selbstwertgefühls
- Unbegründete Selbstvorwürfe oder ausgeprägte, unangemessene Schuldgefühle
- Wiederkehrende Gedanken an den Tod oder an Suizid, suizidales Verhalten
- Negative oder pessimistische Zukunftsperspektiven
- Schlafstörungen jeder Art
- Appetitlosigkeit

Epidemiologisch nehmen die geschilderten Symptome zu, so dass der französische Soziologe Ehrenberg »das erschöpfte Selbst« zum Symptom der Moderne erklären kann. Die 1-Jahresprävalenz allein der unipolaren Depression wird gegenwärtig auf 7–8 % der Bevölkerung geschätzt, dabei sind Frauen doppelt so häufig betroffen wie Männer. Sie ist höher bei Armen und Arbeitslosen (bis 20 %) und bei älteren Menschen in Heimen (bis 50 %). Weil körperliche Erkrankungen, besonders Schmerzsyndrome und die Symptome der Depression, häufig zusammen auftreten und ihre Symptome sich gleichen können, und überwiegend Hausärzte die primären Ansprechpartner für die körperlichen Symptome wie z. B. Müdigkeit und Erschöpfung sind, stellen sich viele differentialdiagnostische Probleme, die in den Kapiteln über die chronischen Krankheiten und somatoformen Beschwerden beschrieben werden.

7.2 Psychodynamik des depressiven Beziehungsmodus

7.2.1 Das psychodynamische Modell der Selbstwertregulationsstörung

Die Erklärungshypothesen sind in verschiedenen Denkmodellen unterschiedlich. Hier wird das psychodynamische Konzept dargestellt. Dieses Modell wird gestützt durch Ergebnisse der Bindungsforschung (Grossmann, Grossmann 2009), Säuglingsforschung und -beobachtung (Spitz 1965; Stern 1985; Grossmann 2007), epidemiologische Forschung, die in der Lebensgeschichte depressiver Patienten gehäufte Trennungs- und Verlusterlebnisse nachweist und durch Erkenntnisse der neuroaffektiven Wissenschaft. Letztere belegen, dass ein basales *Motivationssystem »Bindung«* als ein evolutionäres Erbe aller Säugetiere im Menschen existiert, das Versorgung sicherstellen soll und den Affekt von Trauer und Kummer im Fall des Verlustes des Fürsorgegebers generiert. Nach dem psychodynamischen Konzept ist beim depressiven Menschen die Regulation des Selbstwerts nachhaltig gestört. In der frühen Kindheit erfährt das Kind einen Mangel an Versorgung, einfühlender Emotionsspiegelung, Nähe und Geborgenheit. Es bleibt ein existenzielles *Zuwenig*. In Bezug auf den Traueraffekt formuliert geht es um den Verlust eines fürsorglichen anderen Menschen. Entsprechend beschreiben sich viele Patienten als unerwünschte Kinder. Andere beschreiben, dass Geschwisterkinder bevorzugt wurden. Bei wieder anderen war ein Elternteil psychisch oder körperlich schwer krank und damit nicht anwesend, um Fürsorge zu geben. Dieses existenzielle Zuwenig bedingt einen *Hunger nach dem anderen* Menschen und nach Versorgung. Als *Konflikt* ließe sich der zwischen dem Wunsch nach Versorgung und dem nach Autarkie benennen.

Wie versucht nun das Kind, diesen Hunger zu stillen und das »Zuwenig« auszugleichen? Es macht Anstrengungen, wenn auch letztlich vergebliche, die Zuwendung der Bezugsperson zu erwerben und Wertschätzung *zu verdienen*. Es ist ein besonders liebes Kind, angepasst, anspruchslos und bescheiden und/oder leistungsorientiert, ordentlich, fleißig, mit guten Schulergebnissen. Doch hinter der Bescheidenheit und Leistungsorientierung liegen Versorgungserwartungen. Eine Vorstellung des Bemühens, durch Fleiß und Anstrengung vermisste Wertschätzung zu erhalten, und von der Fortsetzung dieses Musters im späteren Leben, gibt die nachfolgende Patientengeschichte einen Eindruck:

> Die 49-jährige Patientin, Ärztin von Beruf, ist das Kind sehr junger Eltern, die selbst keine familiäre Unterstützung durch Großeltern oder Tanten usw. hatten. Die Eltern arbeiteten beide im Gaststättengewerbe und übernahmen schließlich eine Gaststätte. Sie waren selten zu Hause. Der Vater entwickelte sich zum Alkoholiker und wurde auch gewalttätig. Die Mutter kümmerte sich kaum um das Kind, denn sie war mit ihren wechselnden Liebhabern und der Gaststätte beschäftigt. Um von den Eltern wahrgenommen und anerkannt zu werden,

übernahm das kleine Kind die Haushaltsführung, strengte sich in der Schule erfolgreich an und hatte kaum Beziehung zu anderen Kindern. Später als Erwachsene behält die Patientin das Gefühl, immer allein zu sein, und die altruistische Haltung, scheinbar selbstlos für andere zu sorgen, behält sie auch in ihrem Erwachsenenleben bei. Sie engagiert sich sehr für benachteiligte Kinder. Sie heiratet einen deutlich älteren Mann, der auch finanziell von ihr abhängig ist. Sie pflegt lange Jahre ihre Mutter, als diese zum Pflegefall wird. Sie denkt an Selbstmord, als die Mutter stirbt.

Was geschieht, wenn der Hunger nach Zuwendung nicht gestillt werden kann? Wenn alle Anstrengungen, Zuwendung zu verdienen, vergeblich bleiben? Dies schafft Enttäuschung und Wut. Diese Wut kann nicht geäußert und in die Tat umgesetzt werden, sonst würde man die Aussicht auf Liebe und vielleicht sogar die Person, die diese geben soll, verlieren. In Form der Depression wird die latente Wut gegen sich selbst gerichtet. Die Symptome, die das zeigen, sind Selbstzweifel, selbstanklagende Schuldzuweisungen bis hin zum Suizid. Häufige Auslöser sind Verluste von Eltern und Lebenspartnern, zu denen ein ambivalentes Verhältnis besteht. Der bisherige Einblick in die Psychodynamik der Beziehungsgestaltung erklärt die wesentlichen Merkmale der Beziehungsgestaltung in diesem Modus:

- Überbedürftigkeit und Versorgungserwartung
- Wunsch nach Anerkennung
- Ambivalenz in der Beziehungsgestaltung

Daraus resultiert:

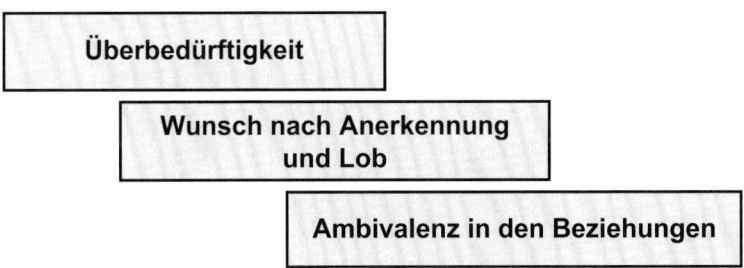

Abb. 7.2: Die Psychodynamik des depressiven Beziehungsmodus

- Unzureichende, das Selbstwertgefühl stabilisierende Elternbeziehungen
  - frühkindliche Mangelerfahrung in Bezug auf Versorgtwerden
  - existenzielles Zuwenig
- Wiederholte, vergebliche Versuche, durch eigene Anstrengungen vermisste Zuwendung zu erwerben
- Ohnmächtige Wut darüber und gleichzeitig Verlustangst (Angst, die Liebe der Eltern völlig zu verlieren)

7.2.2 Kompensationsversuche

Die große Sehnsucht nach Versorgung kann durch eine *altruistische Haltung ausgeglichen* werden. Diese Menschen sind daher besonders sorgend für andere. Sie nehmen keine selbstfürsorgliche Haltung ein und neigen dazu, sich auch physisch zu überfordern und körperliche Bedürfnisse zu missachten. Diese Überbeanspruchung des eigenen Körpers trägt zur Entstehung chronischer Krankheiten bei, insbesondere Schmerzsyndromen (▶ Kap. 15). Krankheiten und das Älterwerden lassen den bisherigen Mechanismus der Abwehr durch Altruismus zusammenbrechen, und ein bisher gerade noch kompensierter, depressiver Konflikt wird nun offensichtlich als Erschöpfungssyndrom, als manifeste Depression oder als Anpassungsstörung.

Im Selbstbild imponieren eine hohe *Selbstgenügsamkeit* sowie hohe Moralvorstellungen und ein hoher Anspruch gegenüber sich selbst. Fast immer spüren die Bezugspersonen die Wünsche nach Versorgtwerden und den anspruchsvollen Wunsch nach Gegenleistungen hinter der scheinbaren Selbstlosigkeit, zumindest in Form der Anerkennung. Bleibt die Anerkennung aus oder wird sie nicht im erwarteten Umfang gezollt, entstehen Kränkung und Enttäuschung.

Neben der Sorge für andere kommt das Grundmuster unerfüllter Versorgungssehnsucht in passiver Beziehungsgestaltung zum Tragen. Depressive Menschen gestalten meist *abhängige* Beziehungen. Sie übertragen alle Verantwortung auf ihr Gegenüber und *idealisieren* es, nicht um es zu würdigen, sondern um es an sich zu binden. Das Gegenüber machen sie groß und wichtig, sich selbst hingegen empfinden sie als schwach und hilflos. Manche präsentieren dem anderen das Empfinden der eigenen Schwäche ohne Scham in Form von Selbstanklagen. Sie dienen ihrer Entlastung von inneren Schuldvorwürfen und haben darüber hinaus den Aspekt: Ihre Klagen sind Anklagen, welche ihre Mitmenschen spüren. Deren Reaktion lässt sich nun leichter nachvollziehen. Ihre Mitmenschen fühlen sich sehr schnell

- überfordert und hilflos,
- peinlich berührt oder
- wütend.

Schuldgefühle zeigen sich nicht nur in Selbstanklagen, sondern können auch durch sehr strenge Moralvorstellungen abgewehrt werden. Depressive Menschen entwickeln *rigide Normen* gegenüber sich und anderen. Gelingt es ihnen, Schuldgefühle vollständig abzuwehren, erscheinen sie selbstgerecht. (Dieser Abwehrvorgang hat schon viel Leid in die Welt gebracht. Die Literatur ist voll davon, Hawthorne »Der scharlachrote Buchstabe A« erklärt so den amerikanischen Puritanismus, Dostojewskis »Der Großinquisitor« die Inquisition.)

Die hohen, wenn auch versteckten, Ansprüche an den anderen erfahren meistens keine Erfüllung. Diese Zwangsläufigkeit lässt die *Erwartung, enttäuscht zu werden,* zu einem festen Bestandteil des depressiven Beziehungsmusters werden. Beständige Erwartung von Enttäuschung und ihre *selbst herbeigeführte Erfüllung* führt zu Rückzug von den anderen Menschen in eine misstrauische Einsamkeit.

Der enttäuschende andere kann auch ersetzt werden durch Alkohol und Essen. Suchtverhalten und Adipositas können dann eine Folge sein (▶ Kap. 16.1).

Das Hin- und Herschwanken zwischen hoffnungsvoller, doch übertriebener Erwartung und erwarteter Enttäuschung kennzeichnet viele Menschen mit somatoformen Störungen, bei denen dieses Beziehungsmuster entscheidend für die Aufrechterhaltung der Störung selbst wird (▶ Kap. 13).

Übersicht 14

Kompensationsversuche

Sie zeigen sich als Menschen mit

- Altruismus
- hohen Ansprüchen an sich selbst (sich selbst überfordernd, selbstgenügsam) und strengen Moralvorstellungen (selbstgerecht).

In Beziehungen

- suchen sie verschmelzende, sehr abhängige Beziehungen und idealisieren den anderen.
- erwarten sie eine Enttäuschung und ziehen sich misstrauisch vom anderen zurück.
- sind sie sehr verletzlich bei Kränkungen.

7.2.3 Andere theoretische Konzepte

Die *kognitiv-behavioralen Konzepte* betonen die Rolle der *dysfunktionalen Kognitionen*. Unsere Wahrnehmung wird durch unsere Stimmung beeinflusst. Wenn wir traurig oder ärgerlich sind werden wir überwiegend das wahrnehmen, was zu dieser Stimmung passt und fühlen uns in der negativen Stimmung bestärkt. Affekte konstruieren unsere Wahrnehmung. So fühlen wir unsere negativen Affekte durch das, was wir als scheinbar objektive Wirklichkeit wahrnehmen und erfahren, bestärkt. Die Umwelt kann dysfunktionale Überzeugungen und Einstellungen wie die der Schonung und des Rückzugs bei Schmerzen und somatoformen Störungen durch ihr Verhalten noch verstärken (operante Konditionierung). Die kognitiv-behavioralen Konzepte betonen die *erlernte Hilflosigkeit* z. B. durch Vorbilder in der Familie und in der Familie praktizierte Verhaltensweisen, die durch die Häufigkeit des Tuns im Gehirn gespeichert werden.

Wechselwirkungen zwischen genetischen und psychosozialen Faktoren sind wahrscheinlich. Eine familiäre Häufung ist vorhanden, ohne dass eine eindeutige Vererbung nachgewiesen ist. Familiäre Häufung wird auch durch psychodynamische, kognitive und systemische Modelle erklärt. Gene sind mögliche Muster und die frühen, sozialen Erfahrungen bestimmen, welches davon realisiert wird. Denn mit der Zeugung werden nicht nur die Gene, sondern auch die »lebendige Mutter und der Vater« vererbt. Das Verhalten der Eltern bestimmt, ob die vorhandenen Gene exprimiert werden oder nicht. Das Verhältnis Erbgut und Umwelt wird durch Tierversuche mit Rhesusaffen erhellt. Bei Rhesusaffen mit einem Genotyp für herabgesetztes Serotonin wurde die Genexpression durch eine fürsorgliche Mutter unterdrückt. Eine fürsorgliche Mutter normalisierte den Serumspiegel des Serotonins. In einer weiteren Studie wurde das Verhalten von Affenmüttern in ihrer Wirkung auf leicht erregbare, störanfällige und auf normale Affenkinder untersucht. Selbst die genetischen Risiko-Affenkinder entwickelten sich bei einer Supermutter hervorragend und waren den normalen voraus. Sie waren weniger ängstlich, sondern neugierig und erreichten später in den Gruppenhierarchien der Affen Spitzenpositionen.

7.3 Das dysfunktionale, depressive Beziehungsmuster in der Arzt-Patient-Beziehung

Der gewonnene Einblick in die Dynamik des depressiven Beziehungsmodus hilft jetzt, das Verhalten der Patienten zum Arzt und ebenso dessen Reaktionen besser zu verstehen.

a) Überfordernde Anspruchshaltung

In der Beziehung zum Arzt sind die depressiven Patienten sehr anspruchsvoll. Sie fordern eine Bescheinigung nach der nächsten, Kuranträge, Anträge an das Versorgungsamt mit dem Ziel eines Schwerbehindertenausweises am Besten mit einem »G« (gehbehindert) und mindestens 60 Prozent. Kein Gesprächstermin dauert lang genug! Wie oft hat der behandelnde Arzt das Gefühl, wieder einmal über das Maß seiner Terminierung hinaus mit dem Patienten gesprochen zu haben. Im Empfinden des Patienten ist es aber immer noch nicht genug. An der Tür dreht er sich um und macht ihnen den Vorwurf: »Sie haben aber heute keinen Blutdruck gemessen!«. Die Liste der Möglichkeiten ist lang. Der Wunsch nach einem Hausbesuch und auch die Häufigkeit, mit der er eingefordert wird, sind sachlich aus dem Krankheitsgeschehen nicht begründet. Massagen und teure Arzneimittel anstatt Generika werden gefordert. Der Patient klagt beim Arzt das Originalpräparat ein. Das teure Arzneimittel ist für ihn Ausdruck von Fürsorge und Wertschätzung, das billigere ist ihm Bestätigung des schlechten Selbstwerts: »Ich bin nicht so wichtig!«

Der Patient kann das *Medikament als Symbol der Bindung* zwischen Arzt und Patient und als ein Ersatzobjekt für den Arzt betrachten. Eine solche Symbolik ist stark im christlich-abendländischen Denken und seiner Symbolik verwurzelt. Im Abendmahl wird die Hostie als Leib Christi vom Gläubigen in sich aufgenommen.

Mit dem Medikament wird symbolhaft der Arzt in sich aufgenommen. Wird das Medikament geändert, dann ist symbolisch die Nähe zum Arzt gefährdet.

b)   Non-Adherence

Medikamente haben als Symbol Teil an der unbewussten Beziehungsdynamik zwischen Arzt und Patient. In dieser Weise soll hier auch Non-Adherence betrachtet werden. Unbestritten ist es für Ärzte ein großes Problem, dass Patienten nicht tun, was sie ihnen sagen. Bei der Medikamenteneinnahme wird es zu einem medizinischen und ökonomischen Problem. 30 Prozent der Patienten nehmen die Medikamente nicht so ein, wie sie sollten, 30 Prozent nehmen sie gar nicht ein. Bei chronischen Krankheiten wie Hypertonie, Diabetes und Schmerzen ist die Prozentzahl noch höher. Es gibt so vielfältige Motive für dieses Verhalten wie es Beziehungsmuster gibt. Eines ist, dass ängstliche Patienten ihre Angst auf das Medikament verschieben und in ihre Befürchtungen mit einschließen. Ein weiteres ist, dass Non-Adherence die Wut und den Ärger des depressiven Patienten ausdrückt. Der depressive Kranke überträgt seine Wut, seinen Ärger und seine Enttäuschung auf den Arzt und das, was ihn symbolisiert, nämlich das Medikament. »Nichts hat geholfen!«, »das habe ich auch nicht vertragen!«, »umbringen kann ich mich alleine!«, kommentierte ein chronischer Schmerzpatient die vorgeschlagene medikamentöse Therapie. Der Arzt kann sich entwertet fühlen, was auch den unbewussten Motiven des Patienten entsprechen kann. Wenn rigide Über-Ich-Vorstellungen und hohe Normen den Patienten beherrschen, werden die Patienten im Arzt einen strengen, strafenden Vater und die Erkrankung sowie ihre *Behandlung als eine Strafe* sehen. Sie selbst sehen sich als schuldig an. Ärzte denken vermeintlich, ihre Ratschläge werden nicht befolgt, weil der Antrieb fehlt, dabei werden sie unbewusst unterlaufen. Es lauert viel Wut hinter der Antriebsarmut »Ich kann das nicht.«, hinter der Klage: »Das hat nicht geholfen.« und auch hinter Forderungen nach besserer Versorgung. Vordergründig geht es beispielsweise um die Medikamenteneinnahme. Hintergründig um Enttäuschung, Kränkung und Ärger vielleicht auch über den Arzt. Versucht der Arzt durch *mehr* Informationen und Erläuterungen über das Medikament den Patienten zu überzeugen, redet er am Patienten vorbei. Scheingefechte entwickeln sich. Anstatt immer mehr auf Maßnahmen zurückzugreifen, die nur im Streit mit dem Patienten oder seinem Verstummen enden können, sollte der Arzt die Ebene wechseln und das emotionale Erleben seines Patienten ansprechen. Fühlt der Patient sich emotional verstanden, werden Medikamenteninfos auf fruchtbareren Boden fallen. »Ich habe schon keine Lust mehr, Insulin zu spritzen. Insulinspritzen bedeutet für mich eine erneute Ungerechtigkeit in meinem Leben. Warum immer ich?«, klagte ein Patient mit metabolischem Syndrom und äußerst schlechten Blutzuckerwerten. Ohne Wissen um diese erlebten Ungerechtigkeiten und gemeinsame Reflexion darüber, wird eine Mitarbeit des Patienten bei der Insulintherapie nicht möglich sein.

An dieser Stelle sollen jedoch andere Motive auf Seiten des Patienten nicht unterschlagen werden, die das Phänomen Non-Adherence verstehen helfen: die bittere Erfahrung, dass viele Medikamente im Nachhinein ihre Gefährlichkeit zeigen, die Erfahrung vieler Generationen von Patienten, dass *ärztliche Wahrnehmung* auch von den *Mitteln zur Heilung* abhängt, die ihnen zur Verfügung stehen und heutige *Polypharmazie* nicht übersehbare Risiken birgt.

c) Idealisierung

Bei manchen depressiv Kranken steht die Idealisierung des Arztes im Vordergrund. Sie erwarten alle Lösungen von ihm und sehen sich selbst ohne jegliche Kompetenz, Dinge zu beeinflussen. Der Arzt soll über die Therapie entscheiden: »Sie werden mich schon wieder gesund machen. Sie werden schon wissen, was für mich richtig ist.« Sie bevorzugen medizinische Maßnahmen wie Spritzen und Medikamente, bei denen sie passiv bleiben können.

d) Leichte Kränkbarkeit und Erwartung von Kränkung

Das Ergebnis der Kompensationsversuche ihres beschädigten Selbstwerts ist ihre Angewiesenheit auf Lob und Zuwendung und daraus folgend ihre leichte Kränkbarkeit. Es sind die Patienten, von denen der Arzt sagt, er habe am meisten für sie getan, und die jetzt unbegreiflicherweise ihren Arzt wechseln und ihn verlassen. Eine Bemerkung an der Anmeldung, eine nicht erfüllte Wunschmedikation, die Annahme, andere Patienten in seiner Sprechstunde würden bevorzugt, können trotz aller früheren Fürsorge des Arztes zur Trennung führen.

Muster der Arzt-Patient-Beziehung

Aus den spezifischen Kennzeichen des depressiven Beziehungsmodus und den besonderen *Erwartungen an den Arzt* resultieren typische Verstrickungen in der Arzt-Patient-Beziehung.

Regressive Verstrickung

Eines dieser Beziehungsmuster lässt sich vielleicht am besten als regressive Verstrickung beschreiben. Es entsteht dann, wenn der Arzt den fordernden Ansprüchen des depressiven Patienten fortlaufend nachgibt. Er macht ständig lang andauernde Besuche, überschreitet seine zeitlichen und finanziellen Budgets, bis er selbst erschöpft ist. Dennoch hat er das Gefühl, niemals genug zu tun und fühlt sich obendrein noch *schuldig*. Das existenzielle Zuwenig kann er nicht ausgleichen, infolgedessen möchte er diesen Patienten schließlich am liebsten loswerden. Oder seine unbewusste Abwehr der Überbedürftigkeit des Patienten zeigt sich daran, dass immer etwas schiefgeht: Anträge werden verlegt oder sind nicht rechtzeitig fertig. Im bewussten Selbsterleben kann er sich als Versager fühlen, der nicht gut genug agiert und organisiert.

Oder der Arzt lässt sich in die Rolle des Lösungsgebers drängen. Der Patient lässt ihn mit all seinen Ratschlägen auflaufen, bis sich der Arzt voll genervter Hilflosigkeit abwendet. In der Wahrnehmung des Patienten hingegen tritt wieder das ein, was er ständig erlebt und erwartet: Es gibt keine Erfüllung seiner Wünsche nach Nähe und Versorgung.

Aggressive Verstrickung

Mindestens genauso bedeutsam wie die regressiven sind die aggressiven Verstrickungen. In diesem Beziehungsmuster spürt der Arzt die latente Wut und Ambivalenz des Patienten: Nichts hilft; nichts klappt, kein Rat wird befolgt. Das Gewicht und der Blutdruck bleiben hoch, es wird kein Sport getrieben, der Schmerz bleibt schlimm. Der Arzt fühlt seine Entwertung und es ist leicht nachzuvollziehen, dass er darauf mit aggressiven Gegenmaßnahmen regieren kann: Er droht und straft mit Entzug seiner Fürsorge, indem er den Patienten zum Facharzt schickt oder ihn in die Klinik einweist. Selbst körperliche Gewalt durch intensivierte Diagnostik, Operationen usw. können als Drohung dienen: »Du wirst schon sehen, was du davon hast!«

Der Ärger des Arztes wird verstärkt durch die knapper werdenden Ressourcen im Gesundheitswesen, weil ihm weniger Mittel zur Verfügung stehen. Knapper werdende Ressourcen erhöhen den Druck auf die Ärzte, strenger zu sein. Er kann nicht mehr großzügig sein und das Zuwenig seines Patienten durch symbolische oder auch reale Gaben zu füllen, selbst wenn er es wollte. Die Verordnung von Massagen zum Beispiel oder Kuren ist streng reglementiert, viele Medikamente müssen vom Patienten selbst getragen werden, Laboruntersuchungen sind an Diagnosen gebunden und selbst die Zeit des Arztes ist so budgetiert, dass er sich zwischen *Patientenfürsorge und Selbstfürsorge* entscheiden muss.

Narzisstische Verstrickung

An dieser Stelle seien bereits narzisstische Verstrickungen erwähnt, die ausführlich in Kapitel 8 beschrieben werden. Der Arzt fühlt sich durch die idealisierende Überhöhung des Patienten geschmeichelt und in seinem eigenen Wertgefühl bestätigt. Deshalb gibt er und tut mehr, als er üblicherweise tun würde. Da idealisierende Anforderungen auf Dauer nicht zu erfüllen und Kränkungen angesichts der leichten Kränkbarkeit unvermeidlich sind, sind auch Enttäuschung und Entwertung des Patienten schließlich unvermeidlich.

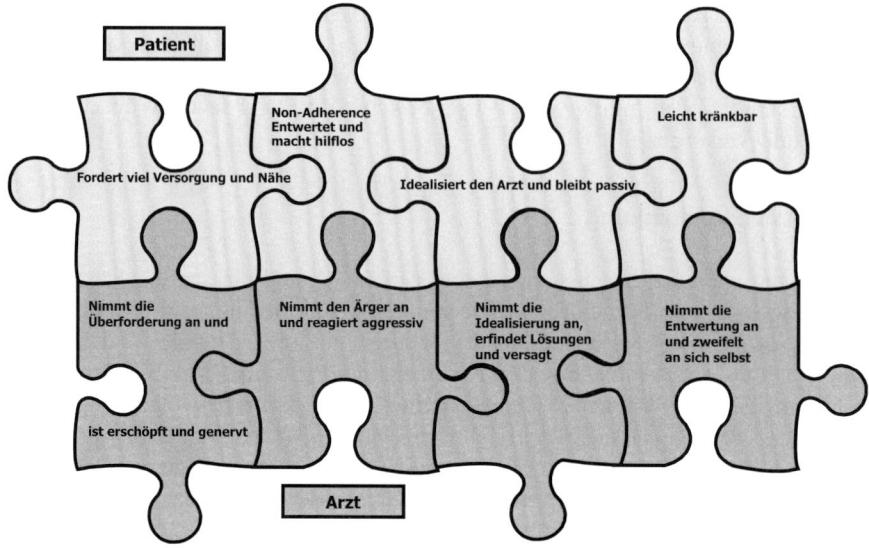

Abb. 7.3: Das dysfunktionale, depressive Beziehungsmuster in der Arzt-Patient-Beziehung

7.4 Umgang mit dem depressiven Beziehungsmodus in der psychosomatischen Grundversorgung

Die überaus wichtige Bedeutung der Ärzte in der primär somatischen Versorgung kann darin liegen, dass sie diesen Patienten sicheren Rückhalt und Fürsorge geben, die auch deren negative Gefühle überdauern. Sie können die Erwartungsmuster modifizieren, indem sie sorgend bleiben, aber auch die Erwartungen hinterfragen. Vor diesem Hintergrund kann er Selbstwirksamkeitsüberzeugungen wecken und stärken, die sie für die erfolgreiche Bewältigung von Krankheiten und Lebenskrisen brauchen. Das Erkennen und die kooperative Versorgung von depressiven Störungen und Suizidalität besonders im Verlauf chronischer Krankheiten stellen sich allen Ärzten als Aufgabe.

Sich als Zuhörer zur Verfügung stellen und das Leid anerkennen

Häufig denken Ärzte, ihre Hilfe müsse darin bestehen, Lösungen für die depressiven Patienten zu finden und einen Ausweg zu präsentieren. Jedoch ist aufmerksames Zuhören schon ausreichend, um die Stimmung des Patienten zu verbessern. Allein das Sprechen entlastet die Patienten. Sie lernen dabei ihre abgelehnten Gefühle wie ihre Sehnsüchte und Hilflosigkeit wieder wahrzunehmen. Erinnertes wird zukünftig leichter, wenn es in einer warmherzigen, emotional positiv gefärbten Beziehung dargestellt werden kann. Vorrausetzung ist, dass die Patienten sich ernst genommen fühlen, das ist schon einmal anders als ihre bisherige Lebenserfahrung. Daher sollte es der Arzt auf jeden Fall vermeiden, zu beschwichtigen (»Es ist doch alles halb so schlimm«) oder zu bagatellisieren (»Andere haben doch viel Schlimmeres überstanden«). Dies würde die Patienten nur darin bestärken, dass es kein aufgeschlossenes Ohr für ihr Leiden gibt.

Aufrechterhalten einer positiven Perspektive

Beschwichtigung ist nicht zu verwechseln mit Ihrer Aufgabe, die Hoffnung für die Patienten aufrechtzuerhalten, dass es besser werden kann und eine positive Entwicklung möglich ist. Ärzte besitzen eine wichtige, suggestive Kraft. Sie beeinflussen die Vorstellungskraft und die Zielsetzungen ihrer Patienten und damit auch den Krankheitsverlauf.

Schaffen Sie positive Bilder und Metaphern mit Ihrer Sprache. Das Erzählen von Geschichten, die positive Entwicklungen und Erfahrungen zum Gegenstand haben, ist dazu eine gute Methode.

Aktuelle Kränkungserlebnisse und Gefühle ansprechen, wertschätzen und weiterverfolgen

Der Patient kann sich durch Personen gekränkt fühlen, an die er unbewusste Hilfserwartungen oder Erwartungen nach Anerkennung richtet. Dies geschieht nicht selten an seinem Arbeitsplatz. Einem kranken Arbeiter oder Angestellten kündigt der Arbeitgeber z. B. oder verweigert die Wiedereingliederung, obwohl dieser sich jahrzehntelang für die Firma eingesetzt hat (s. Beispiel Kapitel 14.2 Chronische Krankheit).

Formuliert der Arzt die Enttäuschung, wird der Patient lernen, statt *wortloser Erwartungen* Emotionen einen *Namen zu geben*. Die Klärung der Motive des Fühlens und Handelns ist hilfreich. Diesen Zweck verfolgt das Ansprechen der Affekte des Patienten. Erkennen Sie unerledigte Versorgungsbedürfnisse des Patienten und sprechen Sie diese an.

»Ich sehe, dass Sie viel Schlimmes erlebt haben. Ihre Wut ist verständlich.«

Der Patient lernt, Gefühle zu benennen, die er bisher nicht wahrnahm oder sich nicht erlaubte. Aber *suchen* Sie auch das Positive in seinen bisherigen Bewältigungsmustern und sprechen Sie eine Wertschätzung aus, z. B. seines bisherigen Engagements für andere. Dieses *Lob* kann dazu beitragen, dass der Patient sich entlastet fühlt und fürsorglicher mit sich umgehen kann.

Fördern der Selbstwertgefühle des Patienten

Der Arzt kann dazu beitragen, dass Patienten ihre Biografien in einem anderen Licht sehen, vielleicht nicht mehr als Folge schuldhafter Verstrickungen. Dem jungen Patienten mit Colitis ulcerosa im weiter unter beschriebenen Fallbeispiel könnte vermittelt werden, dass er es trotz der schweren Krankheit und der ungünstigen Familiensituation geschafft hat, einen Weg in die eigene Selbstständigkeit zu beschreiten, und er nicht der Versager ist, für den er sich hält. Er kann versöhnlicher mit seiner eigenen Geschichte werden.

Würdigen Sie daher die Lebensleistungen des Patienten, d. h. suchen Sie bewusst nach Leistungen, Sichtweisen und Ansichten, die Sie anerkennend unterstützen können. Würdigen Sie auch kleine Schritte, die er zur Änderung bereits getan hat. Konzentrieren Sie sich auf das, was Sie fördern wollen und nicht auf das, was Sie beseitigen wollen. Lassen Sie sich seine guten Eigenschaften benennen. Mehr Akzeptanz fördert Selbstvertrauen. Das gelingt den Ärzten leichter, die im niedergelassenen Bereich auf langfristige Beziehungen setzen können.

Keine Ratschläge erteilen

Wenn Sie Ratschläge erteilen, begeben Sie sich nur auf einen Weg, der für Sie mit Niederlagen endet. Ratschläge an einen übergewichtigen Hochdruckkranken wie: »Gehen Sie doch in einen Sportverein!«, werden eher als Vorwürfe betrachtet.

Solche Ratschläge sind nicht zu verwechseln damit, dass Sie als Experte Ihren Patienten Informationen über die Krankheit und deren Verlauf geben, die diese nicht besitzen können.

Drohung und Beschämung vermeiden

Der adipöse, depressive Diabetiker fühlt sich schuldig und wirft sich selbst Versagen vor. Vorhaltungen, was alles nicht erreicht oder geschehen ist, im schlimmen Fall noch kombiniert mit Drohungen, bestärken Selbstvorwürfe, Antriebsarmut und Abwehr. Ärztlichen Kontrollmaßnahmen (wie Blutdruckmessen oder Gewichtskontrollen) gehen Depressive lieber aus dem Weg, denn sie beschämen den in seinem Selbstwert ohnehin beeinträchtigten Kranken. Natürlich sollen Sie Untersuchungsergebnisse (z. B. einen schlechten HBA1c-Wert) nicht beschönigen, weil Sie befürchten, er könne nun beschämt sein. Doch die Beratung und Konfrontation mit der Wirklichkeit sollte in eine positiv gestimmte Beziehung eingebettet sein. Wann ist Information eine Drohung? Der Arzt könnte sich auf sein Gefühl verlassen. Wenn er Informationen mit innerlich erhobenen Zeigefingern gibt, sollte er sein Tun nochmals überdenken. Zu reflektieren ist auch, ob am Anfang des Kontakts eine Gewichtskontrolle stehen soll oder erst nach dem Gespräch mit dem Arzt.

Fördern Sie eher Maßnahmen, bei denen der Patient aktiv und damit stolz auf seine Leistung werden kann (▶ Kap. 5.2).

Loben und die konstruktiven Erinnerungen stärken

Ganz bestimmt hat der Patient in seinem Leben positive Lernerfahrungen gemacht und irgendwann sein Verhalten geändert. Fragen Sie nach den Situationen und den Bildern dazu:

Die Richtung, in die Sie den Patienten motivieren, sind die *Ressourcen orientierten Interventionen* (▶ Kap. 5.2):

- Regelmäßige Bewegung, denn Bewegung verändert das Lebensgefühl in eine positive Richtung
- Eine selbstfürsorgliche Haltung einzunehmen und sich jeden Tag etwas Gutes zu gönnen
- Gute Beziehungen zu pflegen

Anregen können Sie auch ein Wahrnehmungstraining. Es kann sinnvoll sein, den betroffenen Patienten den Zusammenhang zwischen Stimmung und Wahrnehmung zu erklären: Wer traurig ist, wird sich das bewusstmachen, was zu dieser Stimmung passt und ihn darin bestärkt. Dem kann man entgegensteuern und trainieren, Gutes zu sehen: Fünf positive Erlebnisse des Tages werden vor dem Schlafengehen in ein »Freudetagebuch« geschrieben. Das Wissen um neuronale Plastizität und Prozesse neuronaler Bahnung bestätigt die aristotelische Weisheit: »Man ist, was man immer wieder tut«. Was wir immer wieder tun, wird langfristig gebahnt. Aus einer Fußspur wird durch häufige Benutzung eine Straße. Ärger und negative Gefühle sollte man daher nicht pflegen und hegen, sondern vermeiden.

Motivation und partizipative Entscheidung zur medikamentösen Therapie und Psychotherapie

Psychotherapie und/oder medikamentöse Therapie sind dem Patienten in ihrer Wirksamkeit als gleichwertig bei mittelschwerer Depression zu empfehlen. Nach 6 Wochen ohne Besserung bei wöchentlichen Kontrollen soll ein Facharzt hinzugezogen werden. Bei schwerer Depression ist beides zu empfehlen und immer ein Psychiater hinzuzuziehen. Wenn Medikamente eingesetzt werden, sollte folgender Weg zur Erhöhung der Adherence eingesetzt werden, denn diese ist bei Depression noch schlechter als bei anderen chronischen Krankheiten:

1. Depressive Störung als neurobiologische Störung vermitteln
2. Unterstreichen, dass Medikamente nicht abhängig machen und nicht die Persönlichkeit verändern
3. Nebenwirkungen im Voraus benennen
4. Den zu erwartenden zeitlichen Verlauf bis zum Wirkungseintritt benennen und anfänglich engmaschige Termine ca. achttägig vereinbaren

Zur Behandlungsplanung und insbesondere der medikamentösen Therapie wird auf die Nationale Versorgungsleitlinie Unipolare Depression verwiesen.

Übersicht 15

> **Empfehlung für die Praxis**
> **Umgang mit dem depressiven Beziehungsmodus**
>
> - Aufbau der vertrauensvollen Beziehung
>   - durch Zuhören und Annehmen des Leids
>   - durch Vermeidung von Beschwichtigungen, Bagatellisierungen und Ratschlägen
> - Gemeinsame Suche nach kritischen Lebensereignissen und aktuellen Kränkungserlebnissen des Patienten
> - Markieren und Spiegeln von Gefühlen der Versorgungssehnsucht, der Kränkung und der Wut, diese wertschätzen und weiterverfolgen
> - Psychoedukation und Ermutigung
> - Förderung der Selbstwertgefühle des Patienten durch
>   - Wertschätzen bisheriger Bewältigungsmuster (Biografie!)
>   - Loben (beschämen, drohen und bestrafen vermeiden)
>   - Stärken konstruktiver Erinnerungen und Bilder
> - Ressourcenorientierte Interventionen
> - Entsprechend Schweregrad: Motivation zur Psychotherapie und medikamentösen Therapie
> - Kooperative Versorgung

7.5 Suizidalität

Am Suizid versterben mehr Menschen weltweit als an Gewaltfolgen und Krieg, in Deutschland doppelt so viele wie bei Verkehrsunfällen. Mit ansteigendem Alter findet sich eine deutlich erhöhte Suizidrate. Das Ansprechen suizidaler Gedanken gefährdet die Patienten nicht, sich tatsächlich das Leben zu nehmen. Sie fühlen sich vielmehr sehr erleichtert, wenn sie diese Gedanken aussprechen können. Bejaht der Patient suizidale Gedanken, sollte auch nicht sofort die stationäre Einweisung erfolgen. Vielmehr sollten sich weitere Fragen anschließen:

- Wie genau und konkret hat sich der Patient zum Suizid Gedanken gemacht?
- Kann er bewusste Gründe, z. B. Lebensereignisse oder Verluste, benennen?
- Wieweit kann sich der Patient von seinen Suizidgedanken distanzieren?

In jedem Zweifelsfall sollte konsiliarischer Rat eingeholt werden.

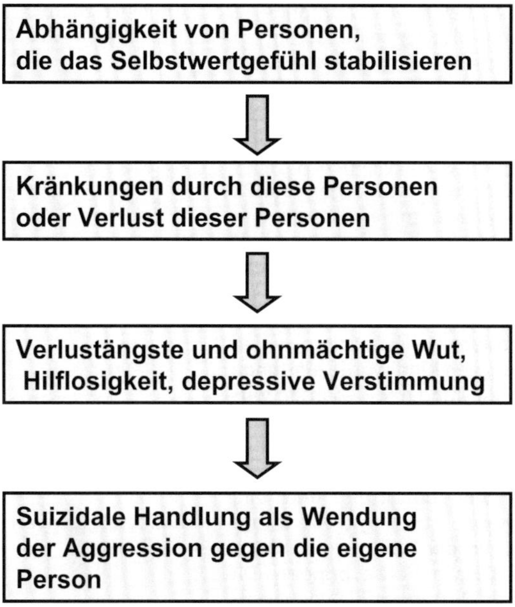

```
┌─────────────────────────────────────┐
│ Abhängigkeit von Personen,          │
│ die das Selbstwertgefühl stabilisieren │
└─────────────────────────────────────┘
                  ⇩
┌─────────────────────────────────────┐
│ Kränkungen durch diese Personen     │
│ oder Verlust dieser Personen        │
└─────────────────────────────────────┘
                  ⇩
┌─────────────────────────────────────┐
│ Verlustängste und ohnmächtige Wut,  │
│ Hilflosigkeit, depressive Verstimmung │
└─────────────────────────────────────┘
                  ⇩
┌─────────────────────────────────────┐
│ Suizidale Handlung als Wendung      │
│ der Aggression gegen die eigene     │
│ Person                              │
└─────────────────────────────────────┘
```

Abb. 7.4: Die Psychodynamik der suizidalen Handlung

7.6 Fallbeschreibung

Bei einem jungen Patienten ist eine Colitis ulcerosa seit Jahren bekannt. Er klagt, dass in der letzten Zeit blutige Stuhlabgänge und deren Häufigkeit zugenommen haben. Er fühlt sich kaum arbeitsfähig, müde und unkonzentriert. Er führt eine vom Arbeitsamt finanzierte Berufsausbildung im kaufmännischen Bereich mit zusätzlicher Programmierer-Ausbildung durch. Die Abschlussprüfung steht jetzt unmittelbar bevor.
Der Patient selbst sieht seine Beschwerdezunahme in einem Zusammenhang mit dem beruflichen Stress. Er fühlt sich von seinem Abteilungsleiter und Ausbilder häufig lächerlich gemacht. Er kann sich aber nicht wehren. Ihm falle erst hinterher ein, was er hätte sagen können, um sich abzugrenzen.
Dies erginge ihm häufig so, auch in anderen Beziehungen. Er ist ein schüchterner Mensch, er hat Schwierigkeiten, Freunde zu finden, er sieht

Gefühle der Überforderung

Wutgefühle und Hilflosigkeit

schon alles negativ, bevor etwas anfange. Er möchte Hilfe haben, dies für seine Zukunft zu ändern. Er möchte die Prüfung bestehen, die er von seinem Wissen und Können her eigentlich problemlos schaffen kann. Jedoch befürchtet er im betrieblichen Bereich durch die Konflikte mit seinem Ausbildungsleiter zu versagen.

Mit dem Beginn der Pubertät hat bei dem Patienten die Colitis ulcerosa mit einem schweren Erstschub begonnen. Isolation von Gleichaltrigen durch monatelange Krankenhausaufenthalte begannen. Die Hormonbehandlung mit Cortison hatte auch optische Auswirkungen, die in diesem Alter schwer zu verarbeiten waren. Aus einem schüchternen Kind wurde ein Junge, der immer am Rande stand und gehänselt wurde.

In seinem Elternhaus fand er keine Unterstützung. Die Mutter war die dominante Person in der Familie. Sie war putzwütig und eine Sauberkeitsfanatikerin. Aus Angst vor Unordnung und Schmutz in der Wohnung durfte er keine Freunde mit nach Hause bringen. Die zwangsstrukturierte Mutter hat die von Durchfall und Schmutz gekennzeichnete Erkrankung ihres Kindes abgelehnt und unterstützende Hilfe für ihr Kind unterlassen. Sie brachte immer nur die Sorge zum Ausdruck, dass es der Sohn zu etwas bringe und nicht negativ auffalle.

Der Vater arbeitete viel, war selten zuhause, hatte sich aus dem Familienleben ausgeklinkt und beschäftigte sich mit dem Rauchen. Möglicherweise selbst depressiv wagte er nicht, seinen Sohn gegenüber der Mutter zu unterstützen.

Durch nicht angemessene Leistungsanforderung bei einem kranken Kind und die übermäßige Betonung der Äußerlichkeiten förderte die Mutter ein niedriges Selbstwertgefühl und hilflose Wut.

Die Schule hat der Patient mit dem Abitur abgeschlossen und begann ein Studium, dass er jedoch wegen langer krankheitsbedingter Ausfälle abbrechen musste. Er lebt nicht mehr bei den Eltern, ist jedoch von ihnen finanziell abhängig. Dies lässt ihn die Mutter ständig spüren, indem sie von ihm ständige Abrufbereitschaft für Dienste für die Familie verlangt. Dem fügt sich der Patient.

In der Situation am Arbeitsplatz gegenüber seinem Ausbildungsleiter wiederholt sich das, was er in seiner Kindheit und Jugend bislang erfahren hat. Er wird gehänselt und lächerlich gemacht und in seinen Anstrengungen nicht gewürdigt.

Keine hilfreichen Beziehungen und keine hilfreiche Peer-Group

Keine den Selbstwert fördernden Beziehungen

Hohe Leistungsanforderungen an sich selbst

Fehlende Anerkennung und Kränkungserleben führt zu hilfloser Wut

7.7 Einteilung der depressiven Syndrome im ICD-10

Eingeteilt werden sie im ICD-10 nach Schweregrad und Verlauf (▶ Tab. 3). Von leichter depressiver Episode spricht man, wenn zwei Hauptsymptome und zwei Zusatzsymptome vorhanden sind, von mittelgradiger depressiver Episode, wenn zwei Hauptsymptome und drei bis vier Zusatzsymptome vorhanden sind. Im Verlauf wird die akute Episode von der rezidivierenden Störung unterschieden. Bei langanhaltendem depressivem Zustandsbild wird von Dysthymie gesprochen. Lässt sich ein belastendes, traumatisch wirkendes Ereignis eruieren, wird eine Anpassungsstörung diagnostiziert. Erschöpfungssyndrome können auch als Neurasthenie und als Burn-out-Syndrom gefasst werden. *Burn-out-Syndrom* ist kein eigenständiges Krankheitsbild. Es beschreibt eine körperliche, emotionale und geistige Erschöpfung aufgrund beruflicher oder anderweitiger Überlastung bei der Lebensbewältigung. Eine nach Schweregrad abgestufte Kooperation wird in der *Nationalen Versorgungsleitlinie Unipolare Depression* dargestellt.

Hilfreich für das Erkennen depressiver Störungen kann der Zwei-Fragen-Test sein: 1. Fühlten Sie sich im letzten Monat häufiger niedergeschlagen, traurig bedrückt oder hoffnungslos? 2. Hatten Sie im letzten Monat deutlich weniger Lust und Freude an Dingen, die Sie sonst gerne tun?

Tab. 3: Affektive Störungen nach ICD-10

	Affektive Störungen
F31	Bipolare affektive Störung
F32	Depressive Episode
F33	Rezidivierende depressive Episode
F34	Anhaltende affektive Störung
F34.0	Zyklothymia
F34.1	Dysthymia
F32	**Depressive Episode**
F32.0	Leichte depressive Episode
F32.1	Mittelgradige depressive Episode
F32.2	Schwere depressive Episode ohne psychotische Symptome
F32.3	Schwere depressive Episode mit psychotischen Symptomen
F33	Rezidivierende depressive Episode
F33.0	Rezidivierende depressive Episode, gegenwärtig leichte Episode
F33.1	Rezidivierende depressive Episode, gegenwärtig mittelgradige Episode

7 Der depressive Beziehungsmodus

Tab. 3: Affektive Störungen nach ICD-10 – Fortsetzung

F33.2	Rezidivierende depressive Episode, gegenwärtig schwere Episode ohne psychotische Symptome
F33.3	Rezidivierende depressive Störung, gegenwärtig schwere Episode mit psychotischen Syndromen
F43.2	Anpassungsstörung
	Erschöpfungssyndrome
F48.0	Neurasthenie
G93	Chronisches Müdigkeitssyndrom
Z73	Burn-out-Syndrom
R53	Unwohlsein und Ermüdung

8 Der narzisstische Beziehungsmodus

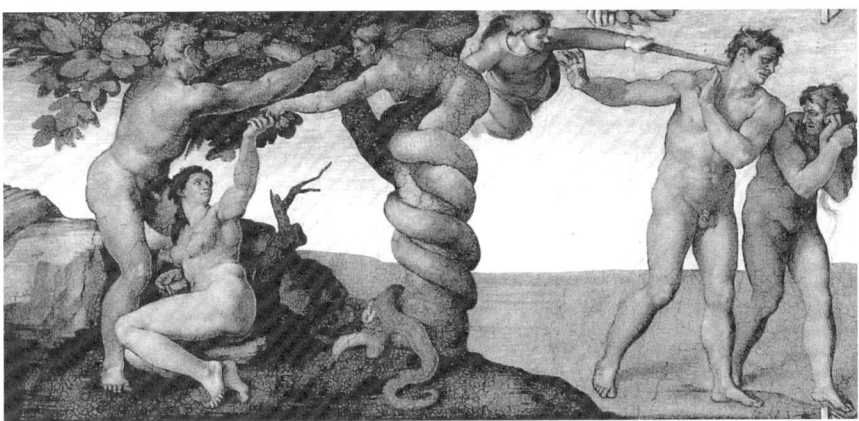

Abb. 8.1: Vertreibung aus dem Paradies – Michelangelo

8.1 Phänomenologie des narzisstischen Beziehungsmodus

Narzissmus ist ein schillernder Begriff. Er wird allgemein als Synonym verwandt für selbstsüchtige Eigenliebe, eitle Selbstverliebtheit, für egozentrisches Verhalten und soziale Rücksichtslosigkeit. Wegen der Bedeutungsfülle des Begriffs soll beschrieben werden, wie er hier verwendet wird. Bei den narzisstischen Phänomenen geht es um den *verzweifelten Kampf eines Individuums um die Anerkennung durch den anderen*. Gespeist wird der Hunger nach Anerkennung und Bewunderung durch Minderwertigkeitsgefühle und Selbstzweifel. Hinter dem überheblichen und manipulativen Auftreten steht ein beschädigtes Selbst. Der Selbstbegriff, wie er hier verwendet wird, sieht das Selbst als ein *Konstrukt, das sich herausbildet im Spiegel der anderen*. Es bedarf der Beziehung zu anderen Menschen und ihrer Reaktionen, um überhaupt zu entstehen und sich zu entwickeln. Bereits im vorherigen Kapitel wurden Menschen dargestellt, deren Selbst durch Eltern beschädigt wurde, die nicht ausreichende Fürsorge geben konnten. Diese Individuen versuchten, ihren *Selbstwert zu regulieren* durch große Anstrengungen, um deren Anerkennung zu *verdienen.* Jetzt werden Menschen geschildert, die einen anderen Kompensationsversuch machen als den bislang geschilderten. Sie *leugnen ihr beschädigtes Selbst,* entwickeln stattdessen ein *idealisiertes, überhöhtes Bild von sich selbst und stellen sich großartiger vor als sie sind.* Solche Fantasien sind in der kindlichen Entwicklung häufig. Manches Kind vermutet zum Beispiel vertauscht worden zu sein und sieht sich eigentlich als Kind einer Königin und eines Königs. Doch hier geht es nicht um zeitweise auftretende Fantasien, sondern um ein bleibendes Muster, das das Selbsterleben, die Affekte und die Beziehungsgestaltung einschließt. Auf der Ich-Ebene *erleben* die Individuen im narzisstischen Modus nicht die Verarmung, sondern die *Beschämung ihres Selbst.* Die *Leitaffekte* sind nicht Traurigkeit, Versorgungssehnsucht und Wut, sondern soziale Gefühle wie *Scham* oder *Neid.* In ihrer *Beziehungsgestaltung* benötigen sie den anderen, nicht um sich versorgen zu lassen oder zu versorgen, sondern um sich selbst zu stabilisieren. Der andere soll Beifall spenden, am besten wäre gleich ein ganzes Publikum. Publikum ist auch für den histrionischen Modus wichtig. Doch während es in der Beziehungsgestaltung im histrionischen Modus um das Theater*spiel* selbst geht und das Publikum uninteressant ist (Hauptsache es ist da), geht es im narzisstischen Modus um den Applaus, um das *Beifall spendende Publikum.* Anschaulich wird dies im Film »Mephisto« (nach dem Buch von Klaus Mann), der die Lebensgeschichte von Gustav Gründgens zum Inhalt hat.

Krankheiten in diesem Modus sind beispielsweise die narzisstische Persönlichkeitsstörung, Somatisierungsstörungen, Süchte, Depressionen und vor allem chronische Schmerzen und Krankheiten. Letztere sind Ergebnisse eines Krankheitsverhaltens, das auf die eigene Verwundbarkeit und Älterwerden keine Rücksicht nimmt. *Krankheit* wird als Beschämung betrachtet, die in das einmalige Selbstbild nicht passt und *geleugnet werden muss.* Warnende Alarmsymptome werden negiert, ebenso wie eine krankmachende Lebensweise. Deshalb trägt dieser Modus zur Entstehung chronischer Krankheiten bei.

> Bis zu seinem Herzinfarkt hatte der Patient eine Vielzahl von Risikofaktoren ignoriert und gehofft, diese würden ihm nichts anhaben können. In seiner Funktion als leitender Angestellter hat er immer mehr Arbeiten übernommen, auch solche, die nicht zu seiner Arbeitsplatzbeschreibung gehörten. Aus diesen Leistungen hat er viel Selbstbestätigung gezogen. Seine Aufgaben hat er mit großer Rigorosität durchgezogen, auch gegenüber Untergebenen. Er hat gern den Streit gesucht und, wenn er sich in Besprechungen mit den Meinungen anderer angelegt habe, dabei einen »Kick« gehabt. Er befürchtet nun, bei Reduzierung seiner Leistung an den Rand gedrängt und von anderen ausgehebelt zu werden. Auch in seiner Familie hat er seine bisherige Führungsrolle verloren. Er war in seiner Herkunftsfamilie der Vertraute der Mutter, der Familienangelegenheiten regelte. Nun wird er geschont, andere Geschwister übernehmen seine Aufgaben, auch erfolgreich. Er empfindet sich als überflüssig und die Krankheit als tiefe Kränkung.

Beschämend können nicht nur Krankheiten, sondern das Älterwerden und der Tod sein. Hinter der *übertriebenen Besorgnis,* immer wieder kleine Änderungen des Äußeren und der Körperempfindungen dem Arzt zu präsentieren, kann die Leugnung des Älterwerdens und der Krankheit stehen. Auch *unerklärliche Unfälle* sollten an den narzisstischen Modus denken lassen, weil sie Ergebnis einer Überschätzung der eigenen Fähigkeiten, aber auch getarnte Suizidversuche sein können.

Störungen der Selbstentwicklung können zu verschiedenen Zeiten auftreten mit unterschiedlichem Gewicht für das weitere Leben. Am Ende des Kontinuums von leicht bis schwer steht die narzisstische Persönlichkeitsstörung, die in *ausgeprägter Form* alle Phänomene in diesem Modus beschreibt:

Übersicht 16

Kriterien der narzisstischen Persönlichkeitsstörung (nach AWMF-Leitlinie Nr. 038/015 S.C. Herpertz)

1. Größengefühl in Bezug auf die eigene Bedeutung (z. B. die Betroffenen übertreiben ihre Leistungen und Talente, erwarten ohne entsprechende Leistungen als bedeutend angesehen zu werden)
2. Beschäftigung mit Fantasien über unbegrenzten Erfolg, Macht, Scharfsinn, Schönheit oder idealer Liebe
3. Überzeugung, »besonders« und einmalig zu sein und nur von anderen besonderen Menschen oder solchen mit hohem Status (oder entsprechenden Institutionen) verstanden zu werden oder mit diesen zusammen sein zu können
4. Bedürfnis nach übermäßiger Bewunderung
5. Anspruchshaltung; unbegründete Erwartung besonders günstiger Behandlung oder automatische Erfüllung der Erwartungen
6. Ausnutzung von zwischenmenschlichen Beziehungen, Vorteilsnahme gegenüber anderen, um eigene Ziele zu erreichen
7. Mangel an Empathie; Ablehnung, Gefühle und Bedürfnisse anderer anzuerkennen oder sich mit ihnen zu identifizieren
8. Häufiger Neid auf andere oder Überzeugung, andere seien neidisch auf die Betroffenen
9. Arrogante, hochmütige Verhaltensweisen und Attitüden

8.2 Psychodynamik des narzisstischen Beziehungsmodus

Menschen mit diesem Modus sind durch ihre frühen Erfahrungen mit den Eltern in ihrem Selbstwert beschädigt. Das Selbsterleben ist mit massiven Minderwertigkeitsgefühlen verbunden, und sie schildern in ihren Erinnerungen Szenen, in denen sie sich durch die Eltern beschämt fühlten. Nicht selten sind einer oder auch beide Elternteile suchtkrank, häufig alkoholabhängig, leiden an einer anderen schweren, psychiatrischen Erkrankung oder sind selbst seit ihrer Kindheit traumatisiert. Für das Kind ist ihr Verhalten *unberechenbar*. Die Eltern sind nicht in der Lage, adäquat auf die Bedürfnisse ihres Kindes zu reagieren, mal sind sie distanziert, mal einnehmend. Sie überschütten das Kind mit tränenreicher Zuwendung, um wenige Momente später zuzuschlagen. Eine spiegelnde Kommunikation über die Augen der Eltern findet nicht statt. Je früher diese Kommunikation gestört ist, umso weitreichender sind die Konsequenzen für die Entwicklung des Selbst und die spätere Beziehungsgestaltung zu anderen. Der amerikanische Psychiater D. Stern (Stern 1985) bildete eine Entwicklungshypothese des Selbst, in der er Säuglingsbeobachtung und klinische, psychoanalytische Erfahrungen verband. Seine Hypothesen liegen der folgenden Zusammenfassung zugrunde. Ein Kernselbst entwickelt sich bis zum neunten Monat, es ist vor allem ein körperliches Selbst, weil die frühe Kommunikation mit den ersten Bindungspersonen sich mehr auf den Körperkontakt und auf den Blick stützt als auf die Sprache. Im Alter von etwa anderthalb Jahren ist das Kind in der Lage, sein eigenes Spiegelbild zu erkennen und festzustellen: »Das bin ich.« Die Selbstentwicklung ist damit vorangeschritten von einem Kernselbst zu einem subjektiven Selbst und dann weiter zu einem verbalen (▶ Kap. 2.4). Dieser erreichte Entwicklungszustand ermöglicht nun, die eigene Position und die der übrigen Mitglieder in einem sozialen System, z. B. der Familie, zu erkunden. Was ist meine Rolle in meiner Familie und meiner Kultur, auch als Mann oder Frau? Konflikte der Identität lassen sich in diesem Modus folglich häufig finden. Ein fehlender Vater in der Biografie bestätigt die Rolle von Identitätskonflikten. Um die Frage »Wer ich bin?« beantworten zu können, muss das Individuum erst einmal das Wissen bzw. eine subjektive Gewissheit eines kohärenten Selbst entwickelt haben. Wer die Erfahrung macht, dass wesentliche Teile des Selbst nicht anerkennend gesehen werden, wird auch andere im späteren Leben eher verschwommen oder gar nicht wahrnehmen, bis dahin, dass alle eigenen Gefühle als unannehmbar erlebt werden. Man schämt sich, überhaupt als jemand da zu sein, der eine eigene Identität hat. Dies gilt insbesondere dann, wenn das Selbst auch körperlich durch sexuelle und körperliche Gewalt verletzt wurde.

Wie versuchen nun Menschen mit diesen Vorerfahrungen die Beschämung ihres Selbst zu kompensieren? (In den griechischen Heldensagen ist der Prototyp dieses Musters Achilles, der Held der Griechen; die depressive Variante des Selbstwertkonflikts symbolisiert auf der Gegenseite der Trojaner Hektor, der durch Achilles den Tod findet. Übrigens scheint Achilles vaterlos aufgewachsen zu sein in der anbetenden Fürsorge seiner göttlichen Mutter.) Sie stülpen ein neu konstruiertes Größenselbst dem beschämten Selbst über (Kernberg 1988). Sie sehen sich als unverletzlich, im Übermaß belastbar und ausgestattet mit Fähigkeiten, die sie im fantasierten Ausmaß nicht besitzen. Das hat fatale Folgen für den Umgang mit dem eigenen Körper und Krankheiten. Sie forcieren mit heroischer Haltung Therapien, die schädigende Nebenwirkungen haben (▶ Kap. 12 Chronische Krankheiten). Sie meiden Vor- und Nachsorge, da dies in ihrem Fall unnötig ist. Sie bagatellisieren schädigende Wirkungen ihres Lebensstils, kokettieren beinahe damit, ja scheinen im Überleben riskanter Situationen eine *Bestätigung ihres Auserwähltseins* zu sehen, wie im späteren Beispiel des Autoverkäufers und seinen Motorradunfällen.

In Folge ihres überhöhten Selbstbildes sind sie übermäßig kränkbar und leichte Kränkungen haben schwere depressive Krisen zur Folge. Kleine Kränkungen am Arbeitsplatz, eine nicht vorgenommene Beförderung beispielsweise, können eine tiefgreifende Krise und einen kompletten, sozialen Rückzug bewirken, manchmal bis zum Suizid. Die negativen Affekte werden in der Gestaltung des Suizids sichtbar. Es sind die oft gelingenden, sehr gewaltsamen Suizide, bei denen sich diese Menschen vor Züge werfen oder von Brücken und Türmen springen.

Wie bereits erwähnt, entwickelt sich in Folge von Kränkungen häufig ein chronisches Schmerzsyndrom. Anlass ist ein scheinbar unbedeutender Unfall und eine Verletzung, die in ihrem Ausmaß die bleibenden Beschwerden nicht erklären kann. Eine Besserung der Symptomatik und Wiedereingliederung in den Arbeitsprozess gelingt nicht. Stattdessen verwickeln sie sich in langatmige Kämpfe mit staatlichen Institutionen und Versicherungen um Rentenzahlungen und Ähnlichem. Ihr Anspruch ist, dass die Leistungen des medizinischen Systems die Beschämung wieder gut machen sollen. Auch am Arbeitsplatz können es scheinbar nichtige Anlässe sein, die schwere Krisen bis zum Suizid auslösen, wenn die Anerkennung des Besonderen durch Vorgesetzte ausbleibt z. B. durch Gehaltserhöhungen und Flucht in alternative Traumwelten verschlossen bleibt.

In ihrem Selbsterleben sind diese Personen hin- und hergerissen zwischen den Gefühlen, nichts wert zu sein oder alles zu können, zwischen Selbstzweifeln und Angst vor Kritik und der selbst gesteckten Norm »Sei der Beste!«. Weil das Selbst sich im Spiegel der anderen entwickelt, bedarf die Neu-Konstruktion des Selbst der Bestätigung in Beziehungen. Dem schwankenden Selbsterleben entspricht, dass sie *den anderen zur Stabilisierung des eigenen Selbst benutzen und benötigen*. Sie suchen sich Beziehungspartner, die zu ihrem vermeintlichen Größenselbst passen und sie vielleicht durch gesellschaftliche Stellung und Reichtum aufwerten. Oder sie wählen solche Partner, die in bewundernder Abhängigkeit verbleiben, weil sie sich selbst nichts zutrauen und ängstlich sind. Im sozialen Kontext einer Familie sind sie die erfolgreichen Macher, die den Rest der Familie ihrer eigenen Entwicklung unterwerfen. Scheitern sie, haben sie in ihrem Selbsterleben alles für die anderen getan und sind das eigentliche Opfer. Eine so geprägte Familiendynamik beschreibt Ibsen in seinem Theaterstück John Gabriel Borkmann. Um Bewunderung und Anerkennung zu erreichen, verhalten sich diese Personen überheblich in der Selbstdarstellung und anmaßend oder sie schmeicheln dem Gegenüber und dichten ihm Eigenschaften an, die dieser in dem Ausmaß nicht besitzt. Doch der Kampf um Anerkennung durch den anderen lässt manche misstrauisch kontrollierend und eifersüchtig werden. Im Gegenüber kann das Gefühl entstehen, selbst in seinen Eigenheiten und Interessen nicht wahrgenommen zu werden, uninteressant und austauschbar zu sein oder sogar ausgenutzt zu werden. Immer *bleiben Beziehungen brüchig* und brechen oft.

171

Übersicht 17

> **Psychodynamik des narzisstischen Beziehungsmodus**
>
> Beeinträchtigter Selbstwert und Minderwertigkeitsgefühle entwickeln sich in frühen Bindungen. Das Selbst entwickelt sich im Spiegel der anderen.
> *Kompensation:*
>
> - Sie stülpen dem beschämten Selbst ein phantasiertes Selbst über. Sie entwickeln ein idealisiertes, überhöhtes Selbstbild.
> - Die anderen sollen das Selbst stabilisieren. Beziehungserwartung: Bewunderung.
> - Sie verleugnen und dissimulieren.
> - Sie sind übermäßig leicht kränkbar, und leichte Kränkungen haben schwere depressive Krisen zur Folge.

8.3 Das dysfunktionale, narzisstische Beziehungsmuster in der Arzt-Patient-Beziehung

Der gewonnene Einblick in die Dynamik des narzisstischen Beziehungsmodus hilft jetzt, dass Verhalten dieser Kranken zum Arzt zusammenfassend zu verstehen:

a) Erwartung von Anerkennung mit Schmeicheln oder Provokation - Entwertung des Arztes

Auch an den Arzt richten sie die verzweifelte Erwartung nach Anerkennung. Um diese zu erreichen, stehen ihnen zwei Varianten zur Verfügung. Sie stellen sich als faszinierend, klug, erfolgreich und engagiert dar und fordern provokant eine entsprechende V.I.P.-Behandlung, die Regeln der Arbeitsabläufe auf den Kopf stellen. Sie entwerten den Arzt in seiner Kompetenz. Schon an der Anmeldung versucht der überheblich auftretende Patient einen Sondertermin herauszuschlagen: »Na, Mädels, wie geht es der Chefin heute? Es wird doch heute eine Ausnahme möglich sein!« Auf Kontrolltermine lässt er sich nicht ein, verlangt aber dennoch die Verschreibung seiner Medikamente und bevorzugte Terminvergabe. Gelegentlich entschuldigt er sich mit zeitlicher Überlastung, die sich aus der Wichtigkeit seiner Person ergeben. Wenn er an die Weiterbildungsassistentin der Praxis verwiesen wird, fallen ihr gegenüber solche Bemerkungen wie: »Das war für den Anfang ja ganz nett.« Und zu den medizinischen Fachangestellten folgt die Äußerung: »Nächstes Mal wieder zum Chef! Sie kann sich ein anderes Opfer suchen!« Dem Arzt erscheint das Verhalten als überheblich und anmaßend.

8.3 Das dysfunktionale, narzisstische Beziehungsmuster in der Arzt-Patient-Beziehung

Die zweite Variante besteht aus Versuchen, *dem Arzt und seinem Team zu schmeicheln und sie zu idealisieren.*

> Ein ca. 40-jähriger Verkäufer von Autos im eigenen Geschäft verwickelt in mehreren Praxen zugleich schon die Mitarbeiterinnen an der Anmeldung durch Komplimente und charmantes Auftreten zu Sondervergünstigungen, z. B. bei der Terminvergabe. Nie will er ins Wartezimmer, sondern hält sich gern an der Anmeldung auf. Ihm gelingt es eine Zeitlang, beim Hausarzt seine Alkoholabhängigkeit herunterzuspielen und beim Chirurgen seine Selbstmordversuche als Motorradunfälle zu tarnen. Er bevorzugt Frauen als betreuende Ärzte. Sie spüren, dass ein konfrontatives Vorgehen zum schnellen Beziehungsabbruch führen würde. Sie sehen über manches hinweg.

Manche Patienten bringen Geschenke mit, teuer und unangemessen. Diese haben entweder einen selbstdarstellerischen Effekt – sie haben zum Beispiel einen Aufdruck mit dem Logo der eigenen Firma – oder bewirken beim Beschenkten die Befürchtung, dafür eine Gegenleistung erbringen zu müssen. Manche machen Komplimente wie: »Sie sind der Einzige, der mir helfen kann. Niemand kann das so gut wie Sie!«

Oder sie konstruieren eine Komplizenschaft mit dem Arzt und eine Nähe zu ihm, die gar nicht vorhanden ist, in Bemerkungen wie: »Wir beide wissen doch, wie das Leben so läuft ...«; oder sie machen beiläufige Bemerkungen zum Lebensstil des Arztes: »Sie trinken doch sicher auch gern mal ein Gläschen.«

So oder so ist nur langsam Vertrauen zu gewinnen.

b) Dissimulieren und verleugnen

Sie halten an einem ruinösen Lebensstil fest. Sie benennen keine Probleme und erzählen nicht alles.

c) Hartnäckiges Begehren von Gratifikationen des medizinischen Systems

8 Der narzisstische Beziehungsmodus

d) Schneller Beziehungsabbruch bei leichten Kränkungen

Patient

- Überschätzt sich selbst tut als wäre nichts, leugnet Ruinöser Lebensstil wird beibehalten
- Leicht kränkbar – Entwertung und Provokation des Arztes
- Erwartung von Anerkennung führt zur Überhöhung des Arztes
- Wiedergutmachungsforderungen an das medizinische System

schmeichelt / verführt

- Arzt fällt darauf herein, fühlt sich als Retter
- Arzt scheut Konfrontation, übersieht, bagatellisiert oder wird zum Detektiv, der überführen will
- Anfängliche Identifizierung mit Patient weicht eigener Überforderung
- Arzt ist empört – Beziehungsabbruch Enttäuschung Selbstzweifel

Arzt

Abb. 8.2: Das dysfunktionale, narzisstische Beziehungsmuster in der Arzt-Patient-Beziehung

Muster der Arzt-Patient-Beziehung

Nimmt der Arzt seine eigenen Schamgefühle nicht wahr, kann dies zu narzisstischen Verstrickungen in der Arzt-Patient-Beziehung führen:

a) Akzeptanz der Idealisierung und die Wandlung zum Retter oder empörter Beziehungsabbruch

Der Arzt fällt auf die idealisierende Abhängigkeit des Patienten herein. Er fühlt sich endlich als Retter. Die Idealisierung dauert jedoch nicht ewig an. Schneller als er denkt, wird er wieder vom Thron gestoßen, auf den der Patient ihn gerade gesetzt hat. Erst Retter, dann Versager; Selbstzweifel entstehen über die eigene Kompetenz.

Oder er reagiert empört auf die Provokationen und die Entwertung seiner Kompetenzen, rechtfertigt sich und verweist den Patienten sogar der Praxis.

b) Übersehen und Bagatellisieren der Gefahren der Krankheit, der Behandlung und des Lebensstils

Vielfach beschleicht den Arzt eine Scheu, den Patienten mit seinem Verhalten zu konfrontieren, seine Lügen aufzudecken oder ihn mit Grenzen konfrontieren. Er spürt die leichte Kränkbarkeit seines Gegenübers. Aus dieser Scheu heraus beteiligt er sich an einer Bagatellisierung schlechter Gewohnheiten und Süchte, bricht eine den Patienten überfordernde Behandlung nicht ab oder fällt darauf herein, wenn der Patient seine Not herunterspielt. Er will möglicherweise erst Beweise sammeln. Dann wird er zum Detektiv, der sich auf den Weg macht, den Patienten durch Ausfragen von Angehörigen, Sammeln von Indizien durch Bestimmung von Laborwerten hinter dem Rücken des Patienten oder unangekündigte Hausbesuche zu überführen. Er erspürt so etwas wie Scham-Wut. Sein Gegenüber mag ihn an Don Quijote erinnern. Dieser selbst ernannte Held fantasierte sich in einen erwarteten, siegreichen Kampf gegen seine Gegner, denen er im Morgengrauen begegnen würde. Als die Nacht dem Tag wich und das Licht des Tages die Lächerlichkeit seiner Erwartung und seines Ansinnens preisgab- es waren nicht die stampfenden Rosse des Gegners, sondern die Wassermühlen, die die Laute in der Nacht hervorriefen-, und sein Diener in Lachen ob der Lächerlichkeit seines Ansinnens ausbrach, schlug Don Quijote diesen halb zu Tode.

Für den Arzt ist der Umgang mit diesen Patienten eine schwierige Gratwanderung zwischen einerseits Vermeidung von Beschämung und andererseits dem Bestehen auf einer realitätsgerechten Lebensweise und krankheitsgerechtem Verhalten.

c) Anfängliche Identifizierung weicht dem Gefühl, ausgenutzt zu werden

Der Arzt identifizierte sich vielleicht anfänglich mit dem Patienten, der ihn zum Retter auserkoren hat. Er verstrickt sich in Entlastung durch Krankschreibung, so dass er später den Zug in die Verrentung nicht mehr bremsen kann. In der Folge fühlt er sich vom Patienten ausgenutzt und missbraucht, ihn in seinem Begehren nach Geld, Bescheinigungen, Rente und Prozenten zu unterstützen.

d) Selbstzweifel

Am Ende bleiben *Enttäuschung und Selbstzweifel beim Arzt* zurück. Er wird dem Selbsterleben seines Patienten ähnlich.

8.4 Grundsätzliches zum Affekt der Scham

8.4.1 Scham – ein soziales Gefühl

Scham ist vor allem ein soziales Gefühl. Es dient der Regelung von Beziehungen der Menschen untereinander und sorgt für die Einhaltung von Werten und Normen. Es ruft solche unangenehmen, körperlichen Unlustreaktionen hervor, dass lieber die gesellschaftlichen Regeln eingehalten werden, als dass dieses Gefühl ertragen werden muss (Spinoza, »Die Ethik«).

Die Einhaltung sozialer Regeln setzt voraus, dass ein Ich gegenüber einem anderen überhaupt wahrgenommen wird. Es ist daher nicht überraschend, dass Schamreaktionen an der Entstehung unseres Selbst beteiligt sind und darüber hinaus an dem, was wir Identität nennen. Scham dient letztendlich dem Schutz der eigenen Identität, Scham ist mit dem Sein verbunden, damit, wie »ich bin«. Diese umfassende Qualität der Scham wird belegt durch das Empfinden von Scham in *Bezug auf das Aussehen wie auf das Ansehen*. Hier sei auf Identitätskonflikte in der Adoleszenz verwiesen, die sich am Wunsch festmachen, die Brüste zu verkleinern oder zu vergrößern.

Da grundlegende Schamreaktionen in allen Kulturen und Epochen gleich sind, wird angenommen, dass sie wahrscheinlich schon genetisch angelegt sind. Entwicklungspsychologisch entwickeln sich die Vorläufer der Scham aus der frühen Kommunikation zwischen Eltern und Kind. Der Säugling wendet den Blick ab von ihm nicht bekannten Bezugspersonen. Dieses Verhalten trägt bei zum Erwerb der Muttersprache und kulturellen Identität. Schamreaktionen begleiten die Individuation und werden deutlich zwischen dem vierten und sechsten Lebensjahr, wenn der Wunsch nach Intimität zum Vorschein kommt.

Zurück zum sozialen Aspekt der Scham. Uranfänglich war es Eva, die die Vertreibung aus dem Paradies und den Beginn der Scham verursachte. Passend dazu ist Scham der Begriff für die sichtbaren, weiblichen Geschlechtsorgane. Wenn die Geschichten der Bibel die ontologische und phylogenetische Entwicklung widerspiegeln, so ist die Geschichte der Vertreibung aus dem Paradies eine wichtige Metapher, um Identität, Scham und Schuld zu verstehen. Sie spiegelt wider, dass die Erkenntnis von Gut und Böse, also die Normen im Umgang mit den anderen, die Erkenntnis des Selbst und der eigenen Identität mit Scham verbunden sind. »Es war zu der Zeit, da Gott der Herr Erde und Himmel machte. …Und Gott der Herr pflanzte einen Garten in Eden…und setzte den Menschen hinein, den er gemacht hatte. …Und Gott der Herr gebot dem Menschen und sprach: ›Du darfst essen von allen Bäumen im Garten, aber von dem Baum der Erkenntnis des Guten und Bösen sollst du nicht essen; denn an dem Tage, da du von ihm issest, musst du des Todes sterben.‹ …Und sie waren beide nackt, der Mensch und sein Weib, und schämten sich nicht« (Genesis 1, 8–25). Dann aßen sie von dem Apfel der Erkenntnis und mit der Erkenntnis von Gut und Böse begann die Scham. Sie erkannten sich selbst und mussten sich bedecken. Die körperliche Schamreaktion ist nicht so sehr eine der Mimik, sondern der Körperhaltung. Man will in den Boden versinken vor Scham, sich klein machen und vor allem den Blick abwenden, wie das Bildnis von Michelangelo zeigt. Die Scham fängt in den Augen an, und der Blick der anderen ist es, der nicht ausgehalten werden kann (Sartre 1943).

8.4.2 Scham und das medizinische System

Das Schamgefühl im medizinischen Betrieb wird selten beachtet, aber umso häufiger hervorgerufen und verletzt, denn Medizin ist immer invasiv und grenzüberschreitend und berührt die Intimität des anderen. Die Schamgefühle hervorrufenden Situationen in der Medizin sind vielfältig und die wichtigsten sollen im Folgenden kurz skizziert werden:

- In medizinischen Institutionen fällt die Intimsphäre weg (Mehrbettzimmer, Kontrolle der Ausscheidungsfunktionen).
- In der Pflege werden die Kranken wieder zum kleinen Kind, das gefüttert und gewaschen werden muss.
- Bei der Anamnese werden die Kranken mit Fragen nach intimen Details ihres privaten Lebens (z. B. Sexualanamnese, Genussmittel, Beziehungen) konfrontiert. Wenn die Selbstkonstrukte, die auf Lügen gegenüber sich selbst beruhen, vom Gegenüber, in diesem Fall vom Arzt, erkannt werden, kann das peinlich sein.
- Die Unsicherheit bei der Wortwahl lässt die Patienten lieber heimlich an Symptomen wie z. B. Stuhl- und Urininkontinenz leiden. Sie sind sich unsicher, wie sie öffentlich intime Details der Ausscheidungsfunktionen und gar der Sexualität beschreiben sollen.
- Die Situation des Ausziehens und der Nacktheit ist beschämend und noch mehr die invasiven Untersuchungen im Körperinneren. Hierzu zählen die endoskopischen Eingriffe und die Katheterisierungen, die mit Entblößung und Inspektion schambesetzter Regionen einhergehen. Auch der Kontrollverlust unter Narkose kann beschämen.
- Krankheiten selbst können nicht zuletzt beschämend sein, wenn sie z. B. das äußere Erscheinungsbild verändern (z. B. bei Hauterkrankungen) und die Geschlechtsidentität berühren (z. B. bei Brust-Amputationen). Weiter zählen dazu Erkrankungen, die mit Verlust der Kontrollfunktion des Körpers einhergehen wie Urin- und Stuhlinkontinenz, Demenzen, und Krankheiten, die soziokulturell ein schlechtes Ansehen haben wie z. B. Hepatitis C-, HIV-Infektionen und Süchte.
- Nicht nur die Patienten sind beschämt, Verletzung der Intimität zu erleiden, die *Ärzte ihrerseits schämen sich, die Intimität des Patienten zu verletzen*. Ärzte und Patienten sind verbunden im gemeinsamen Wunsch, Schamgefühlen zu entgehen. Wie bei den Patienten führt das auch auf Seiten des Arztes zu Vermeidung, Verleugnung und Übersehen: Konfliktbehaftete, anamnestische Fragen (z. B. zur Sexualität) werden nicht gestellt und bestimmte körperliche Untersuchungen (wie Betrachtung der Füße und die rektale Untersuchung) unterbleiben. Da es überhaupt das Schwierigste der menschlichen Kommunikation ist, mit der Wirklichkeit zu konfrontieren ohne zu beschämen, werden manchmal Konflikte nicht angesprochen und falsches Verhalten scheinbar übersehen. Medizinisch-technische Diagnostik dient als distanzschaffendes Mittel. In gleicher Weise kann sich der Arzt hinter der medizinischen Fachsprache verstecken. Viele medizinische Regeln und der Einsatz medizinischer Technik dienen der Abwehr von Scham oder sind Regeln, um die Schamgefühle des Patienten nicht noch mehr zu verletzten. Hygienische Vorschriften haben zusätzlich oder ausschließlich diesen Sinn, wie sich Handschuhe bei bestimmten, intimen Untersuchungen anzuziehen. Oft wird den Ärzten ihre Schamreaktion als unempathisches Verhalten vorgeworfen und bestenfalls als Unwissenheit ausgelegt. Dabei ist es doch das genaue Gegenteil – eine Distanzierung auf Grund empathisch empfundener Scham. Bewusstes Wahrnehmen der eigenen Schamgefühle kann Ärzten helfen, solches Verhalten zu vermeiden.

- Nicht unerwähnt bleiben sollte, dass Patienten sich distanzlos verhalten können und in den Ärzten das Gefühl der Beschämung oder des peinlichen Berührtseins hervorrufen. Dies wird im Kapitel über den histrionischen Beziehungsmodus angesprochen.

Nach Friedrich Nietzsche ist es das Menschlichste, jemandem Scham zu ersparen.

Scham ersparen

Schamgefühle erspart man dem Patienten am besten dadurch, dass eine Umgebung hergestellt wird, die die Intimsphäre der Patienten bewahrt. Die Intimsphäre sollte nur soweit berührt werden wie nötig, Das eigene Verhalten muss erklärt und begründet werden.

Arzt: »Ich mache dies jetzt, weil...«

In einer *Atmosphäre* des Respekts und *der Wertschätzung* ist es leichter, den Patienten beschämende Fragen zu stellen oder mit ärztlichen Vermutungen zu konfrontieren.

Schamreaktionen vorwegnehmen

Dies gelingt durch empathisches Ansprechen mit Fragen wie:

»Ich kann mir vorstellen, dass dies unangenehm ist oder Sie verlegen macht...«

Ebenfalls können distanzierende Gesprächstechniken angewendet werden:

»Nach meiner Erfahrung sind solche Verletzungen die Folge von Gewalt.«
»Ich habe schon erlebt, dass...«

Wie schon erläutert (▶ Kap. 4), sollten Suggestivfragen und wertende Äußerungen immer vermieden werden.

Gemeinsame Sprache herstellen

Es ist vor allem Aufgabe der Ärzte, die Worte vorzugeben, mit denen sich der Patient ausdrücken und die er übernehmen kann, wenn über intime Angelegenheiten gesprochen werden soll und muss. Peinlich und beschämend ist nicht nur das Symptom, sondern dass Patienten und Ärzte nicht wissen, mit welchen Worten sie diese Symptome ansprechen sollen. Wie benennt wer was? Welche Sprachart wird gewählt – die medizinische Fachsprache, Umgangssprache, die Kleinkindsprache, Fäkalsprache? Der *sprachliche Brückenbau* sollte von den Ärzten durch Vorgabe der Wörter ausgehen.

8.5 Umgang mit dem narzisstischen Beziehungsmodus in der psychosomatischen Grundversorgung

Wie können Sie auf überhebliche Selbstdarstellung, Idealisierung und Provokationen durch den Patienten reagieren? Hilfreich ist, hinter der oberflächlichen Überheblichkeit die Not des Menschen wahrzunehmen und den eigenen Schamgefühlen Beachtung zu schenken. Dies ist wichtig, um nicht wegzusehen, zu verleugnen, zu dissimulieren oder zu bagatellisieren. Die Beachtung der eigenen Gefühle ermöglicht, der eigenen Ausnutzung, Selbstzweifeln und Enttäuschungen vorzubeugen. Mit solchem selbstfürsorglichen Verhalten kann der Arzt seinen Patienten ein Beispiel geben, wie man Grenzen setzen kann, und der Patient kann lernen, dass Selbstschutz bei einem distanzlosen Gegenüber möglich ist.

Positiv umdeuten und der eigenen Verwunderung Ausdruck verleihen

Arzt: »Das freut mich, dass Sie mich schätzen.«

Und er kann die Wirkungen des Patientenverhaltens auf andere vermitteln:

»Auf der anderen Seite macht mich das unsicher, ob ich Ihre Erwartungen erfüllen kann.«

Es ist immer hilfreich, sich zu wundern.

Arzt: »Es freut mich, dass Sie mich erfreuen wollen. Aber grundsätzlich möchte ich keine Geschenke annehmen. Tun Sie etwas in die Kaffeekasse für uns alle, wenn Sie sich erkenntlich zeigen wollen. Aber ich wundere mich, dass Sie befürchten, dass wir uns nicht ausreichend um Sie sorgen«.

Regeln einhalten – »Immer wie immer!«

Wenn Sie im Begriff sind, Ihr eigenes Regelwerk zu ändern, sollte Sie dies als Hinweis auf diesen Modus alarmieren. Setzen Sie Grenzen, zum Beispiel: »Auch in Ihrem Beruf werden Sie auf Regeln achten; ich wundere mich, dass Sie solche Regeln nicht für meinen Kompetenzbereich akzeptieren.«

Loben – wenn das authentisch möglich ist

Denken Sie daran, dass dieser Patient eher negative Kritik erwartet.

Wutausbrüchen aus dem Wege gehen

Vermeiden Sie eine Rechtfertigung und Betonung Ihrer Kompetenzen. Sie provozieren nur sich aufschaukelnde Gegenreaktionen. Sprechen Sie stattdessen die

Stimmung an. Weichen Sie wie ein Torero dem Stier den Provokationen durch ein Zur-Seite-treten aus: »Es tut mir leid, wenn Sie sich schlecht behandelt fühlen.« Dies ist kein Eingestehen eines Fehlers.

Balance finden zwischen Grenzen setzen und der Gesichtswahrung des Patienten

Hier helfen die distanzierenden Gesprächstechniken und nicht selten der Humor.

Übersicht 18

Empfehlungen für die Praxis
Hinweise zum Umgang mit dem narzisstischen Beziehungmodus

- Behandlungsregeln einhalten: »Immer wie immer!«
- Spannungen positiv umdeuten und Sorge oder Verwunderung zum Ausdruck bringen.
- Loben – wenn authentisch möglich
- Wutausbrüche abfangen und aus dem Weg gehen – Kränkungen ansprechen – Eigene Souveränität wahren
- Balance finden zwischen Grenzen setzen und der Gesichtswahrung des Patienten durch distanzierende Gesprächstechniken:
  - »Nach meiner Erfahrung sind ... »Ich habe schon erlebt, dass...«
  - Eine dritte Person einführen als Variante der distanzierenden Gesprächstechniken: »Mein früherer Chef würde sagen...«, »Am liebsten würde ich sagen...«
  - Vermeiden von Suggestivfragen und wertenden Äußerungen
  - Mit dem Konjunktiv arbeiten: »Am liebsten würde ich Ihnen sagen ...«

8.6 Fallbeschreibung

Der Patient erlitt im frühen Erwachsenenalter einen Herzinfarkt. Er gestaltet die Einnahme der Medikamente, seine Lebensführung und seine Kontrolluntersuchungen nach eigenem Gutdünken. Er ist stark übergewichtig. Beschäftigt ist er als Manager in einer Firma, dort besteht ein großer Arbeitsdruck auch zeitlicher Art, von dem der Patient behauptet, dass man in den heutigen Zeiten nichts daran ändern könne. In seiner Freizeit übernimmt er Verantwortung in verschiedenen karitativen

Dissimuliert und hält an ruinösem Lebensstil fest

8.6 Fallbeschreibung

Einrichtungen und begründet aus diesen moralisch-ethischen Verpflichtungen, dass ihm nicht viel Zeit für Sport bliebe. Diese Tätigkeiten seien auch wichtiger als Arztbesuche.

In der Beziehung zum Arzt weiß er charmant immer alles besser. Er versäumt nie, die Kompetenz des Arztes zu loben, der seinen damaligen Infarkt erkannt hat und ihm damit das Leben gerettet habe. Er vermeidet jedoch die Arztbesuche und spielt seine Beschwerden sowie seine beruflichen Belastungen herunter. — *Umschmeicheln des Arztes*

Aufgewachsen ist er vaterlos, der Vater kehrte aus dem zweiten Weltkrieg nie heim. Seine Mutter ging keine neue Ehe ein. Sie ist eine sehr bestimmende, theatralisch auftretende Frau. Sie verhält sich sehr kontrollierend, wenig feinfühlig und konnte ihm auch in seiner Kindheit keine Nestwärme geben. — *Früh gestörte Bindung durch die Abwesenheit des Vaters und die unempathische Mutter, die Affekte durch Theatralik ersetzt*

Stattdessen bewundert sie ihren Sohn und überhöht ihn in jeder Hinsicht. Sie hält ihn in einer verführerisch-kontrollierenden Abhängigkeit und mischt sich auch im Erwachsenenalter in dieser Weise in sein Leben ein. Diesem Verhalten unterwirft er sich ohne Aufbegehren, versucht ihre Ansprüche zu erfüllen, ein angesehener Mann zu werden und bleibt ein Leben lang in ihrer Nähe. Für den heranreifenden Patienten bleibt es offen, ob er klein oder schon groß, Kind oder schon Mann ist. In dem Bemühen, in eine Rolle zu schlüpfen, die er nicht ausfüllen kann, entwickelt er eine narzisstische Überhöhung von sich selbst. — *Identitätskonflikt durch verführerisch-distanzlose Mutter, die ihn als Ersatzpartner benutzt*

Seine Unsicherheit in Bezug auf das andere Geschlecht und auf das eigene Selbst zeigt er in der Gestaltung der Paarbeziehung. Verheiratet ist er mit einer ängstlichen Patientin, die ihre eigenen Fähigkeiten deutlich unterschätzt, ihn bewundert und ihm alle wichtigen Dinge überlässt. Er kann sich ihrer sicher sein, weil sie durch Angst an ihn gebunden ist. — *Beziehungsgestaltung zur Stabilisierung des Selbst. Sucht unselbstständige Partnerin, die ihn narzisstisch ständig aufwertet*

Sein inadäquates Krankheitsverhalten trägt zur Festigung der Bindung und zur Bestätigung seiner Wichtigkeit bei. Denn die Frau verzehrt sich in Sorge, ihn verlieren zu können und ist ständig bemüht, sein schlechtes Verhalten durch eigene Anstrengungen auszugleichen. Sie kocht aufwendig gesund, versucht alle Erziehungsprobleme der Familie zu unterdrücken und unterlässt Wege in eigene Autonomie, weil dies ihn verärgern könnte und dieser Ärger ihn gefährde.

Der Arzt unterstützt die Ehefrau im Bemühen um mehr Autonomie. Weil dies den Patienten kränkt, beeinflusst dies die Haltung des Patienten den Vorschlägen des Arztes gegenüber. Eine invasive Kontrolluntersuchung seiner Herzkranzgefäße lehnt er mit überheblich wirkenden Begründungen ab und hält an seinem ruinösen Lebensstil fest. — *Kränkungserleben in der Beziehung zum Arzt beeinflusst Haltung zur Diagnostik*

9 Der zwanghafte Beziehungsmodus

9.1 Phänomenologie des zwanghaften Beziehungsmodus

Phänomene des Zwangs begegnen dem Arzt als *Denk- und Vorstellungsstörung* sowie als *Zwangshandlungen* und als *Persönlichkeitsmerkmale*. Der Betroffene wird heimgesucht von zwanghaftem Grübeln, das er nicht abstellen kann, oder er muss zählen, was ihm begegnet, z. B. die Knöpfe an der Kleidung seines Gegenübers. Diese sich aufdrängenden Vorstellungen und Handlungen werden als von außen kommend erlebt und vom Betroffenen auch für unsinnig gehalten, dennoch kann er sie nicht loswerden. Zwangshandlungen wie Kontroll- und Waschzwänge beinhalten den Zwang zur Wiederholung und haben einen rituellen Aspekt. Auch Essstörungen mit zwanghaften Impulsen, alle Inhaltsstoffe von Nahrungsmitteln vor ihrem Kauf zu kontrollieren, können unter diesem Aspekt verstanden werden. Zwang begegnet dem Arzt auch als *Persönlichkeitsmerkmal* mit Charakterzügen wie übertriebener Sauberkeit, Ordnung, Sparsamkeit und Rigidität, Überkorrektheit und im schlimmsten Fall mit misstrauisch kauzigem Verhalten. Solche Personen findet man auch in der Literatur und in Filmkomödien (Molières »Der eingebildete Kranke«, im Film »Besser geht's nicht« mit Jack Nicholson).

Zwangsphänomene haben etwas Gemeinsames: Den Aspekt *magischen Denkens und den der rituellen Abwehr von Bedrohlichem*. Unter diesem Aspekt treten Zwangsphänomene bei vielen Menschen auf und sind ein weit verbreitetes Phänomen im Alltag. Magisches Denken und rituelle Handlungen zur Besänftigung von bösen Mächten liegen Alltagsverhalten wie dem Dreimal-auf-Holz-Klopfen bis hin zu religiösen Zeremonien zur Besänftigung von bösen Mächten und zur Kontrolle unerklärlicher Ereignisse zugrunde. Sie haben den Aspekt von Buße und Wiedergutmachung. Sie beinhalten Wiederholungen nach festen Vorschriften vergleichbar den Gebetsformeln und religiösen Waschungen, die in allen Religionen den Aspekt der Reinwaschung von Schuld haben. Nach der Entwicklungspsychologie von Piaget ist kleinen Kindern magisches Denken besonders eigen: »Wenn ich heute auf dem Schulweg nicht auf die Fugen des Pflasters trete, werde ich in der Mathematikarbeit eine Fünf haben.« Wenn auch Zwangsstörungen selten sind, Zwangsphänomene sind menschlichem Denken und Verhalten nicht fern. Durch rituelle Wiederholung soll Kontrolle über das Gefährliche und Ängstigende gewonnen werden. Gefährlich kann vieles sein, auf jeden Fall ist es die eigene Aggressivität. *Wut* dient vermutlich als primärer Affekt der Grenzsetzung der eigenen

Existenz und der Existenzerhaltung der eigenen Art. Sie ist aber auch gefährlich, weil sie die Grenzen der anderen berührt und dann nicht folgenlos bleiben wird. Der Affekt der Wut kann als gefährlich erlebt werden und wird ersetzt durch Planung, Sachlichkeit und rigide Muster.

In der breiten Palette von dem, was gemeinhin als normal betrachtet wird bis hin zu Störungen, die die Kriterien einer ICD-10 Diagnose erfüllen, erscheinen Menschen im zwanghaften Modus als verlässlich, ordentlich, gewissenhaft, pragmatisch, vorausschauend, sparsam, zurückhaltend, wenn auch in Beziehungen zwar loyal, aber unromantisch, bis hin zu bürokratisch, rigide, kontrollsüchtig, geizig, tyrannisch und grausam.

Ihr Sprachverhalten kann kurz angebunden, vorwürflich bis polternd und wütend sein. Angesprochen auf ihre Herkunftsfamilie antworten sie eher: »Völlig normal!«, »Wie das früher eben so war!« oder »Alles in allem war es sehr gut.«.

Übersicht 19

Phänomene des zwanghaften Beziehungsmodus

• Zwang als Denk- und Vorstellungsstörung: Zwangsvorstellung aggressiver und sexueller Art, Grübeln, Weitschweifigkeit und Fixierung im Denken	F42.0: Vorwiegend Zwangsgedanken oder Grübelzwang
• Zwang als Handlungsstörung, z. B. Kontroll-, Wasch- und Ordnungszwänge	F42.1: Vorwiegend Zwangshandlungen [Zwangsrituale]
• Zwanghafte Persönlichkeitsmerkmale: Charakterzüge wie übertriebene Sauberkeit, Ordentlichkeit, Sparsamkeit und Rigidität	

Übersicht 20

Kriterien der Zwangssymptome

- Sie müssen als *eigene* Gedanken oder Impulse dem Patienten erkennbar sein
- Zwangsideen und Handlungen werden als persönlichkeitsfremd erlebt
- Der Patient muss, wenn auch *erfolglos*, *Widerstand* leisten
- Sie dürfen dem Patienten *nicht angenehm* sein
- Sie müssen sich *wiederholen*

9.2 Psychodynamik des zwanghaften Beziehungsmodus

Die Entstehung von Zwangsstörungen ist multifaktoriell. Eine neurobiologische Basis und eine Verbindung zum basalen Motivationssystem »Wut« scheint naheliegend. Im kognitiven Modell werden die Zwangssymptome mit dysfunktionalen Glaubenssätzen in Verbindung gebracht oder als sehr festgefahrenes Vermeidungsverhalten gesehen, dessen Ziel es ist, Ängste und Angstreaktionen zu verkleinern.

Psychodynamische Modellvorstellungen sehen im zwanghaften Modus eine Strategie, das *Ich zu schützen, zu reparieren oder vor etwas Bedrohlichem zu schützen*. Das können *Bedrohungen aus dem eigenen Inneren* sein, ebenso wie nicht gewollte Affekte von Ärger und Wut, die als »böse« Absichten empfunden werden. Bedrohlich für das eigene Selbstbild können Fantasien sein, die nicht sein dürfen, vielleicht weil sie »schmutzige« Fantasien sexuellen Inhalts sind. Solche »bösen« und »schmutzigen« Vorstellungen müssen ungeschehen gemacht werden.

Die Bedrohung kann jedoch auch *von außen kommend* erlebt werden. In seinem Bemühen um Autonomie stößt das Kind auf die Welt der Erwachsenen, die mehr oder weniger seinen Bestrebungen rigide Grenzen und Normen entgegensetzen. Die Wut des Kindes über die erfahrenen Beschränkungen und befürchtete Strafen der Eltern muss bewältigt werden mit dem Ziel der Erhaltung des eigenen Ichs und seiner Grenzen. Es entwickelt sich der Konflikt von Gehorsam und Unterwerfung auf der einen Seite und autonomer Entwicklung auf der anderen. Sowohl dieser von außen kommende Konflikt als auch die inneren Konflikte durch bedrohlich erlebte Affekte und Bilder können abgewehrt werden durch:

- Ungeschehen-Machen in der magischen Handlung (man tut, als sei nichts geschehen)
- Überbetonung des Gegenteils (man ist überangepasst und zurückhaltend schüchtern anstatt der Wut Raum zu geben)
- Rationelle Betrachtung und Verdrängung des Gefühls (man ist sachlich anstatt emotional)
- Isolierung von Affekt und Vorstellung

Für das Beziehungsverhalten resultiert daher: Das Gegenüber wird als grausam und streng gesehen. Durch Überbetonung der eigenen Gefügigkeit und Angepasstheit soll das Gegenüber nicht herausgefordert werden. Dennoch bleibt eine Wut vorhanden, die jetzt nur versteckt ist. Solche Individuen verhalten sich sozial angepasst und zeigen ein häufig gesellschaftlich erwünschtes Verhalten. Wird das Ich eher durch *Intellektualisierung und Rationalisierung* vor dem Strengen und Grausamen geschützt, resultiert daraus der *Besserwisser*, der auch seine Wut nunmehr hinter anscheinend sachlichen Argumenten versteckt. Angepasste wie Besserwisser haben die Beziehungserwartung, dass eigene Bestrebungen unerwünscht sind und bestraft werden.

9.3 Das dysfunktionale, zwanghafte Beziehungsmuster in der Arzt-Patient-Beziehung

Wie zeigt sich der der zwanghafte Beziehungsmodus im Verhalten zum Arzt? Sie können sich als überaus gefügige Patienten erweisen, die es dem Arzt leichtmachen. Der Arzt mag denken: »Endlich jemand, der tut, was ich sage!« Ein solcher Patient erleichtert seine Arbeit, spart ihm Zeit und erweist sich zunächst als außergewöhnlich compliant. Irritierend ist manchmal eine Weitschweifigkeit: »Muss ich diese Tablette vor oder nach dem Frühstück, mit Wasser oder auch mit Milch, in welchem Zeitabstand zur anderen Tablette einnehmen?« oder ein langatmiges Verhandeln über weitere Termine. Hinter dieser Weitschweifigkeit steht die in einer schüchternen Version präsentierte Frage, wer die *Kontrolle* ausübt.

In der anderen als der schüchternen Variante zeigen sie sich als die Besserwisser. Bereits an der Anmeldung in der Arztpraxis ziehen sie den Beipackzettel hervor und greifen den Arzt an, am besten vor allen anderen Patienten, die im Anmeldebereich noch warten. »Was haben Sie sich dabei gedacht, mir dieses Medikament zu verordnen! Haben Sie den Beipackzettel nicht gelesen?« Oder sie erscheinen in der Praxis mit ganzen Stapeln von Internet-Auszügen, die dem Arzt beweisen sollen, dass sie es besser wissen.

Ihren Körper und ihre Symptome bauen diese Patienten in ihre rituelle Abwehr mit ein. Selten schildern sie ihre Symptome mit affektiver Färbung. Sie machen sich anscheinend viele Gedanken, dennoch berichten sie nie über ein emotionales Erleben im Zusammenhang ihrer Symptome. Sie haben zu ihrem Körper und ihren Symptomen ein scheinbar distanziert instrumentelles Verhältnis. Der Patient mit Hypertonie erscheint mit umfangreichen, mit spitzem Bleistift geschriebenen Protokollen seines Blutdruckverhaltens unter Berücksichtigung seines Medikamenten-Regimes und durchgeführten körperlichen Belastungen. Der Patient mit Asthma bronchiale legt dem Arzt ausführliche Peak-Flow-Protokolle vor, mittlerweile untermalt mit graphischer Darstellung aus dem Computerprogramm. Gesundheits-Apps werden das Repertoire noch erweitern. Protokolle über die Nahrungsaufnahme, um Nahrungsmittelallergene zu identifizieren, nehmen manchmal Charakteristika einer selbststrafenden und selbstzerstörerischen Handlung an. Der eine verbirgt seine Wut und die Angst vor den Konsequenzen eines wütenden Verhaltens hinter scheinbarer Gefügigkeit und hinter kontrollierenden, rituellen Handlungsmustern, der andere hinter einer provozierend besserwisserischen Haltung. Im Arzt sehen alle eine eher unheilvolle, bedrohende oder strafende Instanz.

Der angepasste Patient, der tut, was man ihm sagt, scheint zunächst der angenehme Patient zu sein. Der Arzt sollte jedoch hellhörig werden bei zu großer Angepasstheit und Gefügigkeit des Patienten, denn die negativen Gefühle und Haltungen, die hinter dieser Haltung stehen, tragen zu einer schlechten Krankheitsverarbeitung bei. Manchmal treffen diese Patienten eigenmächtige überraschende Therapieentscheidungen, z. B. setzen sie ein Medikament ab oder lehnen eine diagnostische Maßnahme ab, ohne mit dem Arzt Rücksprache zu halten. Für den Arzt geschieht das plötzlich und unerwartet.

Mit dem Besserwisser könnte sich der Arzt in einen Machtkampf, wer der bessere Experte ist und wer das Sagen hat, einlassen. Er könnte Gegenbeweise antreten, ebenfalls bewaffnet mit Lehrbüchern und Studienergebnissen und sich in seinem Expertenstatus rechtfertigen. Noch mehr: Er könnte sich zu aggressiven Gegenreaktionen provoziert fühlen und entrüstet den Patienten der Praxis verweisen oder einen Behandlungsauftrag ablehnen (»Mit dem nicht!«). Das alles hinterlässt nicht selten auch beim Arzt anhaltenden Ärger.

Hilfreicher für den Arzt ist es, hinter dem provokanten Besserwissen die abgewehrte Wut und die Angst des Patienten vor einer strafenden Autorität wahrzunehmen. Hilfreich für den Arzt ist in jedem Fall, sich nicht langatmig zu rechtfertigen. Der ärgerliche Auftritt ist überraschend schnell beendet, wenn der Arzt sein Bedauern über die Situation ausspricht, in die der Patient geraten ist.

Welche Auswirkungen rigide Therapiemuster auch auf das Beziehungsumfeld eines solchen Patienten haben können, veranschaulicht folgendes Beispiel:

> Ein 45-jähriger Biochemiker ließ in umfangreichen Tests diverse Nahrungsmittelallergien, die er bei sich vermutete, feststellen. Schon vor der Diagnose war er in seiner Familie ein tyrannischer Hausvorstand, der die Familie seinen Leistungsanforderungen unterwarf. Die neue Diagnose und die damit einhergehenden Diäten verschärften sein Verhalten. Er stellte höchste Ansprüche an das Einkaufsverhalten der Ehefrau und beanspruchte Stunden ihrer Zeit für das Kochen. Fehler der Ehefrau waren unvermeidlich und wurden ihr ständig von ihm vorgeworfen. Ohnehin schon schüchtern, wurde sie immer zurückhaltender. Die Kinder entwickelten ähnlich zwanghafte Symptome in Bezug auf ihr Essverhalten, denn ohne Unterstützung durch die eingeschüchterte Mutter wagten sie es nicht, dem Vater zu widersprechen, zumal er jetzt bewaffnet war mit medizinischen Erkenntnissen und Vorschriften höherer Autoritäten. Auffällig wurde das Familiensystem, als bei einem der Kinder eine Anorexia nervosa diagnostiziert wurde.

Vermeiden sollte der Arzt, durch die Art der Therapie die rigiden, kontrollierenden Charakterzüge zu unterstützen. Dazu ein Beispiel: Ein Arzt verordnete einer Patientin mit einem zwanghaften Charakter eine intensivierte Insulintherapie. Sie musste entsprechend des Therapieprotokolls mehrmals täglich vor den Mahlzeiten ihre Blutzuckerwerte bestimmen und gemäß der geplanten Essensmenge das zu verabreichende Insulin berechnen. Beherrscht von der Angst vor Fehlern übertrieb sie die Genauigkeit und Häufigkeit der Blutzuckerbestimmung und fühlte sich gezwungen, sich mehrfach täglich in der Praxis zu versichern, richtig gehandelt zu haben. Ihr Denken und ihr Alltagsleben waren beherrscht von umfangreichen Rechenoperationen, die ihr mit diesem Therapie-Regime verbunden schienen. Der Sinn der intensivierten Insulintherapie liegt darin, den Patienten im Alltagsleben mehr Freiheit zu eröffnen, was sich bei der Patientin ins Gegenteil verkehrte. Die Therapieform verhalf der Patientin nicht, mehr Unabhängigkeit und mehr Kontrolle über ihre Krankheit zu gewinnen, sondern machte die Krankheit zum lebensbestimmenden Inhalt. Ähnliches gilt für Anweisungen, Blutdruck- oder Kopfschmerztagebücher führen, die – abgesehen davon, dass sie die Aufmerksamkeit des Patienten auf das Symptom lenken und damit schon verstärken – zwanghaftes Verhalten fördern und Lebensqualität somit in zweifacher Hinsicht mindern.

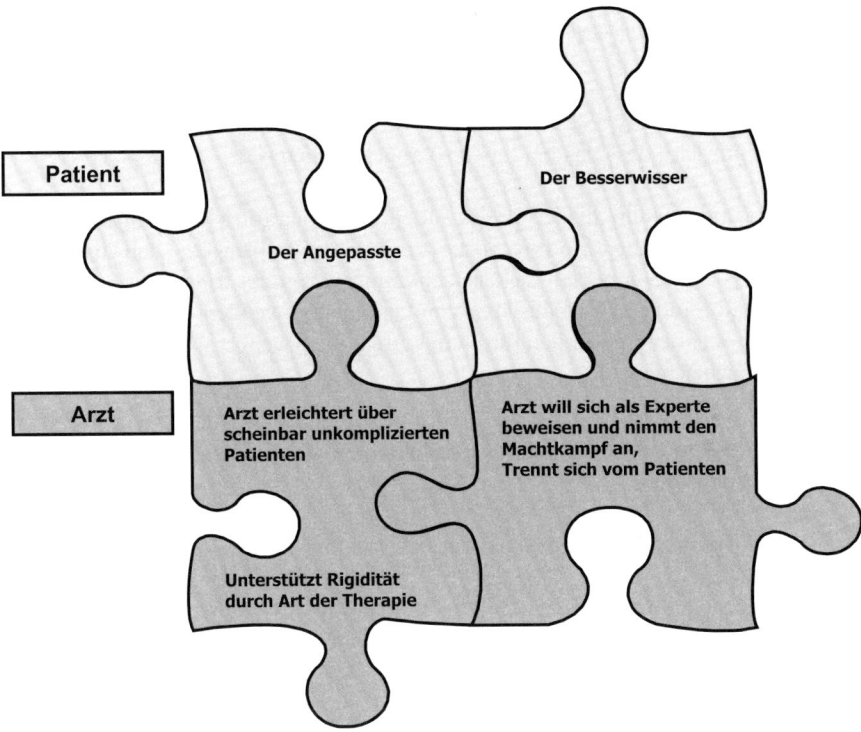

Abb. 9.1: Das dysfunktionale, zwanghafte Beziehungsmuster – Besserwisser und Angepasste

9.4 Umgang mit dem zwanghaften Beziehungsmodus in der psychosomatischen Grundversorgung

Was folgt aus dem Wissen über die Beziehungsdynamik für das Verhalten des Arztes? Wie kann er die etablierten Beziehungsmuster beeinflussen, die Lebensqualität seines Patienten steigern und eigenen Ärger vermeiden? Eine umfassende Handlungsbeschreibung wäre: Alles, was das Bild des Arztes als rigide, bedrohende und strafende Instanz unterstützen könnte, sollte vermieden werden. Alles, was Lebensfreude des Patienten und seinen Zugang zu seinen Affekten öffnet, sollte unterstützt werden, was bedeutet:

Nicht mit dem Patienten in einen Machtkampf eintreten, wer der bessere Experte ist und wer die Behandlung kontrolliert.

Stattdessen sollten Sie durch entschärfende verbale Interventionen *dem Ärger ausweichen bzw. ihn erlauben*:

- »Es tut mir leid, dass Sie das Medikament nicht vertragen haben.«
- »Ich bedauere die für Sie eingetretenen Unannehmlichkeiten.«
- »Es tut mir leid, dass das bei Ihnen so angekommen ist.«

Selbstverständlich sollte die Kritik des Patienten immer aufrichtig geprüft werden. Darüber hinaus können Sie Ihre Sorge zum Ausdruck bringen: »Ich mache mir Sorgen, dass Ihre Schmerzen sich verschlimmern könnten ohne das verordnete Medikament.« und das Verbalisieren von Gefühlen anwenden. Die Kontrollmöglichkeiten des Patienten können durch das Angebot erweitert werden, weitere Experten hinzuzuziehen.

Wertschätzende Umdeutung des provozierenden Auftretens oder rigider Verhaltensweisen

- »Es erleichtert meine Arbeit, dass Sie sich so umfassend informieren.«

Eine Umdeutung des Patientenverhaltens kann die Situation entschärfen. Wenn sich der Ehemann lauthals über Wartezeiten, die seiner Frau zugemutet werden, beschwert, können Sie entgegnen:

- »Ich sehe Ihre Sorge um Ihre Frau.«

Nach Beruhigung des Patienten: Klärung seiner Wünsche und ihre Reduzierung auf realistische Zielsetzungen

- »Ich möchte Ihnen die nächsten Schritte transparent machen und die Ziele gemeinsam mit Ihnen festlegen. Ich möchte Sie fragen, ob Sie einverstanden sind, wenn...«

Hellhörig werden bei zu großer Angepasstheit und Gefügigkeit

- »Sie stimmen jetzt sehr schnell meinen Vorschlägen zu. Wenn Ihnen später noch Bedenken kommen, können Sie sich an mich wenden.«

Vereinbarung treffen zur Verhinderung eigenmächtiger Therapieänderung

Treffen Sie die Vereinbarung, dass der Patient vor einer Therapieänderung seinerseits mit Ihnen Rücksprache hält. Da diese Patienten keine Fehler machen wollen, halten sie sich erfahrungsgemäß an diese Absprachen und sind geschützter vor dem eigenen Aufbegehren.

Keine Therapien, die rigide, kontrollierende Persönlichkeitszüge unterstützen

Die Art der ärztlichen Therapie soll auch unter dem Gesichtspunkt gewertet werden, ob sie die rigiden, kontrollierenden Charakterzüge eines Patienten unterstützt. Dies gilt insbesondere für Protokolle, Tagebücher und dergleichen. Die ärztlichen Therapievorschläge sollten die Lebensqualität der Patienten verbessern und sie nicht in rigiden Strukturen verharren lassen.

Weitschweifigkeit im Darlegen stoppen und modifizieren

Wenn die Vorlage umfangreicher Protokolle sich noch paart mit einer Weitschweifigkeit im Denken und Darlegen, wird dieser Patient für den Arzt zu einem schwierigen Patienten, der Ärger hervorruft, weil er sinnlos ärztliche Arbeitszeit beansprucht. Der Ärger des Patienten ist dann weitergegeben an den Arzt. Aussteigen aus dieser aggressiven Verstrickung kann der Arzt, indem er in einem ersten Schritt den Patienten anspricht und seine Anstrengungen würdigt.

> »Herr Meier! Ich sehe, wie bemüht Sie sind, mir Ihre Symptome verständlich zu machen. Nun bin ich überzeugt, dass in Zukunft Ihr Verhalten…geringfügig verändert werden kann. Ich schlage Ihnen daher folgende Verordnung vor…«

Fördern aller Verhaltensweisen, die Genuss und Abweichung von rigider Norm unterstützen

Erscheint ein braver Patient mit fantastisch geführten und erledigten Hausaufgaben, so sollten Sie in einem ersten Schritt seine Bemühungen um Gesundheit zunächst würdigen, zumindest anerkennen, aber auf keinen Fall niedermachen. In einem zweiten Schritt können Sie dann Teilausnahmen von der Regel vereinbaren. Zu diesem Zweck kann es hilfreich sein, mit dem Patienten Zeiträume zu vereinbaren, an denen er bewusst seine Regeln nicht halten darf, z. B. soll er einen halben Tag faul sein oder jeden Tag einen kleinen *Fehler einplanen*. Die Verordnung von Fehlern bringt dem Patienten manchmal diebische Freude und gewährt ihm Spielraum, etwas auszuprobieren.

Übersicht 21

> **Empfehlung für die Praxis**
> **Umgang mit dem zwanghaften Beziehungsmodus**
>
> - Nicht mit dem Patienten in einen Machtkampf eintreten, wer der bessere Experte ist und wer die Behandlung kontrolliert. Dem Ärger ausweichen und Ärger erlauben
> - Wertschätzende Umdeutung des provozierenden Auftretens oder rigider Verhaltensweisen
> - Nach Beruhigung des Patienten: Klärung seiner Wünsche und ihre Reduzierung auf realistische Zielsetzungen
> - Hellhörig werden bei zu großer Angepasstheit und Gefügigkeit
> - Vereinbarung treffen zur Verhinderung eigenmächtiger Therapieänderung seitens des Patienten
> - Vermeiden, durch die Therapie die rigiden, kontrollierenden Charakterzüge zu unterstützen
> - Weitschweifigkeit stoppen und modifizieren
> - Fördern aller Verhaltensweisen, die Genuss und Abweichung von rigider Norm unterstützen

9.5 Fallbeschreibung

Die Patientin ist 32 Jahre alt und arbeitet außergewöhnlich erfolgreich als Juristin in einem großen Anwaltsbüro. Sie selbst ist von knabenhaftem Aussehen. Sie ist verheiratet und das Paar wünscht sich ein Kind. Das erste Kind stirbt noch im Mutterleib kurz vor der geplanten Entbindung, auf die sie sich so sehr gefreut hatte. Der Geburtsvorgang des toten Kindes war für sie ein schreckliches Erlebnis. Über Jahre konnte sie sich von der Trauer nicht lösen und sie blieb lebensbeherrschend, da es nicht das traumatische Ereignis war, das sie erstarren ließ. Schließlich gestand sie sich selbst und ihrem Arzt, dass sie sich als Schuldige am Tod des Kindes sah. Sie hatte während ihrer Schwangerschaft sadomasochistische Fantasien, die sie nicht haben wollte und die sich ihr aufdrängten. Nun beherrschten sie die Vorwürfe, dass der Tod ihres Kindes eine Strafe für ihre bösen Fantasien war. Es gab eine grausame Instanz, die sie bestrafte, indem sie ihr das Kind nahm und weitere nehmen könnte.	Abwehr bedrohlicher Fantasien Grausam strafende Instanz

Aufgewachsen war die Patientin in einem kleinen Dorf in einer puritanisch denkenden Familie und Umgebung. Die Familie sah für sie eine traditionelle Rolle von Heirat und Hausfrauendasein vor. Geld investiert wurde von Seiten des Vaters in die Ausbildung der älteren Brüder. Die Erziehung aller Kinder war bestimmt von hohen moralischen Ansprüchen und Werten. Die Leistungsanforderungen des Vaters an seine kleine Tochter bezogen sich nicht auf schulische, sondern auf sportliche Leistungen. Diese erfüllte sie auch brav und vorbildlich. Sie wurde schon als kleines Mädchen von knabenhafter Figur eine überregional höchst erfolgreiche Turnerin am Boden und am Barren. Ihr Trainer war ihr Vater, der selbst in seiner Jugend ein begabter Turner gewesen war. Kontrollzwänge begannen mit der Pubertät. Sie musste in alle Ecken schauen, um sich zu vergewissern, dass da nichts Böses wartete. Gegen die Vorstellungen ihres Vaters konnte sie sich nicht wehren und wagte nicht, eigene Vorstellungen zum Lebensweg zu äußern. Ein Sportunfall kam ihr zu Hilfe, der den Vater hinderte, die sportliche Karriere seiner Tochter weiter zu verfolgen. Sie konnte nun in ein christlich geprägtes Internat. Dort gewann sie zwar mehr Freiheit vom Elternhaus, wurde aber in der Entwicklung ihrer sexuellen Identität eingeschränkt. Zunehmend gewannen Kontrollzwänge Raum und beanspruchten sie zeitlich sehr. Die Grübelzwänge und die Bestrafungsfantasien nach dem Verlust des Kindes kamen noch hinzu.

Konflikt zwischen Gehorsam und eigener Autonomie

Zwangsvorstellungen als Abwehr von Schuldgefühlen

Durch entlastende, nicht strafende Interventionen konnte die Patientin freundlicher und weniger streng mit sich umgehen und einen Bezug zu ihrer Entwicklungsgeschichte herstellen.

10 Der histrionische Beziehungsmodus

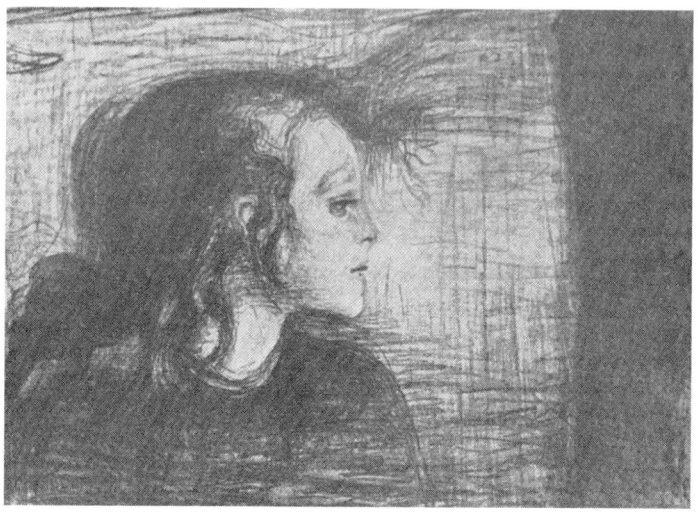

Abb. 10.1: Das kranke Mädchen – Edvard Munch

10.1 Phänomenologie des histrionischen Beziehungsmodus

Fallbeispiel 1:

Der Arzt wird zu später Stunde von einer aufgeregt sprechenden jungen Frau mit türkischem Akzent zum Hausbesuch gerufen. Die Schwester habe überall Schmerzen und könne ihren Arm und ihre Hand nicht mehr bewegen. Im Haus tut sich dem Arzt folgende Szene auf: Eine junge Frau, umringt von zahlreichen Familienmitgliedern, die besorgt und aufgeregt auf diese einreden, liegt leichenblass mit geschlossenen Augen bewegungslos im Sessel. Vorausgegangen ist dieser Szene ein Streit mit ihrem jetzt sehr besorgten Ehemann. Nach Wegschicken aller Familienangehörigen, einem kurzen, verständnisvollen Gespräch und dem demonstrativen Einsatz von Lokalanästhetika in Tender-Points der schmerzenden Schulter, gelingt dem Arzt die Wunderheilung: Arm und Hand können wieder benutzt werden.

Fallbeispiel 2:

Die über 80 Jahre alte Patientin leidet unter Juckreiz am ganzen Körper. Am ganzen Integument finden sich durch Kratzen hervorgerufene Exkoriationen. Sie war schon beim Hautarzt, denn sie ist von einem Parasitenbefall überzeugt. Unlängst war sie wegen Geschmacksstörungen und Brennen im Mund schon in zahnärztlicher Behandlung. Sie führte diese Beschwerden auf metallische Strömungen zurück, hervorgerufen durch die Füllungen ihrer Zähne. Mittlerweile hat sie mit so viel aggressiven Substanzen gegurgelt, dass tatsächlich Exkoriationen in der Mundschleimhaut entstanden sind. Sie könne so nicht mehr weiterleben und erwirkt Überweisungen zu namhaften Spezialisten. Der Hintergrund ist eine von Krieg und Vertreibung aus der Heimat schwer traumatisierte Lebensgeschichte. Aktueller Anlass der Symptomentstehung ist die von ihr als nicht ausreichend empfundene Beachtung durch ihre Kinder anlässlich einer anstehenden Familienfeier. An einer Ursachenattribuierung ihrer Symptome als von außen kommend hält sie fest. Der Arzt kann ihre Lebensleistung und ihr Lebensleid nur mit großem Respekt zur Kenntnis nehmen und ihr aktuelles Leid durch symptomatische Interventionen, die ihr nicht schaden, zu mildern versuchen.

Fallbeispiel 3:

Eine Angestellte lässt sich insgesamt fünf Mal an den Augenlidern operieren, erst verkürzen und dann wieder verlängern. Es beginnt als Blepharoplastik eines herabhängenden Augenlids mit dem Ziel, das Aussehen zu verbessern. Ein Heer von Augenärzten, Schönheitschirurgen und Gutachtern wird bemüht und immer wieder zu operativen Eingriffen gedrängt, bis am Ende eine deutliche Beeinträchtigung durch Narbenbildung besteht. Schließlich werden die Ärzte in Haftpflichtprozesse verwickelt.(s. Fallbeschreibung am Ende des Kapitels)

Übersicht 22

Phänomene des histrionischen Modus

- Dramatisierendes Auftreten:
  - So tun als ob
  - Sich selbst anders erleben und von anderen erlebt werden wollen
- Hyperemotionalität – keine angemessenen Affekte
- Agieren
- Beeinflussbarkeit von außen und kulturelle Variationsbreite

---

Die genannten Beispiele beschreiben die Theatralik und den demonstrativen Aspekt der Symptome. Hysterische, heute histrionische genannte Symptome und Beziehungsverhalten sind schon in der Antike beschrieben worden und bereits von den alten Ägyptern mit einer Wanderung der Gebärmutter im Körper in Zusammenhang gebracht. Daher der Name hysterisch. Freud brachte die hysterischen Symptome seiner Zeit mit unbewussten, innerpsychischen Konflikten und ihrer Verarbeitung in Verbindung. Die Symptome pflegten damals wie heute im hypnotischen Zustand zu verschwinden. Histrionisch als Wort bezeichnet, worum es bei diesem Modus phänomenologisch geht. Es ist mit dem griechischen Wort für »Schauspieler« und »Darstellen« verwandt und verweist damit auf das Nachahmen, die *Imitation*. Während der zwangsneurotische Modus Inhalt vieler Komödien ist, ist der histrionische Beziehungsmodus Gegenstand von Tragödien. Eine solche Tragödie beschreibt der französische Schriftsteller Flaubert in seiner Romanfigur Madame Bovary. Unfähig zu inniger Beziehung zum Ehemann und eigenem Kind, nach wechselnden Liebhabern und verheimlichter Verschuldung für Luxuskleidung und Geschenke, wechselnden Stimmungen und Scheinkrankheiten vergiftet sie sich mit Arsen. Kennzeichen aller Phänomene in diesem Modus ist das dramatisierende Auftreten und die Theatralik, die unbewusste Inszenierung mit dem Ziel, sich selbst anders zu sehen und auch gegenüber anderen anders zu erscheinen, als man ist. Der wichtigste Zuschauer für den Darsteller ist *immer er selbst*. Eine Krankheit wird Teil der unbewussten Inszenierung, bei der der Arzt mitspielen soll.

Das erste Beispiel unterstreicht die *Beeinflussbarkeit der Symptome von außen*. Schauen andere Menschen der Inszenierung zu, können sich die Symptome von Minute zu Minute verschlechtern. Zur Theatralik gehört die *Hyperemotionalität*. Symptome werden als vernichtend, vergiftend und von innen auffressend beschrieben. Die Emotionalisierung dient der Suche nach Aufmerksamkeit, was in allen drei Beispielen eine Rolle spielt. Beziehungen werden ebenfalls inszeniert und oft verführerisch und erregend gestaltet. Der Beziehungspartner wird schnell ausgewechselt und bleibt nur für den Auftritt interessant. Im Fall geringer Ausprägung, der gemeinhin als Normalität bezeichnet wird, gelten solche Menschen als neugierig, interessant, lebendig und als eine Bereicherung für jedes Fest.

Aus psychodynamischer Sicht werfen histrionische Phänomene die Frage auf, wer oder wie man sein will. Diese Frage beinhaltet dann eine weitere: Mit wem identifiziere ich mich? Sie haben also mit *Identifikationsprozessen* zu tun. Bezeichnenderweise sind manche Symptome modeabhängig, und jede Zeit bringt anscheinend andere Phänomene zu Tage. Die Krampf- und Ohnmachtsanfälle, die die Frauen der Biedermeierzeit zeigten, wird man heute bei Frauen der modernen Gesellschaft nicht mehr sehen. Jedoch findet man sie noch bei den Frauen aus den südosteuropäischen Ländern. Überhaupt gibt es eine hohe kulturelle Variationsbreite der Phänomene.

Körperliche Symptome in diesem Modus, die zu unserer Gesellschaft passen, sind heute z. B. umweltbezogene Körperbeschwerden, wie im oben genannten Beispiel die Metallfüllung der Zähne. Es können bereits neue Krankheitsbilder diagnostiziert werden, das Multiple Chemical Sensitivity Syndrom, kurz MCS, und Umweltbezogene Körperbeschwerden. In dieselbe Richtung weist auch die Zunahme von Nahrungsmittelallergien, die in manchen Fällen eine solche Vielzahl von Substanzen umfasst, dass ihre Berücksichtigung nicht mehr mit dem Leben vereinbar scheint. In die heutige Zeit passen ebenso die chronischen Müdigkeits- und vor allen Dingen Schmerzsyndrome. Patienten in diesem Modus bevölkern die medizinische Alternativszene, angesteckt durch das, was gerade modisch »in« ist und entsprechend medial vermarktet wird. Dabei drängen sie nicht zuletzt in alternativ-esoterische, medizinische Parallelwelten.

Das letzte Fallbeispiel weist besonders auf die ästhetische Chirurgie. Anders wahrgenommen werden wollen als man ist, so tun als ob, hat heute die Möglichkeit der Realisierung mittels chirurgischer Interventionen. Konflikte mit der eigenen Identität können chirurgisch gestaltet werden, Brüste können größer oder kleiner werden und Gesichter andere Züge bekommen. (In China macht sich eine Generation auf den Weg, sich eurasische Gesichtszüge zuzulegen.) Heute sind es deshalb insbesondere die Ärzte für plastische Chirurgie, denen Patienten in diesem histrionischen Modus begegnen.

10.2 Erkrankungen im histrionischen Beziehungsmodus

Definierte Erkrankungen, die im histrionischen Modus erscheinen, sind:

- Dissoziative Störungen oder somatoforme Störungen des neurologischen Fachgebiets
- Dissoziative Identitätsstörungen
- Weitere somatoforme Beschwerden
- Histrionische Persönlichkeitsstörungen

Unter *Dissoziation* versteht man »den teilweisen oder völligen Verlust der normalen Integration im Hinblick auf Erinnerungen an die Vergangenheit, das Identitätsbewusstsein, unmittelbare Empfindungen sowie die Kontrolle von Körperbewegungen« (AWMF-Leitlinie Nr. 028/009). *Die dissoziativen Störungen* wurden früher als Konversionsstörungen oder als Ausdruckskrankheiten bezeichnet. In diesem Zusammenhang beschreibt das Wort »dissoziativ« neurologische Symptome, die mit Gedächtnisbildung (mnestische Symptome), der Motorik (Lähmungen) und Sensorik zu tun haben. Sie können als somatoforme Störungen des neurologischen Fachgebiets verstanden werden.

Den Phänomenen der Dissoziation liegen neuronale Vorgänge zugrunde: Auf der Ebene unseres Gehirns werden bislang existierende Verschaltungen neuronaler Netzwerke unterbrochen. Blockade von neuronalen Verbindungen geschieht durch Einwirkung der Stresshormone (Noradrenalin und Cortisol) und durch metabolische Veränderungen (Fujiwara, Markowitsch 2003). Verursacher sind entweder akut traumatische Belastungen, aber auch chronische Belastungen erheblichen Ausmaßes. Neben Stärke und Häufigkeit spielt der Zeitpunkt, an dem diese *nicht kontrollierbaren* Belastungen auftreten, eine bedeutende Rolle; denn Funktionssysteme reifen zu unterschiedlichen Zeiten. Stärke, Häufigkeit und Zeitpunkt bedingen, ob Blockaden funktionell oder auch anscheinend irreversibel sein können, irreversibel dann, wenn neurotoxische Schädigungen eingetreten und Zellen zugrunde gegangen sind. Damit lässt sich die Reichweite dissoziativer Phänomene von einem normalen Vorgang, um das Individuum vor Reizüberflutung zu schützen, bis hin zur dissoziativen Identitätsstörung beschreiben.

Die Dissoziation kann verschiedene zentrale Strukturen und ihre Verbindungen betreffen (Flatten 2003b):

- Verbindungen zu Erinnerungen und Gedächtnis – z. B. Erinnerungsblockaden
- Verbindungen zu motorischen Systemen – z. B. Sprachstörungen und Stimmverlust sowie Bewegungslähmungen
- Verbindung zu den Sinnesrezeptoren – z. B. Schmerzen, Gefühllosigkeit, Blindheit und Hörverlust

Im jeweiligen Gebiet können in dieser Klassifikation Symptome eine positive oder negative Richtung – oder anders ausgedrückt, eine pseudoregressive oder pseudoprogressive Form – (Mentzos 2000) annehmen. Dissoziation im Bereich der motorischen Systeme zeigt sich in negativer Richtung in Lähmungen, in der positiven durch unwillkürliche Bewegungen und Anfälle. Im Bereich der sensorischen Symptome finden sich im negativen Bereich z. B. Blindheit und im positiven Halluzinationen und Schmerz. Bei Gedächtnis und Identität treten im negativen Bereich Amnesien, im positiven Bereich die dissoziative Identitätsstörung auf.

Im ICD-10 wird die Symptomatik dieser Störung zusammengefasst als teilweiser oder vollständiger Verlust des Erinnerungsvermögens, der Sinneswahrnehmung oder der Bewegungsfähigkeit, z. B. Amnesie, Trance, Sensibilitätsstörung, Sehstörungen, Lähmungen, Aphonie, Krampfanfälle. Zur Beschreibung gehört dazu,

- dass es keine die Beschwerden hinreichend erklärende körperliche Erkrankung gibt,
- dass die Symptomatik häufig verbunden ist mit psychischen Belastungen und schwierigen Lebensumständen,
- dass beim akuten Auftreten dramatische, außergewöhnliche, von Minute zu Minute im Ausmaß wechselnde Symptome auftreten können,
- dass die Symptomatik abhängig ist von der Aufmerksamkeit anderer.

Wenn dissoziative Symptome des Gedächtnisses und der Wahrnehmung zusammen mit abgespaltenen Selbstzuständen auftreten, dann liegt eine *dissoziative Identitätsstörung*, kurz DIS, vor. Sie ist die schwerste Erkrankung im Spektrum der dissoziativen Störungen und umfasst alle Bereiche des Bewusstseins: das Gedächtnis, die Wahrnehmung und das Identitätserleben. Gefühle, Gedanken und Handlungen dabei werden als nicht unter eigener Kontrolle stehend erlebt, Stimmen im eigenen

10.2 Erkrankungen im histrionischen Beziehungsmodus

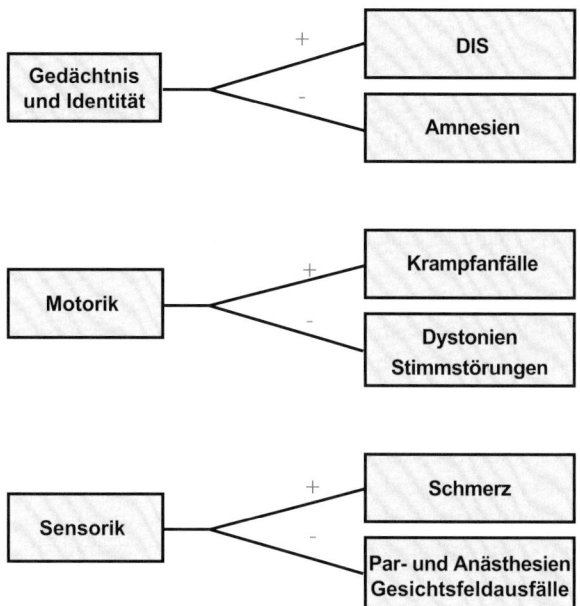

Abb. 10.2: Symptome dissoziativer Störungen (in Anlehnung an die Oakley-Klassifikation 1999)

Kopf werden gehört, Fähigkeiten sind plötzlich vergessen. Solche Patienten fühlen und verhalten sich wie jemand anderes. Im Gegensatz zu Schizophrenie-Kranken sind sie sich der Trugwahrnehmung bei den gehörten Stimmen bewusst (Pseudohalluzinationen). Patienten mit dieser Störung *wollen nicht anders erscheinen als sie sind, sie sind es.* Unspezifische Hinweise auf das Vorliegen einer dissoziativen Identitätsstörung sind:

- Traumatische Erfahrungen in der Kindheit
- Drei oder mehr Vordiagnosen, insbesondere atypische Vordiagnosen wie Depression, Persönlichkeitsstörung, Angststörungen, Schizophrenie, Anpassungsstörungen, Substanzmissbrauch, Somatisierungs- und Essstörung
- Selbstverletzendes Verhalten
- Gleichzeitiges Auftreten psychiatrischer und psychosomatischer Symptome
- Starke Schwankungen in Symptomatik und Funktionsniveau

Da bei den Patienten eine hohe Schamschwelle besteht, sollte der Arzt die Symptome aktiv erfragen und besonders in der Untersuchungssituation darauf achten, ob die Person gewechselt wird. (Ein Übersichtsartikel von Ursula Gast findet sich im Deutschen Ärzteblatt 47/2006, dem auch die unspezifischen Hinweise entnommen sind. Eine spannende Beschreibung der dissoziativen Identitätsstörung findet sich in dem Roman von Matt Ruff: Ich und die anderen.)*Somatoforme Körperbeschwerden im histrionischen Modus* sind neben den bereits als dissoziative Störungen klassifizierten Symptomen gastroentestinale Symptome wie Aufstoßen, Übelkeit, Erbrechen, Kloßgefühle, Symptome der Haut wie die generalisierte Urtikaria und vielfältige Symptome im genitalen Bereich wie Brennen und Jucken in der Scheide und am After, Schmerzsyndrome. Wie im oben geschilderten Fall machen die Patienten häufig Mikroben wie Parasiten, Pilze und Bakterien für ihre Beschwerden verantwortlich und haben deshalb häufig eine Vielzahl von antimikrobiellen Therapien hinter sich. Behandlungsversuche und Manipulationen der betroffenen Körperregion können dann sekundär zu einer sichtbaren Symptombildung führen.

Die histrionische Persönlichkeitsstörung zeigt dann in *ausgeprägter Form alle* in diesem Modus beschriebenen Phänomene wie:

- Theatralisches Verhalten (dramatisierend, aufmerksamkeitssuchend)
- Emotionale Labilität (kurzlebige und wechselnde Affektzustände)
- Abhängigkeit mit verlangendem, forderndem Beziehungsverhalten
- Übererregbarkeit (überschießend, impulsiv reagierend)
- Egozentrizität (unersättliches Bedürfnis danach, geliebt und anerkannt zu werden, Geltungssucht)
- Verführungsverhalten (Sexualisierung von Aktivitäten und Beziehungen)
- Suggestibilität (stark zu beeinflussen)

10.3 Psychodynamik des histrionischen Beziehungsmodus

Vielen der beschriebenen Symptome liegt wie in Fallbeispiel 2 eine traumatische Genese (z. B. von Krieg und Vertreibung, körperlicher und sexualisierter Gewalt) zu Grunde; das gilt ausnahmslos für die dissoziative Identitätsstörung und die histrionische Persönlichkeitsstörung. Im Kapitel 11 über das psychische Trauma wird diese Genese gesondert besprochen. Das psychodynamische Denken betrachtet auch das belastende Ereignis, mehr jedoch die beeinträchtigte *Identitätsentwicklung* des betroffenen Individuums. Konflikte, die mit diesem Modus abgewehrt werden, sind Identitätskonflikte, besonders die in Bezug auf die geschlechtliche Identität. Die Ich-Identität ist ein Kern der Persönlichkeit und beschreibt das Selbsterleben sowie das Erleben durch andere als gleichbleibend. Ich-Identität entsteht in einem langen Prozess der Beziehungserfahrungen. Eine eigene Identität in Bezug auf andere kann nur der entwickeln, der eine Vorstellung von den Grenzen seines Selbst und eine gesicherte Vorstellung davon hat erwerben können, *dass er ist*. Im Laufe seiner frühen Entwicklung in der Familie beginnt das Kind seine eigene Position zu bestimmen. Wer bin ich, und wer sind die anderen? Bin ich Junge oder Mädchen? Später: Wie bin ich als Frau? Wie bin ich als Mann? Familiäre Konflikte können die Entwicklung einer eigenen Identität beeinflussen. Hat der Vater die

Familie verlassen, kann z. B. die Tochter die Mutter für diesen Verlust verantwortlich machen, das Männliche idealisieren und die Mutter entwerten. Dies wird dann Folgen haben für die eigene Sicht auf sich als Frau. Vielleicht wird sie ihre weiblichen Seiten nicht wahrhaben wollen und bleibt eher das kleine, brave Mädchen oder das Mauerblümchen; vielleicht möchte sie so sein wie die Männer sind oder tritt besonders verführerisch auf.

Im ersten Fallbeispiel wehrt die Patientin mit türkischem Migrationshintergrund einen Identitätskonflikt ab, der durch die kulturelle Zugehörigkeit erschwert wurde. Wie nach dem dramatischen Hausbesuch offenbar wurde, weist die Patientin sexuelle Kontakte zum Ehemann möglichst zurück. Zum einen liebt sie ihn nicht, denn die Ehe wurde von den beteiligten Familien arrangiert. Der Ehemann ist unlängst aus der Türkei nach Deutschland gebracht und ein naher Verwandter seiner jetzigen Ehefrau. Sie ist in Deutschland aufgewachsen und träumt von der großen Liebe, die sie in der arrangierten Ehe nicht empfinden kann. Furcht vor einer Schwangerschaft und möglichen Missbildungen ihrer Kinder als Ergebnis des nahen Verwandtschaftsgrades kommen hinzu. Auf der anderen Seite möchte sie in ihrer Familie Geltung als Frau besitzen, was unumstößlich an eine möglichst große Zahl eigener Kinder gebunden ist. Auch im Märchen ist die Identitätsentwicklung der Frau und des Mannes thematisiert: Für die Frau beispielsweise in dem Märchen »Die Gänsemagd« und für die männliche Entwicklung in dem Märchen »Der Eisenhans«; es existieren lesenswerte Interpretationen von beiden (Kast, Bly).

Die psychodynamische Sicht der Phänomene in diesem Modus und des Beziehungsverhaltens unterstreicht die *unbewusste Inszenierung: sich selbst anders erleben und von anderen erlebt werden wollen.* In ihrem Beziehungsverhalten ist der andere austauschbar und ausnutzbar; seine Grenzen werden überschritten und Bindung bleibt oberflächlich. Das Drehbuch der Inszenierung ist die Imitation, die die wechselnde Vielfalt der Beschwerden in Abhängigkeit von dem, was jeweils modisch ist, und die kulturelle Beeinflussbarkeit erklärt.

Bislang wurde betont, wie dieser Modus in lebensgeschichtlichen Erfahrungen erworben wird. Anscheinend ist dieser Modus mit einem angeborenen Motivationssystem verbunden, das Neugier-System oder Seeking-System genannt wird (Panksepp 1998). Es richtet den Menschen wie alle Säugetiere auf die Erkundung seiner Umwelt aus. In anderen Theoriemodellen wird seine stärkere Ausprägung »Extroversion« genannt.

10.4 Das dysfunktionale, histrionische Beziehungsmuster in der Arzt-Patient-Beziehung

Das vorherrschende Gefühl des Arztes in der Begegnung mit solchen Patienten kann sein: »Da ist etwas nicht echt, da wird etwas übertrieben.« Statt zurückhaltender Distanz oder gar Abwendung ist auch Identifikation mit dem Patienten eine mögliche Reaktion. Die Antworten auf die Inszenierungen des Patienten können sein:

10 Der histrionische Beziehungsmodus

a) Der Arzt spielt mit

Die Patienten inszenieren ihren Auftritt auch in der Arztpraxis. Manche rufen bereits an der Anmeldung dem Arzt zu: »Gut, dass ich Sie endlich treffe!« Sie suchen sich Zeiten für ihr Erscheinen aus, die mit den Regeln der Arztpraxis nicht kompatibel sind: Freitagsnachmittags um 17.00 Uhr. Oft beginnen sie bereits an der Anmeldung mit einer Darstellung der sie belastenden Symptomatik.
Der Arzt fühlt sich überrollt und lässt sich verleiten, die eigenen Regeln aufzugeben. So lässt er sich einbeziehen in die theatralische Inszenierung und wird ein Teil von ihr. Vielleicht lässt er sich zu einem Überengagement verleiten.

Die 40-jährige Patientin, Chefsekretärin der inneren Abteilung im regionalen Krankenhaus, wünscht die sofortige Einweisung ins Krankenhaus zur Laparoskopie. Die Bauchschmerzen seien in der vergangenen Nacht wieder unerträglich geworden. Sie erscheint am Ende der Sprechstunde wiederholt als Notfall in der hausärztlichen Praxis. Der Oberarzt ihres Krankenhauses habe ihr zu diesem Eingriff geraten. Die Hausärztin spürt die gewünschte Nähe zu diesem Arzt und seine Idealisierung. Auf die Frage, wie ihr Ehemann auf ihre Beschwerden reagiere, beschreibt die Patientin, dass der Ehemann selten zuhause und häufig auf Geschäftsreisen sei. Es klingt ihre Befürchtung durch, Attraktivität für ihren Ehemann gegenüber jüngeren Mitkonkurrentinnen zu verlieren. Wie der Hausärztin bekannt, besteht ein bislang unerfüllter Kinderwunsch. Ihr Einweisungswunsch beinhaltet, dass ein männlicher Arzt einen invasiven Eingriff bei ihr vornehmen soll. Weiteres Motiv könnte der Wunsch nach größerer Beachtung durch den Ehemann sein, den die stationäre Behandlung hervorrufen würde. Ihrer Inszenierung liegt zugrunde, wie attraktiv sie sich als Frau fühlen kann. Umfangreiche Voruntersuchungen liegen vor, die einen gefährlichen Verlauf ausschließen. Will die Hausärztin nicht mitspielen, steht sie vor der Aufgabe, unter zeitlichem Druck die Patientin vor einer iatrogenen Schädigung und möglicherweise unnötigen Untersuchung zu bewahren und zu einem abwartenden Offenhalten zu motivieren. Hilfreich für das Gelingen ist die gute Kooperation zwischen niedergelassenem Arzt und dem stationären Sektor.

Da dieser Modus immer etwas damit zu tun hat, wie man gesehen werden will, haben Ärzte auf dem Gebiet der ästhetischen Chirurgie mit solchen Patienten zu tun. Auch neuere operative Methoden, wie z. B. von vaginal her die Gallenblase entfernen zu lassen mit dem Ziel, den äußeren Körper narbenfrei zu halten, werden sicherlich einige Patientinnen in diesem Modus ansprechen. Das hier vertretene Anliegen ist nicht, ästhetische Chirurgie infrage zu stellen, sondern denjenigen, die sich auf diesem Feld betätigen, zu raten, sich mit den Motiven ihrer Patienten zu beschäftigen und diese auch aus ethischen Gründen zu hinterfragen. Wird der Patient als Kunde von Medizinanbietern gesehen, laufen diese Gefahr, diesen Modus aus Eigeninteresse zu übersehen. Dasselbe gilt für alles, was sich unter den Begriff der »Wunschmedizin« zusammenfassen lässt. Besonders Geburtshelfer sehen sich mit wachsenden Wünschen nach medizinisch nicht indizierten Sektionen konfrontiert. Auf gastroenterologischem Gebiet sind Aufstoßen und Völlegefühl nicht selten Symptome, für die sich kein organischer Befund bei einer Gastroskopie finden lässt, sie lassen Patienten dennoch umso hartnäckiger auf weitere Aufklärung bestehen. Weitere Informationen versprechen Funktionsuntersuchungen des Magen-Darm-Trakts, sie müssen zum Teil vom Patienten selbst gezahlt werden, was nicht billig ist, und manche bringen nicht mehr diagnostische Informationen als eine gute Anamnese. Ein regelmäßiges Gesprächsangebot mit einer abwartenden, offenen Haltung ist oft nützlicher.

b)   Die Haltung des »Retters« führt zur eigenen Überforderung

Manchmal fühlt sich der Arzt in anderer Weise überrollt, nämlich von grenzenlosem Mitleid angesichts der dramatischen Biografie dieser Menschen. Er *identifiziert* sich mit seinen Patienten in einer Weise, so dass er zu viel Zeit verausgabt, die ihm eigentlich nicht zur Verfügung steht, oder andere Regeln außer Kraft setzt. Er vereinbart wiederholte Gesprächstermine am Ende der Sprechstunde, die dann eine Stunde und mehr dauern. In diesem Fall ändert Zuhören nichts für den Patienten, das Gegenteil ist der Fall, wenn traumatische Erfahrungen der Inhalt der Gespräche sind. Für den Arzt ist das Resultat, dass er sich und seine Zeit unnütz vergeudet, sich aufopfert und am Ende oft noch enttäuscht ist. Diese Enttäuschung rufen insbesondere Patienten mit einer histrionischen Persönlichkeitsstörung hervor. In ihrem Egozentrismus sind sie nicht in der Lage, überhaupt eine Beziehung aufzubauen und zu halten. Unvermutet wenden sie sich von diesem Arzt wieder ab. Der Arzt fühlt sich ausgenutzt und ist darüber enttäuscht, wie beliebig er gegen einen anderen Arzt austauschbar ist.

c)   Genervtes Abwenden als Antwort auf »So-tun-als-ob«

Eine andere Reaktion auf das theatralische Auftreten der Patienten kann eine entnervte Abkehr sein. Schon oft genug hat sich der Arzt geblendet gefühlt von dem So-tun-als-ob-Verhalten und der Dramatik, die sich innerhalb weniger Sekunden in Nichts auflöst. Aber auch diese Patienten können körperlich erkranken, und körperliche Erkrankungen können übersehen werden mit einer Haltung: »Ach, der/die schon wieder«. Eine andere Variante des genervten Abwendens ist das Weiterreichen des Patienten im medizinischen Versorgungssystem in die spezialisierte oder stationäre Versorgung. Nicht Angst, etwas zu übersehen ist hier das vorherrschende Motiv, sondern der Wunsch, den Patienten loszuwerden. Das sich fortsetzende Weiterreichen entspricht der Beliebigkeit in der Beziehungsgestaltung dieser Patienten; es kann iatrogene Folgen haben. Eine aufmerksame und respektvolle Haltung lässt sich nur bewahren, wenn zuvor diesen Patienten auch Grenzen, insbesondere zeitlicher Art, gesetzt worden sind.

d)   Emotionalisierung und Sexualisierung der Beziehung

Die Patienten treten auch in der Arztpraxis hyperemotional auf, sexualisieren ihr Verhalten und wirken verführerisch. Meistens geschieht dies unbewusst, d. h. ohne eine geplante Absicht im Hinblick auf das Gegenüber. Der Arzt kann sich einerseits durch die sich aufdrängende Nähe beschämt fühlen und sich durch die Distanzlosigkeit des Patienten peinlich berührt finden. Er kann sich aber auch durch das verführerische, sexualisierte Verhalten der Patienten angesprochen fühlen und sich sogar verlieben. Wie für alle Gefühle in der Arzt-Patient-Beziehung gilt auch hier: *Nicht das Gefühl ist verwerflich.* Es kann wahrgenommen und erst dadurch ein »Mitspielen« verhindert werden.

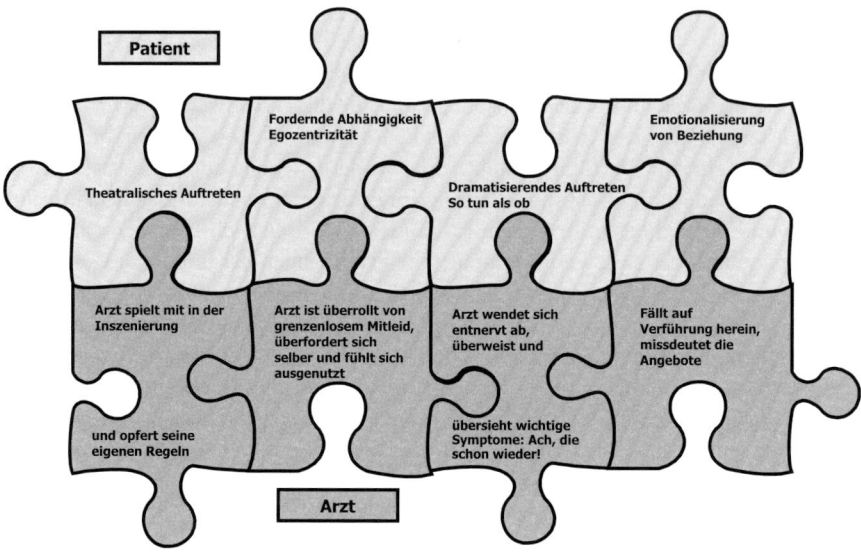

Abb. 10.3: Das dysfunktionale, histrionische Beziehungsmuster in der Arzt-Patient-Beziehung

10.5 Umgang mit dem histrionischen Beziehungsmodus in der psychosomatischen Grundversorgung

Insgesamt werfen Patienten in diesem Beziehungsmodus die Frage auf, *ob und wie die Nähe und Distanz* im jeweiligen ärztlichen Setting *geregelt ist.* Für die Regelung von Nähe und Distanz in der Arzt-Patient-Beziehung ist der Arzt zuständig und für deren Einhaltung verantwortlich. Alle Regeln, die er in diesem Zusammenhang aufstellt, Zeitvorgabe über die Gesprächsdauer, Sprechstundenzeiten, Procedere bei Indikationsstellungen für operative Eingriffe, Regeln zur Anwesenheit von Angehörigen in der Behandlungssituation und weiteres, dienen seinem *Schutz* und auch dem der Patienten.

Auf Regulierung von Nähe und Distanz achten

Beachten Sie eigene Gefühle der Überforderung! Halten Sie inne, wenn Sie zum raschen Überengagement neigen, weil dramatische Lebensgeschichten Sie zu großem Mitleiden treiben. Halten Sie auch inne, wenn Sie aus peinlicher Berührtheit das Patientenverhalten als lächerlich bewerten wollen. Beachten Sie distanzloses Verhalten Ihrer Patienten und setzen Sie diesem Grenzen.

Vor dem Kreißsaal versammelte sich eine große Migrantenfamilie und wartete auf die Geburt des neuen Familienmitgliedes. Trotz der Regel, dass nur zwei Angehörige sich im Kreißsaal aufhalten dürfen, entwickelte sich große Unruhe, die die Hebammen und Ärzte belastete und die Gebärende zu dramatischer Schmerzartikulation trieb. Denn im ständigen Turnus lösten sich die Mitglieder des Familienclans im Kreißsaal ab. Eine Unterbindung dieses Verhaltens wäre für die Gebärende wie für die Hebammen und Ärzte eine gute Unterstützung.

Zeitgrenzen setzen

»Es wird Sie vielleicht enttäuschen, unser Gespräch muss jetzt ein Ende finden. Sonst verärgere ich die anderen Patienten, die draußen noch warten.«
»Wir haben eine Vereinbarung getroffen, und an die sollten wir beide uns halten.«
»Sie sind voll von Gefühlen und wollen mir sehr viel mitteilen. Worauf wollen wir uns heute konzentrieren?«

Die fast 80-jährige Patientin zeigt ein theatralisches Auftreten. Alle übrigen Patienten an der Anmeldung sind das Publikum für die Darstellung ihrer Beschwerden. Viel Modeschmuck, denn echten kann sie sich von ihrer Grundsicherung nicht leisten. Sie besteht auf sofortige Behandlung und kann nicht warten, weil ihre Situation sich angeblich dramatisch verschlechtert habe. Im Behandlungszimmer wird der Arzt von Neuem mit einer Flut von Symptomen überschüttet. Die Patientin ist appendektomiert, hysterektomiert, teil-ovarektomiert, mehrfach laparatomiert wegen Verwachsungen, mastektomiert. Sie ist mehrfach traumatisiert durch Flucht und sexualisierte Gewalt.

Hier sind Zeitgrenzen hilfreich, denn auch durch Überschreitung der Termine um das Doppelte ist keine Lösung in der psychosomatischen Grundversorgung zu erzielen.

Stabilisieren und Beruhigen

»Wir werden Zeit benötigen, um gemeinsam herauszufinden, wie Ihre Beschwerden zu verstehen sind.«

Beruhigen können Sie mittels Ihrer suggestiven Fähigkeiten. Beruhigend wirken auch psychoedukative Interventionen, mit denen Sie als Experte den Zusammenhang zwischen körperlichen Beschwerden und Stress, Konflikten und emotionalem Erleben nahebringen.

Konfrontieren mit der Wirklichkeit

»Ich kann mir vorstellen, dass der andere sich da geärgert hat«

Hilfreich ist es, sich mit dem Patienten gemeinsam anzuschauen, was diesem gerade widerfahren ist, als wären beide im Kino. Wie in dem Film »Lola rennt« können Szenen wieder zurückgespielt, eine kleine Änderung im Verhalten vorgenommen und vor dem inneren Bildschirm gemeinsam angeschaut werden. Im Umgang mit Jugendlichen ist das eine bewährte Methode.

Beispiele von anderen ermöglichen dem Patienten eine Distanz zum eigenen, emotionalen Erleben.

»Andere Menschen, die ich kenne, würden in dieser Situation...«

Eine sorgende Haltung bewahren

Zeitgrenzen helfen auch, die Schilderungen von Symptomen immer wieder ernst zu nehmen. Oben genannte Patientin leidet an einem Mammakarzinom, und der Progress kann übersehen werden.

Abmachungen treffen

Diese Abmachungen sollten gegen die Beliebigkeit der Arztkontakte getroffen werden. Regelmäßige Termine zu vereinbaren, hilft diesen Patienten, Struktur zu finden. Es sollte besprochen werden, wie in Notfällen vorgegangen wird und vor allem, wie und zu welchem Zeitpunkt andere Ärzte und Institutionen hinzugezogen werden.

Schutz vor iatrogener Verschlechterung

In ausführlicher Weise werden Interventionstechniken im Kapitel der somatoformen Körperbeschwerden dargestellt. Insofern Traumatisierungen der Hintergrund dieses histrionischen Beziehungsmodus sind, werden sie auch im Kapitel 11 besprochen.

Erneut sei hier erinnert, dass Symptomdeutungen den Patienten oftmals nicht gerecht werden. Blepharospasmus (Lidkrampf) als symbolischer Ausdruck des Nicht-wahrnehmen-Wollens hat sich als nicht haltbar erwiesen, ebenso wie andere Dystonien unhaltbar blieben als eine unmittelbar übersetzte Körpersprache. Die Vorgänge der körperlichen Symptombildung sind sehr komplex und werden auch erst in ihren Anfängen medizinisch verstanden. Eine nicht urteilende Haltung, die abwartet und die Diagnose offenlässt, wird auch hier zu einer tragfähigen Arzt-Patient-Beziehung beitragen.

Übersicht 23

> **Empfehlung für die Praxis**
> **Umgang mit dem histrionischen Beziehungsmodus**
>
> Auf Regulierung von Nähe und Distanz achten
>
> - Grenzen setzen, insbesondere zeitliche Grenzen
> - Beruhigen und Stabilisieren
> - Konfrontieren mit der Wirklichkeit
> - Eine sorgende Haltung für die körperlichen Beschwerden bewahren - Nichts übersehen – Kein Überengagement
> - Abmachungen treffen im Hinblick auf Terminstruktur und die Hinzuziehung weiterer Ärzte
> - Schutz vor iatrogener Verschlechterung

10.6 Fallbeschreibung

Eine 42-jährige Angestellte, beschäftigt in einer Firma für Software-Entwicklung, findet ihr Aussehen beeinträchtigt durch herabhängende Augenlider.	Unzufriedenheit mit dem eigenen Selbst
Sie klagt schon seit längerem über trockene Augen und lässt eine Blepharoplastik, eine OP zur Verkürzung der Augenlider, durchführen. Binnen kurzer Zeit empfindet sie die Augenlider als zu kurz. Die Beschwerden über die Trockenheit der Augen nehmen zu und führen auch zu Arbeitsunfähigkeit. Es erfolgen mehrfache Lidoperationen zur Verlängerung, dann, weil optisch nicht optimal, zur erneuten Verkürzung der Augenlider. Die Beeinträchtigung in ihrem Selbstempfinden führt die Patientin auf die fehlerhaften Lidoperationen zurück.	Konstruierte Kausalattribuierungen
Die Patientin ist alleinlebend und hat keine Kinder. Zu einer Ehe ist es bisher nicht gekommen, obwohl sich die Patientin eine solche und auch eine Familiengründung wünscht. Es sei der Richtige bisher noch nicht erschienen, bzw. es sei der für sie unerreichbare Chef, der sie weder ausreichend wahrnehme, noch ihr Engagement für die Firma ausreichend würdige. Andere Kollegen nimmt sie kaum wahr und sind auch nicht gut genug.	
Der Vater der Patientin hatte die Familie verlassen, als die Patientin zwei Jahre alt war. Er erkannte während seiner Ehe seine Homosexualität und entschloss sich, diese auch zu leben. Für seine Ehefrau	Die Mutter wurde entwertet und der Vater idealisiert

war das Kind eine Erinnerung an die erlittene Schmach des Verlassenwerdens. Obwohl die Patientin es niemals laut zu sagen wagt, beschuldigt sie die Mutter, den Vater aus dem Haus vertrieben zu haben, ja, den Kontakt, den er sicher zu ihr haben wollte, unterbunden und Briefe versteckt zu haben. Es bleibt das unerfüllte Bedürfnis, als Frau gesehen und wahrgenommen zu werden, aber sie weiß nicht wie. Stattdessen tritt sie mit den Männern, die ihr im Leben begegnen, in Konkurrenz, wer der Bessere ist, und kann einige in der Computerwelt ausstechen. Niemand jedoch ist gut genug für eine dauerhafte Bindung. Schwärmerische Liebe lässt sie – was im Teenageralter häufig in der Verehrung von Idolen anzutreffen ist – nur bei dem zu, der für sie unerreichbar ist. Zu den Operationen entschließt sie sich, als sie bei Umbesetzungen in der Firma benachteiligt wird. Den ausschließlich männlichen Ärzten begegnet sie forsch und äußerlich betont attraktiv. Unbewusst provoziert sie deren Mitagieren, um ihnen später Fehlverhalten vorzuwerfen. Sie strengt nun auch juristische Verfahren gegen die Ärzte an.

Weiblicher Identitätskonflikt

Kränkungserleben durch das idealisierte Liebesobjekt
Sexualisiertes Auftreten und Rache für die erlittene Kränkung

10.7 ICD-10 Diagnosen

Tab. 4: ICD-10-Diagnosen

ICD-10-Nr.	Störungsbezeichnung	Symptome
F44.0	Dissoziative Amnesie	Traumatische Ereignisse sind nicht erinnerlich
F44.1	Dissoziative Fugue	Plötzliche Flucht, Identität und Vergangenheit werden nicht erinnert
F44.2	Dissoziative Stupor	
F44.3	Trance- und Besessenheitszustände Pseudohalluzinationen	Verlust der Wahrnehmung der Umwelt und der Person
F44.4	Dissoziative Bewegungsstörungen	Lähmungen
F44.5	Dissoziative Krampfanfälle	Pseudoepilepsie
F44.6	Dissoziative Sensibilitäts- und Empfindungsstörungen	
F44.8	Dissoziative Identitätsstörungen	

11 Beratungsanlass Psychische Traumatisierung

Susanne Behling

11.1 Definition Psychische Traumatisierung

Trauma bedeutet Verletzung oder Wunde. Ein *psychisches* Trauma ist eine seelische Verletzung oder Wunde durch ein Ereignis.

Was sind traumatische Erfahrungen?

Stellen Sie sich vor, Sie wollen an Ihrem Arbeitsplatz ein Buch zurück in ein Regal stellen. Sie steigen rasch auf eine Leiter. Als Sie die Leiter heruntergehen wollen, klemmt Ihr Schuh fest und Sie stürzen sehr unglücklich von der Leiter. Sie spüren einen starken Schmerz, Ihnen wird übel und Sie werden ohnmächtig. Nach einer Zeit kommen Sie wieder zu sich, wissen nicht, wie lange Sie ohnmächtig waren, können sich nicht bewegen, wissen nicht, welche inneren Verletzungen vorliegen, Ihr Bein ist angeschwollen und in Ihnen steigt Panik auf. Sie rufen nach Ihrer Kollegin, die jedoch nicht reagiert. Sie erinnern sich daran, dass die Kollegin zum Arzt wollte; es ist unklar, wann Sie wiederkommt. Sie haben kein Handy zur Hand. Jetzt bekommen Sie Todesangst. Sie fühlen sich ohnmächtig und der Situation hilflos ausgeliefert.

Endlich kommt Ihre Kollegin, die sehr erschrickt, als sie Sie findet. Auch Sie sind erschrocken und beginnen zu zittern. Es ist, als ob Sie die Situation von außen betrachten. Sie spüren sich nicht mehr. In dem Moment, als Ihre Kollegin Sie fragt: »Wie ist das denn passiert?«, fühlen Sie sich schuldig. Sie können es nicht beschreiben und denken: »Ich hätte besser aufpassen müssen!«

Als Sie endlich die Notaufnahme erreichen, fühlen Sie sich erleichtert. Sie haben einen komplizierten Bruch des Schienbeins und werden operiert. Als Sie auf der Intensivstation aufwachen, sind Sie von den Geräuschen und der Umgebung zutiefst beunruhigt. Erst als eine Ärztin kommt, Sie freundlich begrüßt und Ihnen vermittelt, die Operation sei gut verlaufen, Sie seien aus Sicherheitsgründen jedoch zur Beobachtung bis morgen auf der Station, können Sie sich etwas entspannen. Noch ruhiger werden Sie, als die Ärztin Ihnen die Technik um Sie herum erklärt. Sie haben soeben eine potentiell traumatische Erfahrung gemacht.

Fischer und Riedesser definieren die traumatische Erfahrung als ein »vitales Diskrepanzerlebnis zwischen bedrohlichen Situationsfaktoren und den individuellen Bewältigungsmöglichkeiten, das mit Gefühlen von Hilflosigkeit und schutzloser Preisgabe einhergeht und so eine dauerhafte Erschütterung von Selbst- und Weltverständnis bewirkt« (Fischer, Riedesser 1998, S. 79).

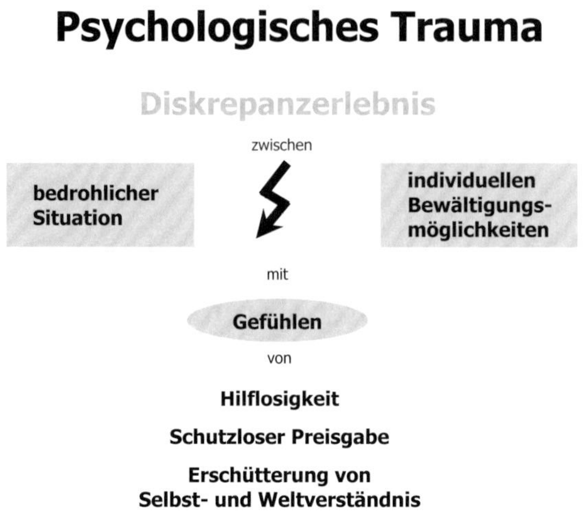

Psychologisches Trauma

Diskrepanzerlebnis

zwischen

bedrohlicher Situation ⚡ **individuellen Bewältigungsmöglichkeiten**

mit

Gefühlen

von

Hilflosigkeit

Schutzloser Preisgabe

Erschütterung von Selbst- und Weltverständnis

Abb. 11.1: Psychologisches Trauma
Diese Abbildung wurde auf Grundlage der genannten Definition vom Westfälischen Institut für Psychotraumatologie (WIPT) erstellt

Im oben beschriebenen Beispiel war es nicht möglich, sich nach dem Sturz Hilfe zu holen. Es war eine bedrohliche Situation mit dem Erleben von Todesangst. Es bestand weder kognitiv noch handelnd eine Möglichkeit, die Situation zu verändern, deshalb ging die traumatische Situation mit Gefühlen von Hilflosigkeit und schutzloser Preisgabe einher. Das Selbst- und Weltverständnis wurden zutiefst erschüttert.

Nach der Erfahrung eines Traumas können Menschen die Fähigkeit verlieren, sich selbst zu beruhigen und glauben, dass die Welt kein »Ort der Geborgenheit« mehr sein kann.

11.2 Traumaverarbeitung

Faktoren der Traumaverarbeitung

Die psychischen Auswirkungen einer traumatischen Erfahrung können sehr unterschiedlich sein. Die Erholung des Menschen von einer traumatischen Erfahrung hängt von verschiedenen Faktoren ab:

1. den Begleitumständen (objektive Situationsfaktoren)
2. Reaktionen der Umwelt (schützende oder belastende Faktoren)
3. Individuelle Bewältigungsfaktoren (subjektive Bewältigungsmöglichkeiten)

a) Begleitumstände des Traumas

Traumata werden nach ihrer Verursachung unterschieden.

1. *Personale Traumatisierungen* fügen Menschen anderen Menschen zu. Dazu zählen sexualisierte und körperliche Gewalt, Krieg, Geiselhaft, Folter.
2. *Apersonale Traumatisierungen* sind Natur- und Technikkatastrophen wie Grubenunglücke, Verkehrsunfälle oder schwere Schicksalsschläge. Auch das Erleben körperlicher Erkrankungen kann hierunter gefasst werden.
3. *Kollektive Traumatisierungen* beschreiben, dass Menschen einer sozialen Gruppe sich in ihrem kollektiven Selbstverständnis oder ihrer Würde durch Gewalt verletzt fühlen.

Zu den Begleitumständen zählt auch, wie lange die traumatische Situation anhält.

- *Typ-I-Traumen* sind kurz andauernde Traumen, plötzlich und überraschend auftretende Unfälle, technische Katastrophen, kriminelle Gewalttaten.
- *Typ-II-Traumen* sind länger dauernde, wiederholte Traumen, Serien traumatischer Ereignisse, Geiselhaft, Folter und sexuelle Traumatisierung über Jahre.

Ein einmaliges traumatisches Ereignis kann in der Regel besser verarbeitet werden als wiederholte und über Jahre andauernde Traumata in der Kindheit. Naturkatastrophen und Unfälle werden besser verkraftet als ein durch Menschen verursachtes Trauma. Je enger die Beziehung zur verursachenden Person, desto schwerer sind in der Regel die allgemeinen Folgen.

b) Reaktionen der Umwelt

Schützend sind Menschen, die einfühlsam und mitfühlend mit dem Opfer umgehen, seinen äußeren Schutz organisieren und es bei der Verarbeitung unterstützen. Belastend für die erfolgreiche Verarbeitung des Traumas sind Menschen, die das Opfer alleine lassen oder es sogar für das erlittene Trauma verantwortlich machen und die die psychischen und körperlichen Traumafolgestörungen negieren. Auch eine Konfrontation mit Tätern oder Verursachern des erlittenen Schadens kann einer Traumaverarbeitung entgegenstehen.

c) Individuelle Bewältigungsfaktoren

Die individuellen Bewältigungsfaktoren sind abhängig von der Lebensgeschichte des Menschen, seinem Lebensalter, seiner Intelligenz. Besonders verletzlich sind sehr junge und ältere Menschen. Tragfähige, soziale Beziehungen über die Lebensspanne und Sicherheit gebende frühe Beziehungserfahrungen sind relevante Schutzfaktoren (s. auch Kapitel 14.2 Krankheitsverarbeitung).

Verlaufsmodell psychischer Traumatisierung

Ob eine traumatische Situation zu einem psychischen Trauma führt, hängt sowohl von den Faktoren in der traumatischen Situation als auch vom Verlauf der traumatischen Reaktion ab. Das Verlaufsmodell der psychischen Traumatisierung nach Fischer und Riedesser beschreibt diesen Prozess:

1. Traumatische Situation
2. Traumatische Reaktion
3. Traumatischer Prozess

a) Traumatische Situation

Die individuellen Bewältigungsfaktoren der traumatischen Situation wurden bereits beschrieben. Ein weiterer, subjektiver Faktor ist das Gefühl des Opfers, Schlimmeres verhindert zu haben. Eine bewusste Verarbeitung kann in dieser traumatischen Situation nicht stattfinden. Der Mensch kann die Erfahrung erst im Nachhinein verarbeiten, wenn auf die traumatische Situation die traumatische Reaktion folgt. Auf die traumatische Situation folgen die Schockphase und danach die traumatische Reaktion.

b) Traumatische Reaktion

Jetzt werden die Weichen für die Verarbeitung des Traumas gestellt. Der Mensch beginnt, die erlebte Situation zu verarbeiten. Dieser Verarbeitungsprozess wird nach Mardi Horowitz (1976, s. Fischer, Riedesser 1998) als ein Wechsel zwischen Erinnern und Vermeiden beschrieben. Das Erinnern geschieht in Form von Intrusionen, die als sich immer wieder aufdrängende Erinnerungen an das Trauma verstanden werden und das Opfer überfluten bis hin zur Panik und völligen Erschöpfung. Die Intrusionen wiederholen sich in Alpträumen, die den Schlaf beeinträchtigen. In der Vermeidungsphase versucht das Opfer, nicht über seine Erinnerungen zu reden, und vermeidet Situationen, die an das Trauma erinnern.

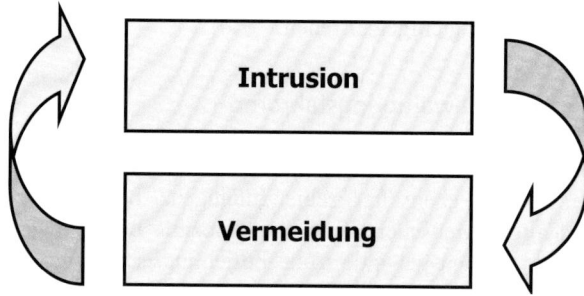

Abb. 11.2: Traumatische Reaktion: Der zweiphasige Verlauf der Traumaverarbeitung (nach Horowitz, Abbildung erstellt vom WIPT)

11.2 Traumaverarbeitung

Wenn der Wechsel der Phasen zwischen Intrusion und Vermeidung ausreichend gut verläuft, kann der Mensch sich erholen. Wenn die Traumaverarbeitung gelingt, hat der Betroffene nach einer Zeit der Erholung wieder das Gefühl, in einer einigermaßen sicheren Welt zu leben. Er kann an die Situation denken und darüber sprechen, ohne von den Gefühlen, die mit der Situation verbunden waren, überflutet zu werden. Gelingt der Verarbeitungsprozess nicht, beginnt der traumatische Prozess.

c) Traumatischer Prozess

Ist diese Phase erreicht, hat der Betroffene nicht mehr das Gefühl, in einer einigermaßen sicheren Welt zu leben. Seine Auffassungen von sich und der Welt, wie die Welt ist – gut, verständlich, vorhersehbar, gerecht und kontrollierbar, schlimme Dinge passieren mir nicht – sind ins Wanken geraten und es beginnt die Entwicklung einer Traumafolgestörung (vgl. Janoff-Bulman 1992).

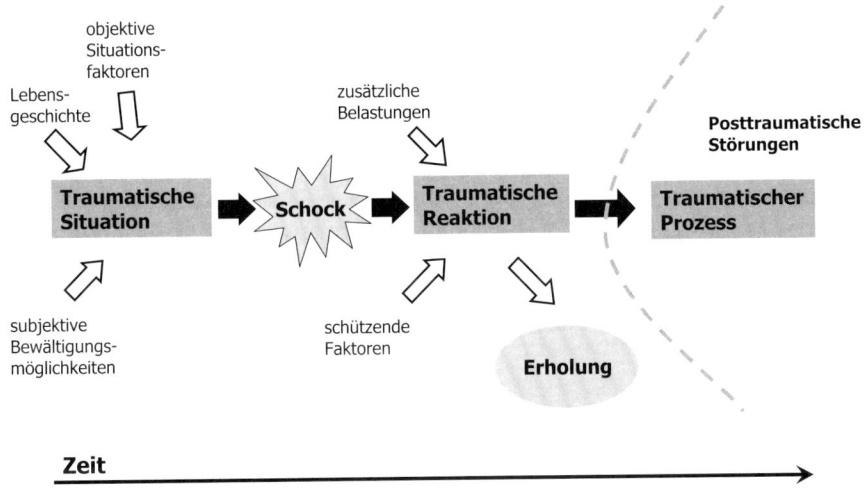

Abb. 11.3: Verlauf psychischer Traumatisierung (nach Fischer, Riedesser 1998)

Traumatischer Stress

Menschen möchten in bedrohlichen Situationen entweder kämpfen oder flüchten. Wie werden Menschen mit Situationen fertig, in denen sie nicht kämpfen oder flüchten, sich nicht in Sicherheit bringen können? Sie erfahren eine maximale physische Erregung bei gleichzeitiger Lähmung. Die Umsetzung dieser Erregung in motorische Bewegungen ist blockiert.

Das traumatische Ereignis löst im Körper eine massive Stressreaktion aus (▶ Kap. 1.2.3 Neurophysiologische Stressreaktion). Es werden Stresshormone und körpereigene Opiate freigesetzt. Unter Umständen kommt es zu einer Art Betäubung oder Erstarrung, ein sogenanntes *Einfrieren* oder *Freeze*. Der Sinn liegt darin, dass Menschen eine traumatische Situation nicht bei vollem Bewusstsein erleben müssen. Freeze-Reaktionen sind Ausdruck einer Entfremdung vom Geschehen. Erst lange nach dem Ereignis zeigen Menschen Reaktionen wie Zittern und Schreien. Freezing tritt besonders häufig bei Kleinkindern und bei Vergewaltigungsopfern auf. Bei sexuellen Straftaten wird dies oft zu Lasten des Opfers gewertet, weil es so scheint, als ob das Opfer sich nicht wehren wollte. Freezing wird missverstanden als Einverständnis, obwohl es ein Ausdruck der Schwere des Traumas ist.

Beim Phänomen des Freezing beschreiben Menschen ihre Eindrücke folgendermaßen: »Ich habe mich wie eingefroren, erstarrt gefühlt.«

Ein weiterer Mechanismus, der dafür sorgt, dass Menschen nicht genau erleben müssen, was passiert, ist das *Fragmentieren*. Es ist, als ob ein Spiegel zersplittert und die Scherben voneinander getrennt aufbewahrt werden. Das Ereignis wird nicht zusammenhängend abgespeichert und kann folglich nicht zusammenhängend erinnert werden. Erinnerungen an das Trauma werden leicht durch Sinnes- und Gefühlseindrücke ausgelöst. Die Erinnerungen können mit solcher Intensität wiedererlebt werden, als ob das Trauma gerade jetzt noch einmal durchlebt werden würde. Dies erzeugt bei vielen Menschen starke Verunsicherung und sie haben die Sorge, verrückt zu werden. Die fragmentierte Form der Erinnerung kann über Jahrzehnte andauern und verhindert, dass die Betroffenen über das traumatische Ereignis eine zusammenhängende Geschichte erzählen können.

Wenn die unerträgliche Situation physisch nicht verlassen werden kann, sucht der Körper einen psychischen Ausweg – er dissoziiert. In einer Situation, in der das Handeln versagt, findet eine Wahrnehmungsveränderung statt. Die peritraumatische Dissoziation dient dazu, Schmerzen und Qualen abzuspalten und nicht mehr spüren zu müssen. Sie ist die Folge der physiologischen Prozesse in einer traumatischen Situation und dient dem Ersetzen einer Handlung, zu der das Individuum nicht mehr fähig ist.

Bei der peritraumatischen Dissoziation werden

- Angst, Schrecken, Hilflosigkeit,
- assoziierte körperlich-vegetative Symptome,
- Affekte,
- Kognitionen,
- Sinneseindrücke und
- der äußere Traumakontext

vom traumatischen Gesamtgeschehen abgespalten und fragmentiert abgespeichert.

Die Dissoziationen führen zu Veränderungen des normalen Zeit-, Raum- und Selbsterlebens. Menschen berichten über Derealisation; damit ist ein Gefühl der Unwirklichkeit – wie im Film – gemeint. Bei der Depersonalisation kommt es zu einem Gefühl des Losgelöstseins vom Körper oder den eigenen geistigen Prozessen. Es kommt zu Amnesie bzw. Teilamnesie.

Das Ausmaß der peritraumatischen Dissoziation ist ein Indikator dafür, ob sich eine spätere dauerhafte Symptomatik entwickelt.

11.3 Traumafolgestörungen

Die posttraumatische Belastungsstörung

Nach traumatischen Ereignissen kann sich eine Vielzahl traumatischer Störungen ausbilden. Die bekannteste Störung ist die *Posttraumatische Belastungsstörung* (PTBS), englisch *Post Traumatic Stress Disorder* (PTSD), im angloamerikanischen Raum erfasst im DSM-V (Diagnostisches und Statistisches Manual Psychischer Störungen). Diese Störung wird wie folgt definiert:
»Die Posttraumatische Belastungsstörung ist eine mögliche Folgereaktion eines oder mehrerer traumatischer Ereignisse, …die an der eigenen Person, aber auch an anderen Personen erlebt werden können. In vielen Fällen kommt es zum Gefühl von Hilflosigkeit und durch das traumatische Erleben zu einer Erschütterung des Selbst- und Weltverständnisses« (Flatten et al. 2004, S. 3 f.).
Das Gefühl der Hilflosigkeit kann sich bei Kindern durch aufgelöstes oder agitiertes Verhalten zeigen.

Symptome der PTBS

Die PTBS ist nach ICD-10 durch folgende Symptome gekennzeichnet:

1. Das traumatische Ereignis wird in verschiedenen Weisen *immer wieder durchlebt*, der Traumatisierte erlebt dadurch immer wieder belastende Erinnerungen. Diese Erinnerungen können die Form von Gedanken, Bildern oder Wahrnehmungen haben. (Bei jüngeren Kindern kann sich dies in Spielen zeigen, die Aspekte des Traumas ausdrücken.) Es können wiederkehrende belastende Alpträume vom Ereignis auftreten. (Bei Kindern können stark beängstigende Träume ohne wiedererkennbaren Inhalt auftreten.) Der Traumatisierte handelt oder fühlt, als ob er die Situation gerade eben erneut erleben würde. Diese Intrusionen können in Form von Halluzinationen und Flashback-Episoden auftreten. (Bei jüngeren Kindern kann eine traumaspezifische Neuinszenierung auftreten.)
2. Der Traumatisierte *vermeidet* Umstände – Gedanken, Gefühle, Gespräche, Aktivitäten, Orte, Menschen –, die der traumatischen Situation ähneln oder mit ihr in Verbindung gebracht werden können. Das Interesse an früher wichtigen Aktivitäten kann eingeschränkt sein. Es können Gefühle der Losgelöstheit oder der Entfremdung bestehen. Es kann die Unfähigkeit bestehen, wichtige Aspekte des Traumas zu erinnern (Amnesien). Die affektive Bandbreite kann eingeschränkt sein, das Gefühl einer eingeschränkten Zukunft kann sich entwickeln.

3. Der Traumatisierte kann sich in einem *Zustand der Übererregung* befinden, der sich in Schlafstörungen, Reizbarkeit oder Wutausbrüchen, Konzentrationsstörungen, übermäßiger Wachsamkeit (Hypervigilanz) und übertriebener Schreckhaftigkeit äußert.

Die Symptome müssen länger als einen Monat anhalten, um eine PTBS diagnostizieren zu können. Wenn die Symptome weniger als drei Monate bestehen, wird von einer *akuten PTBS* gesprochen, wenn sie länger als drei Monate bestehen, von einer *chronischen*, wenn sie erst sechs Monate nach dem Ereignis beginnen, von *verzögerter PTBS*. Die Symptomatik kann Jahre nach dem traumatischen Ereignis auftreten (delayed PTSD). Besonders bei schweren körperlichen Verletzungen kann die Symptomatik verzögert auftreten.

Komplexe, posttraumatische Belastungsstörung

Den Begriff der »Komplexen Posttraumatischen Belastungsstörung« (complex PTSD) hat Herman (1992) geprägt, um die für personale Traumatisierungen typischen Störungen zu beschreiben. Folgende vorläufige Kriterien für »*Störungen durch extremen Stress, die anderweitig nicht spezifiziert sind*« (Disorders of extreme stress not otherwise specified – DESNOS), wurden entwickelt (Flatten et al. 2004):

A Störungen der Regulierung des affektiven Erregungsniveaus
   1. Chronische Affektdysregulation
   2. Schwierigkeit, Ärger zu modulieren
   3. Selbstdestruktives und suizidales Verhalten
   4. Schwierigkeiten, sexuelles Kontaktverhalten zu modulieren
   5. Impulsive und risikoreiche Verhaltensweisen
B Störungen der Aufmerksamkeit und des Bewusstseins
   1. Amnesie
   2. Dissoziation
C Somatisierung
D Chronische Persönlichkeitsveränderung
   1. Änderung in der Selbstwahrnehmung: Chronische Schuldgefühle, Selbstvorwürfe, Gefühle, nichts bewirken zu können, Gefühle, fortgesetzt geschädigt zu werden
   2. Änderungen in der Wahrnehmung des Schädigers, verzerrte Sichtweisen und Idealisierung des Schädigers
   3. Veränderung der Beziehung zu anderen Menschen:
      a) Unfähigkeit, zu vertrauen und Beziehungen mit anderen aufrechtzuerhalten
      b) Die Tendenz, erneut Opfer zu werden
      c) Die Tendenz, andere zum Opfer zu machen
E Veränderungen in Bedeutungssystemen
   1. Verzweiflung und Hoffnungslosigkeit
   2. Verlust der bisherigen Lebensüberzeugungen

Verwandte Störungen der PTBS

Im Zusammenhang mit der PTBS stehen die Anpassungsstörung (F43.2), die akute Belastungsreaktion (F43.0) und die anhaltende Persönlichkeitsstörung nach Extrembelastung (F62.0). Die Störungsbilder unterscheiden sich hinsichtlich des Schweregrades, der Art der Traumatisierung und ihrer zeitlichen Dimensionen.

Bei der *Anpassungsstörung* handelt es sich um Reaktionen auf relevante Lebensveränderungen oder belastende Ereignisse wie z. B. Heirat, Geburt eines Kindes, Verlust eines nahen Menschen, der Arbeit oder der körperlichen Integrität. Der betroffene Mensch ist in seinen sozialen Funktionen eingeschränkt. Wenn der Betroffene sich an die Situation angepasst hat oder das belastende Ereignis vorbei ist, sind die Einschränkungen auch behoben.

Die *akute Belastungsreaktion* unterscheidet sich von der PTBS durch den zeitlichen Verlauf des Auftretens der Symptome und ihrer Dauer. Der ICD-10 und der DSM-V beschreiben die akute Belastungsreaktion unterschiedlich. Nach DSM-V dauert sie mindestens drei Tage und höchstens vier Wochen. Nach ICD-10 tritt die Störung im Allgemeinen innerhalb von Minuten nach dem belastenden Ereignis auf und geht innerhalb von zwei oder drei Tagen, oft innerhalb von Stunden zurück.

Die *anhaltende Persönlichkeitsstörung nach Extrembelastung* beschreibt eine feindliche oder misstrauische Haltung der Welt gegenüber, den sozialen Rückzug, das Gefühl der Leere und Hoffnungslosigkeit und das chronische Gefühl von Nervosität wie bei ständiger Bedrohung.

Die oben beschriebenen DESNOS-Kriterien erfassen die Veränderungen der Person differenzierter.

Entsprechend der Leitlinien für PTBS können *weitere Störungsbilder* mit traumatischen Einwirkungen in Verbindung stehen. Diese werden später besprochen (▶ Kap. 9.4 Komplex traumatisierter Patient).

Das Schaubild zeigt eine Zusammenstellung der beschriebenen möglichen Reaktionen auf ein traumatisches Erlebnis. Sie reichen von der Bewältigung des Traumas bis hin zur Persönlichkeitsveränderung durch das Trauma.

Krankheitsrisiken

Die Wahrscheinlichkeit, an einer posttraumatischen Belastungsstörung (PTBS) zu erkranken, liegt (Flatten et al. 2004, S. 4)

- bei Vergewaltigung bei ca. 50 %,
- bei Gewaltverbrechen bei ca. 25 %,
- bei Kriegsereignissen bei ca. 20 %,
- bei schweren Unfällen bei ca. 15 %.

Verbrennungsverletzungen oder schwere Organerkrankungen, wie z. B. lebensbedrohliche kardiale Komplikationen oder Organtransplantationen, gehen ebenfalls mit einem Erkrankungsrisiko für eine PTBS einher (Janssen et al. 2006).

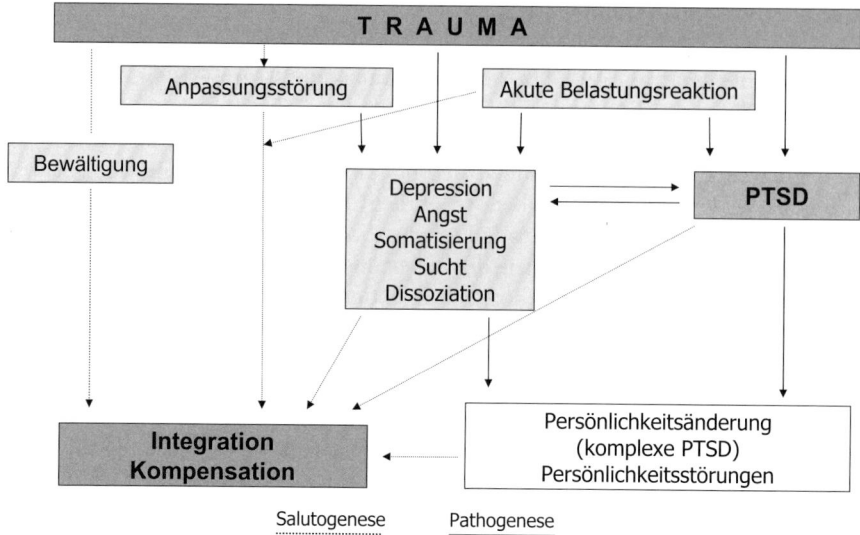

Abb. 11.4: Traumareaktive Entwicklungen (nach Flatten et al. 2004).

Kinder und Jugendliche sind besonders gefährdet, eine PTBS zu entwickeln. Nicht nur die unmittelbare Betroffenheit als Opfer, sondern auch die Teilnahme als Augen- und Ohrenzeugen und der Erhalt einer belastenden Nachricht können traumatisierend wirken. Das gilt besonders für Kinder, die Zeugen häuslicher Gewalt werden. Die Gefahr, dass sie später selbst Opfer oder Täter werden, ist hoch.

Menschen in Helferberufen sind mit Extremsituationen wie Unfällen, Suiziden, riskanten Operationen oder Geburtsverläufen konfrontiert. Oft fehlt ihnen die Zeit, um sich ausreichend zu regenerieren, häufig auch eine mitfühlende und teilnehmende Umgebung.

Das Ausmaß möglicher physischer Verletzungen, die Intentionalität, die Irreversibilität der Verluste und die Höhe der materiellen Schädigung beeinflussen die Verarbeitungsmöglichkeit des Menschen.

11.4 Umgang mit dem traumatisierten Patienten

Für traumatisierte Menschen sind Ärzte oft der erste Ansprechpartner. Zum einen, weil die Traumatisierungen körperliche Folgeschäden verursacht haben, zum anderen, weil die Arzt-Patient-Beziehung einen besonderen Schutz bietet. Hausärzte kennen häufig die gesamte Familie und das soziale Umfeld und genießen das Vertrauen des traumatisierten Patienten. Frauen, die von häuslicher Gewalt betroffen sind, wenden sich zuerst an ihren Hausarzt.

Traumaspezifische Übertragungen

Der Arzt nutzt seine Selbstbeobachtung und sein Beziehungserleben als diagnostisches Instrument zum Verständnis des Patienten. Übertragungs- und Gegenübertragungsgefühle zeichnen sich im Umgang mit Traumatisierten durch besondere Intensität aus. Der Arzt kann sich in der Beziehung zum traumatisierten Patienten hilflos und ohnmächtig erleben, oder sich emotional zurückziehen oder in Wut und Ärger geraten. Ein Beispiel für die Verstrickungen in der Arzt-Patient-Beziehung ist die Täter-Opfer-Retter-Dynamik.

Der Arzt ist sehr bewegt von der Leidensgeschichte seiner Patientin, die von ihrem Ehemann misshandelt wird. Er möchte sie dabei unterstützen, sich von ihrem Ehemann zu trennen, sie »retten«. Er engagiert sich sehr und räumt ihr mehr Zeit in der Sprechstunde ein, als es dem Praxisablauf guttut. Die Patientin idealisiert ihn. Zunächst reagiert der Arzt darauf mit noch mehr Engagement. Nach einer gewissen Zeit jedoch fühlt er sich ausgelaugt, er wird ungeduldig. Die Frau lässt sich nicht »retten«, bleibt in der belastenden Situation und fordert noch mehr Fürsorge. Irgendwann ist der Arzt entnervt und enttäuscht und macht der Patientin indirekt Vorwürfe, weil sie sich nicht trennen will. Die Patientin ist ihrerseits sehr enttäuscht, die idealisierte schlägt in negative Übertragung um.

Idealisierende und negative Übertragungen finden sich besonders bei komplex traumatisierten Menschen. In der Arzt-Patient Beziehung ist daher eine Begrenzung dieser idealisierenden und negativen Übertragungen nötig. Eine wertschätzende, empathische Haltung, die gleichzeitig klar und transparent ist, begrenzt diese Übertragungsformen. Um diese Haltung einnehmen zu können, ist die Selbstwahrnehmung der physischen und psychischen Belastbarkeit nötig. Dem dienen sowohl Balint-Gruppen als auch Techniken zur Psychohygiene (▶ Kap. 15.4).

Der akut traumatisierte Patient

Die grundlegende Erschütterung des traumatisierten Menschen muss bei allen Interventionen in der ärztlichen Praxis berücksichtigt werden. Sie sollen daher dem Ziel der Wiedergewinnung von Selbstkontrolle dienen: Kontrolle über den Körper, die Affekte, die Gedanken und das Verhalten. Weil für die Verarbeitung eines Traumas die Erfahrungen wichtig sind, die ein Opfer in der Phase der traumatischen Reaktion macht, ist soziale Unterstützung von großer Bedeutung. Den Notärzten, Hausärzten, Gynäkologen und Kinderärzten kommt daher eine wichtige Funktion zu, die Entwicklung einer PTBS zu verhindern.

Phänomenologie und Diagnostik

Zur Einschätzung des Ausmaßes der Traumatisierung soll auf *ausgeprägte Dissoziationen* des Patienten geachtet werden. Die Dissoziationen können sich sowohl in der Art der Wahrnehmung als auch im Verhalten des Patienten zeigen. Der Arzt erkennt Dissoziationen an Formulierungen wie:

- »Ich wusste nicht, was vor sich ging, wie ich heiße, welcher Tag war...«
- »Es war wie im Zeitlupentempo.« (Veränderung des normalen Zeit-, Raum- und Selbsterlebens)
- »Es war irgendwie unwirklich, wie im Film.« (Derealisation, Gefühl der Unwirklichkeit)
- »Ich war abgetrennt vom Körper«; »Ich habe mich von oben gesehen.« (Depersonalisation)
- »Ich habe automatisch gehandelt... weiß nicht, wie.« (Amnesie, Teilamnesie)
- »Ich habe mich wie eingefroren, erstarrt gefühlt.« (Freezing)

Nimmt der Arzt ausgeprägte Dissoziationen wahr, sollte er den Patienten bald wieder einbestellen, um die Symptome weiter zu beobachten. Zu den Symptomen zählen das ständige Wiedererleben des Traumas, die Vermeidung von Umständen, die an das Trauma erinnern oder es triggern, sowie Zeichen der vegetativen Übererregung. Wenn diese Symptome persistieren, sollte dem Patienten eine traumaspezifische Therapie empfohlen werden. Hier kann eine spezielle psychotherapeutische Diagnostik stattfinden.

Als therapeutische Methoden sind die modifizierten, psychodynamischen sowie die kognitiv-behavioralen Verfahren und EMDR zu nennen.

Eye Movement Desensitation and Reprocessing (EMDR; Fachgesellschaft EMDRIA) wurde als neue Behandlungstechnik für Traumastörungen erstmals 1989 von Shapiro beschrieben und wurde mittlerweile zu einem manualisierten Behandlungsverfahren weiterentwickelt. EMDR wirkt über bilaterale Stimulation durch seitenalternierende Augenbewegungen. Die bilaterale Stimulation kann auch durch akustische oder taktile Reize erfolgen. Therapeuten, die von der Deutschen Gesellschaft für Psychotraumatologie e. V. (DeGPT) zertifiziert sind, haben ein Curriculum zur Erlangung der Zusatzqualifikation »Spezielle Psychotraumatherapie DeGPT« absolviert, die die Ausbildung in der EMDR-Methode beinhaltet.

Psychodynamische Imaginative Traumatherapie (PITT) nach Luise Reddemann als manualisiertes, modifiziertes psychodynamisches Verfahren, bietet verschiedene Techniken zur Stabilisierung an und zeichnet sich durch eine besonders schonende Traumaverarbeitung aus.

Ein Indikator für die Genesung des Opfers ist seine Fähigkeit, das Erlebte als Geschichte zu erzählen. Der Arzt stellt dann fest, dass der Patient über das Trauma sprechen kann, ohne von Affekten und Körpergefühlen überflutet zu werden. Das Narrativ belegt, dass das Erlebte begreifbar, abgrenzbar und kontrollierbar wird. Der Patient kann das Gefühl entwickeln, dass das Geschehene vorbei ist; es war zwar schrecklich, aber nun gehört es der Vergangenheit an.

Wenn der Arzt die Familie des Patienten kennt, kann er an deren Reaktionen einschätzen, wie weit sie den Patienten bei der Traumaverarbeitung unterstützt und für ihn förderlich ist: Ob sie dem Patienten Schuldvorwürfe macht, ob sie Verständnis für die Traumafolgen aufbringt, ob sie selbst angesichts der Veränderung des Patienten Ängste entwickelt und ob sie nicht nur indirekt, sondern direkt betroffen ist. Vielleicht brauchen sie selbst Hilfe. Darüber hinaus sollten mögliche weitere Belastungen des Patienten und des sozialen Umfeldes erfasst werden.

Beachte: Wiederkehrende Erinnerungen, Vermeidungsverhalten, gesteigerte Erregbarkeit und Schreckhaftigkeit, ausgeprägte Dissoziationen.

Umgang mit akut traumatisierten Patienten

In der Akutphase sollte insgesamt nur vorsichtig interveniert werden. Es sollte der Verarbeitungsprozess unterstützt und die Entwicklung der Traumaverarbeitung beobachtet werden. Wesentlich ist es, Sicherheit herzustellen und dafür zu sorgen, dass der Patient sich beruhigen kann.

Äußere Sicherheit schaffen: Der reale sichere Ort

Menschen können sich nicht erholen, wenn die traumatische Situation noch nicht beendet ist. Es geht um realen körperlichen Schutz. Bei einem Unfall sollte eine deutliche Trennlinie zwischen dem Ort des Unfallgeschehens und dem Ort der ersten körperlichen Versorgung hergestellt werden. Dies kann z. B. durch ein Flatterband oder durch einen ausreichend großen und deutlichen Abstand geschehen. Der Arzt sollte dem Unfallopfer vermitteln: »*Sie sind in Sicherheit, der Unfall ist vorbei, Sie bekommen jetzt Hilfe.*« In akuten Situationen können leichte Berührungen an der Schulter des Opfers beruhigend wirken. Wenn der Betroffene sich in einem erregten Zustand befindet, sollte darauf geachtet werden, dass er nicht plötzlich fortläuft, quasi flüchtet. Es ist abzuklären, ob unterstützende Personen vor Ort oder zeitnah erreichbar und spezifische Versorgungsnotwendigkeiten z. B. bei Kindern und desorientierten Menschen gegeben sind.

Bei Menschen, die sich noch in der traumatischen Situation befinden, kann der Arzt durch die *Weitergabe relevanter Informationen* Möglichkeiten aufzeigen, die Situation zu beenden oder wenigstens zu mildern. Einer von häuslicher Gewalt betroffenen Frau kann der Arzt Informationen über das Gewaltschutzgesetz vermitteln. Er kann die Telefonnummer eines Frauenhauses weitergeben. Falls die Frau sich nicht von dem Täter trennen will, kann er die Adresse einer Frauenberatungsstelle weitergeben. Dort können gemeinsam mit der Betroffenen Sicherheitsmaßnahmen innerhalb der Wohnung erarbeitet werden.

Eine *gute Dokumentation* des erstbehandelnden Arztes ist ein wichtiges Beweismittel für die Frau, um vor Gericht Schutzmaßnahmen erwirken zu können. Ein entsprechender Dokumentationsbogen steht im Internet zur Verfügung. Für die Herstellung der äußeren Sicherheit sind Kenntnisse der psychosozialen Netzwerke und der gesetzlichen Regelungen hilfreich. Dazu gehören z. B. Frauenberatungsstellen, Frauenhäuser, der Weiße Ring, das Opferentschädigungsgesetz usw. Verweise darauf finden Sie in den anhängenden Internetadressen.

Krankschreibungen können eine weitere Möglichkeit bieten, sich vom Trauma zu erholen.

Innere Sicherheit schaffen: Wiedererlangen von Selbstkontrolle

Innere Sicherheit erlangt der traumatisierte Patient, indem er das Erlebte versteht. Verstehen hilft, das Erlebte in ein Selbstkonzept integrieren zu können. Der Patient kann nach einem Trauma darunter leiden, dass er sich selbst nicht mehr beruhigen kann. Der zweiphasige Verlauf der Traumaverarbeitung irritiert ihn nachhaltig. Er ist verwirrt über seine »Stimmungsschwankungen«. Der Patient fühlt sich, als erlebte er das Trauma noch einmal, dann wieder fühlte er sich »unbeteiligt«. Die Informationen des Arztes, dass dies *eine bekannte Reaktion auf eine außergewöhnliche Belastung* ist und andere Menschen nach solchen Belastungen auch so reagieren, dass seine Reaktionen in diesem Sinne normal sind, wirken häufig deutlich beruhigend. Der Patient kann mithilfe dieser Informationen seine Symptome verstehen und fühlt sich seinen »Stimmungsschwankungen« nicht mehr so ausgeliefert. Die Interventionen des Arztes sollten davon abhängig sein, ob der Patient in der Phase der Reizüberflutung oder der Vermeidung ist. In der ersteren sollte der Arzt Entspannung und Beruhigung fördern, in der Vermeidungsphase vorsichtig eingreifen, sich als Ansprechpartner zur Verfügung stellen.

Durch eine intensive Befragung kann sich die Symptomatik verstärken.

Innere Sicherheit und Wiedererlangung von Selbstkontrolle kann durch verschiedene Imaginationen erlangt werden, z. B. durch das Vorstellen eines Ortes der Geborgenheit. Dabei wird ein Ort imaginiert, an dem sich der Patient geborgen und geschützt fühlt. Der bedrohlichen Welt des Traumas wird dieser Ort entgegengestellt (Reddemann 2001).

Sicherheit entsteht auch, wenn der Patienten realisiert, dass das Geschehen jetzt vorbei ist. Dabei helfen ihm Interventionen des Arztes:

» »Es ist vorbei, hier sind Sie sicher.«

Ebenfalls sind Interventionen hilfreich, die die Aufmerksamkeit des Patienten auf seinen Körper lenken. Er wird gebeten, sich auf seinen Körper zu konzentrieren, zu spüren, wie seine Füße Kontakt mit dem Boden haben und sich auf seinen Atem zu konzentrieren. Eine Konzentration des Patienten auf seine Atmung fokussiert den Patienten auf das Hier und Jetzt und beruhigt. Dies ist besonders sinnvoll, wenn der Schrecken des Ereignisses den Patienten in Form von Flashbacks überflutet.

Ebenso sinnvoll sind Techniken, die diese Flashbacks aktiv stoppen. Die neuronale Bahnung des Traumageschehens soll analog zum körperlichen Schmerz verhindert werden. Dazu helfen Distanzierungstechniken wie die Tresortechnik. Hier wird der Patient gebeten, sich einen Tresor vorzustellen, in dem er das Geschehene unterbringen kann. Diese Technik soll der Patient eventuell wiederholt anwenden.

Insgesamt gesehen braucht der Patient Unterstützung, um wieder in den normalen Alltag zurückzufinden. Was hat ihm vorher gutgetan? Spaziergänge, Bewegung, gutes Essen, Kontakt mit anderen Menschen? Der Arzt kann diese Frage stellen: » *Was tut Ihnen gut?* « Patienten wissen in der Regel selbst, was ihnen hilft. Im Kontakt mit anderen Menschen sollte der Patient die Information erhalten, sich und andere nicht zu überfordern. Mit anderen Menschen kann er fest begrenzte

Zeiten vereinbaren, um über das Trauma und seine Folgen zu sprechen. Wenn er erzählt, sollte er über sich in der dritten Person sprechen. Das schafft Distanz zum Geschehen. Kurz gesagt: Es sollen die Ressourcen und die Resilienz gefördert werden.

Sicherheit in der Arzt-Patient-Beziehung schaffen

Ein gutes Vertrauensverhältnis zwischen dem Arzt und dem traumatisierten Patienten ist die Basis einer hilfreichen Beziehung. Traumatisierte haben das Gefühl des Vertrauens in sich selbst, die Welt und andere Menschen verloren. Feinfühliges Eingehen auf den Patienten kann die Wunde der psychischen Traumatisierung heilen helfen, gerade wenn das Trauma durch andere Menschen verursacht wurde.

Wie eine gute Arzt-Patient-Beziehung gefördert wird, wurde ausführlich beschrieben (▶ Kap. 4). An dieser Stelle hier wird auf die Besonderheiten in der Beziehungsgestaltung mit Traumatisierten eingegangen. Der Arzt versucht, das Gefühl von Sicherheit und Kontrolle zu vermitteln, indem er seine Vorgehensweisen erklärt und all sein Tun ankündigt und mit Worten begleitet. Vor einer körperlichen Untersuchung sollte er sich ausdrücklich das Einverständnis des Patienten einholen:

»Darf ich Sie jetzt körperlich untersuchen? Sie können jederzeit sagen, wenn es Ihnen unangenehm wird, dann beende ich die Untersuchung sofort.«

Das Gefühl von Sicherheit wird auch gefördert durch transparente und eindeutige Strukturen im Bezug auf

- den zeitlichen Rahmen,
- die Schweigepflicht (welche Angehörigen dürfen informiert werden?),
- die Ziele, Möglichkeiten und Grenzen der Therapie,
- der Zuständigkeitsbereich des Arztes,
- seine Erreichbarkeit in Notfallsituationen.

Ist der Patient mit der Einbeziehung von Angehörigen einverstanden, kann der Arzt auch ihnen die Reaktionen und Symptome einer Traumatisierung erklären und Verständnis vermitteln. Dieses Verständnis kann dem Patienten wie den Angehörigen ein Gefühl der Sicherheit im Umgang miteinander geben.

Psychopharmakotherapie kann im posttraumatischen Akutstadium sinnvoll sein. Bei Unruhezuständen und Schlafstörungen empfehlen sich sedierende Antidepressiva, bei psychotischer Dekompensation Antipsychotika. Benzodiazepine können zu einer Verschlechterung und einer Chronifizierung der Symptomatik führen. Bei akuter Suizidalität kann eine kurz andauernde Anwendung indiziert sein. Sie sollte nur vorsichtig verschrieben werden, da die Suchtgefahr groß ist. Aus diesem Grund sollte der Patient Alkohol während der Zeit der Traumaverarbeitung vermeiden. Hilfreich zur vegetativen Beruhigung ist nach Erfahrung der Autorin die Cranio-Sacrale-Therapie.

Übersicht 24

> **Empfehlung für die Praxis**
> **Umgang mit akut traumatisierten Patienten**
>
> - Herstellung äußerer Sicherheit
> - Herstellung innerer Sicherheit
> - Beziehungssicherheit
> - Informationsvermittlung
> - Netzwerkorientierung

Der komplex traumatisierte Patient

Während bei akut traumatisierten Patienten Anstrengungen für eine schnelle Genesung unternommen werden, steht bei Patienten mit einer komplexen PTBS anderes im Vordergrund. Die Symptome sind bereits chronifiziert. Anlass für einen Arztbesuch ist meistens nicht mehr das traumatische Geschehen, sondern vielfältige körperliche und psychische Erkrankungen. Wenn das traumatische Erleben chronisch ist, ist immer der Körper und das Körpererleben mit einbezogen. Wenn posttraumatische Erfahrungen lange zurückliegen, werden sie meist als Ursache nicht wahrgenommen. Die Patienten wenden sich daher an die primär somatisch tätigen Ärzte.

Zu den Erkrankungen, die den primär somatisch tätigen Arzt an traumatische Ereignisse im Leben seiner Patienten denken lassen sollten, zählen:

- Schmerzstörungen, insbesondere chronische Schmerzsyndrome und die somatoforme Schmerzstörung. Hier sind die Kriegskinder des 2. Weltkriegs zu finden. Im Kapitel über die chronischen Schmerzen wird auf die traumatische Genese dieser Krankheiten eingegangen und an Beispielen beschrieben.
- Schwere somatoforme Körperbeschwerden wie das schwere Reizdarmsyndrom, der unspezifische Beckenschmerz, die Somatisierungsstörung und die dissoziativen Störungen. Die Verstrickungen zwischen Arzt und Patienten, die Patienten zu erneuten Opfern (nunmehr medizinischer Interventionen) machen können, werden im Kapitel 13 beschrieben.
- Chronische Krankheiten und die Verbindungen zu traumatischen Erlebnissen sind vielfältig. Chronische Krankheiten wie z. B. Diabetes mellitus können in ihrer *Entstehung mit traumatischen Erlebnissen in Verbindung* gebracht werden. Erklärt werden kann dies über deren Wirkung auf das vegetative System, das Immunsystem sowie die endokrinen und metabolischen Reaktionen. Hinzu kommt, dass auch deren *Krankheitsverarbeitung* durch traumatische Erlebnisse beeinflusst werden kann. Diese ist oft durch selbstdestruktives, vermeidendes und verleugnendes Verhalten gekennzeichnet. Süchte, gestörte Wahrnehmung des eigenen Körpers und vermeidende Einstellungen der Prävention gegenüber sind auffällige Verhaltensweisen.

- Der Beginn und die Diagnosestellung einer chronischen Krankheit kann mit belastenden Umständen verbunden sein, wie Unsicherheiten der Ärzte, dramatischen Notfallszenerien und quälenden, stationären Aufenthalten, die den Anpassungsprozess an die Krankheit verzögern oder leidvoll gestalten. In gleicher Weise, wie das Erleben einer schweren Erkrankung eine traumatische Reaktion hervorrufen kann, können traumatische Erlebnisse die bisherigen, *mühsam aufrechterhaltenen Bewältigungsstrategien eines Individuums zusammenbrechen* lassen. Dazu genügen dann auch anscheinend minimale Traumata. Diese Mechanismen werden beim depressiven Modus beschrieben (▶ Kap. 5.3) und können den Anpassungsstörungen zugeordnet werden. Traumatische Erlebnisse können über die *Aktivierung der Stressachsen latente Krankheiten zu Tage treten lassen*. Zielorgane sind dann vor allem das Herz-Kreislauf-System:

> Eine junge Patientin erlebte einen Überfall durch einen Bewohner der Einrichtung, die sie betreute. Einige Wochen nach dem Überfall trat ein Vorhofflimmern auf, das so noch nicht bekannt war. Die Herzrhythmusstörung resultierte aus dem massiven und andauernden Ausstoß von Stresshormonen über eine längere Zeit.

- Die *Essstörungen*, die oft eine traumatische Genese haben, verstärken die Entwicklung einer chronischen Krankheit.
- Aber auch Erkrankungen mit vorwiegend psychischen Symptomen können eine traumatische Genese haben. Dazu gehören *Süchte*, denn die verschiedenen Drogen dienen in einer Selbstmedikation der Dämpfung erhöhter Reizbarkeit.
- Die Panikattacke ist der traumatischen Reaktion ähnlich. Da das traumatische Ereignis durch sensorische Reize, die eine Verbindung zum Trauma herstellen, getriggert werden kann, können wiederholte Panikattacken die Folge sein.
- Wenn die Symptome vorwiegend die Struktur der Persönlichkeit betreffen, liegen nach ICD-10 Persönlichkeitsstörungen vor. Die strukturellen Funktionen der Persönlichkeit, die gestört sein können, sind die Funktionen der Selbst- und Objektwahrnehmung, der Gefühlssteuerung, der Kommunikation und der Bindungsfähigkeit (▶ Kap. 12.1).

Die Leitlinien für PTBS fassen folgende *Störungsbilder* zusammen, die mit traumatischen Einwirkungen in Verbindung stehen können (Flatten et al. 2004):

1. Depressive Störungen
2. Dissoziative Störungen
3. Somatisierungsstörungen bzw. Konversionsstörungen, insbesondere somatoforme Schmerzstörungen
4. Persönlichkeitsstörungen, insbesondere die Borderline-Persönlichkeitsstörung
5. Essstörungen, insbesondere Bulimia nervosa
6. Angsterkrankungen
7. Substanzmissbrauch
8. Körperliche Erkrankungen

Auch wird die PTBS häufig nicht erkannt, da Patienten ihre Symptome aus Scham oder Gründen unbewusster Vermeidung nicht in Zusammenhang mit dem Trauma bringen. Sie haben Probleme, die Hilfe anderer anzunehmen, sie möchten das Trauma selbst bewältigen. Bei personalen Traumatisierungen ist das Vertrauen in andere erschüttert und viele Symptome werden erst mitgeteilt, wenn der Patient Vertrauen gefasst hat. Bei dissoziativen Symptomen kann der Patient nur Teile der Beschwerden schildern, weil die vollständige Symptomatik dem Patienten gar nicht bewusst ist (Flatten et al. 2004).

> Beachte: Die PTBS als Ursache verschiedener Störungen muss in die Diagnostik mit einbezogen werden.

In vielen Fallbeispielen dieses Buches wird bei den Störungsbildern, die mit traumatischen Einwirkungen in Verbindung stehen, explizit auf die Traumagenese Bezug genommen.

Übersicht 25

Empfehlung für die Praxis
Umgang mit chronisch traumatisierten Patienten

- Stabilisieren
- Struktur geben
- Schutz geben vor weiterer Traumatisierung
- Aufmerksamkeit gegenüber den körperlichen Beschwerden

Der Umgang mit dem komplex traumatisierten Patienten

Die Prinzipien, die beim akut traumatisierten Patienten beschrieben werden, gelten auch für diese Patienten, wie die Schaffung einer vertrauensvollen Beziehung, die Förderung von Kontrolle und Selbstbestimmung, das Stoppen von Dissoziationen und die erklärenden Informationen wie Einordnung der Symptome als Reaktion auf Extrembelastungen, Benennung der Störung im Sinne einer PTBS, Förderung von realer Sicherheit, ressourcenorientierte Interventionen und die Weitergabe von Informationen über Hilfsangebote.

Bei der Anamnese hat der Arzt die Schwierigkeit, ein Trauma zu erfassen und gleichzeitig darauf zu achten, das Trauma nicht unangemessen zu explorieren. Eine zu detaillierte Befragung kann den Patient antriggern und stark belasten. Als Orientierung kann dem Arzt dienen, Zeichen von traumatischem Stress wahrzunehmen und diagnostisch zu beachten, wie beispielsweise:

- Allgemeine Übererregbarkeit
- Starke Ängstlichkeit

- Ausgeprägtes Kontrollbedürfnis – der Patient lässt die Tür nicht aus den Augen und ist immer sprungbereit
- Dissoziationen des Patienten – er wirkt nicht so ganz bei der Sache, unkonzentriert, fast wie weggetreten oder auch erstarrt, wirkt misstrauisch
- Selbstberichte von leichter Erregbarkeit, von unangemessenem Ärger und von der Vermeidung von Nähe (Reddeman 2006)

Neben dem Erfragen von traumatischen Symptomen kann die Gegenübertragung zur Orientierung genutzt werden. Traumaspezifische Übertragungen wie ausgeprägte Gefühle von Hilflosigkeit oder Phantasien von Gewalt auf Seiten des Arztes können ein Indikator sein. Sie können dann Anlass zur Frage geben:

»Haben Sie in Ihrem Leben schon einmal Gewalt erlebt?«

Patienten fühlen sich selten durch diese Frage irritiert. Die Verpflichtung zur Verschwiegenheit ist ein sicher in der Gesellschaft verankertes Gut der Arzt-Patient-Beziehung. Viele Menschen erzählen dem Arzt, was sie anderen verschweigen. Der Patient kann ermutigt werden, nun das zu erzählen, was er auch erzählen möchte. Umgekehrt kann der Patient aber auch die Neigung haben, seine Traumaerfahrung ausführlich zu schildern. Auch hier ist wieder die Frage hilfreich:

»*Tut Ihnen das gut?*« Häufig sind die Patienten nach kurzem Nachdenken betroffen und sie merken, wie sehr ihre Traumschilderungen sie belasten.

Die Kriterien, wie sie im DESNOS-Konzept beschrieben wurden, bilden die Probleme, die diese Patienten haben, sehr gut ab. Neben ihren Schwierigkeiten, mit Ärger umgehen zu können, und den zahlreichen Verwicklungen, die sich daraus ergeben können, leiden sie häufig unter selbstdestruktivem bis hin zu suizidalem Verhalten. Hier stellt sich für den Arzt die Frage, wann der Patient einer spezifischen Psychotherapie zugeführt werden sollte. Eine Indikation dazu besteht, wenn der Patient selbst ausreichend motiviert ist und ein Problembewusstsein hat, wenn er verlässlich ist, wenn er über partielle Strategien der Lebensbewältigung und über ausreichende Entwicklungsmöglichkeiten verfügt.

12 Persönlichkeitsstörungen – nicht können oder nicht wollen?

12.1 Störungen struktureller Funktionen

Die in den vorausgegangenen Kapiteln beschriebenen Modi erlauben, innerpsychische Konflikte und strukturelle Funktionen eines Individuums gemeinsam zu betrachten. Die Denk-, Fühl- und Verhaltensmuster im jeweiligen Modus bilden ein Kontinuum von leicht bis schwer dysfunktional. Am Ende stehen die Patienten mit schwerer Störung ihrer Struktur, die bereits im jeweiligen Modus beschrieben wurden. Die Beschreibung der Modi konzentrierte sich auf das Beziehungsverhalten, weil dieses dem Arzt am leichtesten zugänglich ist. So ist auch das Beziehungsverhalten der Patienten mit strukturellen Störungen besonders auffällig und macht sie zu den schwierigen Patienten. Persönlichkeitsstörungen erschweren in hohem Maße die Behandlung von chronischen Krankheiten, Schmerzen und somatoformen Körperbeschwerden. In der inneren Medizin zum Beispiel stellen sie einen Teil der sehr schlecht eingestellten Diabetiker.

Was sind solche strukturellen Funktionen? Strukturelle Funktionen beziehen sich auf (s. Operationalisierte Psychodynamische Diagnostik, OPD-2 2006):

- Selbst und Objektwahrnehmung
- Gefühlssteuerung
- Kommunikation
- Bindungsfähigkeit

Was können Patienten mit strukturellen Funktionen nicht?

- Sie können kein realistisches Bild von sich selbst entwerfen. Auf die Bitte hin, sich selbst zu beschreiben, antwortete eine 20-jährige Patientin mit diffusen Ängsten: »Ich habe keine Vorstellung, wie ich bin. Meine Mutter würde mich als unzuverlässig, bösartig, undankbar, aufmüpfig, eklig, dick und faul bezeichnen. Das wirft sie mir ständig vor und kontrolliert mich. Sie kommt in mein winziges Zimmer, das keine Türen hat, die man schließen kann. Jederzeit kann jemand in mein Zimmer kommen.« In diesem Fall kann das Selbst gar nicht beschrieben werden. Bei anderen ist die Selbstwahrnehmung *verzerrt*. Sie überschätzen beispielsweise ihre Fähigkeiten maßlos, halten sich für unangreifbar und unverletzlich, können nur schlecht für sich sorgen und praktizieren oft einen selbstzerstörerischen Lebensstil mit Essstörungen, Alkohol und Selbstverletzungen.

12.1 Störungen struktureller Funktionen

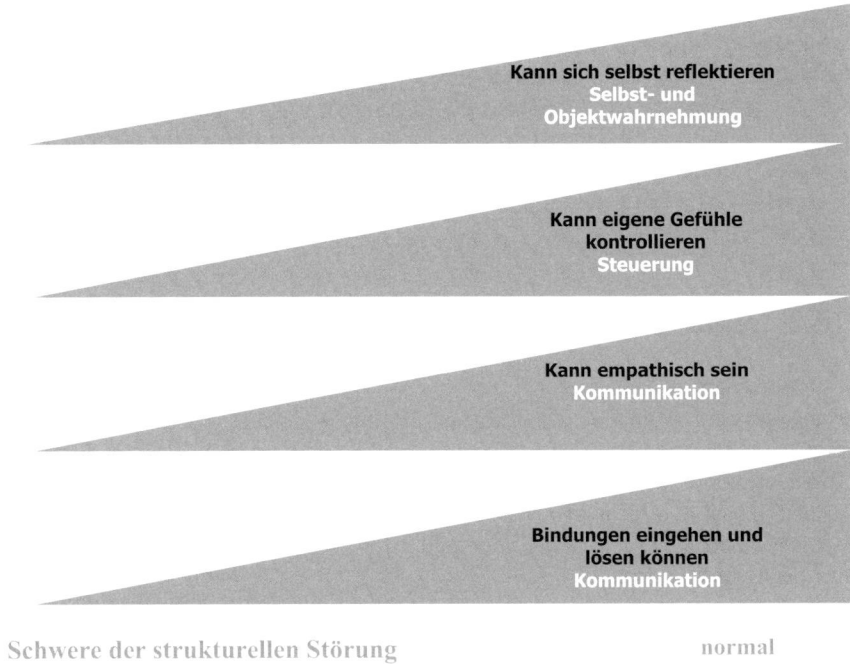

Abb. 12.1: Störung struktureller Funktionen

- Sie können sich nicht von eigenen Gefühlen distanzieren und sie steuern. Die Wut *bricht aus* ihnen heraus. Sie verhalten sich gewalttätig und zerstörerisch, weil sie die aufflammende Wut nicht unter Kontrolle bekommen.
- Sie können sich *nicht vorstellen, wie andere* auf das *reagieren*, was sie tun. Die Wahrnehmung des Gegenübers kann genauso beeinträchtigt sein wie die des eigenen Selbst. Manchmal erscheinen sie dann ohne Mitgefühl oder – wie beim histrionischen und narzisstischen Modus beschrieben – als geltungssüchtig und egozentrisch.
- Sie können sich *nicht an andere binden*. Lange Partnerbeziehungen sind eher selten. Partner können nicht beschrieben werden und auch der Arzt ist relativ beliebig austauschbar.

Stehen solche strukturellen Funktionen nicht oder nur eingeschränkt zur Verfügung, können diese Personen Anforderungen des Lebens nicht bewältigen, die anderen als ganz normal erscheinen. Sie laufen Gefahr, aus den gesellschaftlichen Systemen herauszufallen. Männer mit Persönlichkeitsstörungen finden sich eher im Gefängnis wieder, Frauen mit Persönlichkeitsstörungen sind häufiger Patientinnen in medizinischen Einrichtungen. Es geht jedoch nicht darum, dass diese Patienten *nicht wollen*, sondern dass sie *nicht können*.

Die Strukturstörungen treten auf, wenn es keine Erfahrung verlässlicher, beruhigender, das eigene Selbst spiegelnder Bindungspersonen gegeben hat. Es bestehen empirische Belege für einen Zusammenhang zwischen dem Schweregrad einer strukturellen Störung und dem Ausmaß traumatischer Erfahrungen in der Kindheit. Belegt wurde auch ihr neuronales Äquivalent in Diskonnektionen zwischen Amygdala sowie orbitofrontalem und cingulärem Cortex und in weiteren strukturellen Störungen der Hirnrinde wie z. B. des Hippocampus. Eine erbliche Komponente ist möglich.

12.2 Umgang mit »schwierigen« Patienten

Einige Bemerkungen zur Haltung und daraus abgeleiteten Interventionen des Arztes können den Umgang mit diesen schwierigen Patienten vielleicht erleichtern. Mehr als andere Patienten brauchen diese eine mütterliche oder väterliche Haltung. Vielleicht gelingt es dem Arzt, eine solche Haltung einzunehmen und pädagogisch zu intervenieren. Er könnte dem Patienten helfen, etwas nachzuholen, was er früher nicht erwerben konnte.

Verdacht auf das Vorliegen einer Persönlichkeitsstörung sollte geschöpft werden, auch bei seltenerem Kontakt, wenn wiederholte Notfalleinsätze erforderlich sind, mehrfache Suizidversuche vorkommen, untypische Verletzungen vorliegen oder/und sich dissoziales Verhalten aufdrängt. Differentialdiagnostisch ist an hirnorganische Veränderungen (z. B. Tumore), bei vorherrschender Gereiztheit und Aggressivität an ein unbehandeltes, obstruktives Schlaf-Apnoe-Syndrom zu denken. Auch hier geht es nicht um ein »entweder-oder«, sondern um eine integrative Sicht. Die Binge-Eating-Störung führt häufig zu einem Schlaf-Apnoe-Syndrom und ist nicht selten mit einer Persönlichkeitsstörung aufgrund der gemeinsamen Genese in traumatischen Erlebnissen verbunden. Strukturelle Störungen der Emotionskontrolle werden dann durch den körperlich bedingten nächtlichen Stress noch weiter verstärkt.

Hinweise zum Umgang mit den »schwierigen« Patienten überschneiden sich mit den Hinweisen zum Umgang mit schweren somatoformen Körperbeschwerden (▶ Kap. 13.5) und den komplex traumatisierten Menschen (▶ Kap. 11.4) und werden an dieser Stelle nur aufzählend benannt. Kenntnis der Lebensgeschichte erleichtert den Umgang. Grenzen zu setzen in Bezug auf die Zeit und Struktur der Praxis erleichtert dem Arzt, eine zugewandte Haltung zu bewahren. Auch bei diesen Patienten sollten regelmäßige Termine vereinbart werden und ebenso Regeln darüber, zu welchem Zeitpunkt andere Ärzte oder Institutionen hinzugezogen werden und wie in Notfällen vorgegangen wird. Interventionen, die den Alltag des Patienten strukturieren, sind hilfreich. Abmachungen können gegen selbstschädigendes Verhalten getroffen werden. Bescheidenheit ist angebracht. Ein Erfolg ist schon, wenn es dem Patienten gelingt, ein klein wenig mehr Verantwortung für sich und seine Gesundheit zu übernehmen. Eine kooperative Versorgung ist immer wünschenswert.

12.3 Diagnostische Leitlinien der Persönlichkeitsstörungen F60

Nach ICD-10 werden solche Störungen als Persönlichkeitsstörungen klassifiziert, bei denen »Verhaltens-, Gefühls- und Denkmuster vorhanden sind, die merklich von den Erwartungen der soziokulturellen Umgebung abweichen und sich in einem breiten Spektrum sozialer und persönlicher Situationen bemerkbar machen. Dabei sind die Persönlichkeitszüge überdauernd vorhanden, unflexibel und wenig angepasst und führen zu Leiden oder Beeinträchtigung in sozialen, beruflichen oder anderen wichtigen Funktionsbereichen. Die sozialen Folgen können vielfältig sein, sich in mangelnder Beziehungsfähigkeit und Isolation oder in konflikthaft und instabil verlaufenden Beziehungen ausdrücken oder aber die Balance zwischen Nähe und Autonomie stören. Dabei kann die Person selbst dieses Muster problematisch und veränderungswürdig erleben oder nicht« (Leitlinie der AWMF S2, 2008). Die Suizidgefährdung ist hoch. Prävalenzraten liegen unterschiedlich zwischen 5–10 %. Das männliche Geschlecht überwiegt. Die Störungen *beginnen immer* in der Kindheit oder Jugend und manifestieren sich auf Dauer im Erwachsenenalter.

- *F60.0 Paranoide Persönlichkeitsstörung:* Übertrieben empfindlich, misstrauisch, neutrale Handlungen werden feindlich umgedeutet
- *F60.1 Schizoide Persönlichkeitsstörung:* Rückzug von sozialen und emotionalen Kontakten, Einzelgängertum
- *F60.2 Dissoziale Persönlichkeitsstörung:* Missachtung von Pflichten und Gefühlen anderer, geringe Frustrationstoleranz, aggressiv gewalttätiges Verhalten, Projektion von Schuldgefühlen, keine Diagnose vor dem beendeten 18.Â¼Lebensjahr
- F60.3 Emotional instabile Persönlichkeitsstörung:
  - *Impulsiver Typ:* Impulsives Verhalten, gereizte Stimmung, streitsüchtig
  - *Borderline-Typ*: Störung des Selbstbildes, chronische Gefühle von Leere, unbeständige Beziehungen, selbstdestruktives Verhalten, Suizidalität
- F60.4 Histrionische Persönlichkeitsstörung: Labile Affektivität, Dramatisierung, Theatralik, Egozentrik, Emotionalisierung, Suggestibilität, starke Kränkbarkeit
- *F60.5 Anankastische (zwanghafte) Persönlichkeitsstörung:* Perfektionismus, übertriebene Gewissenhaftigkeit, Kontrollverhalten, Starrheit im Verhalten, Weitschweifigkeit
- *F60.6 Ängstlich (vermeidende) Persönlichkeitsstörung:* Unsicherheit, Minderwertigkeit, Besorgtheit, Sehnsucht nach akzeptiert Werden, überempfindlich gegen Zurückweisung
- *F60.7. Abhängige (asthenische) Persönlichkeitsstörung:* Passive Abhängigkeit von anderen Menschen, große Trennungsangst, Hilflosigkeit, Unfähigkeitsgefühle
- *F60.8 Sonstige Persönlichkeitsstörungen:* exzentrisch, narzisstisch, unreif

13 Nicht-spezifische, funktionelle und somatoforme Körperbeschwerden

13.1 Beziehungsdynamik: Programmierte Enttäuschung – Arzt und Patient scheinen nicht zusammen zu passen

Die Patienten mit somatoformen Körperbeschwerden suchen zuerst den somatisch tätigen Arzt auf und beharren auf etwas, was dieser Arzt nicht liefern kann: eine somatische Diagnose. Dabei konfrontieren sie den primär somatisch tätigen Arzt mit einer Vielzahl von Symptomen, die Ausdruck von psychischen Krankheiten, strukturellen Störungen und Konflikten sind, für die der Arzt sich nicht zuständig fühlt. Der Patient besteht jedoch hartnäckig auf einer somatischen Ursache. Der gewählte Arzt und sein Patient passen nicht zusammen und kommen doch nicht auseinander, was beiderseitige Enttäuschung schon im Keim der Begegnung anlegt. Diese Enttäuschungsdynamik in der Beziehung soll am Beispiel einer Patientin beschrieben werden, die bereits eine Odyssee im medizinischen System hinter sich hat. Wegen ihrer chronischen Bauchschmerzen wurde sie laparaskopiert, koloskopiert und eine Nahrungsmittelallergie ausgeschlossen. Ihr Ehemann ist bereits entnervt, sie bilde sich alles ein, hat er auch schon geäußert und sich zunehmend in den Alkohol und berufliche Projekte geflüchtet. Die Kinder sind seit einiger Zeit aus dem Haus. Hoffnung und dann Enttäuschung hat sie im Umgang mit ihrer Erkrankung oft erlebt: »Ich bin doch kein Simulant!« Die jetzige Präsentation ihrer Beschwerden ist die Bitte, ernst genommen zu werden. Eine *psychische* Diagnose kommt einer Entwertung gleich und ist entsprechend ihrer früheren Erfahrungen eine Ankündigung des Beziehungsabbruchs durch den Arzt. Mehr noch, eine *somatische* Diagnose würde sie gegenüber dem Ehemann aufwerten. Sie könnte die Diagnose ihrem Mann entgegen schleudern mit dem Vorwurf, wie *verkannt* er sie habe.

Daher erwartet die Patientin vom Arzt: »*Nehmen Sie mich ernst* und stellen Sie eine somatische Diagnose. Sie sind *ein besserer Arzt* als die anderen, die mich bereits enttäuscht haben. Vielleicht entwerten Sie mich nicht.« Üblicherweise nimmt der Arzt die Idealisierung und den Erwartungsdruck an, *bemüht sich* und strengt sich an. Trotz Bemühen wird er sie zwangsläufig enttäuschen, er kann die somatische Diagnose nicht liefern. Wie reagiert die Patientin? Sie fühlt sich wie immer enttäuscht; entwertet nun den Arzt mittels ihrer eigenen *Hilflosigkeit*. Spätestens jetzt ist der Arzt *erschöpft und enttäuscht*, er wendet sich ab und distanziert sich, wenn nicht schon von Anfang an die klagende Schilderung der Symptome mit vorwurfsvollem Unterton und die Vorwürfe gegen die Voruntersuchenden ihn auf Distanz gehen ließen.

Spätestens jetzt wendet auch die Patientin sich ärgerlich vom Arzt ab. Es ist naheliegend, dass die Mitteilung »Wir haben nichts gefunden!« für diesen Patienten keine Entlastung ist, sondern das Gegenteil. Denn unablässig sucht er eine Erklärung für das, was er selbst als *sichere* Wahrnehmung ihres Körpers verspürt. Nur folgerichtig unterstellt der Patient dem Übermittler dieser Nachricht, dass dieser ihn als Simulant und unaufrichtigen Menschen sieht, der mit seinen Klagen einen persönlichen Nutzen verfolge.

Um diesen Eindruck bei seinem Patienten zu vermeiden, stehen dem Arzt, der sich *nicht* vom Patienten abwenden und ihn wegschicken will, mehrere Möglichkeiten zur Verfügung: Erstens kann er *minimale, somatische Veränderungen zur erklärenden Ursache* der Beschwerden machen. Zum Beispiel soll eine Zyste der Schilddrüse ein Globusgefühl, eine Zyste des Ovars oder geringfügige Endometriose den Unterbauchschmerz, eine Zwerchfellhernie den Reizmagen, ein Laborwert wie der Borrelien-Titer die somatoforme Schmerzstörung erklären. Zweitens kann er *die somatische Diagnostik ausweiten*, um die Entwertung des Patienten für eine Weile aufzuschieben. Dieser Weg wird fast zwangsläufig eingeschlagen, wenn der Patient ängstlich ist und seine Angst auf den Arzt überträgt. Sie zeigt sich jetzt als Angst des Arztes, etwas zu übersehen und erscheint als seine Angst vor juristischer Verfolgung. Der Weg in die Ausweitung der Diagnostik ist umso fataler, weil es oft gerade die Opfer in vergangenen Beziehungen sind, die erneut verletzt werden, nun unter dem Banner der medizinischen Sicherheit. Durch beide Wege wird die enttäuschende Konfrontation nur hinausgeschoben.

In leidvoller Weise kann sich die Enttäuschung von Arzt und Patient in einer aggressiven Dynamik aufschaukeln und das diagnostische Vorgehen die Charakteristika einer aggressiven Verstrickung annehmen. Mit seiner Forderung nach erneuter Überweisung und mehr Diagnostik vermittelt der Patient die indirekte Botschaft: »Sie sind so schlecht, wie es zu erwarten war. Andere sind besser!« und entwertet so den Arzt. Er behandelt ihn so, wie er sich selbst behandelt fühlt. Der Arzt will den Patienten loswerden und reagiert mit hilflosem Nachgeben: »Sie werden schon sehen, was Sie davon haben!« Oder er schärft die diagnostischen Waffen: »Wer nicht hören will, muss fühlen!« Die Patientin mit Unterbauchschmerzen wird koloskopiert, laparaskopiert und, weil sich nichts bessert, laparatomiert und relaparatomiert, jetzt wegen der eingetretenen Verwachsungen. Sie wird irgendwann ein Fall für den Schmerztherapeuten, der seinerseits invasive, schmerztherapeutische Maßnahmen durchführen kann.

Ein dualistisches Denken in der Medizin – entweder somatisch oder psychisch – unterstützt die enttäuschende Beziehungsdynamik. Die hier vertretene Auffassung, somatoforme Körperbeschwerden integrativ zu verstehen, baut wieder eine Brücke zwischen Arzt und Patient. Die Trennung (entweder-oder) belastet nicht nur die Beziehung, sondern ist darüber hinaus kurzsichtig. Es führt zur Diagnose einer somatoformen Störung, wenn nichts Somatisches gefunden wird. Das ist nicht ungefährlich, weil die Techniken der somatischen Medizin immer feineren und präziseren Aufschluss geben. Werden Veränderungen körperlicher Strukturen gefunden, sollen sie nun erklären, was sie eigentlich nicht können. Es ist eine Falle des dualistischen Denkens zu meinen, bei Nachweis struktureller, körperlicher Veränderungen psychosoziale Aspekte ausgeschlossen zu haben. Schon lange ist bekannt, dass die Transitzeiten der Speise im Magen-Darmtrakt mit Gefühlen korrespondieren. Angst geht mit einer Verkürzung und Ärger mit einer Verlängerung der Transitzeiten einher. Immer mehr physiologische Befunde werden in der Zukunft wie hier beim Reizdarmsyndrom dazu beitragen, eine integrative Sicht auf Krankheiten insgesamt zu gewinnen.

Es wurden bereits die verschiedenen Modi von Beziehungsmuster beschrieben, und die dort entwickelten Hinweise zum Umgang mit den Patienten gelten auch für die mit somatoformen Körperbeschwerden. Auch im Umgang mit ihnen stellt sich dem Arzt die Frage, welcher Beziehungsmodus jeweils vorliegt. Es sei hier erinnert an den ängstlichen Modus und die ängstliche Bewertung körperlicher Missempfindungen, die zur Panikreaktion und funktionellen Störungen des kardiovaskulären Systems führen kann, und korrespondierend auf Seiten des Arztes seine Angst, etwas zu übersehen; an Enttäuschung und Ärger im depressiven Modus und die Wechselwirkungen in der Arzt-Patient-Interaktion; es sei erinnert an den darstellerischen Aspekt der Symptome im histrionischen Modus und die genervte Hilflosigkeit auf Seiten der Ärzte, die zum Weiterreichen des Patienten führt. Vieles ist schon gesagt. Die somatoformen Störungen werden dennoch in einem eigenen Kapitel besprochen, weil sie so häufig sind, einige gemeinsame Besonderheiten aufweisen und sich die beschriebene Enttäuschungsdynamik auf den jeweilig vorherrschenden Verarbeitungsmodus aufpfropft.

Auf der deskriptiven Ebene wird hier einem Stufenmodell von leicht bis schwer entsprechend der Leitlinie der wissenschaftlichen medizinischen Fachgesellschaften AMWF zu den nicht-spezifischen, funktionellen und somatoformen Körperbeschwerden gefolgt. Leicht und schwer ist eine beschreibende Einteilung, wobei jedoch ursächlich den schweren Verläufen meist eine Persönlichkeitsstörung bzw. eine komplexe, posttraumatische Belastungsstörung oder affektive Störungen zugrunde liegen. Zu empfehlen ist die oben genannte Leitlinie für das gesamte Thema dieses Kapitels.

13.2 Phänomene der nicht-spezifischen, funktionellen und somatoformen Körperbeschwerden

13.2.1 Das Gemeinsame ihres Erscheinungsbildes

Wenn auch ätiologisch uneinheitlich, so besteht doch Gemeinsames in ihrem Erscheinungsbild, das nachfolgende Aufzählung beschreibt:

- *Appellatives Klagen* über eine Vielzahl *körperlicher Symptome*, für die es keine ausreichende somatische Erklärung gibt. Wenn gleichzeitig organische Erkrankungen vorliegen, erklären diese nicht das Ausmaß der Beschwerden und die innerliche Beteiligung des Patienten.

- *Übermäßige Besorgnis* über die körperlichen Beschwerden – Veränderungen in der Körperwahrnehmung.
- *Häufige Arztbesuche* und negative Untersuchungsergebnisse
- *Festhalten am körperlichen Symptom und die Enttäuschung*, wenn wieder einmal nichts Organisches zur Erklärung der Beschwerden gefunden wird. Befürchtung, als Simulant entwertet zu werden. Emotionales Wechselbad zwischen Hoffnung und Enttäuschung.
- *Überzeugung von Schwäche*
- *Kulturelle Vielfalt,* historischer Wandel und Abhängigkeit von Moden (In nicht westlichen Kulturkreisen existieren allgemein bekannte Symptome, die in unserem Kulturkreis gar nicht bekannt sind.)
- *Pathophysiologische Phänomene* wie erhöhte Erregung des autonomen Nervensystems und des Neuroendokrinums

Im ICD-10 werden sie wie folgt unterschieden und definiert (Grundsätzlich wird zwischen Somatisierungsstörung und somatoformer Störung unterschieden):

- F45.0 Somatisierungsstörung
  Schilderung multipler, wiederholt auftretender und häufig wechselnder körperlicher Symptome, die bereits mindestens zwei Jahre bestehen und für die keine ausreichende organische Grundlage vorliegt.
- F45.1 Undifferenzierte Somatisierungsstörung
  Atypische Form der Somatisierungsstörung, die nicht die oben angegebenen Kriterien der Dauer und Vielzahl der Symptome erfüllt (Dauer mindestens sechs Monate).
- F45.2 Hypochondrie
  Seit mindestens sechs Monaten anhaltende beharrliche Überzeugung vom Vorhandensein einer oder mehrerer schwerer körperlicher Erkrankungen, die dem Betroffenen als Erklärung für vorhandene Beschwerden dient und häufig mit einer Überinterpretation normaler Körpersensationen einhergeht. Der Akzent liegt auf ängstlich erwarteten Folgen einer möglichen organischen Erkrankung.
- F45.3 Somatoforme autonome Funktionsstörung
  Symptome der autonomen (vegetativen) Erregung, die der Patient einem oder mehreren Organsystemen (Herz und kardiovaskuläres System, Gastrointestinaltrakt, respiratorisches oder Urogenitalsystem) zuordnet.
- F45.4 Anhaltende Schmerzstörung
  Anhaltender, schwerer und belastender Schmerz, ohne dass eine angemessene körperliche Erkrankung identifiziert werden kann.

Zu den somatoformen Störungen gehören auch die an anderer Stelle des ICD-10 klassifizierten dissoziativen Störungen F44 und die Neurasthenie und Erschöpfungssyndrome F48, bei denen Klagen über Müdigkeit sich mit Muskel- und Kopfschmerz, Schlafstörungen, Reizbarkeit und der Unfähigkeit zu entspannen (Klagen > 3 Monate) sich paaren können.

Die Diagnose-Konstrukte des ICD-10 legen nahe, dass es sich bei somatoformen Störungen um ein ätiologisch einheitliches Krankheitsbild handelt, was aber nicht zutrifft. Das entscheidende Diagnosekriterium im ICD-10, Symptome ohne ausreichende organische Grundlage, trägt in der reduktionistischen Verneinung des »early-life-stress« zur Missachtung der biografischen Anamnese bei und treibt stattdessen Ärzte zur ausufernden Ausschlussdiagnostik und verhindert eine zeitnahe, schweregradabhängige Einleitung der Behandlung. Auch der in anderen Zusammenhängen benutzte Begriff der funktionellen statt somatoformen Störung legt scheinbar nahe, dass das Wesentliche begriffen sei. Ein richtiger Aspekt dieses Begriffes ist lediglich, dass sich Körperbeschwerden auf gestörte Wahrnehmung und/oder gestörte vegetative Regulation phänomenologisch beziehen können. Der Begriff funktionelle Störung fokussiert die gestörte Regulation. Für eine ätiologische Einteilung ist er jedoch wenig hilfreich. Andere Begriffe wie zum Beispiel der des »Bodily Distress Syndrom« (Fink 2007), die sich einer ätiologischen Einteilung annähern sollen, werden derzeit gesucht. Im Gegensatz zum ICD-10 trennt sich die Leitlinie nicht-spezifische, funktionelle und somatoforme Körperbeschwerden vom Begriff der Störung und trägt damit dazu bei, Patienten mit unklaren Beschwerden nicht zu diskriminieren und ein Offenhalten einer Diagnose möglich zu machen.

Allen primär somatisch tätigen Ärzten begegnen in ihren jeweiligen Fachgebieten solche Körperbeschwerden. Ein gleichzeitiges Auftreten von Beschwerden unterschiedlicher Organgebiete ist häufig und verweist auf die Schwere des Krankheitsbildes. Deshalb sollte jeder Facharzt seines Gebietes nachfragen, ob der Patient weitere Beschwerden hat, die nicht sein Fachgebiet betreffen. Nachfolgend genannte Köperbeschwerden sind in unserem Kulturkreis häufig:

- Schmerzsyndrome wie
  - Rückenschmerzen (besonders häufig in der BRD)
  - Unspezifischer Unterbauchschmerz (Prävalenz >15 % der weiblichen Bevölkerung)
  - Reizdarmsyndrom (Prävalenzrate 7-15 % der Bevölkerung)
  - Nicht-spezifische thorakale Schmerzen = autonome somatoforme Störung des kardiovaskulären Systems (Hohe Häufigkeit in Notfalleinrichtungen)
  - Fibromyalgie (Prävalenzrate 1-6 % der Bevölkerung) und somatoforme Schmerzstörung
  - Craniomandibuläre Dysfunktion
- Erschöpfungssyndrome wie das Chronic Fatigue Syndrom (Prävalenz um 1-6 % der Bevölkerung)
- Umweltbezogene Körperstörungen (Prävalenzrate 10 % der Bevölkerung)
- Dysmorphe Körperstörungen
- Reizblase
- Juckreiz
- Schwindel
- Dysmenorrhoen

Für einen höheren Schweregrad der zugrundeliegenden Störung sprechen:

- Beschwerden aus mehreren Organgebieten
- Häufigkeit oder anhaltende Dauer der Beschwerden

- Ausgeprägte Ängste, hohe Inanspruchnahme des Versorgungssystems und häufige Behandlungsabbrüche, viele invasive Maßnahmen in der Anamnese, bereits eingetretene Folgeschäden wie fixierte Fehlhaltungen und Immobilität und schnelle Gewichtszunahme
- Starke Beeinträchtigung des Alltagslebens und Arbeitsunfähigkeitszeiten länger als 4 Wochen
- Starke biografische Belastungen und hohe psychische Komorbidität

Das Gefühl des Arztes in der Gegenübertragung »Es wird schwierig« sollte an schwere Verläufe denken lassen. Warnsignale für abwendbar gefährliche Verläufe sind suizidale Gedanken und Drängen auf operative Maßnahmen.

Übersicht 26

Was ist was?

- *Dissoziative Störung:* Das Symptom ist aufrichtig empfunden und das Motiv ist unbewusst.
- *Simulation:* Das Motiv ist bewusst. Simulation schließt die Diagnose einer somatoformen Störung aus.
- *Artifizielle Störungen:* Das Herbeiführen des Symptoms ist bewusst, aber nicht der zugrundeliegende Konflikt und damit das Motiv.

Übersicht 27

Die hypochondrische Befürchtung, krank zu sein, ist abzugrenzen von

- Realistischen Befürchtungen, krank zu sein
- Befürchtungen im Rahmen einer generalisierten Angststörung, bei der *vielfältige Sorgen* und Befürchtungen auftreten
- Katastrophisieren bei einer Panikstörung
- Somatoformen Körperbeschwerden, bei denen das Leiden am Symptom selbst und der Wunsch nach Behandlung und nicht das Leiden an der Befürchtung im Vordergrund stehen
- Hypochondrischem Wahn, bei dem eine Distanzierung auch kurzfristig nicht möglich ist

---

13.2.2 Häufigkeiten

Durch Studien belegt ist eine Prävalenz somatoformer Körperbeschwerden von 4-10 % in der Bevölkerung. Sie machen 20 % der Beratungsanlässe in Hausarztpraxen aus. Frauen sind in einem Verhältnis von 1,5-3:1 häufiger betroffen als

Männer. Körperbeschwerden treten in der Allgemeinbevölkerung häufig auf, führen aber selten zum Arztbesuch. Wer sich an das medizinische System wendet, tut dies jedoch häufig (durchschnittlich 31-mal im Jahr, davon 17-mal beim Hausarzt) und verursacht sehr hohe direkte und indirekte Folgekosten. Patienten mit Reizdarmsyndrom werden dreimal häufiger arbeitsunfähig als andere.

Verwiesen sei darauf, dass in niedrigeren sozialen Schichten und bei Migranten somatoforme Körperbeschwerden häufiger auftreten.

13.2.3 Aufrechterhaltende Bedingungen

Patienten mit somatoformen Körperbeschwerden neigen dazu, sich zurückzuziehen und Belastungen zu vermeiden. Die Vorstellung von Besserung durch Schonung wird das Erleben von Hilflosigkeit weiter verstärken. Der Erkrankte wird seine Beziehungen reduzieren und Belastungen körperlicher Art vermeiden.

Rückzug von Tätigkeiten und Einsamkeit wird Angst und Depression verstärken, was wiederum Schmerzen verstärkt und chronifiziert.

Die soziale Umgebung einschließlich des medizinische Systems kann diesen negativen Feedback-Prozess noch verstärken, in dem Vermeidungsverhalten unterstützt wird durch zu lange Arbeitsunfähigkeitszeiten, Frühverrentungen und Gewährung von Zuwendung in Form von Schonung und Entlastung. Daher sind aufrechterhaltende Bedingungen somatoformer Störung:

- Vermeidung unangenehmer Pflichten
- Unterstützung der Vorstellung von Schonung durch die Umgebung (Arbeitsunfähigkeitsbescheinigungen und Rentenbegehren)
- Gewinn von Zuwendung über die Krankheitssymptomatik durch Familie und Arzt
- Armut, Arbeitslosigkeit und schlechte Bildung

13.3 Klagen ohne somatisches Äquivalent verstehen

13.3.1 Uneinheitliche Ätiologie

Die Bedeutung psychosozialer Faktoren für die Entstehung somatoformer Körperbeschwerden ist unumstritten.

Eine Vielzahl von Studien belegen die große Bedeutung psychosozialer Faktoren für die Entstehung und Aufrechterhaltung der somatoformen Störungen: Bis 44 % der Patienten mit Reizdarmsyndromen weisen in der Anamnese *körperlichen und sexuellen Missbrauch* auf (Drossmann et al. 1990, Moser 2006). Ähnliches gilt für den unspezifischen Beckenschmerz. Es entwickeln insbesondere die Patienten nach einer infektiösen Gastroenteritis ein RDS, die im Jahr zuvor belastende Lebensereignisse zu bestehen hatten. Patienten mit Reizdarmsymptomen, die ein gastroenterologisches Zentrum aufsuchen, leiden zu 40–60 % an psychischen Störungen wie Angst, Depressionen und posttraumatischen Belastungsstörungen. Die Lifetime-Prävalenz einer psychiatrischen Diagnose für einen Patienten mit somatoformer Störung liegt bei 90 %.

Trotz ähnlichem Erscheinungsbild und gemeinsamer Klassifikation im ICD-10 ist die Annahme, es handele sich bei den somatoformen Störungen um ein ätiologisch einheitliches Krankheitsbild, zu verneinen. Die Beobachtung zeigt, dass diese Störungen bei Krankheiten mit vorwiegend psychischen Symptomen auftreten und drei größere Gruppen gebildet werden können:

- Sie treten auf als *typische Symptome einer Depression* (hier sind die chronischen Schmerz- und Erschöpfungszustände zu nennen).
- Ausdruck einer Traumafolgestörung wie die *Posttraumatische Belastungsstörung (PTBS)* und ihrer Chronifizierung. Sie treten auf bei Patienten mit Persönlichkeitsstörungen. Der Zusammenhang zum Trauma ist vor allem für den chronischen Unterbauchschmerz, das RDS und die somatoforme Schmerzstörung belegt.
- Eine dritte Gruppe lässt sich als *dissoziative Phänomene* im histrionischen Modus klassifizieren. Hierzu gehören, um einige Beispiele zu nennen, der genitale Juckreiz, die generalisierte Urtikaria, Stimm- und Sehstörungen, Schwangerschaftserbrechen, Aufstoßen und Globusgefühl.

13.3.2 Erklärungsmodelle somatoformer Störungen

Die Symptome somatoformer Störungen können

1. als Ausdruck eines unbewussten Konflikts, der nicht mehr anders bewältigt werden kann,
2. als Folge eines traumatischen Erlebens,
3. als Ergebnis konditionierten Verhaltens und dysfunktionaler Überzeugungen oder
4. als Lösungsversuch in einem Beziehungssystem verstanden werden.

Die theoretischen Modelle, die diesem Verstehen zugrunde liegen, werden im ersten Kapitel beschrieben und sollen an dieser Stelle nur kurz erwähnt werden:

1. Die psychodynamischen Modelle betonen die Konflikte und die begleitenden Affekte für die Entstehung somatoformer Körperbeschwerden. Angstauslösende Konflikte haben unmittelbare Wirkungen auf den Körper über die Stressachse und das vegetative System. Auch in die Konflikte, die mit dem Selbstwert verbunden sind, ist der Körper miteinbezogen. Der Körper ist von Beginn der Entwicklung des Individuums in Interaktionen eingebettet. Psychoanalytische Theoriebildung begann mit Fragen, wie körperliche Symptome ohne Verletzung verstanden werden können. Freud war der erste, der den Blick darauf lenkte, dass die Ursachen nicht in der Peripherie des Körpers zu suchen sind. In der Folge betonte die frühe Psychosomatik die Affekte als Zugang zum Verstehen der Symptome. In

der früheren Psychosomatik wurde das Symptom als unmittelbarer Ausdruck eines Konflikts begriffen (Konversionsmodell). Die Symbolisierung eines Konflikts im körperlichen Symptom wird heute nur noch für einen kleinen Teil somatoformer Störungen gesehen, bei denen das Konversionsmodell den darstellerischen Aspekt unterstreicht (▶ Kap. 10 Histrionischer Beziehungsmodus). Es sieht im körperlichen Symptom eine unbewusste Inszenierung des Konflikts. Dazu passen das Verschwinden der Symptome bei Einsatz suggestiver Techniken und ihre Abhängigkeit von der kulturellen Umgebung und den Erwartungen der Zuschauer. Wichtig bleibt die Bedeutung von Emotionen und konflikthaft erlebten Beziehungen. Die Symptome werden sichtbar, wenn die bisherigen Bewältigungsmechanismen zur Stabilisierung angesichts von Anforderungen von außen wie von innen nicht mehr ausreichend sind.
2. Das Modell des psychischen Traumas betont das Ereignis und die erlebte, real stattgefundene Verletzung mit seinen umfassenden Folgen für das Selbst. Sensorische Reize wie zum Beispiel Gerüche oder Geräusche können später als Trigger wirken, um die körperlichen und psychischen Reaktionen wieder zu aktivieren (▶ Kap. 11).
3. Lernerfahrungen in der Herkunftsfamilie haben Bedeutung, denn Kinder lernen zunächst über Imitation. Sie schauen sich ab, wie in der eigenen Familie mit Krankheit und körperlichen Beschwerden umgegangen wird. Was sie wahrnehmen, beeinflusst ihr jetziges Krankheitsverhalten und ihr späteres als Erwachsene. Verschiedene Möglichkeiten der Beeinflussung lassen sich denken. Da der sprachliche Ausdruck Kindern noch nicht oder nicht in dem Maße wie Erwachsenen zur Verfügung steht, benutzen sie mehr als Erwachsene ihren Körper als Ausdruck ihrer Gefühle. Bei Konflikten, die sich z. B. bei einem Übergang von einem Schulsystem zum nächsten ergeben, reagieren sie mit Kopf- oder Bauchschmerzen. Reagiert die Mutter, weil sie vielleicht selbst ängstlich und unsicher ist, auf solche Körperäußerungen mit dem Gang zum Arzt oder mit der Gabe von Medikamenten, lernen die Kinder, dass die Antwort auf Gefühle und Konflikte Medikamente sind. Diese Nebenwirkung der Medikalisierung von Gefühlen haben auch harmlose Medikamente wie Globuli. Eine weitere Möglichkeit ist, dass in der Herkunftsfamilie Beziehungen bewusst – wie in Molières Stück »Der eingebildete Kranke« – oder unbewusst überwiegend über und mittels Krankheiten geregelt werden. Aufmerksamkeit erhält, wer krank ist. Solche gewonnenen Überzeugungen können auch später den Umgang mit körperlichen Missempfindungen prägen.
4. Das Symptom als Lösungsweg liegt im System Familie. Hier sei an das Beispiel des vierzehnjährigen Bettnässers erinnert (▶ Kap. 4.4.3 Umgang mit der Familie).

13.3.3 Neurobiologische Erkenntnisse helfen, somatoforme Körperbeschwerden besser zu verstehen

Die Neurowissenschaften haben in jüngster Zeit einige neurophysiologische und pathophysiologische Erklärungen geliefert, die hilfreich zum Verstehen somatoformer Beschwerden sind und eine Brücke zwischen Arzt und Patient bauen.

Erhöhte Schmerzempfindlichkeit (Hyperalgesie)

Lässt man Patienten mit Reizdarmsymptomen einen Speisebolus schlucken, der einen Dehnungsreiz im Darm auslöst, so haben sie ein größeres Schmerzempfinden als gesunde Personen. Das gesteigerte, viszerale Schmerzempfinden lässt sich in der Positronenemissionstomographie PET nachweisen. Ein gesteigertes Schmerzempfinden fand sich auch bei Patienten mit Fibromyalgie. Erhöhtes Schmerzempfinden lässt sich bislang daraus erklären, dass in der Vergangenheit erlebter Schmerz eine Überrepräsentanz betroffener Regionen der Großhirnrinde hinterlässt. Weiterhin können chronische Stressoren der Vergangenheit die neuroendokrine Stressreaktion mit ihren Auswirkungen auf den Körper schneller in Aktion treten lassen und zusätzlich beeinflussen, dass die Reizübertragung der peripheren Rezeptoren weniger gehemmt wird. Alle diese Vorgänge hinterlassen eine lebenslange Überempfindlichkeit in belastenden Situationen (▶ Kap. 15.1).

Interozeptiver Sinn – Konvergenzzonen für die Integration von Körperzuständen in ein Körperselbst

Die Eingeweide verfügen über ein ausgedehntes, eigenständiges Nervensystem, das ebenso wie andere Organsysteme fortlaufend Informationen an das Gehirn sendet (Bottom-up). Die sensorischen Informationen von den Eingeweiden gelangen zunächst über Faserbahnen im Rückenmark zum Hirnstamm und von dort über die nächste Schaltstation Thalamus zur sensorischen Rindenregion. Auf ihrem Weg werden Informationen aus unserem Körperinneren mit Informationen anderer Systeme wie den emotionalen und kognitiven Systemen verknüpft. Parallel werden sie mit Rindenregionen verknüpft, die ermöglichen, Körperzustände in jedem Augenblick in eine Vorstellung des Selbst einzugliedern (Damásio 2005). In Top-down Regulationen beeinflussen die Rindenregionen die Peripherie. Zu den Vernetzungen der Traktneurone gesellen sich das neuroendokrine System und die Neuromodulatoren wie das Serotonin, in das enteritische Nervensystem mit eingebunden und ebenfalls kreiskausal gesteuert ist. Diese Strukturen garantieren, dass sich vergangene und gegenwärtige soziale Erfahrungen in der Wahrnehmung des eigenen Körpers widerspiegeln.

Zusammenfassung: Kreiskausale Bottom-up- und Top-down-Regulationen zwischen Körperinnerem und Gehirn garantieren den Einfluss von Emotionen und Bindungserfahrungen auf den Körper und den Einfluss des Körpers auf das Selbstempfinden. Zu dem interozeptiven Sinn und seiner Regulation tritt eine erhöhte Schmerzempfindlichkeit (Hyperalgesie), die auf eine erhöhte Reizbarkeit der neuroendokrinen Stressreaktion und veränderter Feedback-Regulationen der peripheren Schmerzübertragung zurückzuführen ist, auf. Frühere biologisch und sozial belastende Lebensereignisse gewinnen damit Bedeutung für das gegenwärtige Körpererleben.

Die jetzigen Phänomene somatoforme Beschwerden lassen sich in ersten Schritten verstehen und auch naturalistisch erklären. Dies war immer ein Anspruch der Medizin. Der große Fortschritt liegt im *besseren Verstehen von Innen und Außen über die Konvergenzzonen und Regulationssysteme des zentralen Nervensystems ZNS*. Sie erklären, warum traumatische Ereignisse auch über den Weg der *Dissoziation* körperliche Symptome hervorrufen bis hin zur emotionalen Nicht-Beteiligung, wenn die Verbindungen emotionaler Systeme zu den Systemen eines Köperselbst blockiert werden (Alexithymie). Sie erlauben auch, die *Lernerfahrungen* in der Herkunftsfamilie zu integrieren und das jahrhundertealte Wissen um die Wirkungen der *Emotionen* besser zu verstehen. Der Patient muss nicht als Simulant begriffen, und eine diagnostische, Patienten diskriminierende Abgrenzung als medizinisch unerklärte Symptome könnte verlassen werden.

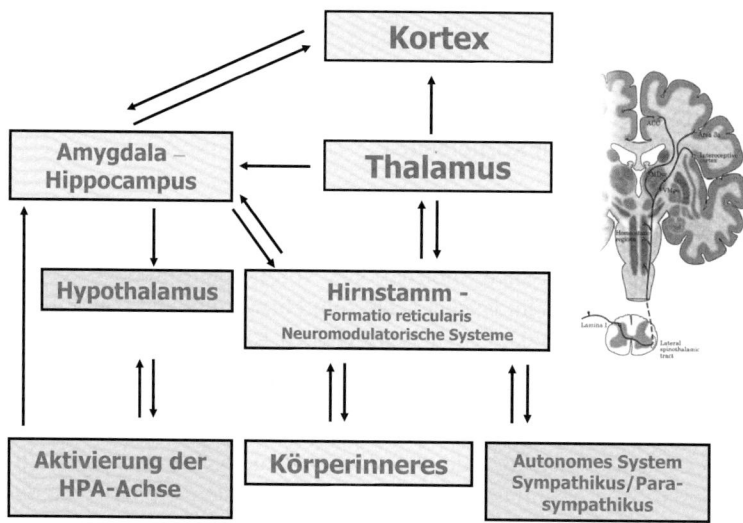

Abb. 13.1: Kreiskausale Regulationen zwischen Körperinnerem und Gehirn. Sensorische Informationen gelangen über Faserbahnen des Rückenmarks zum Hirnstamm. Hier befinden sich die Formatio reticularis, Kerngebiete des autonomen Nervensystems und Kerne für die Bildung von Neuromodulatoren wie Serotonin und Noradrenalin. Gemeinsam mit dem Hypothalamus kontrolliert der Hirnstamm die peripher vegetativen Prozesse und beide werden ihrerseits von der Amygdala und dem medialen präfrontalen Cortex PFC kontrolliert. Die Faserbahnen ziehen weiter zum Thalamus und werden hier mit den emotionalen Systemen verschaltet, bevor sie zum sensorischen Cortex und zum anterioren cingulären Cortex weitergehen.

13.3.4 Ein integratives Konzept – Brücke zwischen Arzt und Patient

Die skizzierten Zusammenhänge lassen die Körper-Geist-Regulationen als komplexes, nicht-lineares System erscheinen. Die somatoformen Störungen können als psychophysiologische Funktionsmuster in einem sich selbst organisierenden System verstanden werden.

Im Mittelpunkt steht ein Mensch mit einer erhöhten physiologischen Reizbarkeit seiner HPA-Achse und seines autonomen Nervensystems sowie einem veränderten Immunsystem.

Es besteht eine erhöhte Angstbereitschaft. Möglicherweise hat er ein gestörtes Bild vom eigenen Körper und die Wahrnehmung seiner Körperfunktionen ist in Richtung erhöhte Schmerzwahrnehmung verschoben. Verantwortlich sind frühe Bindungserfahrungen und traumatische Erlebnisse in kritischen Zeiträumen, die im Nervensystem strukturelle Veränderungen hinterlassen und die Empfindlichkeit der neuroendokrinologischen und vegetativen Systeme in Richtung einer erhöhten Reizbarkeit verstellen. Neuronale Plastizität garantiert, dass auch erlerntes Verhalten im Gehirn gespeichert wird.

Psychosoziale und auch biologische Anpassungsanforderungen (wie z. B. Infekte) im Laufe der Lebensentwicklung lösen bei einem so veränderten Menschen die Symptome aus. Die frühen Beziehungsmuster prägen sein späteres, interaktionelles Verhalten, seine Erwartungen an den anderen Menschen eingeschlossen. Sie können sein Krankheitsverhalten in Richtung Hilflosigkeit und sozialen Rückzug bestimmen und die Symptomatik wesentlich prägen. Menschen, die in ihrer frühen Kindheit Vernachlässigung erfahren, keine entsprechende emotionale Antwort auf ihre Reaktionen erhalten, keine Beruhigung bei Ängsten oder bei Versuchen der Kontaktaufnahme bekommen, zusammengefasst also Menschen, die keine sicheren Bindungserfahrungen machen, bleiben ihr ganzes Leben über neurophysiologisch reizbar und verletzlich. Dem entspricht, dass sie nicht über die inneren Ressourcen verfügen, selbst mit üblichen Lebensereignissen umzugehen, geschweige denn mit solchen, die viel Anforderungen stellen an ein inneres Wissen, dass es gut ausgehen wird. (▶ Abb. 2.1 Ein integriertes Modell)

So, wie psychosoziale Belastungen Auslöser für die Symptomatik sein können, können auch *soziale Bindungen stabilisierend* wirken. Die gesellschaftlichen Bedingungen stellen die Rahmenbedingungen dieses Prozesses dar: Armut, Arbeitslosigkeit, Arbeitsbedingungen und kulturelle Prägungen.

Dieses Erklärungsmodell hilft nicht nur, die Symptome besser zu verstehen, sondern vermittelt dem Patienten, dass er verstehbar ist. Dem Arzt wie seinem Patienten kann ermöglicht werden, den dualistischen Standpunkt zu verlassen. *Es gibt nicht psychisch oder somatisch;* diese Eingangsfrage, die die Beziehung so belastet, ist schon falsch. Eine integrative Sichtweise ermöglicht, den pathologischen Beziehungsmustern zwischen Arzt und Patient entgegen zu wirken.

13.4 Umgang mit leichten somatoformen Körperbeschwerden

Es ist durch starke Evidenz belegt, dass *die aktive Gestaltung einer empathischen Arzt-Patient Beziehung oft die wichtigste und die einzig nötige Therapie* ist. Innerhalb der Deutschen Gesellschaft für Allgemeinmedizin wurde ein Modell von minimal vier Kontakten für einen Behandlungszeitraum von 3 Monaten entwickelt. Im Falle leichterer Störungen kann dieses Vorgehen ein ausreichendes Behandlungskonzept sein. Spätestens nach diesen 3 Monaten sollte bei unzureichender Besserung und Unsicherheit über die Schweregradeinteilung fachpsychotherapeutische, konsiliarische Kompetenz hinzugezogen werden.

Bei der Anamnese vor Durchführung der Ausschlussdiagnostik psychosoziale Belastungsfaktoren und Beziehungen ansprechen

Um die typische Beziehungsgestaltung von Enttäuschung und Entwertung zu umgehen, kann der Arzt bereits am Beginn des Kontakts das Beziehungsgefüge des Patienten und seine Lebenserfahrungen zur Sprache zu bringen und nicht erst dann, wenn die somatische Diagnostik negativ verlaufen ist. Schiebt er die Biografie und das Ansprechen von Konflikten hinterher, ist dieser Patient bereits in einer abwehrenden und durch Kränkung bestimmten Haltung. Alles, was er dann sagt, kann die Entwertung des Patienten und seine Kränkung nicht mehr aufwiegen. Zumindest wird es sehr mühsam, weil jetzt mehr negative Affekte die Beziehungsdynamik mit dem Patienten belasten.

Wie kann es dem Arzt gelingen, *symptombezogen das Beziehungssystem zu thematisieren*? Es sei daran erinnert, die *zirkuläre Fragetechnik anzuwenden*:

»Was sagt denn Ihre Mutter zu Ihren Beschwerden, woher sie kommen? Was meint die Freundin dazu?«

Auch wenn die erste Antwort ist: »Das weiß ich doch nicht!«, sollte der Arzt hartnäckig bei seinem Bemühen bleiben.

»Wie reagieren Ihre Kollegen auf ihre Schmerzen? Wie reagiert Ihre Familie?«

Diese Fragetechnik ist hilfreich, um das *Beziehungsgefüge* des Patienten *kennen zu lernen*. Wie im Fallbeispiel ist ein Selbstwertkonflikt bei Patienten mit somatoformen Störungen häufig und das *Beziehungsmuster Sehnsucht-Enttäuschungserwartung-Abwendung* auch in seinen anderen Beziehungen wirksam. In diese Systeme wird der Arzt immer einbezogen, und die Erwartungen an ihn sind nur im Kontext der anderen Beziehungen zu verstehen. Folglich ist es nicht selten, dass der Arzt mit seiner Diagnose im Machtgefüge des Beziehungssystems des Patienten die

Gewichtung verändern und den Patienten aufwerten soll. Wenn er davon nichts ahnt, verkompliziert das die Interaktion.

Weitere Fragen, die vom Symptom zu einer Sicht auf Beziehungen und Biografie führen können, sind:

» Spielten Schmerzen in Ihrer Herkunftsfamilie eine Rolle? «
» Haben Sie früher viel Schmerzen erlebt? «

Offene Fragen zu den Umständen des Symptombeginns können ebenso hilfreich sein:

» Wann trat das Symptom zum ersten Mal auf? Was hat Sie damals bewegt? Wer war dabei? «

Gerade zu Beginn des Gesprächs machen die Patienten verbale Angebote zu psychosozialen Aspekten ihrer Erkrankung, und es ist nützlich, diese *Angebote des Patienten nicht* zu *überhören*. Es sei erinnert, dass ungeteilt aufmerksames Zuhören Grundvoraussetzung dafür ist, dass der Patient sich ernst genommen fühlt und *seine* Wirklichkeit *erzählend* entfalten kann.

Erfassen der Biografie

Allein das ätiologische Wissen um den »early-life-stress« in den belasteten Biografien der Patienten macht eine biografische Anamnese für Ärzte aller Fachrichtungen zur Sicherung der Diagnose und für den Behandlungsplan unverzichtbar.

Darüber hinaus: Halten Sie die Biografie fest, um später als *Chronist* auftreten zu können und bei der Einordnung von Beschwerden in einen lebensgeschichtlichen Zusammenhang helfen zu können. In der Langzeitbetreuung dieser Patienten kann dann wieder an lebensgeschichtliche Zusammenhänge und Gefühle *erinnert werden*.

Die Bedeutung des Symptoms und Beeinträchtigung im Alltagserleben erfragen

» Was bedeutet das Symptom für Ihren Alltag? «
Arzt: » Wie sähe Ihr Leben aus, was wäre anders, wenn Sie diese Beschwerden nicht hätten? «

Patient: » Dann könnte ich wieder arbeiten gehen! «, » Dann könnte ich die Urlaubsreise doch machen. «

Diese Frage ist keine Aufforderung zur simplifizierenden, konfrontativen Symptomdeutung, die in der Beziehung zwischen Arzt und seinem Patienten eher hinderlich ist; sondern die Antworten der Patienten können Hinweise auf mögliche Konfliktfelder geben, die dann weiter besprochen werden wie im nachfolgenden Beispiel.

Schon seit langem klagt eine junge, türkische Patientin über Unterbauchschmerzen. Viele Gynäkologen wurden aufgesucht, die auch laparaskopisch keinen krankhaften Befund erheben konnten. Auf obige Frage des Arztes antwortet sie: »Dann hätte ich keine Schmerzen beim Sex.« Offensichtlich wird, dass sie die Unterbauchbeschwerden verantwortlich macht, sie am sexuellen Kontakt in ihrer Ehe zu hindern. Zuvor wurde ein Juckreiz in der Scheide in denselben Zusammenhang gestellt. Der Juckreiz hatte zu aufwendigem Suchen nach Keimen und zu mehrfachen antibiotischen Therapien ohne nachhaltige Besserung geführt. Juckreiz ebenso wie Schmerzen sind ein Hinweis auf das konflikthafte Erleben ihrer Ehe. Wie sie den sexuellen Kontakt erlebt, ob positiv oder nicht, ob sie ihn überhaupt will, und welche Auffassungen im Vergleich zum Ehemann und der Familie zu einer möglichen Schwangerschaft bestehen, kann nun im weiteren Gespräch thematisiert werden.

Erfragen der Patientenperspektive und dem Patienten ein Erklärungsmodell geben: Sowohl...als auch

»Was sind Ihre Vorstellungen, woher das kommt?«

Beachten Sie dabei die Vorinformationen Ihrer Patienten, besonders die durch das Internet und dortige Foren. Viele Patienten haben zunächst ein primär somatisch geprägtes Krankheitsverständnis und unterstellen dieses auch ihrem Arzt. Dieses Krankheitsverständnis kann der Arzt verändern, wenn er sein Verständnis der Zusammenhänge von Gefühlen, Beziehungen und dem Körper erläutert. Zunächst ist *Verstehen hilfreich gegen Hilflosigkeit*. Darüber hinaus fühlen sich Patienten ernst genommen, wenn der Arzt ihnen seine Sichtweise des Schmerzes erklärt. Dabei ist das Wichtige der Abschied von einem dualistischen Verstehen von Krankheit durch die Erläuterung des neurobiologischen Wissens.

»Ihre Beschwerden sind sowohl körperlich als auch durch mögliche leidvolle Erfahrungen bedingt. Gefühle beeinflussen den Körper, auch dann wenn die Gefühle nicht bewusst sind. Lebens- und Beziehungserfahrungen hinterlassen Narben und Spuren im Gehirn und verändern das Empfinden.«
»Schmerz heute hängt immer mit früheren Schmerzerfahrungen zusammen. Schmerz wird nicht vergessen. Auch seelischer Schmerz hinterlässt Narben im Gehirn und verändert Ihre Empfindlichkeit für Schmerzen. Sie sind verletzlicher geworden als andere.«
»Innere, seelische Anspannung kann sich auch in muskulärer Verspannung zeigen. Körperhaltung kann auch ein Abbild des erlebten Leids sein.«

Einen Ansatz, emotionales Erleben in einen Zusammenhang mit ihren Körpersymptomen zu stellen, bieten auch die Metaphern der Alltagssprache:

- »Der Ärger schlägt auf den Magen.«
- »Vor Wut kommt die Galle hoch.«

- »Die Angst sitzt im Nacken.«
- »Das verschlägt einem die Sprache.«
- »Ein Kloß sitzt im Hals.«
- »Das bricht mir das Herz.«

Gefühle und Konflikte ansprechen, wertschätzen und weiterverfolgen im Zusammenhang der Symptomentstehung oder des Empfindens des Schmerzes

Häufig sind es Gefühle der Enttäuschung und der Kränkung, die die Symptombildung auslösen.

»Sie wirken sehr traurig.«
»Haben Sie früher schon einmal Enttäuschungen erlebt?«
»Sie sind also traurig, ärgerlich, enttäuscht, wenn Sie den Schmerz empfinden? Erzählen Sie mir mehr darüber!«

Den Patienten zu einer abwartenden Haltung einladen und Termine unabhängig von Beschwerden vereinbaren (wait and see)

Wenn Termine unabhängig von Beschwerden vereinbart werden, muss der Patient nicht grübeln: »Ist es jetzt schon schlimm genug, dass ich wieder zum Arzt muss?« Eine Besserung der Symptomatik tritt ein, weil *eine Fokussierung auf den Schmerz vermieden wird* und die Aufmerksamkeit des Patienten von der Beobachtung und der ständigen Beschäftigung mit seinen Symptomen abgelenkt wird. Ängstlich gestimmten Menschen gibt der Arzt durch die Terminierung die Sicherheit, zu einem abgemachten Zeitpunkt seine Beschwerden darstellen zu können und eine ihn beruhigende Person zu Rate ziehen zu können. Insgesamt lädt er den Patienten ein, mit ihm zusammen eine abwartende und beobachtende Haltung einzunehmen. Dadurch wird sowohl die Selbstsicherheit des Patienten gestärkt als auch das Sicherheitsgefühl des Arztes, der wiederholt aufmerksam zuhören, körperlich untersuchen und seine Hypothesen erneut bedenken kann.

Übersicht 28

Empfehlung für die Praxis
Umgang mit leichteren nicht-spezifischen, funktionellen und somatoformen Körperbeschwerden – Erstkontakt

- Zuhören und danach aktives Erfragen von Alarmsymptomen
- Erfragen der Beschwerden weiterer Organsysteme
- *Kontext* der Beschwerden klären und biografische Anamnese *vor* Durchführung der Ausschlussdiagnostik:
- *Gefühle* ansprechen, nicht werten und weiterverfolgen
- Verstehen bekunden bzw. ermutigende Kommentare
  »*Das muss ja eine schwierige, belastende, traurige Erfahrung für Sie gewesen sein.*«
- Krankheitstheorie des Patienten erfragen und eigenes Modell erläutern
- Zusammenfassen:
  »*Habe ich Sie richtig verstanden, dass...*« »*Ist noch etwas wichtig für Sie?*«
- (körperliche Untersuchung)
- Diagnostische Maßnahmen erarbeiten und mögliches Ergebnis vorwegnehmen
- *Regelmäßige* Arzt-Patient-Kontakte *unabhängig* von der Symptomatik vereinbaren

---

In einem zweiten Kontakt mit dem Patienten sind nachfolgende Interventionen zu beachten.

Entwertung des Patienten bei der Mitteilung der Diagnose vermeiden

Dies kann geschehen durch Vorwegnehmen der möglichen Enttäuschung über das Ergebnis:

»Ich kann mir vorstellen, dass das Ergebnis wieder einmal eine Enttäuschung für Sie ist.«
»Andere Patienten mit Ihren Symptomen haben sich enttäuscht gefühlt...«

oder durch Anwendung distanzierender statt konfrontativer Gesprächstechniken:

»Könnte es sein, dass...?«
»Viele Experten würden meinen, wenn Sie Ihre Beschwerden hörten, dass...«

Keine Aufmerksamkeitslenkung auf das Symptom

Der Arzt kann durch diagnostische wie therapeutische Maßnahmen den Patienten zu ängstlicher Symptombeobachtung anleiten. Alle Maßnahmen der Symptombeobachtung wie Schmerztagebücher, Blutdruckprotokolle und Diätvorschriften, um einer möglichen Nahrungsmittelallergie auf die Spur zu kommen, müssen in einem Zusammenhang mit dem Modus des Patienten gesehen werden. Der Gewinn an Informationen und Einsichten des Patienten muss abgewogen werden gegenüber dem Nachteil, dass im Fokus seiner Aufmerksamkeit die Symptome wachsen werden. Demgegenüber steht, dass allein die *Aufklärung über den gutartigen Verlauf* funktioneller Störungen bei vielen Patienten hilfreich ist.

Förderung der Selbstkompetenz und Selbstwirksamkeitsüberzeugungen – Ressourcenaktivierung

Regelmäßige *sportliche Tätigkeiten* verbessern die Symptome und das Lebensgefühl insgesamt. Inaktivität, verbunden mit der Vorstellung von körperlicher Schonung, trägt zur Verschlimmerung und Aufrechterhaltung der Symptome somatoformer Störungen, besonders der Schmerzsyndrome, bei. Über diesen Zusammenhang sollten die Patienten aufgeklärt werden. Ist die somatoforme Störung von einem depressiven Grundkonflikt begleitet, ist der Antrieb vermindert. Diese Patienten trauen sich körperliche Tätigkeiten nicht zu und bestärken sich durch Inaktivität in ihrer Hilflosigkeit. Ihre Wünsche nach Versorgung und Entlastung verbinden sich mit dem geminderten Antrieb und münden in Forderungen nach passiven Maßnahmen. Motivation zu aktivem Umgang mit Krankheit, insbesondere zu Sport, gelingt nur durch ressourcenorientierte Interventionen, die den Patienten anleiten, sich auf die eigenen Kräfte zu besinnen. Dies gelingt dem Patienten leichter, wenn *positive Bilder und Erinnerungen* geweckt werden.

Darüberhinaus können verschiedene Maßnahmen des *Wahrnehmungstrainings* wie ein Freudetagebuch und Techniken zum Stopp negativer Gedanken, imaginative Techniken und Anregung selbstfürsorglicher Maßnahmen sinnvoll sein:

»Pflegen Sie Ihre guten Beziehungen! Machen Sie sich jeden Tag eine Freude!«

Alle Interventionen, die das Interesse an der Umwelt fördern, sind günstig.

Entspannungsverfahren haben symptomlindernde Wirkungen (► Kap. 5.2).

Ausreichender Schlaf und ein regelmäßiger Schlaf-Wach-Rhythmus sollten gefördert werden.

Symptomatische Therapie und Einsatz psychotherapeutischer Verfahren

Die Begrifflichkeit »sowohl als auch« ist nicht nur nützlich als Modell der Krankheitserklärung, sondern auch als Beschreibung des therapeutischen Vorgehens. Symptomatische Therapien, die vom Körper ausgehen, sind häufig sinnvoll und wirksam. Physiotherapeutische und naturheilkundliche Techniken wie zum Beispiel Brust- und Bauchwickel beeinflussen den Körper und die Strukturen des Bindegewebes und haben Einfluss auf das emotionale Erleben. Sie tragen auch den regressiven Bedürfnissen der Patienten Rechnung. Sofern sie vom Patienten selbst durchgeführt werden können, stärken sie seine Eigenverantwortlichkeit.

Bei den Medikamenten wirken zentral ansetzende Therapien, hier insbesondere die trizyklischen Antidepressiva (Doxepin und Amitryptillin in niedriger Dosis). Beim Reizdarm wirken auch Medikamente, die in der Peripherie ansetzen, wie z. B. Medikamente zur Beeinflussung der Darmflora und der Darmmotorik. Beta-Blocker können eingesetzt werden bei funktionellen Störungen des kardiovaskulären Systems und allgemein erhöhter Erregbarkeit. Benzodiazepine und Neuroleptika sind in keinem Fall indiziert.

Psychotherapeutische Therapien sind bei den unkomplizierten Fällen meist nicht erforderlich, sondern eine Betreuung in der psychosomatischen Grundversorgung ist ausreichend. Sinnvoll sind in jedem Fall *Entspannungsverfahren*. Ist die Lebensqualität des Patienten durch die geschilderten Interventionen nicht dauerhaft zu bessern, sollte die Indikation zur Richtlinien-Psychotherapie gestellt werden. Nach der AWMF-Leitlinie sollte dies nach drei Monaten Symptompersistenz und bei höherem Schweregrad geschehen. Belegt ist die Wirksamkeit von psychodynamischen und kognitiven Therapien sowie Hypnose. Bei entsprechender Genese kann eine traumaspezifische Therapie erwogen werden. Meist ist die Integration körpertherapeutischer Verfahren sinnvoll. Entscheidende Voraussetzung ist, ob eine Motivation des Patienten vorhanden ist. Hilfreich für alle primär somatisch tätigen Ärzte wäre ein psychosomatischer Konsiliardienst, der den behandelnden Arzt bei dieser Aufgabe berät (Einig, Veit 2004).

Vermeiden invasiver Neuuntersuchungen

Wie viel Diagnostik ist erforderlich? Da einerseits die Diagnose einer somatoformen und Somatisierungsstörung per Definition vom Ausschluss organischer Erkrankungen abhängig ist und andererseits der Arzt im Interesse seines Patienten unnötige Diagnostik vermeiden soll, ist seine Position schwierig, zumal der Patient eine Klärung von ihm wünscht.

Diagnostische Maßnahmen können jedoch Teil *dysfunktionaler* Beziehungsmuster werden und können

- im *depressiven Beziehungsmodus* eine Antwort auf Entwertung und Hilflosigkeit durch den Patienten sein und den Charakter von Bestrafung annehmen. Sie können auch eine Antwort auf seinen Wunsch nach Versorgung sein;
- im *ängstlichen Beziehungsmodus* der Beruhigung des Patienten dienen und Ausdruck der eigenen Verunsicherung sein;
- im *zwanghaften Modus* Teil eines Machtkampfs mit dem Patienten oder Ausdruck des Übersehens rigider Charakterstrukturen sein;
- im *histrionischen Modus* dazu dienen, den Patienten loszuwerden;
- im *narzisstischen Modus* unterlassen werden, weil der Patient Beschwerden und Krankheiten leugnet.

Ein Ausweg könnte darin bestehen: Führen Sie soviel Diagnostik durch, bis Sie selbst in Ihrer Diagnose sicher sind und dies dem Patienten auch überzeugend vermitteln können. *Beruhigung des Patienten ist keine Indikation für invasive und riskante Untersuchungen.* Dieses Abgrenzen gegen nicht gerechtfertigte Untersuchungen und Überinanspruchnahme des medizinischen Systems kann den Patienten ärgerlich machen, aber lässt sich manchmal nicht vermeiden.

Im Zusammenhang der Mitteilung diagnostischer Ergebnisse sollten *katastrophisierende Äußerungen vermieden werden*, die den Patienten in eine ängstliche Erwartung im Hinblick auf das Krankheitsgeschehen bringen. An die *Vermeidung von Pseudoerklärungen* im Zusammenhang der Diagnosemitteilung sei in diesem Zusammenhang erinnert. Erleichtert sieht der Arzt im minimalen, pathologischen Befund einen Weg, den Patienten nicht beschämen zu müssen und der eigenen Hilflosigkeit zu entkommen. Dabei wird jedoch in Kauf genommen, dass der Patient verstärkt an der Somatisierung festhält.

Ohne Besserung und bei Eintritt von Veränderungen der Symptome sind selbstverständlich erneute, diagnostische Maßnahmen erforderlich. Manchmal ist der Wunsch nach Neuuntersuchung jedoch eine unbewusste Kritik am Arzt. Der Arzt oder sein Team haben den Patienten durch verminderte Aufmerksamkeit, vermeintliche Bevorzugung anderer oder Ablehnung einer wunscherfüllenden Medikation gekränkt. Diese Kränkungen sollten thematisiert anstatt durch vermehrte Diagnostik verdeckt werden.

Kooperation im Versorgungssystem anstreben

Die beharrlichen Ansprüche der Patienten setzen die Ärzte im stationären Bereich in gleicher Weise unter Druck wie im ambulanten. Nicht selten wird die Verantwortung für diagnostische Interventionen zwischen stationärem und ambulantem Bereich hin- und hergeschoben. Dasselbe kann zwischen den verschiedenen Abteilungen eines Krankenhauses passieren. Eine wird sich auf jeden Fall finden, die schließlich operiert: Wenn nicht die Chirurgie, dann die Gynäkologie. Doch hier gilt wie in der Familie: Nur, wenn die Eltern *kooperieren*, können Grenzen gesetzt und das Kind geschützt werden. Kooperation ist noch in weiterer Hinsicht wichtig, nämlich für das Gefühl des Patienten, in einem Team, das zusammenarbeitet, aufgehoben zu sein. Daraus gewinnt er Sicherheit und Selbstkontrolle.

Übersicht 29

Empfehlung für die Praxis
Umgang mit nicht-spezifischen, funktionellen und somatoformen Körperbeschwerden- Zweitkontakt

- Mitteilung der Ergebnisse somatischer Diagnostik ohne diskriminierende Äußerungen
- Wenn noch nicht erfolgt, erweiterte Anamnese mit Berücksichtigung der bisherigen Bewältigungsstrategien und Ressourcen (Schwereradeinteilung überprüfen)
- Ressourcenaktivierung: Selbstwirksamkeitsüberzeugungen stärken und den Patienten zu eigenen *Aktivitäten* motivieren. Soziale Interventionen in Abhängigkeit vom Beziehungsmodus: *bei Angst*: Aktivierung statt Schonung, *bei Depression*: Bewältigung würdigen und Erholung fördern
- Ziele gemeinsam festlegen
- Ggf. *symptomatische* Maßnahmen und partizipativ psychotherapeutische Behandlung vereinbaren
- Abwartendes Offenhalten und beschwerdeunabhängige Terminstruktur erläutern und vereinbaren
- *Vermeiden* von invasiven *Neuuntersuchungen* und operativen Eingriffen Keine somatische Diagnostik zur Beruhigung
- Kooperieren

Bei den folgenden Kontakten sollte eine Zwischenbilanz gezogen und der bisherige Behandlungsverlauf gemeinsam überprüft und ggf. verändert werden.

»Was hat Ihnen gutgetan? Wo sind Sie stolz auf sich? Was sollte nicht noch einmal passieren?«
»Wie kommt Ihre Familie mit ... zurecht?« »Was sagen die anderen zu Ihren Veränderungen?«

Es sollte erneut ressourcenorientiert interveniert und der Patient zu eigenen Maßnahmen aktiviert werden. Ziele sollten überprüft und Therapieoptionen kommuniziert werden.

»Was möchten Sie bis zum nächsten Mal erreicht haben?«

Spätestens nach drei Monaten sollte nach unzureichender Besserung oder bei Unsicherheit über Schweregrad und Komorbidität Fachpsychotherapie und/oder Fachpsychiatrie ambulant oder im stationären/teilstationären Setting eingeschaltet werden.

13.5 Umgang mit schweren somatoformen Körperbeschwerden in der psychosomatischen Grundversorgung

Wenn bei Patienten somatoforme Störungen oder Somatisierungsstörungen in Begleitung struktureller Mängel auftreten, sind sie die »schwierigen Patienten«. Nach ICD-10 liegen dann vor: Somatisierungsstörungen, somatoforme Schmerzstörungen, komplexe posttraumatische Belastungsstörungen (wenn die Ursache bekannt ist), Persönlichkeitsstörungen (wenn weitere schwerwiegende Verhaltensauffälligkeiten vorliegen) sowie affektive Störungen. Was ist anders im Umgang mit diesen im Vergleich zu den leichten, somatoformen Körperbeschwerden? Die wichtigen Regeln sind:

- Nicht über- und mitagieren und Grenzen (insbesondere Zeitgrenzen) setzen!
- Eine psychotherapeutische Mitbehandlung ist immer indiziert, wenn eine Motivation dafür geschaffen werden kann oder vorhanden ist.

Dies ist zunächst meist nicht der Fall. Langfristige Betreuung mit dem Ziel der Verbesserung der Lebensqualität durch die Primärärzte und nicht Heilung ist dann bereits ausreichend. Eine kooperative und koordinierte Versorgung ist erforderlich, um medizinischer Unterversorgung besonders bei Männern und Migranten entgegenzuwirken.

Grenzen setzen – auch Zeitgrenzen

Eine zugewandte, gelassene Haltung kann der Arzt nur bewahren, wenn er von Beginn an zeitliche Grenzen setzt. Gerade am Anfang der ärztlichen Tätigkeit neigen Ärzte dazu, sich von der häufig dramatischen Biografie des Patienten mitreißen zu lassen und Termine außerhalb der Sprechstundenzeiten anzubieten, damit genügend Zeit zur Verfügung steht. Doch Mitleid allein hilft diesen Patienten wenig, denn manchmal ist es schnell verbraucht und weicht entnervter Hilflosigkeit. Der Arzt geht diesen Patienten aus dem Weg und für sie wiederholt sich Zurückweisung und Unverständnis, jetzt durch den anfänglich so einfühlsamen Arzt.

Deshalb sollten Sie in der Selbstbeobachtung Gefühlen der Überforderung Beachtung schenken und diese nicht übergehen. Grenzen zu setzen verhindert, dass Sie hin- und hergerissen sind zwischen grenzenlosem Mitleid und genervter Hilflosigkeit. Offerieren Sie keine heroischen Angebote, die nur in beiderseitiger Überforderung enden können!

Abmachungen treffen

Hierzu zählen das Vereinbaren regelmäßiger Termine und Absprachen, wie und zu welchem Zeitpunkt andere Ärzte und Institutionen hinzugezogen werden und wie in Notfällen vorgegangen wird.

13 Nicht-spezifische, funktionelle und somatoforme Körperbeschwerden

Den Klagen zuhören, beruhigen, stabilisieren

»Was Sie erlebt haben, ist ganz typisch! Vielen anderen geht es so wie Ihnen. In meiner ärztlichen Tätigkeit habe ich das schon sehr oft erlebt.«

Klären und körperliche Missempfindungen in Sprache übersetzen

»Könnte es sein, dass Ihr Schmerz sagt, dass Sie das Verhalten des anderen als unerträglich empfinden?«

Konfrontieren mit der Wirklichkeit

»Ich könnte mir vorstellen, dass der andere sich dabei geärgert hat.«

Als Chronist auftreten

»Das war ja schon einmal so in Ihrem Leben.«

Loben – auch, wenn nur winzige Veränderungen sichtbar sind

»Diese Situation haben Sie bereits gut bewältigt. Das ist Ihnen doch gut gelungen und kann Sie ermutigen.«

Eine sorgende Haltung für die körperlichen Beschwerden bewahren

Ein Ziel, das in der psychosomatischen Grundversorgung dieser Patienten verfolgt wird, ist, neue Traumatisierungen durch wiederholte, invasive Diagnostik zu verhindern. Auch zu diesem Thema empfiehlt es sich, mit solchen Patienten einen Vertrag zu schließen, der beinhaltet, ohne die Zustimmung des Primärarztes keinen weiteren Arzt hinzuzuziehen. Auf der anderen Seite muss verhindert werden, dass schwerwiegende, somatische Symptome übersehen werden. Wegen ihrer dramatisierenden Darstellungen werden diese Patienten oft nicht mehr ernstgenommen. Schlechten Outcomes wie zum Beispiel einem schlechten HBA1c-Wert kann nicht nur mit kognitiven Maßnahmen wie Schulungen begegnet werden.

Übersicht 30

> **Empfehlung für die Praxis**
> **Umgang mit somatoformen Störungen – schwer**
>
> - Nicht über(re)agieren
> - Grenzen setzen – auch Zeitgrenzen
> - Regelmäßige Arzt-Patienten-Kontakte vereinbaren, unabhängig von den Beschwerden
> - Antidepressive Therapie
> - Aktivierung zu sportlicher Betätigung – ressourcenorientierte Interventionen
> - Motivation zu multimodaler fachpsychotherapeutischer Behandlung
> - Vermeidung iatrogener Verschlechterung
> - Nicht Übersehen körperlicher Erkrankungen

13.6 Fallbeschreibung

Eine 45-jährige Patientin ist der Ärztin durch gelegentliche Besuche in der Sprechstunde wegen Schmerzen im Wirbelsäulenbereich seit Langem bekannt. Sie ist gelernte Bürokauffrau und verdient neben ihrer Tätigkeit als Hausfrau als Tagesmutter zusätzliches Geld. Sie ist verheiratet und hat zwei Kinder, einen 20-jährigen Sohn und eine 15-jährige Tochter, die das Gymnasium besucht und der Stolz der Mutter ist.
Sie sucht die Ärztin jetzt wegen folgender Beschwerden auf: Völlegefühl, Schmerzen unterschiedlicher Lokalisation im Abdomen, Übelkeit, Blähungen. Eine Ausschlussdiagnostik (Sonographie des Oberbauches, Gastroskopie und Laboruntersuchungen) wurde ohne pathologisches Ergebnis durchgeführt und die Diagnose einer Dyspepsie vom Motilitätstyp mit begleitendem Reizdarmsyndrom gestellt. Ein pflanzliches Arzneimittel wurde rezeptiert und eine erneute Besprechung vereinbart. Es folgt eine Darstellung des einige Wochen später stattfindenden Gesprächs:
Frau B. (etwas unwirsch): »Es ist überhaupt nichts besser geworden. Immer die Übelkeit und die Schmerzen. Irgendwo muss das doch herkommen. Das muss doch seine Ursachen haben!«
Ärztin: »Es gibt im Wesentlichen folgende Ursachen, eine erbliche Veranlagung, die Art der Ernährung und Infekte und Ursachen, die in der Lebenssituation

Ein Erklärungsmodell geben

und Lebensgeschichte begründet sind. Das müssen nicht immer die dicken Probleme sein. Häufig sind es die kleinen Dinge im Alltag.«
Frau B: »Sie meinen also, dass es psychisch sein könnte?«
Ärztin: »Sie sehen oft so traurig und enttäuscht aus.« — Verbalisieren von Gefühlen
Frau B. (etwas unsicher lächelnd): »Ja, finden Sie? (Pause) Aber ich habe keine großen Probleme. Meine Ehe ist normal, mal ein kleiner Streit, das ist doch normal. (Sie schildert im Folgenden Probleme mit ihrem älteren Sohn, der arbeitslos geworden ist, in ihrem Hause lebt und ihr viel Arbeit macht.) Alle wollen etwas von mir! Alles muss ich allein entscheiden!«
Ärztin: »Sie fühlen sich allein gelassen und unzufrieden. Gibt es denn niemanden, der Sie unterstützen könnte? Was ist denn mit Ihrem Mann?« — Spiegeln/Zusammenfassen, Beziehungen ansprechen
Frau B.: »Ach, auf den kann ich mich nicht verlassen. Der arbeitet viel. Ich möchte mal eine Kur machen. Ist das wohl möglich?«
Ärztin: »Das ist sicherlich möglich. Wir beide sollten uns nur überlegen, welche Erwartungen Sie an eine Kur haben, was Sie sich erhoffen.« — Ziele klären
Frau B.: »Ich möchte mal Zeit für mich haben, spazieren gehen, Massagen erhalten, mit anderen Leuten reden.«
Ärztin: »Ich kann Sie gut verstehen. Sie sind unzufrieden mit Ihrer gegenwärtigen Lebenssituation und möchten etwas für sich tun und überlegen, wie es weitergehen soll in Ihrem Leben.« — Zusammenfassen, Spiegeln
Frau B.: »Und dann ist da noch, dass mein Mann soviel trinkt. Jeden Abend nur Bier und vor dem Fernseher. (Es folgt die Schilderung eines tristen Ehelebens, auch in sexueller Hinsicht.)«
Die Ärztin beendet das Gespräch mit folgender Zusammenfassung: Sie würde einen Antrag für eine Kur in einer psychosomatischen Klinik für sie stellen. Dies könne eine hilfreiche Zeit für sie sein, da sie mit der gegenwärtigen Lebenssituation unzufrieden sei und sie das Gefühl habe, dass es für den Rest ihres Lebens so nicht weitergehen könne. Um den Gründen ihrer Unzufriedenheit näher zu kommen, ihre Hoffnungen für die Zukunft etwas besser zu fassen und damit die Erwartungen auch an einen Klinikaufenthalt bestimmen zu können, wolle die Ärztin mit ihr in den nächsten Wochen ein längeres Gespräch führen. Symptomatisch erhält sie ein Prokinetikum.
Beim nächsten Gespräch erzählt die Ärztin folgenden lebensgeschichtlichen Hintergrund:
Die Patientin ist als uneheliches Kind in Polen geboren worden, Ergebnis einer Vergewaltigung ihrer Mutter während des zweiten Weltkriegs durch Soldaten. Ihre Mutter hat ihr immer zu spüren gegeben, dass sie sie nicht gewollt hatte. Ihr Umfeld hat sie ausgegrenzt. Ohne Deutschkenntnisse zu besitzen, — Ungewolltes Kind, Vater nicht vorhanden, Existenzielles Zuwenig

ist ihre Mutter mit ihr nach Deutschland gekommen, als sie ca. 14 Jahre alt war. Sie war sehr ehrgeizig und hat es geschafft, die Volksschule abzuschließen und eine Lehre zu absolvieren. Ihre Mutter hat ihr weiterführende Schulen nicht erlaubt. Darunter leidet sie noch heute.	Kompensationsversuch: Ehrgeizige Leistungserbringerin
Zeitlebens bestand ein schlechtes Verhältnis zur Mutter, dennoch hat sie sie gepflegt. Die Mutter ist vor kurzem verstorben.	Ambivalentes Verhältnis zur Mutter, Verlust der Mutter als auslösendes Ereignis
Die Ärztin würdigte in diesem Gespräch ihre große Leistung, ihr Leben mit dieser Vorgeschichte so gut organisiert zu haben. Die Patientin lässt sich zur psychotherapeutischen Behandlung motivieren.	Loben

14 Chronische Krankheiten – Entstehung und Verarbeitung

14.1 Krankheitsentstehung als Prozess

Die Betreuung der zunehmenden Zahl von Patienten mit chronischen Krankheiten nimmt einen großen Teil ärztlicher Tätigkeit in Anspruch. Auch Krebserkrankungen zählen zu den chronischen Erkrankungen. In der psychosomatischen Grundversorgung sind die psycho-physiologischen Wechselwirkungen in ihrer Bedeutung sowohl für die Entstehung und als auch die Verarbeitung chronischer Erkrankungen von besonderem Interesse. In diesem Kapitel wird eine integrative Sichtweise vertreten, die den *Prozess der Entstehung chronischer Krankheiten* in einem bio-psycho-sozialen Zusammenhang sieht. Eine Aufhebung der gedachten Trennung zwischen Soma und Psyche legen auch die chronischen Krankheiten nahe, denn viele chronische Erkrankungen sind Ausdruck

- einer Dysregulation des Immunsystem (chronisch entzündliche Darmerkrankungen),
- einer Dysregulation der endokrinen und metabolischen Systeme (Diabetes mellitus),
- Ausdruck von Entzündungsprozessen (Arteriosklerose, Koronare Herzkrankheit) oder
- Folge übermäßiger, sympathischer Organ-Aktivierung (Hypertonie, Herzrhythmusstörungen).

Der Prozess »chronische Krankheit« schließt die Krankheitsverarbeitung mit ein. Die Ärzte haben die Möglichkeit, diesen Prozess an verschiedenen Stellen zu beeinflussen: Am Beginn des Prozesses, wenn die Krankheit entsteht, geht es um Prävention (▶ Kap. 3 Motivation zur Förderung von Gesundheit); im Prozessverlauf, wenn die Krankheit sichtbar wird, geht es um Verarbeitung, manchmal auch um Heilung. Dieses Kapitel konzentriert sich auf die Krankheitsverarbeitung und die damit verbundene Frage, wie der Arzt die Selbstwirksamkeitsüberzeugungen seines Patienten stärken kann. Beim Verständnis der Krankheitsprozesse helfen die bereits dargestellten Beziehungsmodi. Durch sie wird verständlich, welche Bedeutung der Krankheit vom Patienten verliehen und welche Bewältigungsstrategie gewählt wird. Damit gibt das Konzept der Beziehungsmodi eine wertvolle Orientierungshilfe, die individuellen Prozesse zu verstehen und zu ordnen. Zuvor jedoch soll der Prozess der Krankheitsentstehung betrachtet werden.

Hohe Komorbidität von chronischen Krankheiten und Depression

Da viele Forschungen Korrelationen und nicht Prozesse untersuchen, müssen zunächst diese gefundenen Korrelationen betrachtet werden. Selbst diese sind schon sehr aufschlussreich. Beispielsweise wurde vielfach eine hohe Komorbidität chronisch körperlicher Erkrankungen mit Depressionen bestätigt. Unter Komorbidität wird das gleichzeitige Auftreten mehrerer Erkrankungen verstanden. Während die Ein-Jahres-Prävalenz für Depression in Deutschland 7,7 % beträgt, gehen die meisten chronischen Erkrankungen mit einer viel höheren Depressionsrate einher (Nationale Versorgungsleitlinie NVL Unipolare Depression 2015).

Übersicht 31

Komorbidität von Depression und körperlichen Krankheiten

- Koronare Herzerkrankung: 15 %
- Diabetes mellitus: 30 %
- Demenz: 50 %
- Apoplex: 30 %
- Chronische Schmerzen: bis zu 70 %
- Krebserkrankungen: 6,5 %

Krankheit als Kränkung – Depression als Folge somatischer Erkrankungen

Wie lassen sich diese Komorbiditäten erklären? Eine Version ist, dass die Depression eine Reaktion auf eine chronisch körperliche Erkrankung darstellt. Das ist naheliegend, denn die Krankheit ist ein Einschnitt in das bisherige Leben, der das Selbstwertgefühl und das Bedürfnis nach Selbstkontrolle beeinträchtigen kann.

Neben der Krankheitsverarbeitung sind weitere somato-psychische Wege bekannt, die erklären, dass chronische Krankheiten das psychische Erleben beeinflussen. Pro-inflammatorische Zytokine (Vermittler des Entzündungsprozesses) können die Blut-Hirn-Schranke passieren und rufen dort ein Krankheitsbild hervor, das der Depression ähnelt. Auch Viren (wie z. B. die Hepatitis-Viren) gelangen ins Gehirn. Sie werden von Blutzellen, den Monozyten, transportiert und das Gehirn in direkter Weise einbezogen, was psychische Folgen einschließen kann.

Nicht zuletzt haben bestimmte, bei der Behandlung chronischer Erkrankungen häufig eingesetzte Medikamente wie z. B. die blutdrucksenkenden Beta-Blocker und die Immuntherapeutika Nebenwirkungen, die das Neuroendokrinum und das Vegetativum beeinflussen.

Gemeinsame Genese somatischer und psychischer Erkrankungen

Die auffälligen Komorbiditäten können auch darin begründet sein, dass psychische Störungen und körperliche Erkrankungen eine gemeinsame Ursache und Kontextfaktoren haben.

Belege dafür liefern epidemiologische Untersuchungen und die Life-Event-Forschung. Armut geht auch in der BRD mit einer um Jahre reduzierten Lebenserwartung einher. Psychosoziale Belastungen führen zu einer erhöhten Anfälligkeit für Asthma. Kinder aus niedrigen sozialen Schichten haben schwerwiegendere Asthmaanfälle als die aus besser gestellten Schichten. Berufliche Gratifikationskrisen sind mit vierfach erhöhtem Risiko für kardialen Tod assoziert. Belastende Lebensereignisse verschlechtern den Verlauf von Autoimmunerkrankungen (Multiple Sklerose und rheumatoide Arthritis), und chronischer Stress verzögert die Wundheilung. Schwerwiegende Verluste wie Scheidung, Tod von nahen Angehörigen, Arbeitsplatzverlust und Wohnungswechsel gehen oft dem Beginn einer chronischen Erkrankung voraus und haben doppelt so häufig einen Herzinfarkt zur Folge. Auch der Depression gehen in der Lebensgeschichte gehäufte Trennungen und Verluste voraus.

Eine gemeinsame Ursache für die Entstehung körperlicher wie seelischer Erkrankungen belegt die Adverse-Childhood-Experience-Untersuchung (Felliti et al. 2002). Die Studie zeigt, dass frühe familiäre Belastungsfaktoren, wie körperliche Gewalt, seelischer und sexueller Missbrauch, psychiatrische Erkrankungen eines Elternteils oder der Verlust eines Elternteils durch Tod, Trennung oder durch einen Aufenthalt im Gefängnis, Langzeitfolgen für die spätere Gesundheit des Erwachsenen haben. Mit steigender Zahl von Belastungsfaktoren besteht eine statistisch signifikante Häufung somatischer Erkrankungen wie chronisch obstruktiver Lungenerkrankungen, Hepatitiden, Herzerkrankungen, Diabetes mellitus, Adipositas, Frakturen, psychischer Erkrankungen wie Depression, Suchterkrankungen wie Alkoholabhängigkeit, Nikotinabusus und Drogenkonsum sowie unerwünschter Schwangerschaften.

Ergänzend seien Tierversuche erwähnt, bei denen die frühe Trennung von der Mutter zu bleibenden Regulationsstörungen des Schlafs, des Wachstums, der Körpertemperatur sowie zur Immunschwäche führte (Weiner 1988).

Depression und Traumatisierung als Risikofaktoren chronischer Krankheiten

Der Zusammenhang von traumatischen Erfahrungen in den ersten beiden Lebensjahren des Menschen (Scheidung, Tod eines Elternteils und Gewalt gegen die Mutter) mit dem Auftreten eines Diabetes mellitus im späteren Leben ist durch viele Studien bestätigt worden (Herpertz et al. 2003). Für die Koronare Herzkrankheit (KHK) ist sogar erwiesen, dass die Depression nicht nur begleitend auftritt, sondern für deren Entstehung eine ganz entscheidende Rolle spielt, die gewichtiger ist als der Risikofaktor Cholesterin. Wer keine zuvor bestehende Herzkrankheit hatte, aber bereits an einer Depression leidet, hat ein fünffach erhöhtes Risiko, an einem Herzinfarkt zu sterben. Wer bereits eine Herzerkrankung hat und dazu eine schwere Depression, hat ein 17-faches Risiko, für die Diabetes-Erkrankung gilt ähnliches. Diabetiker mit Depression haben eine höhere Mortalitätsrate (4,9-fach) und häufigeres Auftreten (2,5-fach) der Folgeerkrankungen. Der arteriosklerotische Progress wird bei Frauen durch negative Erfahrungen in der Ehe und soziale

Isolation unabhängig von anderen Risikofaktoren beschleunigt, mit gutem Job und glücklicher Ehe verlangsamt (Orth-Ohmer 2005). Für Krebserkrankungen ist eine ursächliche Wirkung der Depression in Studien nicht sicher bewiesen, jedoch treten bei Vorliegen einer Depression beim Mammakarzinom und bei Lungentumoren schneller Metastasen auf. Sicher ist, dass *40 % der Patienten mit einer chronischen Krankheit im Laufe ihres Lebens eine Depression oder relevante Angststörung entwickeln.*

Zusammenfassung: Chronisch negative Affekte und sozialer Rückzug, die mit der Depression verbunden sind, können als Prognose- und Risikofaktor körperlicher Erkrankungen verstanden werden. Auch psychische Traumatisierungen können diesen Stellenwert haben. Umgekehrt lassen chronische Krankheiten in erheblichem Ausmaß psychische Erkrankungen erwarten.

Immun- und Stresssystem – Brücke zwischen Erleben und Körper

Diese statistischen Korrelationen werden durch die kreiskausalen, neuronalen Beziehungen zwischen Immunsystem und Gehirn, die Wirkung von chronischem Stress auf die Empfindlichkeit der neurophysiologischen Stressachse und die neurotoxische Wirkung der Stresshormone auf das Gehirn erklärt. Unsichere Bindungen und traumatische Belastungen in kritischen Lebenszeiträumen führen zu

- dauerhaften Veränderungen der HPA-Achse und damit des Endokrinums (Cortisol als Endprodukt) und
- Dysregulationen im autonomen, vegetativen Nervensystem (Katecholamine).
- Beide Faktoren führen zu Dysregulationen im zellulären und humoralen Immunsystem und haben auch metabolische Auswirkungen (wie zum Beispiel Steigerung der Insulinresistenz).

Die Verbindungen zwischen *Immunsystem und Gehirn sind kreiskausal gesteuert*, auch die Zytokine selbst wirken auf das Gehirn zurück (▶ Kap. 1.2.3). Systemerkrankungen des immunologischen Systems wie die rheumatoide Arthritis lassen sich mit einer *überschießenden Immunantwort* in Verbindung bringen, die nicht mehr *durch intakte Regelkreise zwischen ZNS und Immunzellen* gehemmt wird. Dieser Vorgang einer überschießenden Immunantwort wird bedeutender, seit *Entzündungsprozesse* als pathogenetischer Faktor für chronisch körperliche Erkrankungen, z. B. für die KHK und den Schlaganfall, identifiziert wurden. Hypercortisolismus als Folge chronischer Belastungen führt zum Wegfall der hemmenden Wirkung auf die Bildung von Entzündungsmediatoren wie der Interleukine und des TNF-Alpha. Dabei spielen auch epigenetische Prozesse eine Rolle.).

Neben den geschilderten neurophysiologischen und neuroimmunologischen kreiskausalen Regulationen beeinflussen die frühen Bindungserfahrungen auch das Krankheitsverhalten und bedingen einen riskanten oder wenig selbstfürsorglichen

Lebensstil, der gehäuftes Auftreten von Adipositas, Nikotinabusus und weiteren Süchten einschließt und damit die hohen Komorbiditäten zusätzlich erklärt.

Eine integrative Sicht auf chronische Krankheiten

Chronische Krankheiten können nur integrativ verstanden werden (▶ Abb. 2.1: Ein integriertes Modell). Am Beispiel einer Lebererkrankung, der chronischen Virus-Hepatitis, sei das Zusammenspiel verschiedener Faktoren im Prozess der Genese einer chronischen Krankheit erläutert. Die Symptome, die den Patienten zum Arzt führen, sind Müdigkeit, Abgeschlagenheit und Leistungsverlust. Sie entsprechen sowohl den Symptomen einer Depression als auch denen eines allgemeinen Krankheitsgefühls bei viralen Infekten und eröffnen deshalb differentialdiagnostische Fragen. In 30–70 % der Fälle (in Abhängigkeit von der Erhebungsmethode) wird eine komorbide Depression diagnostiziert. Zum einen belegt die Virus-Hepatitis eine somato-psychische Wechselwirkung. Denn im Gehirn der erkrankten Patienten wird eine verminderte Anzahl serotonerger Synapsen gefunden. Anscheinend wirkt das Virus nicht nur in die Leber, sondern es wird auch über Monozyten ins Gehirn transportiert und ruft dort eine Entzündung der Zellen des ZNS hervor.

Zum anderen sind psychosoziale Faktoren an der Genese beteiligt. Frühkindliche Belastungen und unsichere Bindungserfahrungen können die Immunantwort des Kranken beeinflusst und ihn anfälliger für die Infektion durch das Virus oder seine Aktivierung gemacht haben. Darüberhinaus können negative frühkindliche Erfahrungen einen riskanten Lebensstil zur Folge haben, bei dem leichter zu Drogen gegriffen wird, die wiederum eine Ansteckungsquelle für das Hepatitis-Virus sein können. Drogen selbst sind vielleicht als Selbstmedikation zur Reduzierung einer erhöhten psychischen Reizbarkeit und Stressempfindlichkeit benutzt worden.

Wird die Erkrankung schließlich diagnostiziert, erleben sich viele Patienten als stigmatisiert und sehen sich mehr als andere chronisch Kranke einer sozialen Isolation ausgesetzt, weil ausschweifendes Sexualverhalten, Untreue und Drogenmissbrauch unterstellt werden. Der Patient wird daher seine Erkrankung eher verheimlichen, weil er Misstrauen und Unterstellungen fürchtet, die er mühsam erklären und aufklären müsste. Auch die Partnerschaft des Patienten kann durch Angst vor der Übertragbarkeit und auch im Hinblick auf zukünftige Schwangerschaften belastet werden. Arbeitsunfähigkeiten, die bei der medikamentösen Therapie über längere Zeiträume nötig werden, können die Einsamkeit des Patienten in seiner Krankheit verstärken. Die Patienten sind damit nicht nur einer bedrohlichen Erkrankung ausgesetzt, sie sind gerade dessen beraubt, was sie zu einer positiven Krankheitsverarbeitung vornehmlich brauchen: Guter Beziehungen und Mitgefühl. Erfreulicherweise führen neue medikamentöse Behandlungen der Hepatitis C zu einer Heilung.

Wenn man die dargestellten Zusammenhänge berücksichtigt, sieht sich der primär somatisch orientierte Arzt bei allen chronischen Erkrankungen vor die folgenden Anforderungen gestellt:

- Er muss die *Wechselwirkungen* in seiner differentialdiagnostischen Entscheidung oder beim Offenhalten der Entscheidung *berücksichtigen*. Dabei helfen folgende Fragen:
  - Wann ist eine Erschöpfung und Antriebslosigkeit Ausdruck der chronischen Erkrankung oder ihr Frühsymptom wie beim Schlaf-Apnoe-Syndrom, der Hypothyreose, Lebererkrankungen und Infektionskrankheiten, der Zöliakie oder chronischen Krankheiten wie Herz- und Niereninsuffizienz, COPD oder hirnorganischen Krankheiten?
  - Liegt eine chronische Erkrankung wie das Schlaf-Apnoe-Syndrom vor oder eine Depression und weitere psychische Erkrankungen oder sogar beides gleichzeitig (Veit 2004)?
  - Ist die Antriebslosigkeit Teil des normalen Trauerprozesses über den Verlust körperlicher Integrität?
  - Ist sie Folge der sozialen Auswirkungen chronischer Krankheiten wie Armut, Arbeitslosigkeit und Einsamkeit?
  - Ist sie Folge der medikamentösen Therapie durch z. B. Antihypertonika, Immuntherapeutika, Antihistaminika, Benzodiazepinen, trizyklische Antidepressiva, Neuroleptika, Opiaten oder Parkinsonmitteln?
  - Wann ist Erschöpfung als Anpassungsstörung zu verstehen?
  Dasselbe gilt für die Angst und ihre Wechselwirkungen mit körperlichen Krankheiten.
- Er versucht, jene Risikopatienten zu identifizieren, die durch Störung ihrer Affekte (Depression, Angst) und frühe Traumatisierung gefährdet sind, eine chronische Krankheit oder eine Anpassungsstörung an eine Erkrankung zu entwickeln, um präventive Hilfe zu ermöglichen. Umgekehrt achtet er in der regelmäßigen Betreuung chronisch Kranker zum Beispiel in Disease-Management-Programmen auf Hinweise einer Depression oder Angststörung.
- Er berücksichtigt die psychischen Auswirkungen von Medikamenteninteraktionen.

Im folgenden Abschnitt werden die ärztlichen Aufgaben im Zusammenhang mit der Krankheitsverarbeitung behandelt.

14.2 Krankheitsverarbeitung

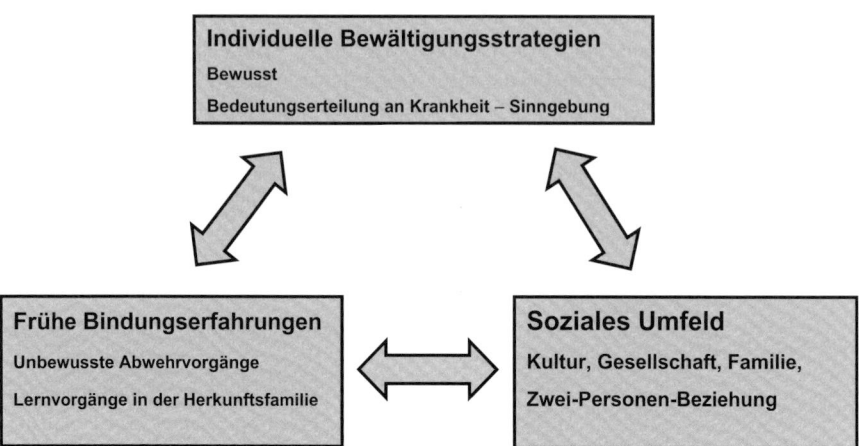

Abb. 14.1: Der Anpassungsprozess an chronische Erkrankungen

Unter Krankheitsverarbeitung sind alle psychischen und physischen Reaktionen eines Individuums zu verstehen, um einschneidende, das Leben verändernde, bedrohliche, innere wie äußere Ereignisse zu bewältigen und eine neue Wirklichkeit zu akzeptieren.

14.2.1 Anpassung als Prozess

Eine chronische, körperliche Erkrankung ist ein Einschnitt in das bisherige Leben, der für *jeden Menschen* Verlust, Unsicherheit und Bedrohung bedeuten und das *Selbstwertgefühl* sowie das Bedürfnis nach *Selbstkontrolle* beeinträchtigen kann. Das Selbstwertgefühl kann verletzt werden, weil die Krankheit die soziale Stellung, berufliche Tätigkeit, Partnerschaft, Beziehungen, körperliche Integrität und Attraktivität gefährdet. Das Bedürfnis nach Selbstkontrolle kann beeinträchtigt sein, weil die Krankheit bisherige Lebenspläne in Frage stellen kann und Entscheidungsspielräume des Kranken so einengt, dass dieser sich der Krankheit ausgeliefert fühlt. An die Veränderungen, die eine chronisch körperliche Erkrankung mit sich bringt, muss sich der Patient anpassen. Die Kriterien einer gelungenen Anpassung sind abhängig von gesellschaftlichen Werten und Normen und lassen sich heute wie folgt definieren:

- Akzeptanz einer neuen Wirklichkeit
- Stabilisierung des Selbstwerts und Gewinn neuer Selbstkontrolle
- Verbrauch möglichst geringer eigener und gesellschaftlicher Ressourcen

Ein solcher Prozess der Anpassung braucht Zeit. Er ist mit dem *Trauerprozess* vergleichbar, denn wie der Verlust eines geliebten Menschen stellt auch eine

Krankheit einen Verlust von bisherigen Fähigkeiten und Möglichkeiten dar, an den sich der Kranke gewöhnen muss. Der Prozess der kognitiven Anpassung durchläuft gewöhnlich verschiedene Stadien: Am Beginn steht die Verleugnung, in der der Patient sein Problem nicht wahrhaben will. Die nächste Phase ist bestimmt von hin- und hergerissen sein, von Feilschen mit dem Arzt, auch von wütendem Aufbegehren gegen die Krankheit. Es folgt im günstigen Fall die Akzeptanz der neuen Wirklichkeit, verbunden mit einer neuen Sinngebung und Bedeutungszuweisung an die Krankheit. Dieses Wissen um den Anpassungsprozess hilft dem Arzt, *dem Patienten die Zeit zu gewähren*, die er zur Krankheitsakzeptanz benötigt. Es hilft, *Verständnis zu haben für ein mögliches Hadern* des Patienten.

Wovon ist der Anpassungsprozess abhängig?

Ein ganzer Forschungszweig (Coping-Forschung) hat sich damit beschäftigt, welche Strategien für den Verlauf einer Erkrankung positiv und welche nicht geeignet sind. Tabelle 5 stellt günstige und ungünstige Strategien nebeneinander dar:

Tab. 5: Bewältigungsstrategien

Geeignete Bewältigungsstrategien	Nicht geeignete Bewältigungsstrategien
• »Was ich unternehme, wie ich mitmache, davon hängt jetzt vieles ab.« • »Bisher hat es immer jemanden gegeben, der mich verstanden hat.« • »Ich versuche, mir zu erklären, was überhaupt los ist.« • »Es ist halb so schlimm.« (Krankheitsbeginn) • »Warum gerade ich?« • »Ich fühle mich elend, wenigstens weinen hilft noch etwas.«	• »Es ist nicht mehr zu ändern.« • »Die wissen schon, was sie tun.« • »Ich glaube, es hat alles keinen Sinn.« • »Ich verdiene es nicht besser.« • »Es ist alles halb so schlimm.« (als andauernde Haltung) • »Das hat mich überhaupt nicht beunruhigt.« • »Das wird bestimmt schlimm ausgehen!«

Als positives Verhalten gelten problemzentriertes Handeln und positive Umdeutung, als negatives Verhalten passiv-resignatives Handeln sowie Selbstvorwürfe und realitätsfliehende Wunschphantasien. Es wird deutlich, dass die mit einem depressiven Verarbeitungsmodus einhergehenden Strategien am schlechtesten abschneiden. Depressive ziehen sich zurück, weil ihre Erwartungen an das Gegenüber eher negativ sind und sie sich selbst hilflos fühlen. Da chronische Krankheiten, wie anfänglich dargestellt, mit oft Depression zusammen auftreten, ist das Ungünstige auch noch häufig.

Doch sei hier ein vorsichtiger Hinweis eingefügt: Das Leitbild eines unter widrigsten Umständen Haltung bewahrenden Kranken, der aktiv seine Probleme löst, ist ein durch Normen unserer Gesellschaft geprägtes Leitbild. Es ist auch unter Ärzten weit verbreitet. Das Wissen um die gesellschaftliche Bedingtheit dieses Leitbildes könnte helfen, Patienten nicht zu diskriminieren, die diesem Leitbild nicht entsprechen.

Bewältigungsstrategien sind abhängig von Bindungserfahrungen in empfindlichen frühen Lebensphasen

Ein Patient wird eine chronische Erkrankung so zu bewältigen versuchen, wie er bisher mit anderen Verlusten und Unsicherheiten umgegangen ist. Sein Prozess der Anpassung ist abhängig von den Bewältigungsstrategien, die sich in seinem bisherigen Leben bewährt haben. An diesem Prozess haben bewusste und unbewusste Vorgänge teil. Verfügt der Patient über die inneren Ressourcen, um ein neues Gleichgewicht herzustellen? Solche Ressourcen stammen aus Sicherheit, Nähe und Rückmeldung gebenden, frühen Bindungen. Diesen Zustand der auf emotionalen Ressourcen basierten Sicherheit beschreibt Bonhoeffer trefflich mit den Worten: »Von guten Mächten wunderbar geborgen, erwarten wir getrost, was kommen mag...« (Brautbriefe Zelle 92, 1943–1945). Die Erfahrung solcher Geborgenheit bestimmt maßgeblich, ob eine selbstfürsorgliche Haltung eingenommen werden kann oder ein riskanter Lebensstil beibehalten wird. Sie beeinflusst, ob der Patient selbstreflexiv sein und mit dem Arzt gemeinsame Ziele verfolgen kann. Insbesondere bestimmt sie, ob der Patient eine zuversichtliche Haltung in Bezug auf die Zukunft einnehmen kann.

Lernprozesse in der Familie beeinflussen die individuellen Bewältigungsstrategien

Die Familie ist auch der Ort, wo in einem Lernprozess die meisten Bewältigungsstrategien erworben werden. Folgende Fragen geben Aufschluss über den zu erwartenden Umgang des Patienten mit seiner Krankheit:

- War Krankheit in der Herkunftsfamilie eine Form der Kontrollausübung über andere Familienmitglieder?
- Welcher Umgang mit Krankheiten herrschte in der Herkunftsfamilie?
- Wurde Krankheit eher tabuisiert und verleugnet oder existierte ein angemessener und offener Umgang mit ihr?
- Wurden Krankheiten eher katastrophisiert oder herrschte eher ein gelassener Umgang mit ihnen?
- Wurden Gefühle und Wünsche über Krankheiten ausgedrückt? Hatten diese Gefühle und Wünsch einen lebensgestalterischen Wert?

Die große Bedeutung eines guten, sozialen Umfelds

Gute Beziehungen, sei es zur Familie oder zu Freunden, sind eine wesentliche Ressource in der Krankheitsbewältigung. Einsamkeit hingegen macht krank. Einsamkeit ist ein wichtiger Faktor für die erhöhte Sterblichkeit verwitweter Männer. Alleinstehende Männer haben eine schlechtere Prognose nach Herzinfarkt. Manchmal führt die gesellschaftliche Bewertung der Krankheit zur Isolation. Da mag der Herzinfarktpatient noch so viel geraucht und zur Entstehung seiner Krankheit beigetragen haben, das Mitleid der anderen ist ihm gewiss. Im Gegensatz dazu wird manch andere Krankheit gesellschaftlich stigmatisiert und deshalb schamhaft versteckt. Darunter fallen in Deutschland Erkrankungen, die mit Inkontinenz einhergehen, Suchtkrankheiten, Krankheiten, die die sexuelle Potenz verändern können wie das Prostata-Karzinom und die schon oben geschilderten Hepatitis-Erkrankungen.

Das soziale Umfeld kann einen maladaptiven Anpassungsprozess fördern z. B. durch Armut und Arbeitslosigkeit. Wenn aus der Krankheit finanzielle Vorteile gezogen werden, können diese Vorteile zum nicht beabsichtigten Gegenteil, nämlich zur Aufrechterhaltung der Krankheit, beitragen. Dasselbe gilt für Berentungen und Krankschreibungen, die soziale Bindungen beenden und dadurch zum schlechten Verlauf beitragen können. Das soziale Umfeld wirkt durch:

- Hilfreiche, soziale Beziehungen
- Armut
- Gesellschaftlich gerechtfertigtes Vermeidungsverhalten wie Rentenbegehren und Krankschreibungen
- Gesellschaftliche Bewertung von Krankheit

Auf der *subjektiv bewussten, kognitiven Ebene* erscheint das Coping abhängig von der Bewertung, die der Patient seiner Krankheit für den eigenen Lebensentwurf gibt. Welche Bedeutung erteilt er seiner Erkrankung und welchen Sinn gibt er ihr? Wie passt die Erkrankung zu seinen Vorstellungen von sich selbst (Selbstkonzept)? Betrachtet er die Krankheit eher als gerechte oder ungerechte Bestrafung, als von außen kommenden Schicksalsschlag, als bedrohlichen Feind, als Herausforderung, als Beschämung? Solche Bedeutungen erfährt der Arzt, wenn er den Patienten seine Lebensgeschichte erzählen lässt; in diese Lebensgeschichten werden Krankheiten eingebettet, und haben eine zusammenfassende Bedeutung. Oft sind sie Ausdruck eines Phasensprungs im Leben.

Fallbeschreibung

An einem weiteren Fallbeispiel sollen die Wirkfaktoren in ihrer speziellen Abhängigkeit dargestellt werden:

> Bei einem 50-jährigen Patienten wird ein Diabetes mellitus festgestellt, begleitet von Hypertonus und erheblichem Übergewicht. Obwohl bereits periphere Durchblutungsstörungen aufgetreten sind und bedrohlich werden, ist seine Mitarbeit sehr schlecht. Eine korrekte Einnahme der Tabletten und des Insulins ist angesichts der messbaren Werte für die behandelnden Ärzte nicht wahrscheinlich und macht sie ärgerlich und hilflos.
> In seinem Selbstbild sieht sich der Patient als ein »Pechkind«. Die Metapher aus dem Märchen unterstreicht, dass er sich wie ein Kind unschuldig am Geschehen fühlt und böse Mächte ihn anscheinend mit Unglück überhäufen. Diese Sichtweise gründet in seiner Biografie: Im ersten Lebensjahr verlor er seinen Vater durch einen Arbeitsunfall, einige Jahre später starb seine Mutter an einem Krebsleiden. Zu den Großeltern, die ihn fortan aufzogen, konnte er keinen emotional nahen Kontakt aufbauen. Seine Erkrankungen sieht er als direkte

Fortsetzung der schon als Kind erlittenen Ungerechtigkeiten. »Wieso ist alles so ungerecht?!« Die Tabletten und insbesondere die Insulinspritzen sind ein Symbol dafür und erinnern ihn beständig an das erlittene Unrecht. Schon deshalb ist die Behandlung qualvoll, und er ist aller Therapien überdrüssig. Dass er nicht tut, was die Ärzte von ihm verlangen, ist naheliegend. Sein Krankheitsverhalten ist ein Protest des Pechkindes gegen erlittenes Unrecht. Die Folgen seiner Erkrankungen, insbesondere eine erektile Dysfunktion, lassen ihn noch mehr an seinem Selbstwert zweifeln. Dafür macht er die Nebenwirkungen seiner Tabletten verantwortlich. Zur Bewegung fehlt ihm jeder Antrieb. Seine Unbeweglichkeit wird durch sein Schmerzsyndrom noch verstärkt, fördert sein Übergewicht und verschlechtert die Insulin-Einstellung. Auch die sozialen Auswirkungen seiner Erkrankung verstärken die Depression. Er hat als Verkäufer in der Lebensmittelbranche für einen Discounter gearbeitet, für den er immer viele Überstunden machte, um seinen Aufgaben gerecht zu werden. Weil der Arbeitgeber an der Weiterbeschäftigung eines chronisch Kranken kein Interesse mehr hat, fühlt er sich enttäuscht und gekränkt. Seine Arbeitslosigkeit mit weniger Geld und Verlust von Kontakten nach außen unterstützen die Depression. Das Bild des Pechkindes symbolisiert seine Versorgungswünsche, aber auch seine negative Erwartung, dass er nicht bekommen wird, was er braucht.

14.2.2 Beziehungsmodi und Krankheitsverarbeitung

Da Krankheitsverarbeitung von vielen Faktoren abhängig ist, sind die bereits bekannten Beziehungsmodi hilfreich, die Verarbeitung von Krankheit zu verstehen und zu systematisieren. Dem jeweiligen Modus entspricht eine bestimmte Bedeutungserteilung an Krankheit, eine bestimmte Bewältigungsstrategie, insgesamt ein typisches Denk-, Fühl- und Verhaltensschema. Die entsprechenden, dysfunktionalen Muster der Arzt-Patient-Beziehung tragen zu einem Krankheitsprogress und schlechterer Lebensqualität bei, weil sie immer die diagnostischen und therapeutischen Maßnahmen des Arztes sowie die Krankheitsverarbeitung und Mitarbeit des Patienten beeinflussen. Kenntnisse dieser Beziehungsmuster ermöglichen dem Arzt, eine hilfreiche Beziehung in der Betreuung und Behandlung aufrechtzuerhalten. Sie helfen, die Selbstwirksamkeitsüberzeugungen des Patienten zu stärken und seine Lebensqualität zu verbessern (Aden, Veit, Huenges 2016).

Der ängstliche Modus der Krankheitsverarbeitung

Angst vor den Folgen einer Erkrankung, ihrem Verlauf, vor Verlust und möglicherweise realer werdendem Tod, werden bei den meisten Patienten bei Mitteilung der Diagnose einer chronischer oder gar lebensbedrohenden Erkrankung auftreten. Bei manchen Patienten besteht aber bereits eine erhöhte Reizbarkeit und Empfindsamkeit, so dass die Mitteilung einer belastenden Diagnose eine *latent vorhandene Angst virulent* werden lassen kann. Daraus entstehen für den primär somatisch tätigen Arzt differentialdiagnostische Probleme (▶ Kap. 6.2 Ängstlicher Beziehungsmodus).

Nicht nur mit Depressionen sondern auch mit Angstkrankheiten gehen viele chronische Krankheiten einher, wie chronisch obstruktive Atemwegserkrankungen (COPD) und Asthma (20–30 %), Koronare Herzkrankheit (20 %) und Brustkrebs. 12–30 % der Brustkrebspatientinnen entwickeln relevante Angstprobleme (Heuft, Schüssler 2008).

Weil der ängstliche Patient die chronische Krankheit als *übermächtigen Feind* und existenzielle Bedrohung erlebt, stehen die ängstliche Erwartung vor der Zukunft und die Erwartung eines katastrophalen Verlaufs der Erkrankung im Vordergrund. Durch die ängstlichen Erwartungen fordern sie immer wieder neue und wiederholte Nachuntersuchungen und forcieren dadurch nicht selten einen ungünstigen Verlauf. So erweisen sich Diabetiker *mit* Angststörung in ihrer allgemeinen Lebensqualität überdurchschnittlich beeinträchtigt. Ihre Ängste können sich an diabetesbezogenen Themen festmachen wie den Folgekomplikationen an den Gefäßen und Angst vor Hypoglykämie (Herpertz 2003, Leitlinie Psychosoziales und Diabetes mellitus). Letzteres umso mehr, weil das Angstgefühl unbewusst bleiben kann und die Symptome einer Hypoglykämie Angstsymptomen gleichen.

> Eine junge Südamerikanerin war der Liebe wegen nach Deutschland eingewandert. Ihre Beziehung löste sich jedoch auf. Sie war jetzt eine alleinerziehende Mutter eines kleinen Sohnes. Erst in Deutschland wurde ein Diabetes mellitus diagnostiziert und behandelt. Die Einstellung ihres Zuckers blieb jedoch gemessen am HBA1c Wert trotz aller Therapieanpassungen nicht tolerabel. Der Grund: sie reduzierte von sich aus immer wieder die abendliche Insulindosis. Vor allem aß sie abends und auch während der Nacht große Mengen von Kohlehydraten, aus Angst vor einer drohenden Hypoglykämie. Sie verwechselte einen erstmalig erlebten Panikanfall mit einer hypoglykämischen Situation. Der Panikanfall wurde durch die Trennung vom Partner in einem fremden Land ausgelöst, und das damit einhergehende Gefühl der Unsicherheit war der Anlass für die Entwicklung einer manifesten Angststörung. Ihre Angststörung erklärte sich komplex. Sie erkrankte als kleines Kind in Brasilien an einer Tuberkulose, wurde lange Zeit hospitalisiert und in der Folge durch die Eltern sehr behütend betreut. Insbesondere die Mutter war eine sehr ängstliche Frau, die alle Initiativen der Tochter aus Sorge um deren empfindliche Gesundheit unterband. Vor diesem Hintergrund hatten alle Empfehlungen der medikamentösen Therapie keinen ausreichenden Erfolg. Erst ein Ansprechen der Angst und die Einleitung einer entsprechenden Behandlung konnte auch die Einstellung des Diabetes mellitus verbessern.

Eine ängstliche Krankheitsverarbeitung kann den Verlauf negativ beeinflussen. Denn ein Weg, mit Ängsten umzugehen, ist der des Vermeidens, z. B. das Vermeiden von Belastungen, der ein Weg in die Chronifizierung vieler Krankheiten ist (▶ Kap. 15 Chronischer Schmerz). Die Einnahme von Medikamenten wird aus Angst vor befürchteten Nebenwirkungen nicht begonnen oder abgebrochen.

Die beschriebenen ängstlichen Verstrickungen in der Arzt-Patient-Beziehung, besonders wenn sie unnötige Diagnostik und sozialen Rückzug unterstützen, können zur Chronifizierung beitragen.

Depressiver Modus der Krankheitsverarbeitung

Der depressive Modus gilt für die Krankheitsverarbeitung als prognostisch sehr ungünstig. Die der Depression entsprechenden Verarbeitungsstile sind irrationale Wunschphantasien und Grübeleien (»Was wäre, wenn?«), passiv hinnehmendes Verhalten und Selbstvorwürfe. Hilflosigkeit und Hoffnungslosigkeit sagen einen schlechteren Krankheitsverlauf voraus. Subjektiv beschreiben depressive Patienten eine herabgesetzte Lebensqualität, die nicht mit der jeweiligen Krankheitsbeeinträchtigung korreliert. Das gilt auch für onkologisch erkrankte Patienten. Die Bedeutung, die Erkrankte im depressiven Modus ihrer Krankheit geben und die Metaphern, die sie wählen, sind ein Ausdruck ihrer gegen sich selbst gerichteten Aggression und ihrer latenten Schuldvorwürfe: Sie sehen ihre Krankheiten als *gerechte oder ungerechte Strafen*. Die Folgen für das Verhalten gegenüber dem Arzt, der Krankheit und der Therapie sind naheliegend und bereits beschrieben. Da der depressive Kranke durch sein herabgesetztes Selbstwertgefühl charakterisiert ist, werden gut gemeinte Ratschläge, wie: »Treiben Sie doch Sport! Gehen Sie doch in eine Selbsthilfegruppe!«, als Vorwurf bewertet. Sein passiv hinnehmendes Verhalten, das alle Lösungen dem Arzt überlässt, erschwert die Motivation zu Schulungen und präventiven Maßnahmen. Ärztlichen Kontrollmaßnahmen wie Blutdruckmessungen und Gewichtskontrollen geht dieser Patient lieber aus dem Weg, denn sie beschämen den in seinem Selbstwert ohnehin beeinträchtigten Kranken. So interagieren herabgesetztes Selbstwertgefühl, verminderte Motivation zur Bewegung und chronischer Schmerz in einem Teufelskreis. Sie unterstützen Diabetes mellitus und Adipositas, die in diesem Kreislauf das mangelnde Selbstwertgefühl wieder bestätigen. Schließlich sind die Folgekrankheiten soweit fortgeschritten (periphere AVK und Arthrosen), dass Bewegung kaum mehr möglich ist.

Besonders auffällig an ihrem Krankheitsverhalten ist die Neigung, dem Arzt die Lösungen zu überlassen, aber jedoch nur, um sie dann wieder zu unterlaufen. Dieses als »Non-Adherence« bezeichnete Verhalten ist oft Ausdruck erwarteter Enttäuschung und verborgener Wut von Patienten im depressiven Beziehungsmodus. Es wird daher ebenfalls im Kapitel 7.3 beschrieben. Das Phänomen Non-Adherence ist jedoch nicht ausschließlich verknüpft mit abgewehrter Aggression und erwarteter Enttäuschung depressiv Kranker, die sich bei chronischen Erkrankungen eben häufen. Jeder Modus hat einen anderen Schwerpunkt im Umgang mit ärztlichen Verordnungen. Jedenfalls ist die Abwehr ärztlicher Vorschriften nicht mit Wissensvermittlung allein aufzuheben, gute Information ist aber die Voraussetzung dazu. Verstrickungen des Arztes in Abhängigkeit seines Modus wurden bereits ausführlich als aggressive oder regressive beschrieben (▶ Kap. 7.3).

Der narzisstische Modus der Krankheitsverarbeitung

Krankheiten selbst, ihre Folgen und die therapeutischen Nebenwirkungen ebenso wie Notwendigkeiten mancher therapeutischer und diagnostischer Massnahmen werden in diesem Modus geleugnet und heruntergespielt. Die Krankheit selbst ist eine Kränkung wie Alter und letztendlich der Tod überhaupt.

Bei einem 45-jährigen Patienten wird eine floride Hepatitis C als Folge einer früheren Bluttransfusion diagnostiziert, die durch einen schweren Motorradunfall notwendig wurde. Er befolgt die ihm vorgeschlagene antivirale Therapie, die leider massive Nebenwirkungen auf der Haut hervorruft. Er verleugnet das ihn schädigende Ausmaß der medikamentösen Nebenwirkungen, hält an der Therapie fest und beeinflusst zunächst die Ärzte, die Therapie nicht zu modifizieren oder zu beenden. Dieses auffällige Verhalten ist geprägt durch Erfahrungen der Kindheit, in der er viel körperliche Gewalt erlebt hat: Sein Vater schlug ihn beständig. Er trainierte sich, nicht zu weinen, sondern eine stoische Haltung zu bewahren, die ihn selbst schützen und den Vater provozieren sollte. Die Mutter konnte ihn, bedingt durch eine psychiatrische Erkrankung, nicht schützen. Mehr noch, er schämte sich seiner Mutter wegen, die oft ungepflegt in einem Kittel oder im Nachthemd in der Wohnung herumlief. Er mied damals sein eigenes Zuhause, doch gleichzeitig war ihm sein Wunsch peinlich, immer bei anderen Familien sein zu wollen.

Um dieses Erleben abzuwehren, konstruierte er ein unangreifbares, emotional und körperlich unbesiegbares Bild von sich selbst, das über körperliche Schmerzen und Scham triumphieren würde. Auch im Umgang mit seiner Erkrankung kann in seiner Vorstellung etwas anderes als ein Sieg über die Krankheit sowie die Nebenwirkungen nicht vorkommen.

In den langen Jahren der hausärztlichen Betreuung wurde ihm in einem Bilanzgespräch die Frage gestellt, ob er seine dem Hausarzt bekannten aggressiven Impulse im Moment kontrollieren könne. Er bejahte zwar, teilte aber beim nächsten Besuch mit, dass er beinahe nie wiedergekommen wäre. So sehr habe ihn seine Verleugnung doch bestehender Gewaltimpulse gegen Gegenstände wie zum Beispiel das Treten gegen Türen beschämt. Diese Episode belegt, wie brüchig therapeutische Beziehungen bedingt durch den Schamaffekt sein können.

Älter werdende Männer, die einen plötzlichen Herzinfarkt erleiden, sehen in ihrer Krankheit oft eine Beschämung ihres phantasierten Größenselbst (▶ Kap. 8.6 Fallbeschreibung). Die Beschädigung und die damit verbundene Scham muss verleugnet werden. Verleugnung ist ein Abwehrmechanismus, der in der ersten Phase der Krankheitsverarbeitung häufig auftritt und anfänglich sinnvoll ist, denn Verleugnung ermöglicht dem Patienten, die zunächst notwendigen medizinischen Maßnahmen, wie Chemotherapie und Bestrahlung bei onkologischen Krankheiten, physisch durchzustehen. Wird das verleugnende Verhalten im Krankheitsverlauf beibehalten, kann dies negative Auswirkungen haben, weil notwendige Kontrolluntersuchungen nicht durchgeführt werden und ein ressourcenverzehrender, dem Alter und der Körperbeschädigung nicht angemessener, gefährlicher Lebensstil beibehalten wird. Ärzte können entsprechend ihres jeweiligen Modus mitmachen, weil sie sich in ähnlicher Weise wie der Patient selber überschätzen oder weil sie in ängstlicher Weise Konfrontation scheuen oder weil sie Grenzen der Selbstüberforderung unzureichend wahrnehmen. Ärzte in einem mehr zwanghaften Modus scheinen eher geneigt, dem Patientenverhalten Regeln entgegenzuhalten. Ärzte im histrionischen Modus scheinen dagegen gefährdet, auf die charmante Version des narzisstischen Modus hereinzufallen. Selbstreflexion ist für alle Ärzte ein geeigneter Ausweg.

Der zwanghafte Modus der Krankheitsbearbeitung

Der zwanghaft strukturierte Patient wird seine Krankheit als *Kontrollverlust* betrachten und als »*das Böse*« nun im eigenen Körper festgesetzt sehen, über das wieder Kontrolle gewonnen werden muss. Dies gilt in der Forschung zur Krankheitsbewältigung als positiv zu bewertender Stil. Auch hier trügt der Schein, denn der bevorzugte Mechanismus seiner Stabilisierung ist der der Rationalisierung. Statt über Gefühle der Wut und des Ärgers zu reden oder sie überhaupt zu bemerken, wird über Zahlen und Vorschriften geredet. Sie flüchten in die Planerfüllung oder in Anklagen gegen andere, vereinbarte Pläne nicht einzuhalten oder in weitschweifige Debatten über die Erstellung solcher Pläne. Scheinbar sind sie die einfachen Patienten, die nicht durch Emotionalität den Praxis- oder Klinikalltag gefährden. Sie erscheinen einfacher, zeitsparender und vor allen Dingen kooperativer. Der angepasste Patient führt bereitwillig und eifrig Blutzuckertagesprofile, Blutdrucktagebücher und Peak-Flow-Protokolle. Dieses Verhalten hat den Aspekt ritueller Abwehr von Emotionen. Beachtet der Arzt den Beziehungsmodus des Patienten nicht, können seine therapeutischen Maßnahmen das angestrebte Ziel der Lebensqualitätsverbesserung konterkarieren.

Die Abwehr von Emotionen durch Rationalisierung nicht zu beachten, kann zu aggressiven Mustern in der Arzt-Patient-Beziehung führen. Der zwanghaft strukturierte Patient kann anders als in der schüchternen Version versuchen, Kontrolle über die Behandlung gewinnen, indem er den Beipackzettel der Medikamente im Detail studiert und sich bestens durch Internet und ähnliches informiert. Er taucht mit Bögen von Informationsmaterialien in der Sprechstunde auf und beweist der »Autorität Arzt« besserwisserisch bereits an der Anmeldung, dass er die Nebenwirkungen eines ihm verordneten Medikamentes nicht berücksichtigt oder es unterlassen hat, die Wechselwirkung mit anderen Medikamenten zu beachten. Er sucht die offene Konfrontation mit dem Bösen, dem er nun aus seiner Sicht in der Person des Behandlers begegnet. Reagiert der Arzt verärgert, kann sich Ärger gegenseitig aufschaukeln und zum Beziehungsabbruch führen, zumindest leiden beide Beteiligten unter den negativen Folgen des erlebten Ärgers.

Der histrionische Mechanismus der Krankheitsverarbeitung

Diese Patienten machen ihre Erkrankung zu einem Teil ihres theatralischen Auftritts. Die Krankheit ist eine Inszenierung, und der Arzt hat in der Gegenübertragung das Gefühl, es werde »übertrieben und dramatisiert« und manchmal das Gefühl, seine Grenzen, besonders seine Schamgrenzen, würden nicht eingehalten. Wie bei den übrigen Modi gibt es auch hier ein Kontinuum von Verhaltensauffälligkeiten bis hin zur Persönlichkeitsstörung.

Die Patienten schildern ihre Symptome oft sehr stark affektiv gefärbt (vernichtend, vergiftend, auffressend). Es wird eine Vielzahl von Symptomen aneinandergereiht, demonstrativ dargestellt und Beschwerdekomplexe werden sprunghaft gewechselt. Die große Gefahr bei diesen Patienten besteht darin, dass der Arzt sie nach einer gewissen Zeit lächerlich findet und nicht mehr ernst nimmt. Er hat sich an die Dramatisierungen gewöhnt und neigt von sich aus zum Bagatellisieren. Die Gefahr besteht, bei diesen Patienten ernsthafte Befunde zu übersehen. Dies wiegt besonders schwer, weil gerade bei ihnen körperliche Erkrankung und auffälliges psychisches Verhalten gemeinsame Wurzeln in der traumatischen Verletzung des Körpers haben und daher sehr ernsthafte Erkrankungen nicht selten sind. Weil die Grenzen des Arztes in diesem Beziehungsmuster überschritten werden, neigt er dazu, solche Patienten loszuwerden, indem er sie weiterreicht im medizinischen System, manchmal zu deren Nachteil, denn medizinische Eingriffe können iatrogene Schäden zur Folge haben. Seine Abwehr kann ihn gemäß des Traumamodells zum »Täter« werden lassen. Wenn dem Arzt selber eine Vorstellung von grenzlosen Vermögen eigen ist, oder wenn er eigene Grenzen aus Altruismus ständig überschreitet, wird er sich zum »Retter« stilisieren. Beide Modi werden in Enttäuschung und Erschöpfung auf Seiten des Arztes enden. Es hilft dem Arzt bei der Betreuung dieser Patienten, wenn er ihre Lebensgeschichte kennt und über sich selbst nachdenkt.

Tabelle 6 fasst die einzelnen Verarbeitungsmodi zusammen und ordnet ihnen den vorherrschenden Abwehrmechanismus, die Bedeutungserteilung an die Krankheit und den entsprechenden Copingstil zu.

Tab. 6: Modi der Krankheitsverarbeitung.

Modus	Bedeutungszuschreibung der Krankheit	Bevorzugter Abwehrmechanismus	Copingstil
Depressiver Modus	• Gerechte/ungerechte Bestrafung • Irreparabler Verlust	• Projektion • Regression	• Passive Grundhaltung • Resignation • Selbstbeschuldigung
Ängstlicher Modus	• Feind • Existenzielle Bedrohung	• Identifizierung • Vermeidung	• Katastrophisieren • Sozialer Rückzug
Narzisstischer Modus	Schwäche	• Verleugnung • Verdrängung	Dissimulieren
Zwanghafter Modus	Machtverlust/Kontrollverlust	• Intellektualisierung • Rationalisierung • Ungeschehen machen • Verschieben	Unterdrückung von Gefühlen
Histrionischer Modus	Unbewusste Inszenierung	• Emotionalisierung • Identifizierung • Imitation-Dissoziation	• Dramatisieren • So tun als ob

14.2.3 Die Förderung der Selbstwirksamkeit

Was ist hilfreich, um die Bewältigungskompetenz der Patienten zu fördern? Auf diese Frage versuchen Coping- und Resilienzforschung Antworten zu geben. Die Frage nach den erfolgreichen Bewältigungsstrategien bei Krankheiten ist eine andere Version der Frage danach, was uns gesund hält – auf die das Salutogenese-Modell antwortet: Das Kohärenzgefühl. Darunter versteht man die Auffassung, dass es einen sinnvollen Zusammenhang der Erlebnisse im Leben gibt. Die Konzepte, die zu einem guten Umgang mit Krankheit verhelfen, scheinen auf der Ebene des Phänomens sehr vielfältig: Mut, Glauben, Sinngebung, Dankbarkeit, Musik, Sport, Freunde, Familie, Paarbeziehung, Mitgefühl und Altruismus, Flow-Gefühl und Achtsamkeit. Gesichert ist auf jeden Fall, dass die eigene Aktivität des Patienten und gute Beziehungen hilfreich sind.

In einem integrativen Modell chronischer Erkrankungen ist die entscheidende Frage, wie *die selbstregulativen Kräfte des Patienten* gestärkt werden können. Die Interventionen des Arztes sollen dazu beitragen, dass der Patient wiedergewinnt, was Krankheit gefährdet: *Selbstkontrolle und Selbstwert*. Dem Arzt stellen sich daher die Fragen:

- Wie ermutige ich und stärke dauerhaft die Selbstverantwortung des Patienten?
- Wie stärke ich die selbstregulativen Kräfte des Patienten?
- Wie vermittle ich dazu Wissen?
- Wie motiviere ich zu verändertem Verhalten?

Antworten zu den Interventionen wurden bereits gegeben und seien hier zusammengefasst:

Erfragen Sie die subjektive Bewertung und Bedeutung der Krankheit und bewerten Sie diese und auch die Sinnsuche des Patienten nicht.

»Welche Bedeutung hat die Krankheit für Sie? Haben Sie ein Bild dafür? Wie wurde in ihrer Familie mit Krankheit umgegangen?«
»Haben Sie eine Erklärung für Ihren Schmerz und wie er entstanden ist?«
»Gibt es ein Bild in Ihnen für Ihren Schmerz?«

Lassen Sie sich die Lebens- und Krankengeschichte erzählen.

Von Beginn an Erhebung einer psychosozialen Anamnese

»Wie reagieren Ihre Kollegen auf Ihre Schmerzen?«
»Wie reagiert Ihre Familie?«
»Spielten Schmerzen in Ihrer Herkunftsfamilie eine Rolle?«
»Spielten Schmerzen in Ihrer Herkunftsfamilie eine Rolle?«
»Haben Sie früher viele Schmerzen erlebt?«

Stabilisieren

Dies funktioniert am besten durch den Einsatz der suggestiven, beruhigenden Fähigkeiten des Arztes. Ebenfalls sollte die Einflussnahme des Patienten auf den Krankheitsverlauf unterstrichen werden (Selbstwirksamkeit).

»Ihre inneren Bilder und Ziele sind wichtig.«
»Sie haben mehrere Möglichkeiten. Was könnte Sie zu...bewegen?«

Eine Erklärung geben, wie Lebenserfahrungen, Emotionen, Konflikte und Schmerz zusammenhängen

Patienten fühlen sich ernst genommen, wenn der Arzt sein Krankheitskonzept z. B. des Schmerzes erklärt. Vorschnelle Deutungen sind nicht hilfreich, sondern bestärken den Patienten in einer abwehrenden Haltung, weil er zunächst von der körperlichen Genese überzeugt ist und nicht selten der Schmerz Rechtfertigung für eine Entlastung und gleichzeitig Stabilisator seines beeinträchtigten Selbstwertgefühls ist.

»Schmerzen, die Sie heute quälen, hängen immer mit früheren Schmerzerfahrungen zusammen. Schmerz wird nicht vergessen. Auch seelischer Schmerz hinterlässt Narben im Gehirn und verändert Ihre Empfindlichkeit für Schmerzen. Sie sind verletzlicher geworden als andere.«
»Innere, seelische Anspannung kann sich auch in muskulärer Verspannung zeigen. Die Körperhaltung kann auch ein Abbild des erlebten Leids sein.«

Kompetenz vermitteln – die eigene und die des Teams

»Wir sind ein erfahrenes Team und setzen auf Zusammenarbeit. Wenn Sie es wünschen, helfen wir Ihnen, eine zweite Meinung einzuholen.«

Die Selbstkompetenz des Patienten erhöhen

- verständliche Informationen
- Zeit geben für Akzeptanz und Entscheidungsfindung
- Ertragen von »Non-Adherence« und Umdeutungen/Reframing

»Es zeigt Ihr Selbstbewusstsein, dass Sie sich nicht einfach fügen, sondern sich selbst informieren und eigene Gedanken machen. Es ist klug, Überzeugungen in der Medizin zu überdenken, denn sie hat sich bereits öfter geirrt.«

Gefühle ansprechen

Insbesondere Hoffnungslosigkeit, rigide Verleugnung und Scham.

»Ich sehe, dass es viel Leid in Ihrem Leben gab.«

Aufrechthalten von Hoffnung und einer positiven Perspektive

Hier soll nicht zu Bagatellisierung und Verschweigen geraten, sondern die suggestive Kraft ärztlicher Worte unterstrichen werden, insbesondere dann, wenn der Patient in einer empfindsamen oder sogar verletzten Situation ist. Worte rufen innere Bilder hervor. Innere Bilder und die Vorstellungskraft können eine Macht entfalten, die die Wirklichkeit beeinflusst. Einer an Krebs erkrankten Patientin, die fragte, wann sie denn jetzt sterben müsse, wurde deshalb erklärt:

»Wenn ich Ihnen jetzt irgendeinen Zeitpunkt sagen würde, wann es zu Ende sein wird, dann würde dieser Zeitpunkt eine solche Macht über Sie gewinnen, das Ihr Körper sich möglicherweise danach richtet und der Zeitpunkt sich selbst erfüllt.«

Statt Therapien anzubieten, von denen der Arzt selbst nicht mehr überzeugt ist und deren Sinn in der Symbolisierung von Hoffnung liegt, kann der Arzt anbieten:

»Wir können Sie nicht mehr heilen, aber wir werden alles tun, um Sie zu begleiten und den Weg zu erleichtern.«

Förderung der Selbstkompetenz und Selbstwirksamkeitsüberzeugungen, Ressourcenaktivierung

Suchen Sie nach den Ressourcen des Patienten und versuchen Sie ihn auf Lösungen einzustimmen. Fragen Sie nach den guten Erinnerungen, die Mut machen, und stärken Sie diese:

»Wo und wann waren Sie schon einmal mutig? Können Sie sich erinnern, wie Sie einmal etwas Schweres bewältigt haben?«

Ressourcenorientierte Interventionen werden übersichtlich in Kapitel 5.2 dargestellt. Ein selbstfürsorgliches Verhalten kann angeregt werden durch Äußerungen wie:

»Für andere Menschen setzen Sie sich beständig ein. Was tun Sie für sich? Tun Sie auch für sich jeden Tag etwas Gutes!«

Die Aufklärung über den gutartigen Verlauf funktioneller Schmerzstörungen ist nützlich. Therapien wie die Transkutane Nervenstimulation (TNS), die der Patient eigenständig zu Hause durchführen kann, sind Hilfe zur Selbsthilfe.

»Ihr Schmerz ist da und anscheinend schwer beeinflussbar. Aber vielleicht haben Sie Erfahrungen gemacht, wie Sie den Schmerz beeinflussen oder sich vom Schmerz ablenken können. Wer kann Ihnen dabei helfen?«

Alle Maßnahmen, die die eigene Aktivität des Patienten fördern, sind günstig. Die Ermutigung des Patienten gilt vor allem seiner sportlichen Betätigung, da mehr Bewegung die Stimmung verbessert, antidepressiv wirkt und das Selbstwertgefühl stärkt. Daneben hat Bewegung eine positive Wirkung auf andere Risikofaktoren.

Aktivierung zu körperlicher Anstrengung mit gestufter Zeitangabe

Dies gilt vor allem für die Patienten, bei denen die Angst vor Bewegung und Belastung beeinflusst werden soll. Diese Patienten sollen sich in der Einschätzung ihrer Belastung nicht vom Schmerz, sondern von der Zeit leiten lassen, z. B. sich jeden Tag eine viertel Stunde zu bewegen und dies allmählich zu steigern.

> »Wenn Sie sich auf den Schmerz konzentrieren und ihn erwarten, wird er auch kommen. Unsere Vorstellungskraft ist mächtig, sowohl positiv als auch negativ.«

Ermutigt werden sollte der chronisch Kranke auch zum Erlernen eines Entspannungsverfahrens, zur Pflege seiner guten Beziehungen und zu Aktivitäten mit anderen. Dazu bieten sich die Selbsthilfegruppen an, die darüber hinaus auch den Informationsgrad des Patienten fördern (▶ Kap. 5 Motivationsförderung).

Ein Wahrnehmungstraining kann darüber hinaus ebenfalls sinnvoll sein. Zusammenfassend sei auf die ressourcenorientierten Interventionen verwiesen (▶ Kap. 5.2).

Zielvereinbarungen mit dem Patienten treffen
Kontinuierliche Betreuung zur Verfügung stellen und Bilanzierung des Erreichten vornehmen

Hierbei können auch die Medizinischen Fachangestellten zum Beispiel mit niederschwelligen Angeboten eines telefonischen Kontakts eine wichtige Rolle spielen.

Soziale Unterstützung und vernetztes Arbeiten

Vernetztes Arbeiten schließt nicht nur andere Fachärzte, Hausärzte und Krankenhäuser, Physio-, Ergo- und Soziotherapeuten mit ein, sondern ebenso die vielfältigen psychosozialen Einrichtungen auf kommunaler Ebene wie Gesundheitsämter, psychosoziale Dienste oder Selbsthilfegruppen.

Überweisung zum Facharzt für Psychosomatik und psychotherapeutische Medizin und für Psychiatrie und Psychotherapie partizipativ vereinbaren
Motivation zu multimodaler Schmerztherapie und Psychotherapie

Was heißt multimodale Schmerztherapie? Hier werden Patientenedukation, medikamentöse Therapien, Sport und Physiotherapie, Entspannungsverfahren und psychotherapeutische Verfahren miteinander angeboten, bei denen vor allem die körperbezogenen Verfahren (wie die Konzentrative Bewegungstherapie und die Funktionelle Entspannung), Tanz- und Musiktherapie besonders zu erwähnen sind. Ein solch multimodales Angebot ist meist nur im Rahmen einer ambulanten Rehabilitation oder stationären Rehabilitation/Behandlung möglich.

Empfehlenswert ist ein solches Konzept für alle Patienten, bei denen der Schmerz Leitsymptom einer psychischen Erkrankung ist. Ein Patient mit Fibromyalgie sollte nach sechsmonatiger Basistherapie und Fortbestehen von deutlichen Beeinträchtigungen der Alltagsfunktionen entweder ambulant oder stationär zur multimodalen Schmerztherapie überwiesen werden (S3-Leitlinie Fibromyalgie).

Patienten mit einer somatoformen Schmerzstörung sollten frühzeitig dem Facharzt für Psychosomatik und Psychotherapeutische Medizin konsiliarisch vorgestellt werden. Ist der Schmerz ein Traumaäquivalent, können traumaspezifische Interventionen eingesetzt werden, wie z. B. EMDR (▶ Kap. 11).

Medikamentöse Behandlung

In Ergänzung einer gestuften, medikamentösen Schmerztherapie hat Amitryptillin (25 mg ret. 2 Stunden vor dem Schlafengehen) eine sehr gute Wirkung. Dies hilft auch bei begleitenden Schlafstörungen. Bei komorbider Depression sollte eine ergänzende Behandlung vorrangig mit einem SSRI vorgenommen werden, was im Fall schwerer Depression immer durch einen Facharzt für Psychiatrie erfolgen sollte. Hinweise zur Auswahl der Medikamente geben die Nationale Versorgungsleitlinie Unipolare Depression und die S3-Leitlinie Angststörungen.

Übersicht 32

Empfehlung für die Praxis
Umgang mit Patienten mit chronischen Krankheiten
Interventionen zum Aufbau von Bewältigungskompetenz

Erfragen subjektiver Krankheitsbewertung und der inneren Bilder dafür

- Dabei Bewertungen seitens des Arztes nicht vorschreiben

Stabilisierender Einsatz suggestiver Fähigkeiten

- Einflussnahme des Patienten auf den Krankheitsverlauf (Selbstwirksamkeit) unterstreichen
- Ärztliche Kompetenz und die des Teams vermitteln
- Kontinuierliche Betreuung versichern

Erhöhung der Selbstkompetenz

- Durch verständliche Information
- Zeit lassen
- Nicht bewertende Sinnsuche
- Ertragen von Non-Adherence

Gefühle ansprechen

- insbesondere Hoffnungslosigkeit
- rigide Verleugnung
- Scham

Ressourcen des Patienten aktivieren

Zielvereinbarungen treffen mit dem Patienten

Kontinuierliche Betreuung zur Verfügung stellen zwecks Bilanzierung des jeweils Erreichten und Abwendung gefährlicher Verläufe

Vernetztes Arbeiten

- Kooperation der Fach- und Hausärzte samt ihrer Teams, des ambulanten und stationären sowie rehabilitativen Sektors und der Physio-, Ergo- und Soziotherapeuten
- Kooperation auf Ebene der Kommune mit psychosozialen Einrichtungen und Selbsthilfegruppen
- *Partizipativ vereinbarte Überweisung* zum Facharzt für Psychosomatik und psychotherapeutische Medizin und/oder zum Facharzt für Psychiatrie und Psychotherapie schweregradabhängig bei Komorbidität psychischer Störungen (immer zum Facharzt für Psychiatrie und Psychotherapie bei schwerer Depression).

15 Chronische Schmerzen

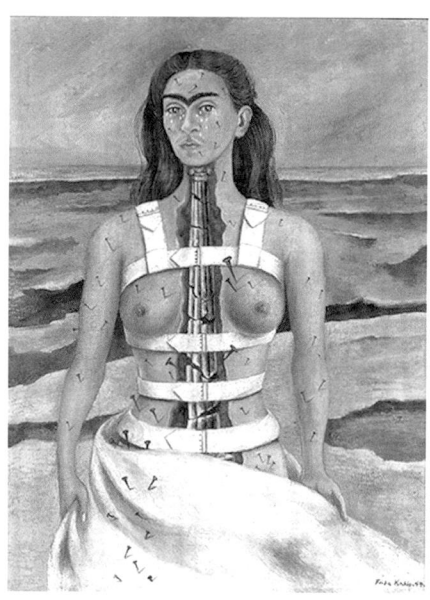

Abb. 15.1: Frida Kahlo – Die gebrochene Säule
© Banco de Mexiko Diego Rivera Frida Kahlo Museums Trust/VG Bild-Kunst, Bonn 2017

Chronischer Schmerz (> 6 Monate) ist der häufigste Beratungsanlass in allgemeinmedizinischen Praxen, und somatoforme Schmerzen sind in allen Fachbereichen häufig. Viele Patienten führen den Schmerz auf eine Verletzung oder Schädigung des Körpers zurück, die der Arzt finden und beheben soll. Doch chronischer Schmerz hat sich von seiner Schutz- und Warnfunktion entfernt und wird heute als eigenständiges Krankheitsbild gesehen, für dessen Entstehung das affektive Erleben und frühe Schmerzerfahrungen eine wichtige Rolle spielen, so dass chronischer Schmerz als ein komprimierter Zustandsbericht über das gesamte Individuum betrachtet werden kann. Der Arzt fühlt sich häufig mit einer Konstellation überfordert, die von ihm erwartet, mit den Mitteln des Wundschmerzes seelisches Leid zu heilen. Daher kommt es nicht selten in der Arzt-Patient-Beziehung zu negativen Affekten, die zu einer iatrogenen Chronifizierung des Schmerzes beitragen können (Egle 1993).

15.1 Chronifizierung von Schmerz verstehen

Hyperalgesie und Schmerzgedächtnis

Schmerzreize ausgehend von Nozirezeptoren der Peripherie werden nicht in einem 1:1-Verhältnis in den somatosensorischen Rindenbereichen (SI und SII) abgebildet. Die afferenten Nervenbahnen sind auf ihrem Weg (Bottom-up) zu den sensorischen Rindenfeldern in neuronalen Netzwerken eng verbunden mit den affektiven Systemen und dem Gedächtnis (Amygdala/Hippocampus und Anteriorer Cingulärer Cortex, ACC), den kognitiven Systemen (Präfrontaler Cortex, PFC) und den Systemen der Aufmerksamkeit. Der ACC ist eine Konvergenzzone vielfacher Vernetzungen, er lenkt den Scheinwerfer der *Aufmerksamkeit* und ist eng verbunden mit der affektiven Einfärbung des Schmerzes. Die Wirkungen von Hypnose und Placebo auf die *Schmerzmodulation* erfolgt über den ACC. Er ist auch aktiv, wenn Zurückweisung und soziale Ausgrenzung zu einem verstärkten Schmerzerleben führen. Eine mindestens ebenso wichtige Integrationszone ist der *insuläre Cortex*, der ständig die Signale aus dem *Körperinneren*, auch die Schmerzsignale, mit *affektiven Inputs zu einem Körperselbst verbindet*. Diese Strukturen verweisen darauf, dass Schmerz nicht nur aus Läsionen eines Organsystems verstanden werden kann.

Bereits die Signalübertragung des Schmerzes aus der Peripherie wird durch die zentralen Strukturen verändert (Top-down). Mittels des Corticotropin Releasing Hormon CRH und über den *Hirnstamm* nehmen sie Einfluss auf die Schmerzleitung aus der Peripherie. CRH hemmt die Hemmung der aufsteigenden Bahnen der Schmerzübertragung und schaltet damit eine Dämpfung des Schmerzempfindens aus.

Diese neuroanatomischen Strukturen und ihre Plastizität helfen zu verstehen, dass ein *Gedächtnis für Schmerz existiert*. Neben dem absteigenden Schmerzsystem sind dafür weitere Vorgänge verantwortlich. In der Peripherie erregen einmal erlebte Schmerzen anhaltend die *Schmerzrezeptoren und vermehren* diese. Auch das zentrale Nervensystem kann sich plastisch an erlebten Schmerz anpassen, d. h., es ist durch Erfahrungen modulierbar. Im primären sensorischen Cortex entsteht eine *überproportionale Abbildung* der vom Schmerz betroffenen Körperareale, z. B. des Rückens. Über diesen Weg der *Hyperplastizität* wird der Phantomschmerz erklärt. Dieser Weg wird auch beschritten, wenn akuter Schmerz nicht adäquat und frühzeitig behandelt wird und führt über diesen Weg zu seiner Chronifizierung. Neuronale Plastizität des Schmerzgedächtnisses ermöglicht ebenso, dass früher erlebter Schmerz seine Spuren im Gehirn hinterlässt und nicht vergessen wird. Er hinterlässt sichtbare Narben, d. h. strukturelle Degeneration in den mit Schmerz verbundenen zentralen Strukturen. Wenn diese eingetreten ist, scheint Beeinflussung des Schmerzempfindens nur noch in geringem Maß möglich. Für diese Vorgänge der Degeneration wird das Corticotropin Releasing Hormon CRH verantwortlich gemacht (▶ Kap. 1.2.3).

Neben dem Weg über die neuronale Plastizität und die Vorwärtshemmung scheint es noch weitere Wege zu geben. Das sogenannte Bindungshormon Oxytocin und opioidähnliche Neuropeptide nehmen Einfluss auf die schmerzverarbeitenden Systeme, Entzündungsprozesse können eine Rolle spielen, denn es wurde in Korrelation zum chronischen Schmerzerleben eine *Aktivierung des hirneigenen Zytokin-Systems* gefunden; dasselbe ließ sich bereits für Erschöpfungssyndrome feststellen.

Die Gesamtheit dieser Strukturen gewährleistet den Einfluss von Stimmung, Aufmerksamkeit, kognitiven Bewertungen und Biografie auf die Entstehung des Schmerzes, sein Niveau und seine Verarbeitung. Dafür wurde der Begriff der Hyperalgesie geprägt: Aktuelle Schmerzen hängen mit einer erhöhten Schmerzvulnerabilität zusammen, die auf frühere Stresserfahrungen und früher erlebten Schmerz zurückgeführt werden können. Wie bereits bei den somatoformen Körperbeschwerden dargestellt, hilft die Neurobiologie den Ärzten, ihre Patienten nicht länger diskriminieren zu müssen.

Dieser Sichtweise entsprechen Beobachtungen, dass affektive Störungen häufig mit Schmerzen (die Komorbidität mit einer Depression liegt bei ca. 50 %) gemeinsam auftreten, Traumatisierungen wie Kriegserfahrungen, ungewollte Migration, körperliche und sexualisierte Gewalt und Vernachlässigung sich häufig bei chronischen Schmerzpatienten finden und aktuelle Konflikte Schmerzen auslösen können. Umgekehrt ist das Gehirn imstande, die Schmerzintensität durch Vorstellungen zu mildern. Positive Bindungen wirken in dieselbe Richtung. Allein der Anblick eines guten Partners reduziert das subjektive Schmerzempfinden und parallel die Aktivität in den entsprechenden Hirnregionen.

Neurobiologische Erkenntnisse müssten Folgen für die Klassifizierung von Schmerzsyndromen und ihre Behandlung haben und insbesondere den Einsatz von Opioiden kritisch überdenken lassen.

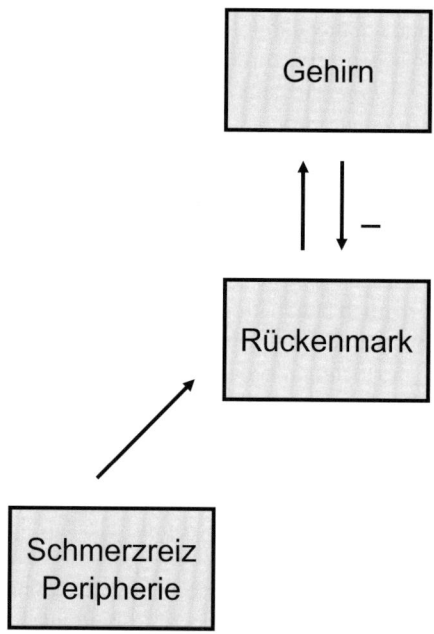

Abb. 15.2: Bidirektionale Beziehungen zwischen peripherer Schmerzübertragung und ZNS

Schmerz, affektives und leibliches Erleben

Die depressive Selbstwertregulation wurde in Kapitel 7 beschrieben: Verlust und Mangel an einer Geborgenheit gebenden Bezugsperson, daraus resultierende Sehnsucht nach Versorgung und Nähe, verbunden mit Wut und Traurigkeit, mit dem Verbot zu klagen. Die Sehnsucht nach Nähe und Anerkennung führt zu sich selbst überfordernden Anstrengungen. Doch weil der Wunsch nach Entlastung dauerhaft geleugnet wird, steht am Ende das erschöpfte Selbst. Manchmal genügt dann eine geringfügige Erkrankung oder ein kleiner Unfall, um ein chronisches Schmerzgeschehen in Gang zu setzen, das dann eine Schonung rechtfertigt. Chronifizierung wird unterstützt durch die selbstzerstörerische Dynamik, die medizinische Maßnahmen zur eigenen Bestrafung herausfordert. Schmerz als *Ausdruck eines erschöpften Selbst* zu verstehen ist ein Zugangsweg. In diesem Modus kann er auch durch ein aktuelles Kränkungserleben ausgelöst werden. Es erklärt die anamnestisch häufige Verbindung von Rückenschmerzen mit Konflikten am Arbeitsplatz, die in diesem Modus mit Kränkung und Enttäuschung durch den Arbeitgeber und Kollegen verknüpft sind.

Der Weg der narzisstischen Kompensation des früher erlittenen Leids stellt den Arzt vor besondere Schwierigkeiten, denn solche Patienten begehren hartnäckig Wiedergutmachung durch Rentenvergütungen (▶ Kap. 8.3).

Im ängstlichen Modus sind die auslösenden Konflikte häufig psychosoziale Belastungen am Arbeitsplatz, denen diese Patienten *ausweichen* wollen. Sie fürchten z. B. neue Anforderungen oder verlieren das stabilisierende Team durch Umbesetzungen. Sie gehen zum einen wegen der Schmerzen zum Arzt, denn ängstliche Anspannung kann über den erhöhten Tonus des Sympathikus zur muskulären An- und Verspannung führen. Zum anderen soll der Arzt sie durch Krankschreibung entlasten. Ihre Angst-Vermeidungs-Überzeugungen können der Beginn einer Chronifizierung des Schmerzes sein, besonders dann, wenn der Arzt diese Vorstellungen unterstützt.

Bei einem Teil der Patienten ist der chronische Schmerz Folge eines erlittenen Traumas und findet sich vielfach bei Patienten, die Kriegskinder sind. Sie haben Vertreibung, Flucht und Bombardierung erlebt, verbunden mit Hunger und Armut, Stigmatisierung als Flüchtlingskinder und Tod eines Elternteils im Krieg, manchmal auch Vergewaltigung. Nicht nur Schmerz, sondern auch chronische Krankheiten sind mit diesen Biografien verbunden. Bei der somatoformen Schmerzstörung ist der Schmerz Ausdruck körperlicher Intrusionen, die auf Misshandlungen und Deprivation in früher Kindheit beruhen.

> Nach dem Tod ihrer Mutter verfiel die 60-jährige Patientin in eine Depression mit zusätzlichem Schmerzsyndrom. Der Vater war im Krieg geblieben, die Mutter hatte unter größten Entbehrungen als Akkordarbeiterin in der Fabrik und Putzhilfe sich und ihr Kind durchgebracht. Wegen einer Hüftfehlstellung waren der Patientin im Alter von zwei Jahren zu Kriegszeiten beide Beine gebrochen worden. Sie lag lange im Krankenhaus, das dann auch noch bombardiert wurde, weshalb sie tagelang ohne Kontakt zur Mutter im Keller verschüttet war. Die intensive Beziehung zur Mutter war ein resilienter Faktor in ihrem Leben. Ihr Tod ließ sie hilflos werden und den Schmerz wiederkehren.

Bio-psycho-soziale Faktoren der Chronifizierung von Schmerz

Komplementär zu diesen Wegen lassen sich folgende bio-psycho-sozialen Faktoren der Chronifizierung festhalten, die sowohl für die *Bereitschaft* zur Entwicklung eines chronischen Schmerzsyndroms als auch für dysfunktionale *Schmerzverarbeitung* wichtig sind:

1. Nicht adäquate und frühzeitige Behandlung des akuten Schmerzes.
2. Biografien, die traumatische Erfahrungen, Vernachlässigung, Hospitalisierung und frühe Schmerzerfahrungen einschließen
3. Komorbidität von Depression und Angst
4. Entzündungsprozesse
5. Das soziale Umfeld nimmt fördernden und lindernden Einfluss auf das Schmerzgeschehen. Zuwendung durch die Familie, Schonung und die Erwartung der Zuwendung Dritter (wie z. B. Rentenbegehren) kann zur Aufrechterhaltung des Schmerzempfindens beitragen, Mitgefühl und Erfahrung von Unterstützung aber auch mildern.
6. Maladaptive Strategien der Schmerzverarbeitung und ihre Begünstigung im sozialen Umfeld des Schmerzkranken wirken sich besonders auf die Verstärkung und die Erhaltung des Schmerzes aus (hierzu zählen Vermeidungs- und Schonungsverhalten und Strategien der Aufmerksamkeitslenkung).

Die Auffassung, durch *Schonung* Schmerz zu vermeiden, kann früh im Elternhaus oder später erlernt werden. Die Vorstellung, dass Schmerz Schonung erfordert, ist zum einen abgeleitet vom Wundschmerz, zum anderen wurzelt sie in ängstlichem Denken. Die katastrophisierende Erwartung von Schmerz führt zur *Vermeidung* von Bewegung und begünstigt dadurch die Chronifizierung.

Die dysfunktionalen Beziehungsmuster in der Arzt-Patient-Beziehung und Chronifizierung von Schmerz

Die selbstdestruktive Dynamik depressiver Patienten wurde schon erwähnt. Diese Schmerzpatienten machen Ärzte oft hilflos, entwerten sie und rufen ihren Ärger hervor. Nicht selten kommt es zwischen Arzt und Patient zu *Aufschaukelungsprozessen von Entwertung und Bestrafung*.
Ängstliche Erwartungen in Bezug auf den Krankheitsverlauf können durch beiläufige *negative Suggestionen*, wie »Ihr Knie sieht aus wie ein Trümmerfeld!«, verstärkt werden. *Dysfunktionale Kognitionen von Schonung* können durch langes Krankschreiben und Unterstützung von Rentenbegehren *durch den Arzt verstärkt* werden. Vielleicht will er die gute Beziehung zum Patienten nicht durch Konfrontation gefährden. Durch Unterstützung des Vermeidungsverhaltens gefährdet er aber Lösungen von Konflikten am Arbeitsplatz, die z. B. den Rückenschmerz auslösten. Den Wunsch nach Entlastung und Schonung werden Ärzte unterschiedlich beantworten. Dem Wunsch nach Schonung, der am Ende eines langen Weges chronischer Überforderung steht und durch den Schmerz gerecht-

fertigt werden muss, wird ein Arzt eher entsprechen als demselben Wunsch, der aus ängstlicher Vermeidung entstanden ist.

Anscheinend nimmt die Wahrnehmung des Schmerzes im Laufe des chronischen Schmerzprozesses durch die *Fokussierung der Aufmerksamkeit* auf ihn noch zu. Wenn der Arzt den Schmerz zum Leitfaden seiner Behandlungskontrolle macht, wird er zusätzlich die Aufmerksamkeit auf den Schmerz lenken, und in diesem Fokus der Beobachtung wird sich der Schmerz bei einigen Patienten verstärken, beispielsweise kann der Arzt durch Schmerztagebücher die Aufmerksamkeit auf die Symptombeobachtung lenken. Die Aufmerksamkeit geradezu paradox auf das zu lenken, was man zum Verschwinden bringen will, gelingt ihm durch folgende Interventionen:

»Hören Sie mit der Bewegung auf, wenn der Schmerz wieder zunimmt!«
»Kommen Sie wieder, wenn Sie Schmerzen haben.«

Auch Diagnostik steuert die Aufmerksamkeit. Schon eine Röntgenuntersuchung des Rückens führt zu einer Verlängerung des Rückenschmerzes. Es soll hiermit nicht die allgemeinärztliche Diagnostik abgewertet werden, jedoch soll der Arzt sich der diagnostischen Implikationen des Schmerzgeschehens im Klaren sein und keine Diagnostik aus einer erzwungenen Nachgiebigkeit veranlassen. Diagnostik sollte möglichst schnell und konzentriert und nicht scheibchenweise je nach Druck des Patienten erfolgen.

15.2 Klassifikation chronischer Schmerzzustände

Da chronischer Schmerz ein Prozess ist, gespeist aus vielen sich gegenseitig modifizierenden Wirkfaktoren, lassen sich organisch bedingte Schmerzen nur schwer und willkürlich von psychogenen Schmerzen abgrenzen. An der Entstehung der Gelenkerkrankung der primär chronischen Polyarthritis ist möglicherweise über Veränderungen des Immunsystems »early-life-distress« beteiligt. Wenn Patienten mit dieser Erkrankung mit einer erhöhten Schmerzvulnerabilität ausgestattet sind, wird sicher ein schwerer Krankheitsverlauf zu erwarten sein. Ähnliches gilt für alle Schmerzen, die mit biomechanischen Fehlhaltungen und folgenden strukturellen Veränderungen wie Arthrosen und Bandscheibenschäden verbunden sind, und für die regionalen Schmerzsyndrome. Dies mag die klinische Erfahrung erklären, dass manche Patienten mit Arthrosen über wenig, manche über unerträgliche Schmerzen klagen.

Hilfreich für die primär somatisch tätigen Ärzte ist die Kodierung als: »Chronische Schmerzen mit psychischen und somatischen Faktoren F45.41«.

Die Kriterien zweier wichtiger Krankheitsbilder der psychosomatischen Grundversorgung seien zur Orientierung an dieser Stelle aufgeführt:

Kriterien der anhaltenden, somatoformen Schmerzstörung (F45.40)

- Schmerzen länger als 6 Monate
- Ausschluss einer zugrundeliegenden körperlichen Ursache
- Zeitlicher Zusammenhang mit emotionalen und psychosozialen Belastungsfaktoren
- Frauen sind häufiger betroffen als Männer
- Beginn häufig vor dem 35. Lebensjahr
- Schmerzen werden von der Lokalisation her eher vage beschrieben unter Verwendung affektiver Adjektive
- In der Kindheit häufig emotionale Vernachlässigung, körperliche Misshandlung, sexueller Missbrauch, Hospitalisierung
- Überdurchschnittliche Beanspruchung des Gesundheitssystems

Fibromyalgiesyndrom

Chronische Schmerzen in mehreren Körperregionen (chronic widespread pain, CWP) sind ein häufiges Phänomen. Manche davon erfüllen die Kriterien des Fibromyalgiesyndroms:

- chronischer Schmerz
- Schlafstörung und Müdigkeit
- vegetative Symptome

Manche von ihnen erfüllen auch die Kriterien einer anhaltenden, somatoformen Schmerzstörung. Die Komorbidität mit Depression liegt bei 80 %. Sie gilt als Störung der zentralen Schmerz- und Stressverarbeitung (Egle 2004).

15.3 Umgang mit chronischen Schmerzpatienten in der psychosomatischen Grundversorgung

Eine wichtige Aufgabe der psychosomatischen Grundversorgung ist es, die *Entstehung chronischer Schmerzen möglichst zu verhindern.* Um dies zu erreichen, sollten Affekte simultan zur körperlichen Untersuchung und technischen Diagnostik angesprochen, von Anfang an eine psychosoziale Anamnese erhoben und die Patienten zu eigener Aktivität ermutigt werden. Wo dies nicht gelingt, bedürfen die Patienten einer langen Zeit der Begleitung, die eine »Sowohl-als-auch-Behandlung« immer einschließt. Die Interventionstechniken unterscheiden sich nicht von denen, die bereits im Kapitel 14.4 über die chronischen Krankheiten dargestellt wurden. Aufbau von Bewältigungskompetenz ist deren vorrangige Zielsetzung.

Übersicht 33

> **Empfehlung für die Praxis**
> **Umgang mit chronischen Schmerzpatienten in der psychosomatischen Grundversorgung**
>
> - Erklärung geben, wie Körper und Gehirn zusammenhängen
> - Zu Beginn: Erhebung einer psychosozialen Anamnese
> - Ansprechen von Gefühlen »*Ich sehe, dass es viel Leid in Ihrem Leben gab.*«
> - Katastrophisierende Äußerungen bei Befundinterpretation vermeiden
> - Keine nicht gerechtfertigte Diagnostik zur Beruhigung des Patienten
> - Beschwerdenunabhängige Terminvergabe – »wait and see«
> - Keine Maßnahmen, die auf die Schmerzbeobachtung fokussieren
> - Keine Förderung des sozialen Rückzugs durch Krankschreibung und vorzeitige Rentenverfahren
> - Förderung der Selbstkompetenz und Selbstwirksamkeitsüberzeugungen, Ressourcenaktivierung
> - Aktivierung zu körperlicher Anstrengung mit gestufter Zeitangabe, Aktivierung zu Sport in der Gruppe und weitere ressourcenorientierte Interventionen
> - Schlafförderung
> - Soziale Unterstützung
> - Motivation zur multimodalen Schmerztherapie einschließlich Psychotherapie. Gestufte medikamentöse Behandlung mit Amitryptyllin und ggf. SSRI (Serotonin-Wiederaufnahme-Hemmer) ergänzen

15.4 Fallbeschreibung

Eine 55-jährige Bürokauffrau klagte über verstärkt auftretende Schmerzen in Armen, Händen und den Beinen. Schmerzen habe sie schon immer gehabt, aber jetzt seien sie unerträglich. Ein entzündlich rheumatisches Geschehen wurde ausgeschlossen. Schmerz als Ausdruck von Überforderung war für Patientin und Hausarzt ein zunächst annehmbares Krankheitskonzept. Denn die Patientin war mehrfach belastet durch die Versorgung des eigenen Haushalts und die eigene Berufstätigkeit, Betreuung von Enkeln und Pflege von kranken Familienangehörigen. Die nahe liegende Erklärung war jedoch nicht vollständig. Einige Zeit zuvor war die eigene Mutter nach intensiver Betreuung durch die Tochter verstorben. Der Schmerz darüber war noch sehr gegenwärtig. Aber es war nicht nur Schmerz über den Verlust, es war auch der Selbstvorwurf, bei der Versorgung der Mutter versagt zu haben und zum Zeitpunkt des Todes nicht bei ihr gewesen zu sein. Es gab zwischen beiden ein unausgesprochenes Thema. Vor 20 Jahren war ihr Vater als akuter Notfall mit Notarzteinsatz verstorben, den die Patientin miterlebte. Seinen Tod brachte sie in einen zeitlichen Zusammenhang mit ihrem nun erstmalig auftretenden Rückenschmerz, der einem Bandscheibenschaden zugeschrieben wurde. Weil Schmerzmittel nicht halfen, wurde sie an der Bandscheibe operiert. Ihre damaligen Schmerzen jedoch waren Ausdruck negativer Affekte, vor allem großer Wut auf den Vater, welcher sie sexuell missbraucht und ihre Mutter häufig verprügelt hatte. Die Patientin schildert Szenen, als sie vor der Haustür frierend wartete, bis sie zur Schule gehen konnte. Sie wollte, wenn die Mutter schon zur Arbeit gegangen war, nicht schutzlos allein mit dem Vater zurückbleiben. Aus Angst vor dem Alleinsein ist sie als Kleinkind zu den Eltern ins Bett gekrochen. Sie ertrug lieber die missbräuchlichen Berührungen des Vaters als die ängstigenden, dämonischen Bilder, die sie hilflos im eigenen Bett bedrängten. Die Mutter hatte anscheinend nichts bemerkt – oder hatte sie nichts bemerken wollen? Um dieser Frage auszuweichen, hatte sich die Patientin auch als erwachsene Frau nie getraut, ihre Mutter mit dem Verhalten des Vaters zu konfrontieren. Stattdessen machte sie sich zur Beschützerin ihrer Mutter, verteidigte sie gegen den Vater und verbarg den eigenen Schmerz hinter einer sorgenden Haltung, doch das ambivalent unsichere Verhältnis und die offene Frage blieben bis zuletzt und über den Tod der Mutter hinaus bestehen.

Folgende gleichwertige Hypothesen der Schmerzentstehung lassen sich aus diesem Fall ableiten:

- Fokussiert man auf die Beziehung zum *Vater*, ist der Schmerz *Traumaäquivalent*. Traumatische Erfahrungen machen lebenslang empfindlich für negative Affekte und Belastungen.
- Fokussiert man auf die Beziehung zur *Mutter*, ist der Schmerz Ausdruck eines *depressiven Grundkonflikt*s, die Unsicherheit über die Liebe der Mutter wird in einer selbst überfordernden Haltung kompensiert, die immer wieder zum Zusammenbruch unter Schmerzen führt und vorübergehende Entlastung gibt.

Kodieren ließen sich ihre Beschwerden als »Depressive Episode gegenwärtig schwer«, als »Posttraumatische Belastungsstörung« oder als »Chronisches Schmerzsyndrom mit somatischen und psychischen Faktoren«. Für die psychosomatische Grundversorgung lässt sich aus diesem Fall ableiten, wie wichtig es ist, dass der Arzt Affekte und Konflikte frühzeitig im Rahmen der Schmerzentstehung anspricht und sich nicht mit naheliegenden Erklärungen möglicherweise vorschnell zufriedengibt.

16 Basiswissen über Essstörungen

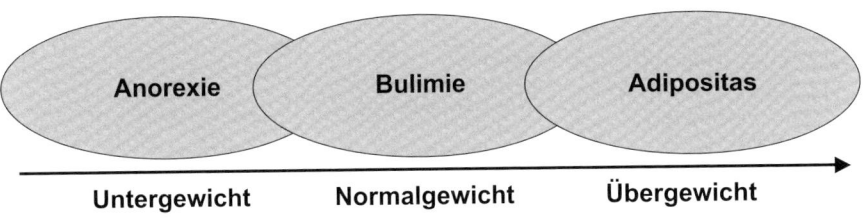

Abb. 16.1: Essstörungen

16.1 Adipositas

Die Adipositas als chronische Krankheit wird wegen ihrer *zunehmenden Bedeutung* hier gesondert beschrieben. Adipositas ist eine weltweit zunehmende Krankheit und ist gekennzeichnet durch einen BMI (Body-Mass-Index) von über 30 kg pro m² Körperoberfläche. Zur Bedeutung der Adipositas muss folgendes ergänzt werden: Der BMI ist ein unzureichendes Maß, da er weder die Fettverteilung berücksichtigt noch den Anteil der Fettmasse am Körpergewicht. Doch die Mortalität ist auch von diesen Faktoren abhängig: Wird nur der BMI betrachtet, wächst das Mortalitätsrisiko ab 32 kg/m².

Als eine chronische Krankheit ist sie, wie alle chronischen Krankheiten, nur integrativ zu verstehen. Die ätiologischen Variablen sind sowohl genetisch und gesellschaftlich als auch abhängig von der individuellen Entwicklung. Sie ist weder eine rein genetische noch eine psychogene oder psychiatrische Erkrankung oder ein ausschließlich gesellschaftliches Phänomen. Chronische Krankheiten, die Folge von Adipositas sind, verstärken auch noch in einem Circulus vitiosus das, was sie hervorbrachte. Die Zusammenhänge sind im Kapitel über die chronischen Krankheiten erläutert und werden hier durch nachfolgendes Beispiel aus der hausärztlichen Praxis beschrieben.

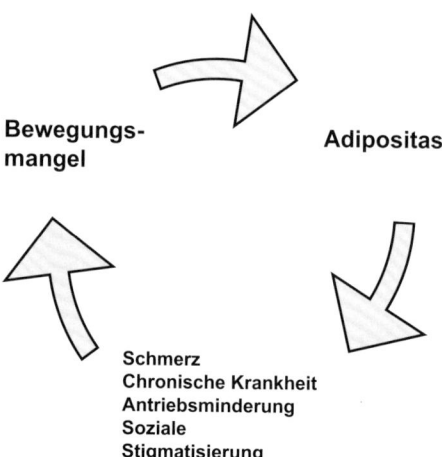

Abb. 16.2: Teufelskreis der Adipositas

16.1.1 Ein integratives Konzept der Ätiologie

Der 40-jährige Patient ist extrem übergewichtig mit einem BMI deutlich über 40 kg/m². Er leidet bereits unter Folgeerkrankungen, wie Diabetes mellitus und Hypertonus, vor allem aber unter einem Schlaf-Apnoe-Syndrom. Die Folgeerkrankungen unterstützen seinen mangelnden Antrieb zur Bewegung und vermehren teufelskreisartig das Übergewicht. Eine Koronare Herzkrankheit wird vermutet, kann aber wegen des Übergewichts nicht abschließend diagnostiziert werden.

Dieser Teufelskreis ist nicht der einzige, in dem der Patient gefangen ist. Dieser weitet sich aus auf Übergewicht, Arbeitslosigkeit, Armut. Die soziale Ablehnung, die übergewichtige Menschen erfahren, ließ ihn schon vor Jahren keine Arbeit finden. Dass in seinem Fall bereits viele weitere chronische Krankheiten bestanden, machte ihn auf dem allgemeinen Arbeitsmarkt unvermittelbar. Er ist gelernter Bergmann, was er wegen des Übergewichts (er kann sich kaum die Schuhe zubinden) nicht mehr ausüben kann. Seine Essgewohnheiten werden von Armut beeinflusst: Als Nahrungsmittel werden industrielle Billigprodukte verwendet, die hastig und unachtsam verzehrt werden. Außerdem unterstützt Armut den sozialen Rückzug, weil passende Kleidung kaum finanzierbar ist, traut er sich nirgendwo hin. Der Arztbesuch ist schon aus diesem Grund für ihn beschämend. So taucht er im »Blaumann« in der Arztpraxis auf.

Er schildert, dass er in seinem Elternhaus gezwungen wurde, den Teller, den der Vater ihm schöpfte, immer leer zu essen, auch wenn es »dicke Bohnen« gab, die er nicht mochte. Dieses Verhalten hat er sein Leben lang beibehalten. Die Essensszene am Mittagtisch ist nur eine von vielen quälenden Taten des Vaters. Der Patient erfuhr extreme, körperliche Gewalt und sexuellen Missbrauch in der frühen Kinderzeit. Die Mutter war nicht in der Lage, ihn zu schützen. Der Vater selber war durch frühe Deprivation im Waisenhaus und durch kriegstraumatische Erlebnisse in der Adoleszenz polytraumatisiert.

Der Patient meidet weitestgehend das medizinische System, weil er sich herablassend behandelt fühlt. Noch während seiner Bergmannszeit machte er eine Nulldiät, damals bettliegend im Krankhaus durchgeführt. Er besaß die Disziplin, diese quälende Therapie mehrere Wochen durchzuhalten. Etwas von diesem Mut besitzt er immer noch, doch manche vorgeschlagene Maßnahme scheitert an Geldmangel und mangelndem Antrieb.

Änderung ist ihm möglich im Rahmen einer mehrwöchigen sozialpsychiatrischen Behandlung, die ihm Tagestruktur und Erlernen anderer Verhaltensweisen sowie die Entwicklung von Selbstbewusstsein im Kontakt mit anderen ermöglicht. Eingeleitet und begleitet wird diese Behandlung durch eine kontinuierliche Unterstützung im Rahmen der psychosomatischen Grundversorgung durch den Hausarzt. Der Patient kann eine eigene kreative Lösung finden und wird bei der »Tafel«, einer Einrichtung zur Versorgung armer Menschen mit Nahrungsmitteln, ehrenamtlich tätig. Eine spätere barriatrische Operation mit anhaltender Gewichtsabnahme von 50 kg fördert sein Selbstbewusstsein.

Die gesellschaftliche Variable

Viele Studien bestätigen die Aussagen dieses Beispiels über die Bedeutung von Armut, Arbeitslosigkeit und Geldmangel: Je niedriger die soziale Schicht, desto höher das Gewicht, je größer die Arbeitslosigkeit, desto höher der Anteil von Adipösen an der Gesamtbevölkerung in den Bundesländern. Paradox erscheint, dass soziale Diskriminierung der Adipositas zunimmt, während weltweit immer mehr Menschen adipös werden. Das Ansehen dicker Menschen ist deutlich gesunken. 1970 hätten noch 40 % der Bevölkerung einen dicken Menschen als Freund oder Freundin akzeptiert, 1990 waren es nur noch knapp 10 %. Die Betroffenen gelten anscheinend als willensschwach, faul, dumm und gierig. Studien zeigen, dass sie in der Schule schlechtere Noten erhalten, größere Schwierigkeiten haben, einen Job zu finden oder beruflich aufzusteigen und weniger verdienen. Dickere Frauen gelten als weniger attraktiv und heiraten in niedrigere Schichten ein. Die weltweite Zunahme der Adipositas belegt, dass diese Krankheit nicht nur ein individuelles Problem ist. Sie hängt mit der Veränderung der Lebensweise in den Industriestaaten zusammen, die durch *Bewegungsarmut*, wofür unsere hauptsächlich sitzende Lebensweise verantwortlich ist, *Zeitarmut* und dem damit verbundenen Verbrauch industrieller Fertignahrung, kalorienreduzierten Fertigprodukten und Fast Food gekennzeichnet ist. Im Durchschnitt bewegt sich ein Erwachsener der Industriestaaten eine halbe Stunde am Tag durch den Weg vom Sofa zum Kühlschrank, vom Haus zur Garage, vom Bürostuhl zur Toilette. Bei Kindern hängt das Risiko, übergewichtig zu werden, von der Anzahl der täglichen Fernsehstunden ab. Eine multinational operierende Nahrungsmittelindustrie suggeriert die Lösung durch fettarme und kalorienreduzierte Fertignahrung. Dabei ist belegt, dass Light-Produkte zu einer Gewichtszunahme führen. Um ca. 30 % ließe sich der Kalorienverbrauch durch leichte körperliche Tätigkeit steigern. Doch in unserer schnelllebigen Gesellschaft wird Zeit vor allem durch das Auto und beim Essen gespart. Das Essen geschieht nebenher, oft unter Zeitdruck, beim Gang durch die Stadt, bei der Fahrt im Auto. Abgesehen vom Genuss, der verloren geht, bleibt keine Zeit dafür, dass sich ein Sättigungsgefühl einstellen kann. Auswirkungen hat dieses Verhalten auch auf die Familien. Die *gemeinsame Mahlzeit am Tisch* der gesamten Familie wird immer seltener. Die Familienstrukturen sind so brüchig geworden, dass sich Jugendliche an der Dönerbude versorgen und Kinder im reichen Deutschland öffentlicher Speisung an Armentafeln bedürfen. Kochen findet im Fernsehen in zahlreichen Kochsendungen statt, während das Zubereiten einfacher Mahlzeiten zu Hause immer weniger beherrscht und praktiziert wird. Sicher ist, dass aus adipösen Kindern überwiegend adipöse Erwachsen werden und der präventive Auftrag besonders ihnen gegenüber gelten müsste.

Die genetische Variable

Wir wissen heute, dass viele Gene an der Entstehung des Übergewichts beteiligt sind. Phylogenetisch hat es sich als vorteilhaft erwiesen, in Zeiten knapper Nahrungsvorräte auf Kalorien zurückgreifen zu können, die in Fettdepots gespeichert sind. Über solche Gen-Allele verfügt auch der heutige Mensch, jedoch sind diese Überlebensvorteile im Industriezeitalter zum Nachteil geworden. Auch der mangelnde Antrieb zur Bewegung ist nicht nur über begleitende Komorbiditäten oder gar Faulheit zu erklären. Gefüllte Vorräte raten im bildhaften Sinn, in der sicheren Höhle zu bleiben und sich nicht den Gefahren der Nahrungssammlung oder dem Jagen zu widmen. Dieses Verhalten ist genetisch gespeichert. Erblich stark beeinflusst werden die Art der *Fettverteilung* und der *Energieverbrauch. Übergewichtige Menschen verbrauchen auch in Ruhe weniger Kalorien als Normalgewichtige,* woran zusätzlich zur Veranlagung die Diäten schuld sind, die den Energieverbrauch in Ruhephasen noch weiter drosseln. Auch die Nulldiät hat nicht nur dem Patienten im Beispiel nichts genützt, sondern zur Gewichtserhöhung beigetragen und seinem Selbstwertempfinden geschadet.

Die individuelle Lebensgeschichte

Dass Menschen auf Ärger, Kränkungen, Einsamkeit und Überforderung mit vermehrter Nahrungsaufnahme reagieren können, ist allgemein bekannt. Die Regulation von Affekten wird im Kontakt mit den frühen Bindungspersonen entwickelt. Dasselbe gilt für die Wahrnehmung von Körpersensationen, wie von Hunger und Sättigung. Wenn alle Bedürfnisse und Wünsche des Säuglings oder Kleinkindes mit Essen beantwortet werden, wenn sie mit Essen getröstet, beruhigt, weggeschoben, ruhiggestellt und belohnt werden, wird das ihr späteres Verhalten beeinflussen. Sie werden möglicherweise weiterhin ihre Affekte mit Essen regulieren, und die Regulationen im physiologischen System von Hunger und Sättigung werden gestört sein (Bruch 2001). Neuere Forschung weist dem Stresserleben für die Entwicklung von Adipositas eine bedeutende Rolle zu. Nicht allein das Angebot von »zu viel« bestimmt das Essverhalten, sondern auch ein mächtiges Gehirn sorgt immer für die vorrangige, energetische Selbstversorgung und damit der Nahrungszufuhr. Diese Regualtion wird durch chronischen Stress beeinflusst (Peters 2011).

16.1.2 Binge-Eating-Störung

Wie im Beispiel scheinen traumatische Ereignisse auch für die Entstehung der Adipositas eine wichtige Rolle zu spielen. Besonders gilt das für die Form der Adipositas, die als Binge-Eating beschrieben wird. 15–30 % der Übergewichtigen, die um Hilfe zur Gewichtsreduktion suchen, leiden unter Fressanfällen. Diese Menschen haben die Impulskontrolle über den Hunger verloren und geraten in einen Zustand der Dissoziation, in dem sie innerhalb kurzer Zeitspannen schnell und heimlich große Nahrungsmengen zu sich nehmen bis zum unerträglichen Völlegefühl. Hinterher schämen sie sich dafür.

Chronische und akute Belastungen in früher Kindheit haben anscheinend nicht nur Folgen im System der Stressregulation (▶ Kap. 1 Physiologische Stressreaktion und frühe Beziehungserfahrungen), sondern auch in Systemen der Regulation des Stoffwechsels, nachgewiesen bereits für den Stoffwechsel des Insulins und für das Allokationssystem der Glukose. Alle Variablen bedürfen weiterer Untersuchung, um dieses Krankheitsbild besser zu verstehen.

Übersicht 34

> **Kriterien des Binge-Eating-Syndroms**
>
> Wiederholte Episoden von Fressanfällen, bei denen größere Nahrungsmengen in einem bestimmten Zeitraum aufgenommen werden, mehr als die meisten Menschen essen würden, verbunden mit Kontrollverlust.
>
> Die Fressanfälle sind von mindestens drei der folgenden Symptome begleitet:
>
> - Alleine essen aus Scham über die gegessene Menge
> - Essen bis zum unangenehmen Völlegefühl
> - Ekelgefühle gegen sich selbst, Deprimiertheit und Schuldgefühle nach dem Fressanfall
> - Deutliches Leiden wegen der Fressanfälle
> - Die Fressanfälle gehen nicht mit kompensatorischen Maßnahmen einher wie Erbrechen

16.1.3 Therapeutische Aspekte

Auch Untersuchungen in Deutschland haben gezeigt, dass adipöse Menschen Probleme mit der eigenen Körperwahrnehmung haben, unter Versagens- und Schuldgefühlen leiden und einen Hass auf ihren eigenen Körper entwickelt haben, besonders dann, wenn ihr Übergewicht in früher Kindheit und Jugend entstanden ist. Es liegt auf der Hand, dass diesen Menschen nicht allein mit Informationen über gesunde Ernährung und Bewegung geholfen werden kann. Da fast 80 % der adipösen Patienten sich von ihren Ärzten respektlos behandelt fühlen und aggressive Verwicklungen mit diesen Patienten äußerst häufig sind, sollten Ärzte besonders einfühlsam mit diesen Patienten umgehen: Schamgefühle des Patienten sollten berücksichtigt und den eigenen Gefühlen in der Gegenübertragung viel Aufmerksamkeit gewidmet werden. Nicht genug betont werden kann in diesem Zusammenhang die Bedeutung einer langfristigen empathischen Beziehung. Die Zielsetzung für die Gewichtsreduktion muss nicht das Idealgewicht sein, denn es ist medizinisch ausreichend, eine Gewichtsreduktion von 10 % zu erreichen. Die negativen Auswirkungen von Adipositas werden ärztlicherseits überschätzt. Multimorbide, stationär aufgenommene Patienten profitieren sogar von ihrem Übergewicht im Hinblick auf ihre Mortalität. Formula-Diäten halten ihre Versprechen nicht. Dieses Wissen sollte bei Interventionen zur Förderung der Motivation, wie in Kapitel 5.1 bereits dargestellt, berücksichtigt werden. Verwiesen sei auch auf die Praxisempfehlung der Deutschen Gesellschaft für Allgemeinmedizin zur Adipositas.

Aufmerksamkeit gewinnt derzeit in der medizinischen Forschung die *Adipositas-Chirurgie*. Nach den Leitlinien der Deutschen Adipositas-Gesellschaft soll sie bei einem BMI über 40 (Adipositas Grad 3 oder Adipositas Grad 2 mit erheblicher Komorbidität und Versagen der konservativen Therapie) eingesetzt werden. Sie weist in Langzeitstudien beachtliche Erfolgsraten auf (Herpertz 2008). Die in Folge der barriatrischen Operation eintretende rapide Gewichtsabnahme, die die gesellschaftliche Akzeptanz verbessert, und die nunmehr möglich gewordene Empfindung von »Sattsein« können hilfreich für die Patienten sein. Doch vorschnelles Zuraten zur barriatrischen Operation ist kritisch zu betrachten. Manche Patienten unterlaufen die durch barriatrische Operation eingeschränkte Nahrungszufuhr durch flüssige Kohlehydrate und nehmen nach anfänglichem Gewichtsverlust wieder zu. Im ersten Jahr nach der Operation sind Suizide häufig. Ein Fazit wäre, dass ohne Berücksichtigung der traumatischen Genese schwerer Adipositas, ohne psychotherapeutische Behandlung und ohne Sicherstellung einer psychosomatischen Grundversorgung nach dem barriatrischen Eingriff diese Intervention nicht vorgenommen oder empfohlen werden sollte.

16.2 Anorexia nervosa

Das Störungsbild der Anorexia nervosa ist durch absichtlich herbeigeführten Gewichtsverlust gekennzeichnet. Begleitet von einer krankhaften Angst vor dem Körpergewicht, einer Störung der eigenen Körperwahrnehmung und umfassenden endokrinen Störungen, wird der Gewichtsverlust selbst herbeigeführt durch Einschränkung der Nahrung, mittels Erbrechen, exzessive körperliche Aktivität und durch Einnahme von Abführmitteln und Diuretika, oft auch in Kombination (Body-Mass-Index unter 17,5), und einer zwanghaften Kontrolle der Bestandteile von zu kaufenden Nahrungsmitteln. Auffällig ist, dass die meist jungen Mädchen ihren Gewichtsverlust und ihren Körper nicht adäquat wahrnehmen können, sondern selbst im Zustand deutlichen Untergewichts sich noch für zu dick halten.

Die Prävalenz in der allgemeinen Bevölkerung beträgt ca. 0,3 %, das Verhältnis von Frauen zu Männern 11:1.

Die Anorexie kann zu schwerwiegenden Langzeitfolgen führen wie Osteoporose, Niereninsuffizienz und Herzrhythmusstörungen. Durchschnittlich tritt diese Essstörung erstmals im Alter von 17 Jahren auf. Sie ist jedoch eher eine psychische Erkrankung von jungen Mädchen aus höheren sozialen Schichten. In Ländern mit einem allgemeinen Mangel an Nahrungsmitteln wird das Auftreten einer Anorexia nervosa nicht beschrieben. Die Langzeitmortalität ist hoch und beträgt ca. 10 %.

Es besteht eine hohe Komorbidität mit anderen psychischen Störungen wie z. B. Zwangs- und Persönlichkeitsstörungen und PTSD. Die Entstehung einer Anorexia nervosa ist multifaktoriell. Der gesellschaftliche Erwartungsdruck an junge Frauen hat deutlich zugenommen: Zur Erwartung einer perfekten, schulischen Leistung, die übergehen soll in eine Karriere als erfolgreiche, unabhängige Frau, tritt der Anspruch, dann auch noch gut auszusehen und möglichst früh geschlechtliche Beziehungen zu haben. In den Peer-Groups kann Schlanksein ein Kriterium des Dazugehörens sein. Hoher innerfamiliärer Erwartungsdruck kann sich mit den gesellschaftlichen Bildern von Perfektionismus verbinden. Konflikte, die mit der Entwicklung der eigenen Identität zu tun haben, sind oft mit diesem Krankheitsbild verbunden.

Den Ärzten in der Primärversorgung kommt eine wichtige Rolle sowohl bei der *Diagnose* dieser Erkrankung als auch in der *begleitenden Kontrolle* von Körpergewicht und somatischen Folgeerscheinungen zu. Die Erkrankung stellt den primär somatischen Arzt vor die Aufgabe, zur fachpsychotherapeutischen Behandlung zu motivieren und – wenn ein stabiles Gewicht von BMI 18 kg/m^2 nicht zu erreichen ist – die Motivation zu intensiveren Behandlungsangeboten zu unterstützen. Hierbei handelt es sich vor allem um stationäre oder teilstationäre Versorgungsangebote, die multimodale Therapieprogramme beinhalten, verhaltenstherapeutische psychodynamische und familientherapeutische Verfahren sowie eine Edukation hinsichtlich der Ernährung. Dieses Vorhaben kann nur gelingen, wenn der Arzt den Patienten und die Angehörigen direkt mit der Diagnose und ihrer Gefahr konfrontiert. Er sollte klare, eigene Rahmenbedingungen aufstellen, die Häufigkeit des Erscheinens, Kontrolle des Körpergewichts und der Laborparameter einschließen. Diese sollte er mit den Beteiligten vereinbaren. Er sollte ein Teil eines vernetzten Versorgungsangebots sein, bei dem alle Beteiligten ihre Regeln untereinander absprechen, damit der Arzt vor allem gesichert ist gegen Ausnutzung (z. B. als »Lieferant« für Arbeitsunfähigkeitsbescheinigungen oder Medikamente) und Täuschung durch den Patienten.

16.3 Die bulimische Essstörung

Bei der Bulimia nervosa kommt es zu Heißhungerattacken, bei denen die Patienten wahllos große Nahrungsmengen in sich hineinstopfen und dann durch Erbrechen oder durch Abführmittel das Nachgeben dieses Impulses wieder rückgängig machen wollen. Es besteht eine ständige Angst, zu dick zu werden. Während sich die Anorexie-Patienten ihre Perfektion in der Unterdrückung von Hungergefühlen beweisen, schämen sich die Bulimie-Patienten ihrer Impulsdurchbrüche, und werden aus diesem Grund dem Arzt nicht von sich aus über Essattacken und Erbrechen berichten. Wie alle Essstörungen ist auch die Bulimie oft mit kindlicher Traumatisierung verbunden und begleitet Persönlichkeitsstörungen, besonders vom Borderline-Typ.

Der Arzt sollte bei Zahnschmelzschäden, Magenschmerzen, Zyklusstörungen und Störungen des Elektrolythaushalts auch an eine Essstörung denken und den Patienten damit konfrontieren.

Eine gefürchtete Begleiterkrankung ist der dann schlecht einstellbare Diabetes mellitus. Bei jugendlichen Patienten mit Diabetes Typ I sollte der Arzt eine Essstörung in seine Überlegungen mit einbeziehen und die Symptome erfragen.

Übersicht 35

Kriterien der Bulimie

- Andauernde Beschäftigung mit Essen und Heißhungerattacken, bei denen große Mengen Nahrung in kurzer Zeit konsumiert werden
- Versuche, dem dick machenden Effekt des Essens durch verschiedene Verhaltensweisen entgegenzusteuern, z. B. durch selbst induziertes Erbrechen, Laxantienabusus, restriktive Diäten usw.
- Krankhafte Furcht, dick zu werden
- Anorexia nervosa häufig in der Vorgeschichte

Gehen die beschriebenen Heißhungerattacken nicht mit absichtlich herbeigeführtem Erbrechen und Diuretika-Abusus einher und ist Übergewicht die Folge, dann handelt es sich um die Binge-Eating-Störung.

17 Wissenschaftlich anerkannte Methoden der Psychotherapie und Kooperation im psychosozialen Versorgungssystem

17.1 Die Methoden der psychotherapeutischen Medizin

Die Methoden der psychotherapeutischen Medizin können hier nur kurz beschrieben werden. Verwiesen wird auf den Leitfaden Psychosomatische Medizin und Psychotherapie von Janssen, Joraschky und Tress (2006) und die Lehrbücher von Rudolph und Henningsen (2008) sowie von Hoffmann und Hochapfel (1999).

Psychodynamische Verfahren

Die tiefenpsychologisch fundierte Psychotherapie ist ein häufiges sowohl in der Einzel- als auch in der Gruppentherapie angewandtes psychodynamisches Verfahren. Sie behandelt die unbewusste Psychodynamik aktuell wirksamer neurotischer Konflikte unter Beachtung von Übertragung, Gegenübertragung und Widerstand. Bearbeitet wird die Wechselwirkung von innerpsychischen und interpersonellen Konflikten. Die sich auch in der therapeutischen Beziehung wiederholenden Beziehungsmuster sollen verändert werden. Dazu nutzt der Therapeut ein Arbeitsbündnis mit dem Patienten. Das Setting beinhaltet 50-minütige Sitzungen, in der Regel einmal die Woche, mit einer Gesamtdauer von 25 bis 100 Sitzungen.

Analytische Psychotherapie

Analytische Psychotherapie umfasst jene Therapieformen, die zusammen mit der neurotischen Symptomatik den neurotischen Konfliktstoff und die zugrundeliegende neurotische Struktur des Patienten behandeln und dabei das therapeutische Geschehen mit Hilfe der Übertragung-, Gegenübertragungs- und Widerstandsanalyse unter Nutzung regressiver Prozesse in Gang setzen und fördern wollen. Unter Regression werden infantile, verdrängte und verinnerlichte Erfahrungen verstanden, unbewusste Bedürfnisse und Phantasien wieder zu mobilisieren. Die Behandlungsdauer beträgt in der Regel 300 Stunden und findet ca. dreimal pro Woche statt.

Die kognitiv-behavioralen Verfahren

Sie versuchen, sich aufdrängende Gedanken und dysfunktionale Einstellungen zu verändern und durch positive Gedanken zu ersetzen. Sie gehen davon aus, dass die

Kognitionen des Menschen, verbale oder bildhafte Darstellungen, auf vergangene Erfahrungen zurückzuführen sind. Eine Änderung emotional kognitiver Schemata kann auf der Ebene dieses Verfahrens mit Selbstinstruktionen erreicht werden sowie durch eine gemeinsame Bearbeitung des Problems. Kombiniert und ergänzt werden diese Techniken mit Konfrontationstechniken. Zum Beispiel wird in der Behandlung von Phobien die gestufte, schrittweise Gewöhnung an die Angst auslösende Situation trainiert. Dieses Training basiert auf Erkenntnissen der Lerntheorie über Konditionierung. Kognitiv-behaviorale Verfahren wurden besonders bei der Behandlung von Angst- und Zwangsstörungen untersucht und haben sich hier bewährt.

Systemische Familientherapie

Die systemische Familientherapie hat die Familie als Beziehungs- und Kommunikationssystem im Blick. Bei Veränderungen innerhalb dieses Systems versucht jedes Mitglied, dieses System im Gleichgewicht zu halten, manchmal unter Opferung der eigenen körperlichen und/oder seelischen Gesundheit. Ursprünglich geht diese Therapie auf die Systemtheorie zurück, eine der Biologie entstammende Theorie, die grob zusammengefasst besagt, dass jedes Teil eines Ganzen mit anderen Teilen in Wechselwirkung steht (▶ Kap. 1.1). Diese Theorie wurde in den 60er Jahren von der familientherapeutischen Forschung in Amerika aufgegriffen und hat sich später in Deutschland etabliert. Familientherapeutische Interventionen versuchen Änderungen des Beziehungsnetzes anzustoßen, um für den jeweilig präsentierten Kranken das Symptom überflüssig werden zu lassen. Die systemische Familientherapie betont, dass die *Lösungen in der Familie selber liegen*. Allen, die sich mehr für die Familientherapie interessieren, seien Bücher von Virginia Satir (1993), Helm Stierlin als Vertreter der systemischen Therapien in Deutschland (1975), Salvador Minuchin als Vertreter der strukturellen Familientherapie (1988) und Gunther Schmidt (2008) als der Vertreter eines hypno-systemischen Ansatzes empfohlen.

Suggestive Methoden und Entspannungsverfahren

Allen Entspannungsverfahren ist gemeinsam, dass sie sich die Wechselwirkung zwischen körperlicher und geistig seelischer Entspannung zu nutze machen. Sie beinhalten eine Einengung der Aufmerksamkeit, eine Veränderung der Körperwahrnehmung und des Zeiterlebens, eine Dämpfung der Affekte und einen eher gelockerten, bildhaften Denkablauf.

Sie beruhen darauf und arbeiten damit, die Aufmerksamkeit selektiv zu fokussieren, z. B. auf die Atmung oder den Spannung-Entspannungskontrast bei der progressiven Muskelrelaxation und die Aufmerksamkeit durch Selbstinstruktionen zu unterstützen. Dies gilt besonders für das autogene Training, das eine Form der Selbsthypnose ist. Solche Selbstinstruktionen sind zum Beispiel: »Mein rechter Arm ist schwer«. Zu allen Entspannungsverfahren gehört das regelmäßige Üben.

Sie bewirken körperliche Veränderungen im Sinne einer mehr trophotropen Reaktion. Darüber hinaus stärken sie beim Patienten das Gefühl, selber etwas verbessern und sein Selbst regulieren zu können. Daher sollte allen die Beherrschung eines Entspannungsverfahrens empfohlen werden. Auch andere medizinische Traditionen verfügen über Entspannungsverfahren, so die indische Medizin über das Yoga und die chinesische Medizin über Tai-Chi und Qi-Gong. Das autogene Training ist in seiner Wirksamkeit besonders untersucht und bestätigt bei Hypertonie, koronarer Herzkrankheit, Asthma bronchiale, bei Neurasthenie und funktionellen Darmerkrankungen.

Unter Hypnose versteht man ein Verfahren, durch Suggestionen einen Trance-Zustand zu erreichen und Trance-Zustände für die therapeutische Kommunikation zu nutzen. Sie ist daher mehr als ein Entspannungsverfahren. Mit der systemischen Therapie kombiniert wird sie genutzt, um Ressourcen zu aktivieren.

Körperbezogene Psychotherapieverfahren

Der Körper ist immer in Interaktionen eingebunden und das Körperselbst integraler Bestandteil des Gesamt-Selbst. Gegenstand der körperbezogenen Psychotherapieverfahren ist vor allem die bewusste Wahrnehmung körpereigener Prozesse. Solche körperbezogenen Therapieformen sind, um wichtige zu nennen, *die konzentrative Bewegungstherapie, die analytische Bewegungs- und Tanztherapie, die funktionelle Entspannung*. Sie eignen sich insbesondere für Patienten mit somatoformen Störungen. Leider wird körperbezogene Psychotherapie selten im ambulanten Bereich angeboten. Sie ist häufig Bestandteil multimodaler Therapiekonzepte im Rahmen stationärer und ambulanter Rehabilitation oder stationärer Behandlungskonzepte.

Psychoedukatives Verfahren

Psychoedukation findet in Gruppen statt. Sie überschreitet den Aspekt der Wissensvermittlung und betont die Selbsthilferessource im Kontakt mit den anderen. Psychoedukative Gruppen werden in der Betreuung chronisch Kranker eingesetzt.

17.2 Die psychosomatisch-psychotherapeutischen Versorgungsstrukturen

Die psychosomatisch-psychotherapeutische Versorgung gliedert sich in

- eine *Basisversorgung* in Form einer psychosomatischen Grundversorgung durch die Primärärzte. Hierzu wurde eine curriculäre Weiterbildung für Allgemeinmediziner und Gynäkologen als verpflichtender Bestandteil in der Weiterbildung zum Facharzt etabliert. Zur Basisversorgung zählt auch der Konsiliardienst in

den Krankenhäusern der Maximal- und Regelversorgung, der meist von Fachabteilungen für Psychosomatik und Psychotherapie bereitgestellt wird. Darauf baut auf
- die *spezialisierte Versorgung*, die sich in einen ambulanten und einen stationären Zweig teilt.

In der ambulanten, spezialisierten Versorgung stehen folgende Fachärzte zur Verfügung:

- der Facharzt für psychosomatische Medizin und Psychotherapie;
- der Facharzt für Psychiatrie und Psychotherapie;
- die Fachärzte für Allgemeinmedizin, Gynäkologie, Innere Medizin usw., die die Zusatzbezeichnung Psychotherapie in einer berufsbegleitenden Weiterbildung erworben haben.

Die beiden zuerst genannten Fachärzte durchlaufen jeweils eine 5-jährige Facharztweiterbildung. Seit 1998 sind durch das Psychotherapeutengesetz auch die psychologischen Psychotherapeuten in die Richtlinien-Psychotherapie mit einbezogen.

Der Facharzt für Psychiatrie und Psychotherapie hat sich historisch aus dem früheren Facharzt für Psychiatrie und Neurologie entwickelt, der Facharzt für Psychosomatik und Psychotherapie wurde neu geschaffen parallel zur Einführung der psychosomatischen Grundversorgung, die 1984 institutionalisiert wurde. Traditionsgemäß haben psychologische Psychotherapeuten meist eine verhaltenstherapeutische Ausrichtung, während die Fachärzte für Psychosomatische Medizin und Psychotherapie psychodynamische Therapien anbieten.

Für die psychotherapeutische Versorgung und für die Etablierung von kooperierenden Netzwerken mit den primär somatisch tätigen Ärzten haben insbesondere die somatischen Fachärzte mit Zusatzbezeichnung Psychotherapie eine zentrale Bedeutung. Sie stellen den weitaus größten Teil ärztlicher Psychotherapeuten.

Für den Zugang zur ambulanten spezialisierten Versorgung kann der Primärarzt eine Überweisung ausstellen, diese ist jedoch außer in der hausarztzentrierten Versorgung für den Patienten nicht erforderlich. Die spezialisierten Fachärzte und Psychologen können auch konsiliarisch tätig werden. Wendet sich ein Patient an einen psychologischen Psychotherapeuten, um eine Richtlinien-Psychotherapie zu erhalten, ist das Erstellen eines so genannten Konsiliarberichts des überweisenden Arztes an den psychologischen Psychotherapeuten erforderlich. Dieser dient dazu, den psychologischen Therapeuten über somatische Befunde und mögliche psychosomatische Wechselwirkungen sowie ggf. über die Notwendigkeit einer Mitbehandlung durch primär somatisch tätige Ärzte bzw. Psychiater zu informieren.

Richtlinien-Psychotherapie bedeutet, dass seit 1967 alle Sozialversicherten ein Anrecht auf eine psychotherapeutische Versorgung haben. Alle Richtlinien-Psychotherapien bedürfen der Antragstellung durch den Patienten und den behandelnden Therapeuten und der Genehmigung durch die Krankenkasse. Zur Richtlinien-Psychotherapie sind die psychodynamischen Verfahren und die kognitv-behavioralen Verfahren zugelassen.

Für die stationäre Versorgung stehen verschiedene Strukturen zur Verfügung:

- die Abteilung für Psychosomatische Medizin und Psychotherapie im Akut-Krankenhaus
- die psychosomatischen Fachkliniken
- die psychosomatischen Rehabilitationskliniken
- psychiatrische Kliniken mit Abteilungen für Psychosomatik und Psychotherapie

Die Kenntnis dieser relativ komplexen Strukturen ist für den primär somatischen Facharzt insofern wichtig, als es für stationäre Behandlung in einer entsprechenden Abteilung oder Klinik einer regulären Krankenhauseinweisung bedarf, für die psychosomatischen Rehabilitationskliniken dagegen ist der Rentenversicherungsträger zuständig. Hier bedarf es daher eines Antrags auf Rehabilitation. Behandlungen im Rahmen der Rehabilitation dauern in der Regel sechs Wochen. Es ist über die Facharztausbildung hinaus keine zusätzliche Qualifikation notwendig, um den Rehabilitationsantrag zu stellen.

Indikationen für die stationäre Behandlung

- Multimorbidität von körperlichen und seelischen Krankheiten
- chronifizierte Symptome wie z. B. Schmerzstörungen
- krisenhafte Zuspitzungen von Lebensproblemen, die eine zeitweise Distanzierung vom häuslichen und beruflichen Milieu notwendig machen
- dysfunktionales, selbstschädigendes Verhalten zum Beispiel bei Zwängen und Essstörungen
- zunehmende Schwierigkeiten, den Alltag zu bewältigen
- die Gefährdung von Berufsausübung oder Erwerbstätigkeit

Netzwerke schaffen

Für die Ärzte, die sich in der psychosomatischen Grundversorgung qualifiziert haben und in dieser Richtung auch tätig sind, ist es sinnvoll, sich mit den Fachärzten und Psychologen, mit denen sie in der Versorgung ihrer Patienten zusammenarbeiten, ein Netzwerk zu schaffen; dasselbe gilt für Kliniken oder Abteilungen für Psychosomatik und für Psychiatrie in ihrer Nähe. Wie überall ist es gut, wenn man sich kennt; es erleichtert die Kooperation auch im Interesse des Patienten. Ein solches *Netzwerk sollte auf kommunaler Ebene* die sozial-psychologischen Institutionen miteinschließen. Es empfiehlt sich, ein schriftliches Adressenregister für die Patienten bereit zu halten. Besonders wichtig ist ein ambulanter, *psychosomatischer Konsiliardienst* (Sprechstunden) der Fachärzte für Psychosomatische Medizin und Psychotherapie, der Ärzte mit Zusatzbezeichnung Psychotherapie und der Psychologen, der die Primärärzte in der psychosomatischen Grundversorgung und die Patienten in der Diagnostik und Entwicklung eines Behandlungskonzepts unterstützen könnte (Herrmann, Veit 2016; Einig, Veit 2004).

Weiterbildung psychosomatische Grundversorgung

Die Weiterbildung in psychosomatischer Grundversorgung umfasst ein 80-stündiges Curriculum, das sich zusammensetzt aus

- 20 Stunden theoretischer Weiterbildung,
- 30 Stunden Einüben verbaler Interventionstechniken und
- 30 Stunden Balint-Gruppen-Arbeit. Die Balint-Gruppen-Arbeit sollte kontinuierlich mindestens über ein halbes Jahr erfolgen, damit eine Anerkennung seitens der kassenärztlichen Bundesvereinigung zur Abrechnung der Ziffern der psychosomatischen Grundversorgung erfolgen kann.

Richtlinien der Bundesärztekammer legen den Rahmen der curriculären Weiterbildung fest. Für einige Fachärzte ist dieses Curriculum verpflichtender Bestandteil der Weiterbildung zum Facharzt, für alle werdenden Fachärzte wird eine Weiterbildung »Kommunikation« empfohlen, die als Teil der curriculären Weiterbildung »Psychosomatische Grundversorgung« betrachtet werden kann. Wünschenswert wäre ein *longitudinales Ausbildungskonzept* für Ärzte, das die Vermittlung kommunikativer und emotionaler Kompetenz und die therapeutische Nutzung der Arzt-Patient-Beziehung modular aufeinander aufbauend vom ersten Semester bis zum Facharzt zum Inhalt hätte (Veit 2009). Anamnesegruppen und Balint-Gruppen gehörten dazu. Ein *integratives Denken aller Fächer der Medizin* in Diagnostik und Therapie und in der professionellen Haltung bleibt weiterhin wünschenswert.

17.3 Die Bedeutung der Balint-Gruppen-Arbeit

Balint-Gruppen dienen der patientenorientierten Selbstwahrnehmung. Ihr Gegenstand sind nicht Krankheiten und Diagnosen, sondern die Beziehung zwischen Arzt und seinem Patienten (Balint 1957). Von den Teilnehmern werden Beziehungsepisoden aus ihrem Praxisalltag eingebracht, denn diese gewähren einen verstehenden Zugang zu den Beziehungsmustern des Patienten und seinen unbewussten Motiven. Es kommen meist ca. zehn Personen aus derselben Region in regelmäßigen Abständen mit einem Gruppenleiter zusammen. Der Gruppenleiter und gegebenenfalls sein Co-Leiter sind nicht diejenigen, die Ratschläge geben, sondern beschützen den einen Fall vorstellenden Arzt und fördern den Prozess in der Gruppe. Die der Falldarstellung zuhörenden Teilnehmer lernen sich selbst zu beobachten und bringen ihre Wahrnehmungen ein. Das trägt dazu bei, dass der den Fall vorstellende Arzt seinen Anteil an den Beziehungsverstrickungen und seinen Patienten in einem anderen Licht wahrnehmen kann. Wenn dysfunktionale Beziehungsmuster wahrgenommen werden, können sie unterbrochen werden. Dabei kann das Phänomen genutzt werden, dass sich im Verhalten der Gruppenmitglieder untereinander und zum Leiter das Muster der Arzt-Patient-Beziehung wiederholt und neu inszeniert.

Erfinder dieser Gruppen ist der aus Ungarn stammende und in London arbeitende Psychoanalytiker Michael Balint, dem die Hausärzte und ihre Unterstützung immer ein wichtiges Anliegen waren. Diese Gruppen erhielten daher seinen Namen. *Balint-Gruppen sind eine wirksame Methode zur Verhinderung des beruflich bedingten Burn-out-Syndroms.*

17.4 Curriculum der psychosomatischen Grundversorgung

Im Folgenden wird das Curriculum, an das sich dieses Buch anlehnt, vorgestellt. Entwickelt wurde es von Dr. med. Iris Veit (Herne); Univ.-Prof. Dr. med. Paul L. Janssen (Dortmund/Bochum); Univ.-Prof. Dr. med. Gereon Heuft (Münster) zusammen mit der Ärztekammer Westfalen Lippe (Veit 2008). Das integrative Konzept spiegelt sich auch darin wider, dass als Dozenten Fachärzte der verschiedenen Versorgungsebenen zusammenarbeiten.

Struktur und zeitlicher Rahmen

Das Curriculum vermittelt entsprechend den Richtlinien der Bundesärztekammer 20 Stunden Theorie und 30 Stunden verbale Interventionstechniken. Theorie und verbale Interventionstechniken können in einem durchgehenden Kurs oder in einzelnen Blöcken durchgeführt werden. An Balint-Gruppen muss kontinuierlich über mindestens ein halbes Jahr teilgenommen werden. Sie können integriert in den Kurs oder unabhängig davon angeboten werden. Blended Learning kann integriert sein.

Modularer Aufbau

Das Curriculum setzt sich aus Modulen zusammen. Leitfaden des Aufbaus sind die *Verarbeitungsmodi* der Patienten wie ängstlicher, depressiver, narzisstischer, zwanghafter und histrionischer Modus. Diese Beziehungsmuster sollen erkannt werden, um die Interaktion mit dem Patienten darauf einzustellen und in positiver Weise zu beeinflussen. Jedes einzelne Modul setzt sich aus einem theoretischen Teil und der Vermittlung verbaler Interventionstechniken zusammen.

Didaktische Mittel und Gruppengröße

Wissen wird vermittelt durch Vortrag, Video-Demonstrationen von Gesprächen mit Patienten und Skript. Die Vermittlung verbaler Interventionstechniken gründet sich auf die Fallvorstellungen der Teilnehmer aus ihrem Arbeitsfeld, Muster-Rollenspiele und Übungen. Anhand der Fallvorstellungen werden Interventionstechniken analysiert, Alternativen entwickelt und in Rollenspielen erprobt. Empfohlen wird modellhaftes Lernen anhand von Patientenvideos, die der exemplarischen Darstellung von Beziehungs- und Konfliktmustern in der Arzt-Patient-Beziehung dienen. Empfohlen wird, das Rollenspiel mit Kamera aufzunehmen und gemeinsam zu analysieren.

Großgruppen und Frontalvorlesungen sind nicht möglich. Als Obergrenze sind 20 Teilnehmer pro Gruppe anzusehen. Der Aufbau gliedert sich wie folgt:

1. *Modul:* Bedeutung der Arzt-Patient-Beziehung
   - Der Mensch als bindungsorientiertes Wesen
   - Folgerungen für ein integriertes Krankheitsverstehen
2. *Modul:* Ärztliche Gesprächsführung
   - Grundsätze patientenorientierter Kommunikation -verbale und nonverbale Kommunikation
   - Verbale Interventionstechniken zur Schaffung einer kooperativen und vertrauensvollen Arzt-Patient-Beziehung, zur Klärung der Beziehungssituation und Beziehungserfahrung sowie zur Ressourcenaktivierung und Schaffung von Motivation und Klärung von Behandlungszielen
   - Das anamnestische Erstgespräch - Das Aufklärungsgespräch - Das Gespräch zur Überbringung schlechter Nachrichten
   - Rahmenbedingungen in der psychosomatischen Grundversorgung: die Bedeutung von Zeitgrenzen; die Bedeutung des Teams; die Auswirkungen auf die Psychohygiene des Arztes
3. *Modul:* Der ängstliche Modus
4. *Modul:* Der depressive Modus
5. *Modul:* Der narzisstische Modus
6. *Modul:* Der zwanghafte Modus
7. *Modul:* Der histrionische Modus
8. *Modul:* Umgang mit akut und chronisch traumatisierten Patientinnen und Patienten – Posttraumatische Belastungsstörungen
9. *Modul:* Umgang mit nicht-spezifischen, funktionellen und somatoformen Körperbeschwerden
10. *Modul:* Umgang mit Persönlichkeitsstörungen
    - *Modul:* Umgang mit chronisch Kranken, Krankheitsverarbeitung und Motivation zur gesunden Lebensführung
      Umgang mit akutem und chronischem Schmerz
11. *Modul:* Psychogene Essstörungen
12. *Modul:* Spezifische Besonderheiten des jeweiligen Fachgebietes
    - wie Sexualstörungen und Schwangerschaft
    - oder Besonderheiten des Kinder- und Jugendalters
    - oder Umgang mit dem System Familie
13. *Modul:* Psychotherapieverfahren und Kooperation im psychosozialen Versorgungssystem
14. *Modul:* Psychosomatische Grundversorgung und Auswirkungen auf die Praxisorganisation

Verwiesen sei hier auf das Positionspapier der Deutschen Gesellschaft für Allgemeinmedizin von 2014 zur Psychosomatischen Grundversorgung in der Allgemeinmedizin – Ziele, Kompetenzen, Methoden (www.degam.de).

Tab. 7: Abrechnungsziffern der Psychosomatischen Grundversorgung nach EBM 2008 und GOÄ

Nach EBM 2008	
35100	Differentialdiagnostische Klärung psychosomatischer Krankheitszustände Dauer 15 Minuten
35110	Verbale Intervention bei psychosomatischen Krankheitszuständen Dauer 15 Minuten
Nach GOÄ	
849	Dauer mindestens 20 Minuten

Anhang: Positionspapier der Deutschen Gesellschaft für Allgemeinmedizin und Familienmedizin (DEGAM)[3]

Psychosomatische Grundversorgung in der Allgemeinmedizin – Ziele, Kompetenzen, Methoden

Die AG Psychosomatik der Deutschen Gesellschaft für Allgemeinmedizin und Familienmedizin (DEGAM) nimmt zur psychosomatischen Grundversorgung in der Allgemeinmedizin wie folgt Stellung:

Das Positionspapier zum Thema »Psychosomatische Grundversorgung in der Allgemeinmedizin – Ziele, Kompetenzen, Methoden« ist in einem gemeinsamen Abstimmungsprozess von Hausärztinnen und Hausärzten entstanden, die in der unmittelbaren Patientenversorgung tätig sind. Es beschreibt eine Kernkompetenz hausärztlicher Arbeit und bettet psychosomatische und psychosoziale Grundversorgung in das besondere Feld hausärztlicher Primärversorgung ein, das in den Zukunftspositionen der DEGAM (DEGAM-Zukunftspositionen: Allgemeinmedizin – spezialisiert auf den ganzen Menschen, http://www.degam.de/positionspapiere) beschrieben ist und das Folgendes beinhaltet: die langfristige, Anlass übergreifende, einen niedrigschwelligen Zugang ermöglichende, wohnortnahe Betreuung, die Orientierung auf das System der Familie, Nachbarschaft und Gemeinde, die Funktion der Integration und Koordination der Versorgung, der Gesundheitsbildung, der Verhütung von Fehlversorgung und der Abwendung gefährlicher Verläufe.

Das vorliegende Positionspapier soll zu einer Definition psychosomatischer Grundversorgung beitragen und damit ermöglichen, Interventionen in der Primärversorgung zu entwickeln, zu operationalisieren und überprüfbar zu machen.

Zudem kann es als Leitfaden für die modulare Vermittlung dieser Kernkompetenz in der medizinischen Aus- und Weiterbildung dienen. Diese Kernkompetenz hausärztlicher Tätigkeit wird bislang in einem eigenständigen Curriculum der Bundesärztekammer in der Facharztweiterbildung vermittelt. Die hier beschriebenen Positionen ergänzen dieses um Qualitätsstandards für die Vermittlung dieser Kompetenz für Hausärztinnen und Hausärzte. Sie begründen, warum dieser Weiterbildungsbaustein nur mit Beteiligung von Hausärztinnen und Hausärzten vermittelt werden kann.

Darüber hinaus soll es dazu beitragen, die Wertschätzung der umfassenden, hausärztlichen Arbeit zu erhöhen und damit auch ihre Honorierung zu verbessern.

---

[3] Abdruck mit freundlicher Genehmigung der Deutschen Gesellschaft für Allgemeinmedizin und Familienmedizin (DEGAM).

Anhang: Positionspapier der Deutschen Gesellschaft für Allgemeinmedizin

1. **Psychosomatische Grundversorgung in der Allgemeinarztpraxis bietet Patientinnen und Patienten einen sicheren Raum zum Innehalten in Situationen der Belastung oder Verunsicherung durch Krankheiten und besondere Lebensereignisse.** Sie ist damit mehr als eine psychosomatische oder psychiatrische Krankheitslehre, die Hauärztinnen und Hausärzte zu einer verbesserten Diagnostik psychischer Erkrankungen befähigen soll. Sie beschreibt eine allgemeinmedizinische Haltung, die nicht additiv, sondern konstitutiv für die hausärztliche Arbeit sein soll. Sie ist Teil hausärztlicher Identität.

2. **Sie basiert auf der vertrauensvollen Beziehung zwischen Arzt und Patient für Diagnose und Therapie aller Beschwerden der Patientinnen und Patienten in einer auf Dauer angelegten Beziehung** und ist dabei orientiert auf das System der Familie, der Nachbarschaft, der Gemeinde und der Kultur.

3. **Sie sieht die Beschwerden der Patientinnen und Patienten im Kontext ihrer Biografie und aktuellen Beziehungen in Familie und im weiteren, sozialen und kulturellen Umfeld** und unterstützt Patientinnen und Patienten bei einer ganzheitlichen Wahrnehmung ihrer Beschwerden, ihrer selbst und ihrer Beziehungen (1).

4. **Sie stärkt dabei ihre salutogenen Fähigkeiten (Selbstwirksamkeit)** (2). Der niedrigschwellige Zugang zur Hausarztpraxis ermöglicht, Angehörige aller sozialen Schichten sozialkompensatorisch und kompetenzstärkend zu behandeln (3).

5. Die **Wirkfaktoren in der psychosomatischen Grundversorgung** sind:

   a. die Beziehung zwischen Arzt und Patient als heilsame Beziehung und Möglichkeit einer korrigierenden Beziehungserfahrung (4,5,6,7,8),
   b. die Information der Patientinnen und Patienten durch die Ärztin und den Arzt als Experten,
   c. die gemeinsame Problemaushandlung und Formulierung von individuellen Gesundheitszielen (9) und die Einbeziehung der Patientinnen und Patienten in die Entscheidung über den Plan der Diagnostik und Therapie (10,11,12),
   d. die Erhöhung der Selbstwirksamkeit der Patientinnen und Patienten,
   e. die Erfahrung von Anteilnahme und Annehmen des Leids, Ermutigung und Fürsorge (13).

6. **Sie benötigt daher die Kompetenz der Ärztinnen und Ärzte zur Beziehungsgestaltung und der Reflexion dysfunktionaler Muster der Arzt-Patient-Beziehung** (14-18), damit gemeinsam eine neue Situation geschaffen werden kann. Diese Kompetenz leitet sich daraus ab, dass Patientinnen und Patienten in der Beziehung zu Ärztinnen und Ärzten wiederholen, wie sie üblicherweise Beziehungen mit anderen gestalten, und ermöglicht Ärztin oder Arzt, den eigenen Weg der Beziehungsgestaltung zu überdenken. Beziehungsgestaltung nutzt Übertragung und Gegenübertragung, die in anderen Kontexten Resonanz, Enactment oder gemeinsame Situation genannt werden. So können dysfunktionale Muster vermieden (14) oder aufgelöst und neue, salutogene Muster entfaltet werden.

7. Für diese Kompetenz der Beziehungsgestaltung sind **Selbstbeobachtung und Selbstreflexion** Voraussetzung. Selbstbeobachtung und Selbstreflexion beginnen damit, die Situation mit der Patientin oder dem Patienten auf sich wirken lassen zu können. Der Hausarzt und die Hausärztin sollen daher einen achtsamen Umgang mit sich selbst pflegen.

8. Diese Kompetenz fördert daher die **Selbstfürsorge der Ärztin und des Arztes**. Ergänzende Kompetenzen sind **Selbstmanagement und zeitliche Strukturierung der eigenen Arbeitsweise**.

9. Beziehungsgestaltung berücksichtigt, dass in der Beziehung zwischen Arzt und Patient **Machtungleichgewichte** bestehen. Es wird eine dialogisch kooperative Beziehung von Menschen mit unterschiedlichen Kompetenzen (Fach- bzw. Eigenkompetenz) angestrebt. Damit werden **ethische Grundsätze** ärztlichen Handelns um eine weitere Dimension ergänzt.

10. Psychosomatische Grundversorgung nutzt die **Techniken der Gesprächsführung** vieler Methoden für die Gestaltung der verschiedenen Gesprächskontexte wie Anamnese, Bilanzierung, Aufklärung und Vermittlung schlechter Nachrichten, Motivierung, Umgang mit akuten Traumata und Lebenskrisen (19) und Fehlermanagement. Förderung einer salutogenen Kommunikation ist die Basis. Psychosomatische Grundversorgung berücksichtigt, dass jedes Gespräch Prozess orientiert ist und einen bestimmten Verlauf in der Zeit hat.

11. **Die Methoden der Behandlung, die immer im Kontext der Arzt-Patient-Interaktion gesehen werden sollen, sind:**

a. das hausärztliche Gespräch, in dem es um Verstehen, Klären, Deuten, Erinnern und Aktivierung von Ressourcen geht (20),
b. psychosoziale Interventionen wie z. B. Rehabilitationsangebote, Arbeitsunfähigkeitsbescheinigungen, psychosoziale Hilfsangebote wie Selbsthilfegruppen,
c. Psychoedukation,
d. körperliche Untersuchung, Hausbesuche und ggf. chirurgische Interventionen,
e. Entspannungsverfahren,
f. und ggf. Interventionstechniken der kognitiven Verhaltenstherapie, der systemischen Therapie und der Traumatherapie und ggf. Gruppenangebote,
g. und die Medikation.

12. **Psychosomatische Grundversorgung bedarf bestimmter Rahmenbedingungen wie:**

a. des Ausschlusses von Gesprächsunterbrechungen und Klärung der Barrieren des Kontaktes (z. B. des Sprachverständnisses),
b. Regeln im Umgang mit der Zeit und ihrer Transparenz,
c. einer personalen Zuordnung zwischen Arzt und Patient,

d. und einer Berücksichtigung, wann das Gespräch mit der einzelnen Patientin oder dem Patienten, und wann das Gespräch mit Mehreren stattfinden sollte,
e. Berücksichtigung von interkulturellen Konzepten (21) und
f. einer psychohygienischen Praxis von Ärztinnen und Ärzten und ihrem Team.

13. Psychosomatische Grundversorgung berücksichtigt, dass Behandlung immer innerhalb eines Teams stattfindet und bindet die Mitarbeiterinnen und Mitarbeiter der Praxis dazu ein. Sie würdigt und erweitert daher die Bedeutung der medizinischen Fachangestellten.

14. Sie ist Netzwerk orientiert und sucht die Zusammenarbeit mit den anderen Fachärztinnen und Fachärzten im ambulanten und stationären Bereich und allen in der Versorgung der Patientinnen und Patienten involvierten Berufsgruppen. In Kooperation mit der Fachpsychotherapie kann sie den Bedarf an spezialisierter Versorgung mindern. Wenn eine Behandlung durch die Fachpsychotherapie erfolgt, bleiben Hausärztinnen und Hausärzte weiter einbezogen, um die bio-psychosoziale Perspektive zu bewahren (22).

Referenzen:

1. Bahrs O. Fallverstehen in der hausärztlichen Langzeitversorgung; Familiendynamik 2011; 36 (2): 102-111
2. Petzold TD. Salutogene Kommunikation zur Anregung der Selbstheilungsfähigkeit bei langwieriger Erkrankung. Petzold & Bahrs: Chronisch krank und doch gesund 2013; Verlag Gesunde Entwicklung Bad Gandersheim: 263-278
3. Starfield B, Leiyu S, Macinko J. Contribution of Primary Care to Health Systems and Health; Milbank Quarterly, 2005, 83 (3): 457-502
4. Roter D, Hall J, Merisca R, Nordstrom B, Cretin D, Svarstad B. Effectiveness of interventions to improve patient compliance: a meta-analysis. Med Care 1997; 36: 1138–61
5. Del Canale S, Louis DZ, Maio V, Wang X, Rossi G, Hojat M, Gonnella J. The Relationship between Physician Empathy and Disease Complications: An Empirical Study on Primary Care Physicians and their Diabetic Patients in Parma, Italy. Acad Med 2012; 87(9): 1243-9
6. Stewart M. Effective physician-patient communication and health outcomes: a review. CMAJ 1995; 152(9): 1423-33
7. Thorne SE, Harris SR, Mahoney K, Con A, McGuinness L. The context of health care communication in chronic illness. Patient Educ Couns. 2004; 54: 299-306
8. Beckman HB, Markakis KM, Suchman AL, Frankel RM. The doctor-patient relationship and malpractice. Lessons from plaintiff depositions. Arch Intern Med. 1994; 154(12): 1365-70
9. Bahrs O. Der Bilanzierungsdialog – Eine Chance zur Förderung von Ressourcenorientierung in der Langzeitversorgung von Patienten mit chronischen Krankheiten. GGW 2011; 11(4): 7-15
10. Schneider A, Körner T, Mehring M, Wensing M, Elwyn G, Szecseny J. Impact of age, health locus of control and psychological co-morbidity on patients' preferences for shared decision making in general practice. Patient Educ Couns 2006; 61: 292–298
11. Loh A, Simon D, Kriston L, Härter M. Patientenbeteiligung bei medizinischen Entscheidungen - Effekte der Partizipativen Entscheidungsfindung aus systematischen Reviews. Dtsch Arztebl 2007; 104: A-1483-88
12. Loh A, Leonhart R, Wills CE, Simon D, Härter M. The impact of patient participation on adherence and clinical outcome in primary care of depression. Patient Educ Couns 2007; 65(1): 69-78

13. Beck RS, Daughtridge R, Sloane PD. Physician-patient communication in the primary care office: a systematic review. J Am Board Fam Pract 2002; 15: 25-38
14. Veit I. Ärger in der Arzt-Patient-Beziehung. Z Allg Med 2014; 90 (4): 182–186
15. Epstein R M, Hadee T, Carroll J, Meldrum SC, Lardner J, Shields CG. »Could this be something serious?« Reassurance, uncertainty, and empathy in response to patients' expressions of worry. J Gen Intern Med 2007; 22: 1731-9
16. Little P, Dorward M, Warner G, Stephens K, Senior J, Moore M. Importance of patient pressure and perceived pressure and perceived medical need for investigations, referral, and prescribing in primary care: nested observational study. BMJ 2004; 328-444
17. Hausteiner-Wiehle C, Grosber M, Bubel E, Groben S, Bornschein S, Lahmann C, Eyer F, Eberlein B, Behrendt H, Löwe B, Henningsen P, Huber D, Lin E, Katon W, Von Korff M, Bush T, Lipscomb P, Russo J, Wagner E. Frustrating patients: physician and patient perspectives among distressed high users of medical services. J Gen Intern Med 1991; 6(3): 241-24
18. Salmon P, Ring A, Dowrick CF, Humphris GM. What do general practice patients want when they present medically unexplained symptoms, and why do their doctors feel pressurized? J Psychosom Res 2005; 59(4): 255-260
19. Reddemann O, Leve V, Eichenberg C, Herrmann M. Zur Bedeutung von Traumafolgestörungen in der hausärztlichen Praxis. Z Allg Med 2014; 90 (3): 123-128
20. Huibers C. Psychosocial interventions by general practitioners. Cochrane Database of Systematic Reviews 2007 Issue 3
21. Gerlach H, Abholz HH, Koc G, Yilmaz M. »Ich möchte als Migrant auch nicht anders behandelt werden« - Fokusgruppen zu Erfahrungen von Patienten mit Migrationshintergrund aus der Türkei: ZFA, 2012, 88 (2): 77-86
22. Herrmann M, Veit I: Fachgebundene Psychotherapie. Z Allg Med 2013; 89 (1): 33-37

Lehrbücher zur Psychosomatischen Grundversorgung sind:

Veit I. Praxis der psychosomatischen Grundversorgung Die Beziehung zwischen Arzt und Patient. Stuttgart: Kohlhammer, 2010
Fritzsche K. Psychosomatische Grundversorgung. Berlin: Springer, 2003
www.amwf.org Umgang mit Patienten mit nicht-spezifischen, funktionellen und somatoformen Körperbeschwerden. Registrierungsnummer: 051-001, Entwicklungsstufe: S3

Kontakt:

Dr. med Iris Veit
Ärztin für Allgemeinmedizin/Psychotherapie
Sprecherin der Arbeitsgruppe Psychosomatik der DEGAM
info@irisveit.de

DEGAM-Bundesgeschäftsstelle
Goethe-Universität, Haus 15, 4. OG
Theodor-Stern-Kai 7
60590 Frankfurt am Main
Tel.: 069/65007245
geschaeftsstelle@degam.de

Internetadressen

Internetadressen der Fachgesellschaften

DEGAM Deutsche Gesellschaft für Allgemeinmedizin Hier finden Sie das Positionspapier zur Psychosomatischen Grundversorgung, den Kontakt zur Arbeitsgruppe Psychosomatik in der Allgemeinmedizin und die Handlungsempfehlung zum Umgang mit Patienten mit Angst sowie weitere Leitlinien.	http://www.degam.de
Junge Allgemeinmedizin Deutschland	http://www.jungeallgemeinmedizin.de
Deutsche Balint-Gesellschaft	http://www.balintgesellschaft.de
Deutsche Gesellschaft für Psychosomatische Frauenheilkunde	http://www.dgpfg.de
Deutsche Gesellschaft für Systemische Therapie und Familientherapie	http://www.dgsf.org/
Deutsche Gesellschaft für Verhaltenstherapie e. V.	http://www.dgvt.de
DGPM e. V. Deutsche Gesellschaft für Psychosomatische Medizin und ärztliche Psychotherapie	http://www.dgpm.de/
DKPM Deutsches Kolloquium für Psychosomatische Medizin	http://www.dkpm.de
DeGPT Deutschsprachige Gesellschaft für Psychotraumatologie	http://www.degpt.de
EMDRIA Fachverband für Anwender der psychotherapeutischen Methode Eye Movement Desensitization and Reprocessing (EMDR)	http://www.emdria.de
M.E.G. Milton Ericson Gesellschaft	http://www.meg-hypnose.de
Hausärzteverband e. V. (BDA)	http://www.bda-hausaerzteverband.de
Institut für hausärztliche Fortbildung Hier finden Angebote zur Curriculären Weiter- und Fortbildung Psychosomatische Grundversorgung	https://www.hausaerzteverband.de/cms/Fortbildungstermine-fuer-Hausaerzte.348.0.html

Informative Internetadressen zum Thema

AMWF-Leitlinien der medizinischen Fachgesellschaften	http://www.awmf-online.de/
Ärztekammer Westfalen Lippe Infos zur Weiterbildung und Fortbildung für Psychosomatische Grundversorgung für Ärzte und MFAs	http://www.aekwl.de
Archiv des Deutschen Ärzteblattes	http://www.aerzteblatt.de/V4/archiv
Bundesärztekammer Richtlinien des Curriculums der Psychosomatischen Grundversorgung	http://www.bundesaerztekammer.de/page.asp?his=112011161122
Bundeszentrale für Gesundheitliche Aufklärung	http://www.bzga.de
Aktuelle Studie zu sexualisierter Gewalt in Deutschland	http://www.mikado-studie.de
Lernsoftware-Professionell Handeln bei häuslicher Gewalt	http://www.ava2.de

Hilfreiche Adressen für traumatisierte Menschen

Bundesverband Frauenberatungsstellen und Frauennotrufe Frauen gegen Gewalt e. V.	http://www.frauen-gegen-gewalt.de
FBST Dachverband der autonomen Frauenberatungsstellen e. V.	http://www.frauenberatungsstellen-nrw.de
Frauenhäuser in Deutschland Frauenhauskoordinierung	http://www.frauenhauskoordinierung.de/frauenhaussuche.html
Gewalt gegen alte Menschen – Bonner Initiative gegen Gewalt im Alter e. V.	http://www.hsm-bonn.de
Kidsinfo Gewalt	http://www.kidsinfo-gewalt.de/
Misshandlung von Kindern – Bundesweites Kinder- und Jugendtelefon	http://www.nina-info.de
Opfer von Straftaten – Weißer Ring e. V.	http://www.weisser-ring.de/
Hilfe und Beratung in Gebärdensprache e. V.	http://www.blick-kontakt-ev.de

Internetadresse der Autorinnen

Anmeldung für das Curriculum der Psychosomatischen Grundversorgung und Balint-Gruppen (Fortlaufende Infos und Downloads zum Thema)	http://www.irisveit.de
Susanne Behling Mitglied der Leitung des Westfälischen Instituts für Psychotraumatologie	http://www.wipt.de

Literaturverzeichnis

Aden, I.; Veit, I., Huenges, B. (2016): Hausärztliche Behandlung von Patienten mit Angst und Depression. In: Ärztliche Psychotherpie 2016; 11: 186-191. Stuttgatr: Schattauer.

Ainsworth, M.D.S. (1973):
The development of infant-mother attachment. In: Caldwell, B.M.; Riciutti, H.N. (Hrsg.): Review of child development research. Bd. 3. Chicago: University of Chicago Press. S. 1–94.

Antonovsky, A. (1997): Salutogenese. Tübingen: Deutsche Gesellschaft für Verhaltenstherapie.

Arbeitskreis OPD (2006): Operationalisierte Psychodynamische Diagnostik OPD-2. Das Manual für Diagnostik und Therapieplanung. Bern: Hans Huber.

Aurel, M. (1998): Wege zu sich selbst. Griechisch-Deutsch. Hrsg. u. übers. v. Rainer Nickel. Düsseldorf, Zürich.

Bandler, R.; Grinder J. (2013): Neue Wege der Kurzzeit-Therapie. Paderborn: Junfermann

Balint, M. (2001): Der Arzt, sein Patient und die Krankheit. 10. Aufl. Stuttgart: Klett-Cotta.

Beck, R.S.; Daughtridge, R.; Sloane, P.D. (2002): Physician-patient communication in the primary care office: a systematic review J Am Board Fam Pract 15(1): 25-38.

Bowlby, J. (1973): Attachment and loss. Bd. 2: Separation, Anxiety and Anger. New York: Basic Books.

Bruch, H. (1991): Eßstörungen Zur Psychologie und Therapie von Übergewicht und Magersucht. 9. Aufl. Frankfurt: Fischer.

Brünner, G.; Lalouschek, J. (2009): Gesundheitsinformation im Fernsehen: Gesunde Ernährung in klassischen und neuen Sendungsformaten. In: Ohlhus, S.; Domke, C.; Dausendschön-Gay, U. (Hrsg.): Wissen in (Inter-)Aktion. Berlin: De Gruyter.

Ciompi, L. (1997): Die emotionalen Grundlagen des Denkens. Entwurf einer fraktalen Affektlogik. Göttingen: Vandenhoeck & Ruprecht.

Damásio, A.R. (2001): Ich fühle, also bin ich. Die Entschlüsselung des Bewusstseins. Berlin: List Taschenbuch.

Damásio, A.R. (2011): Selbst ist der Mensch: Körper, Geist und die Entstehung menschlichen Bewußtseins. München: Siedler.

Dehner-Rau C.; Reddemann, L. (2004): Trauma. Folgen erkennen, überwinden und an ihnen wachsen. 3. Aufl. Stuttgart: Trias.

Del Canale, S.; Louis, D.Z.; Maio, V.; Wang, X.; Rossi, G.; Hojat, M.; Gonnella, J. (2012): The Relationsship between Physician Empathy and Disease Complications: An Empirical Study on Primary Care Physicians and their Diabetic Patients in Parma, Italy. Acad Med 87(9): 1243-9.

Dilling, H.; Mombour, W.; Schmidt, M.H. (Hrsg.) (2008): Internationale Klassifikation psychischer Störungen. ICD-10. Klinisch-diagnostische Leitlinien 6. Aufl. Bern: Hans Huber.

Drossman, D.A.; Talley, N.J.; Leserman, J.; Olden, K.W.; Barreiro, M.A. (1990): Sexual and physical abuse in women with functional or organic gastrointestinal disorder. Ann Intern Med 113, 828–833.

Egle, U.T.; Hoffmann, S.O. (1993): Der Schmerzkranke. Grundlagen, Pathogenese, Klinik und Therapie chronischer Schmerzsyndrome aus bio-psycho-sozialer Sicht. Stuttgart: Schattauer Verlag.

Einig, E.-M.; Veit, I. (2004): Kooperative Psychotherapie. Das Herner–Modell. Ein Praxisbericht. In: Psychotherapie im Dialog 4, 403–407. Stuttgart: Thieme.

Eisenberger, N.I. (2012): The pain of social disconnection: examining the shared neural underpinnings of physical and social pain. Nat Rev Neuroscience 13: 421-434.
Ekman, P. (2006): Micro Expression Training Tool MOZGOmedia.
Engel, G.L. (1977): The need for a new medical model. A challenge for biomedicine. Science 196, 129–136.
Felliti, J. (2002): The relationship of adverse childhood experience to adult health. Z Psychosom Med Psychther 48, 359–369.
Fischer, G.; Riedesser, P. (1998): Lehrbuch der Psychotraumatologie. 4. Aufl. München, Basel: Ernst Reinhardt.
Flatten, G. (2003b): Posttraumatische Belastungsreaktion aus neurobiologischer und synergetischer Sicht. In: Schiepek, G. (Hrsg.): Neurobiologie der Psychotherapie. Stuttgart: Schattauer. S. 404–422.
Flatten, G.; Gast, U.; Hofmann, A.; Liebermann, P.; Reddemann, L.; Siol, T.; Wöller, W.; Petzold, E. (2004): Posttraumatische Belastungsstörung. Leitlinie und Quellentext. 2. Aufl. Stuttgart: Schattauer.
Freud, S. (1917): Trauer und Melancholie. Gesammelte Werke. Bd. 3. Frankfurt: Fischer.
Fuchs, T. (2010): Das Gehirn – ein Beziehungsorgan. 3. Aufl. Stuttgart: Verlag W. Kohlhammer.
Fujiwara, E.; Markowitsch, H.-J. (2003): Das mnestische Blockadesyndrom. Hirnphysiologische Korrelate von Angst und Stress. In: Schiepek, G. (Hrsg.): Neurobiologie der Psychotherapie. Stuttgart: Schattauer. S. 186–212.
Gallagher, S. (2005): How the Body Shapes the Mind. New York: Oxford University Press.
Grossmann, K.E.; Grossmann, K. (2007): Die Entwicklung psychischer Sicherheit in Bindungen. Ergebnisse und Folgerungen für die Therapie. In: Z Psychosom Med Psychother 53, 9–28.
Grossmann, K.E.; Grossmann, K. (2009): Bindung und menschliche Entwicklung. John Bowlby, Mary Ainsworth und die Grundlagen der Bindungstheorie. 2. Aufl. Stuttgart: Klett-Cotta.
Goldstein, K. (1934): Der Aufbau des Organismus. Neuaufl. 2014. Paderborn: Wilhelm Fink.
Herman, J.L. (2003): Die Narben der Gewalt. Paderborn: Junfermann.
Herrmann, M.; Veit, I. (2016): Was kann eine fachgebundene Psychotherapie in der Allgemeinmedizin leisten?. In: Ärztliche Psychotherapie 2016; 11: 211-216. Stuttgart: Schattauer-Verlag.
Herpertz, S.; Kulzer, B.; Albus, C. (2003): Psychosoziales und Diabetes mellitus. Evidenzbasierte Diabetes-Leitlinie DDG. Deutsche Diabetes Gesellschaft (DDG) und Deutsches Kollegium Psychosomatische Medizin (DKPM) (Hrsg.): Diabetes und Stoffwechsel. Bd. 12.
Herpertz, S. (2008): Adipositas ist mehr als eine Essstörung. Die multidimensionale Betrachtung einer Pandemie. In: Z Psychosom Med Psychother. 54, 4–31.
Hesse, H. (1943): Das Glasperlenspiel. Neuaufl. 2012. Frankfurt a.M.: Suhrkamp-Verlag.
Heuft, G.; Schüssler, G. (2008): Chronische Krankheiten. In: Z Psychosom Med Psychther 54, 354–367.
Hoffmann, A. (1999): EMDR Praxishandbuch zur Behandlung traumatisierter Menschen. 5. Aufl. Stuttgart: Thieme.
Hoffmann, S.O.; Hochapfel G. (1999): Neurosenlehre, Psychotherapeutische und Psychosomatische Medizin. Compact Lehrbuch. 6. Aufl. Stuttgart: Schattauer.
Hoffmann, S.O. (2008): Psychodynamische Therapie von Angststörungen. Einführung und Manual für die kurz- und mittelfristige Therapie. Stuttgart: Schattauer.
Huber, M. (2003): Trauma und die Folgen. Trauma und Traumabehandlung Teil 1. 4.Aufl. Paderborn: Junfermann.
Huber, M. (2004): Wege der Traumabehandlung. Trauma und Traumabehandlung Teil 2. 4. Aufl. Paderborn: Junfermann Verlag.
Hüther, G. (1996): The central adaptation syndrome. Psychosocial stress as a trigger for adaptive modifications of brain structure and brain functions. Prog Neurobiol 48, 569–612.
Internationale Statistische Klassifikation der Krankheiten und verwandter Gesundheitsprobleme (2016). 10. Revision. Genf: WHO.
Janoff-Bulman, R. (1992): Shattered assumption. Towards a new psychology of trauma. New York: The Free Press.

Janssen, P.L.; Joraschky, P.; Tress, W. (2006): Leitfaden Psychosomatische Medizin und Psychotherapie. Orientiert an den Weiterbildungsrichtlinien der Bundesärztekammer. 2. Aufl. Köln: Deutscher Ärzte-Verlag.

Kahneman, D. (2012): Schnelles Denken, Langsames Denken. München: Siedler.

Kernberg, O.F. (1988): Innere Welt und äußere Realität. Anwendung der Objektbeziehungstheorie. Stuttgart: Verlag Internationale Psychoanalyse.

Koch, K.; Gehrmann, U.; Sawicki, P. (2007): Primärärztliche Versorgung in Deutschland im internationalen Vergleich. Ergebnisse einer strukturvalidierten Ärztebefragung. In: Dtsch Arztebl 104, 38.

Langewitz, W.A.; Keller, A.; Kiss, A.; Rüttimann, S.; Wössmer, B. (2002): Spontaneous talking time at start of consultation in outpatient clinc. Cohort study. Brit Med J 325, 682–683.

Markowitsch, H.J. (2009): Das Gedächtnis: Entwicklung, Funktionen, Störungen. München: C.H. Beck.

Maschweski, U.; Hellbernd, H.; Wieners, K.; Brzank, P. (2003): Häusliche Gewalt gegen Frauen: Gesundheitliche Versorgung. Das S.I.G.N.A.L.-Interventionsprogramm. Handbuch für die Praxis, wissenschaftlicher Bericht. Bonn: Bundesministerium für Familie, Senioren, Frauen und Jugend.

Matt, R. (2009): Ich und die anderen. 7. Aufl. München: dtv.

Meany, M.J. (2010): Epigenetics and the biological definition of gene x environment interactions. Child Development 81: 41-79

Meltzoff, A.N.; Moore, M.K. (1977) Imitation of facial and manual gestures by human neonates. Science 198: 74-78.

Mentzos, S. (2000): Neurotische Konfliktverarbeitung. Einführung in die psychoanalytische Neurosenlehre unter Berücksichtigung neuer Perspektiven. 17. Aufl. Frankfurt a.M.: Fischer Taschenbuch Verlag.

Mentzos, S. (2013): Lehrbuch der Psychodynamik. Die Funktion der Dysfunktionalität psychischer Störungen. 6. Aufl. Göttingen: Vandenhoeck & Ruprecht.

Minuchin, S. (1988): Familienkaleidoskop. Bilder von Gewalt und Heilung. Hamburg: Rowohlt.

Moser, G. (2006): Psychosomatik der Darmerkrankung. In: Z Psychosom Med Psychother 2, 112–126.

Nannini, S. (2006): Seele, Geist und Körper. Historische Wurzeln und philosophische Grundlagen der Kognitionswissenschaften. Bd. 60. Frankfurt a.M.: Peter Lang.

Orth-Gomer, K.; Schneidermann N.; Wang H.X. et al. (2009): Stress reduction prolongs life in woman with coronary heart disease. The Stockholm Women's Intervention Trial for Coronary Heart Disease. Circ Cardiovasc Qual Outcomes 2: 25–32.

Panksepp, J. (1998): Affective Neuroscience. The Foundations of Human and Animal Emotions. New York: Oxford University Press.

Piaget, J. (1995): Intelligenz und Affektivität in der Entwicklung des Kindes. Frankfurt a.M.: Suhrkamp.

Prior, M. (2005): MiniMax-Interventionen. 15 minimale Interventionen mit maximaler Wirkung. Heidelberg: Carl Auer.

Reddemann, L. (2001): Imagination als heilsame Kraft. Ressourcen und Mitgefühle in der Behandlung von Traumafolgen. 19. Aufl. Stuttgart: Pfeiffer bei Klett-Cotta.

Reddemann, L. (2004): Psychodynamisch-imaginative Traumatherapie. PITT Das Manual. 7. Aufl. Stuttgart: Pfeiffer bei Klett-Cotta.

Reddemann, L. (Hrsg.) (2006): Psychotraumata. Primärärztliche Versorgung des seelisch erschütterten Patienten. Köln: Deutscher Ärzte-Verlag.

Rohen, J.W. (2001): Funktionelle Neuroanatomie. 6. Aufl. Stuttgart: Schattauer Verlag.

Peters, A. (2011): Das egoistische Gehirn. 4. Aufl. Berlin: Ullstein.

Roter, D.; Hall, J.; Merisca, R.; Nordstrom. B.; Cretin, D.; Svarstad, B.: (1997) Effectiveness of interventions to improve patient compliance: a meta-analysis. Med Care 36(8): 1138–61.

Rosen, S. (Hrsg.) (2006): Die Lehrgeschichten von Milton H. Erickson. 7. Aufl. Salzhausen: ikopress.

Roth, G. (2003): Fühlen, Denken, Handeln. Wie das Gehirn unser Verhalten steuert. Frankfurt a.M.: Suhrkamp.

Rudolf, G.; Henningsen, P. (2008): Psychotherapeutische Medizin und Psychosomatik. Ein einführendes Lehrbuch auf psychodynamischer Grundlage. 6. Aufl. Stuttgart: Thieme.
Rüegg, J.C. (2007): Gehirn, Psyche und Körper. 5. Aufl. Stuttgart: Schattauer.
Sartre, J.-P. (1943): Das Sein und das Nichts. Reinbek: Rowohlt.
Satir, V.; Baldwin, M. (1993): Familientherapie in Aktion. Paderborn: Junfermann.
Schmidt, G. (2008): Einführung in die hypnosystemische Therapie und Beratung. Heidelberg: Carl Auer.
Schmitt, A. (2003): Die Moderne und Platon. Stuttgart: Verlag J.B. Metzler.
Schmitz, H. (2012): Kurze Einführung in die Neue Phänomenologie. Freiburg/München: Verlag Karl Alber.
Schulz von Thun, F. (2004): Miteinander reden. Störungen und Klärungen, Werte und Persönlichkeitsentwicklung. Bde. 1u. 2. 39. Aufl. Hamburg: Rowohlt.
Shazer de, S.; Dolan, Y. (2008): Mehr als ein Wunder. Lösungsfokussierte Kurztherapie heute. Heidelberg: Carl Auer.
Spitz, R.A. (1965): Vom Säugling zum Kleinkind. Stuttgart: Klett.
Steiner, G. (2006): Warum Denken traurig macht. Frankfurt a.M.: Suhrkamp Verlag.
Stern, D.N. (1985): The Interpersonal World oft the Infant. A View from Psychoanalysis and Developmental Psychology. Jackson: Basic Books.
Stern, D.N. (2016): Die Lebenserfahrung des Säuglings. Stuttgart: Klett-Cotta
Storch, M. (2002): Die Bedeutung neurowissenschaftlicher Forschungsansätze für die psychotherapeutische Praxis. Teil I Theorie. In: Psychotherapie 7. Jahrg. 2002, Bd. 7, Heft 2, S. 286. CIP-Medien, München.
Suomi, S.S. (2002): Parents, Peers, and the Process of Socialization in Primates. In: Borkowski, J.G.; Ramey, S.L.; Bristol, P.M. (Hrsg.): Parenting and the child's world: Influences on academic, intellectual, and social-emotional developement Mahawah: Lawrence Erlbaum Associates. S. 265–279.
Uexküll, T. von (1990): Psychosomatische Medizin. 8. Aufl. München: Urban und Schwarzenberg.
Van der Kolk, B.A.; McFarlane, A.; Weisaeth, L. (2000): Traumatic Stress. Grundlagen und Behandlungsansätze. Paderborn: Junfermann.
Veit, I. (2004): Schlafbezogene Atemstörungen in der allgemeinmedizinischen Praxis. In: Somnojournal 1, 5–8.
Veit, I.; Heuft, G.; Borg, E. (2008): Psychosomatische Grundversorgung in Westfalen. Ein Erfolgsprojekt mit Zukunft. Ergebnisse der Evaluation. In: Westfälisches Ärzteblatt 11, 26–29.
Veit, I.; Huenges, B.; Köster, U.; Pieper, M.; Rusche H. (2009): Wie kann der adäquate ärztliche Umgang mit Emotionen im Medizinstudium vermittelt werden? Ein Erfahrungsbericht aus dem Strang »Ärztliche Interaktion« im Modellstudiengang Medizin der Ruhr-Universität Bochum. In: GMS Zeitschrift für Medizinische Ausbildung 26(3).
Veit, I. (2014): Ärger in der Arzt-Patient-Beziehung. Z Allg Med 2014; 90 (4): 182–186.
Veit, I. (2010): Wie Beziehungsmuster den Verlauf chronischer Krankheiten beeinflussen. In: Ärztliche Psychotherapie 2010; 5 188-193. Stuttgart: Schattauer.
Watzlawick, P. (1988a): Anleitung zum Unglücklichsein. München: Piper.
Watzlawick, P. (1988b): »Münchhausens Zopf oder Psychotherapie und Wirklichkeit«. Aufsätze und Vorträge über menschliche Probleme in systemisch-konstruktivistischer Sicht. Bern: Hans Huber.
Weiner, H. (1986): Die Geschichte der psychosomatischen Medizin und das Leib-Seele-Problem. In: Z Psychother Med Psychol 36, 361–391.
Weiner, H. (1994): »Das biopsychosoziale Modell«. Ein hilfreiches Konstrukt? In: Z Psychother Med Psychol 3, 73–83.
Wesiack, W. (1990): Das ärztliche Gespräch. Versuch einer Strukturanalyse. In: Uexküll, T. von (1990): Psychosomatische Medizin. 4. Aufl. München: Urban und Schwarzenberg. S. 258–265.
Willi, J. (1991): Was hält Paare zusammen? Ein Prozess des Zusammenlebens in psychoökologischer Sicht. Hamburg: Rowohlt Verlag.
Wöller, W. (2006): Trauma und Persönlichkeitsstörungen. Psychodynamisch-integrative Therapie. 2. Aufl. Stuttgart: Schattauer Verlag.

Sachwortregister

A

Abwehrmechanismen 58, 184, 271
Achtsamkeit 64, 111, 272
Adherence 57, 155, 268
Adipositas 71, 287
- Adipositas-Chirurgie 292
- Formula-Diäten 292
- genetische Variable 290
- gesellschaftliche Variable 289
- Körperwahrnehmung 291
- Stresserleben 290
- Teufelskreis 288
- und Gewalterfahrung 288
Adverse-Childhood-Experience-Untersuchung 45, 258
Affekte, siehe Gefühle 102
akute Belastungsreaktion 215
Alexithymie 76, 240
Alkoholmissbrauch 81
altruistische Haltung 152
Ambivalenz 86, 102–103, 151
Amnesie 196, 212
Amygdala 29, 33–34, 36, 39, 127
Anamnese 113, 224
- biografische 78, 117
- Familienanamnese 79
Angepasstheit 185
Angst 125–126
- Angstanfall 131, 143, 223
- Angststarre 126
- Bindungsverlust 134
- des Arztes 138, 231
- Furchtsystem 34
- gesunde 126
- Konditionierung 127
- körperliche Symptome 126
- neurophysiologische Stressreaktion 37
- technische Diagnostik 138, 143
- und Bewusstsein 127
- und chronische Krankheit 266
- Vernichtungsangst 134
- vor Strafe, siehe ängstlicher Beziehungsmodus 134

Angststörung 131
- Schweregrad 133
Angstsyndrome, definierte 131
Angst-Vermeidungs-Überzeugung 281
Anorexia nervosa 292
- gesellschaftlicher Erwartungsdruck 293
- innerfamiliärer Erwartungsdruck 293
- Zwangsstörung 182, 293
Anpassung 102, 262
- Anpassungsstörung 165–166, 215
Anteilnahme 122
anteriorer cingulärer Cortex (ACC) 31
Arbeitsbündnis 66
Arbeitsunfähigkeit 80, 141, 175, 236
Ärger 56, 270
Aristoteles 21, 103
Armut 49, 236, 258, 288
Arzt-Patient-Beziehung 51, 61
- asymmetrische Beziehung 55
- Beziehungsebenen 53
- diagnostisches Werkzeug 61
- hilfreiche Beziehung 57–58
- kooperative 55
- partnerschaftliches Modell 54
- paternalistisches Modell 55
- Prozessorientierung der Arzt-Patient-Interaktion 65
- therapeutischer Wert 15
- und Körper 88
- Verstrickungen in der 56, 62, 75, 138, 156–157
Arztwechsel 97, 204
Asthma bronchiale 185
Aufmerksamkeit 49, 69, 111
autonomes Nervensystem 38

B

Bacon, Francis 24
bagatellisieren 159, 174
Balint-Gruppe 300
Bauchschmerz 135, 230
Behandlungsauftrag 72, 114

317

Bettnässer 94
Bewältigungskompetenz 84
Bewältigungsstrategie 80, 84, 223, 250, 263–264, 272
- siehe Beziehungsmodi 272
- siehe Krankheitsverarbeitung 272
- siehe Traumaverarbeitung 272
Bewusstsein 21–22, 33
Beziehungsmodus
- ängstlicher 59, 125, 257, 266
- depressiver 59, 148, 150, 268
- histrionischer 59, 192, 270
- narzisstischer 59, 167, 268
- zwanghafter 59, 183–184, 270
Beziehungsmuster 23, 47
- Beziehungserwartung 56
- dysfunktionale 47, 49, 59, 136, 154, 172, 185, 202
- frühe Bindungserfahrungen 45
- zentrales Beziehungskonfliktmuster 47, 53
Beziehungsverhalten 134
Bindungsmuster 44
Binge-Eating-Störung 228, 291
Bonhoeffer 264
bulimische Essstörung 293
Burn-out-Syndrom 165, 301

C

chronisch entzündliche Darmerkrankung 94, 129, 163, 256
chronisch obstruktive Atemwegserkrankung (COPD) 267
chronische Krankheiten 256
- chronisch negative Affekte 259
- Entzündungsprozess 259
- gesellschaftliche Bewertung 264
- Komorbidität 257
- Risikofaktoren 258
- soziales Umfeld 265
Chronische Schmerzen
- mit psychischen und somatischen Faktoren 283
chronischer Schmerz
- Chronifizierung 279
- und depressiver Modus 152
- und Folge von Kränkungen 171
Cortisol 39
Curriculum der psychosomatischen Grundversorgung 301
Curriculum der Psychosomatischen Grundversorgung 300

D

Darwin, Charles 24
Depression
- Ein-Jahres-Prävalenz 257
- Einteilung der depressiven Syndrome 165
- Komorbidität von Depression und körperlichen Krankheiten 257
- Symptom 149
Descartes 21, 36
Diabetes mellitus 45, 57, 71, 85, 258, 265
- intensivierte Insulintherapie 186
Diagnostik 177, 231
- distanzschaffendes Mittel 177
- technische 138
- Teil dysfunktionaler Beziehungsmuster 248
Dissoziation 195–196, 217
- dissoziative Identitätsstörung 196
- peritraumatische 212
- Symptome
  - Amnesie 196
  - Aphonie 196
  - Krampfanfall 196
  - Lähmung 196
  - Pseudohalluzination 197
  - Sehstörung 196
  - siehe auch somatoforme Körperbeschwerden 196
- und Intervention bei 73
Dopaminsystem 101
Dostojewski, Fjodor M. 152
Dualismus 21, 24, 37, 241
Dynamik komplexer Systeme 102

E

Ehrenberg, A. 149
EMDR (Eye Movement Desensitation and Reprocessing) 218, 276
Emergenz 27
Emotionen 24, 32, 36
- und basale Motivationen 32–33
- und Kognition und Lernen 36
- und Körper 32
- und Mimik 32
- und Wahrnehmung 35
Emotionskontrolle 228
Empathie 57, 98
Encephalitis disseminata 129, 139
Entscheidung
- komplexe 119
Entspannungsverfahren 112

Sachwortregister

Erschöpfungssyndrom 152, 165, 233, 261
Essstörung 287
ethische Haltung 64

F

Familie 93
– Familienanamnese 117
Familienmedizin 96
– Einbeziehung von Angehörigen 221
Fantasien 190
Fantasien sexuellen Inhalts 184
Fibromyalgiesyndrom 284
Fragmentieren 212
Freeze 211–212
Funktion 22, 27, 29

G

Geborgenheit 46, 150, 220, 264
Gefügigkeit 185, 188
Gefühle
– Ärger 74–75
– Ekel 126
– Enttäuschung 152
– Freude 126
– Hilflosigkeit 153, (s.dort)
– Hoffnung aufrechterhalten 159
– Neugier 33, 46–47, 126, 199
– Scham (s.dort), (s.dort)
– Schuld 126, 159, 176
– siehe Angst 126
– siehe Wut 126
– Trauer 261
– Traurigkeit 126, 148
Gegenübertragung 52
Genealogie 117
Gespräch
– Aufklärungsgespräch 93, 118–119
– Beendigung 87
– Bilanzierungsgespräch 108
– Erstgespräch 113
– Paargespräch 77
Glucocorticoidrezeptoren 38
Goldstein, K. 23, 32
Grundhaltungen des Arztes 63, 110

H

häusliche Gewalt 70, 219
Hawthorne, N. 152
Heidegger, Martin 24
Helfersystem 123
Hepatitis C 177

Herzrhythmusstörung 128, 223
histrionisch 194
– Beliebigkeit in der Beziehungsgestaltung dieser 201
– Egozentrismus 201
– geschlechtliche Identität 198
– Madame Bovary 194
– Regelung von Nähe und Distanz 202
– theatralisches Auftreten 201
– unbewusste Inszenierung 199
histrionische Persönlichkeitsstörung 195
Humor 87, 111, 180
Hyperalgesie 239, 279
Hyperemesis 144, 237
Hyperthyreose 129
Hypertonie 155, 185, 256
Hypochondrie 130, 233, 235
Hypoglykämie 128
Hypothalamus-Hypophyse-Nebennieren-Achse (HPA-Achse) 37

I

iatrogene Verschlechterung 204
Ibsen 171
ICD-10 165, 206
Idealisierung 156, 174
Identitätskonflikt 180–181
Imagination 36, 110
– Ort der Geborgenheit 220
Imitation 194
Immunsystem 40, 259
Integratives Modell 23, 48, 240, 260, 288
Internalisierung 134
Intervention
– Anerkennen von Leid 158
– Aufrechthalten von Hoffnung 274
– Bekunden von Anteilnahme 69
– beschwerdeunabhängige Terminstruktur 85, 91, 145
– distanzierende 82
– entschärfende verbale 188
– Gefühle benennen 144
– Gesprächspausen 67
– Kompetenz 273
– konfrontieren 81, 204, 252
– loben 84, 159
– markieren 67
– offener Fragestil 67
– paradoxe 86, 105–106
– positive Umdeutung eines Symptoms 83
– Psychoedukation 81
– ressourcenorientierte 85, 110, 274
– Schamgefühle vorwegnehmen 82

319

- soziale 66
- spiegeln 67, 253–254
- Verordnung von Fehlern 189
- Wunderfrage 103
- wundern 179
- zirkuläre Fragetechnik 77
- zuhören 67
- zusammenfassen 80, 116, 253–254

J

Jack Nicholson 182
Jean Piaget 101

K

Kardiomyopathie 129
Katastrophisieren 138
Kognition 36
- dysfunktionale 153
Kohärenzgefühl 25
kollektive 209
Kommunikation 46, 51, 61
- Beziehungsgestaltung (s. Beziehungsmodi) 61
- Gespräche mit mehreren 96
- nonverbale 89
- patientenzentrierte 88
Kompetenzen des Arztes 61
komplexe, posttraumatische Belastungsstörung
- DESINOS (Disorders of extreme stress not otherwise specified) 214
- Persönlichkeitsveränderung 215
- siehe Persönlichkeitsstörungen und somatoforme Körperbeschwerden schwer 214
Konditionierung 25, 36
Konflikt 135
- Abhängigkeit und Autonomie 46, 135
- autonome Entwicklung 184
- Autonomie 135
- der Identität 198, 205–206
- des Selbstwerts 150
- Gehorsam und Unterwerfung versus Auflehnung 184
- Versorgung und Autarkie 150
- Wut 135
Konfrontation 127
Konkurrenz 98
Konsiliarbericht 298
Konvergenzzone 31, 240
Konversion 24, 83, 238
Kooperationsformen 97
Kopfschmerztagebuch 186

Koronare Herzkrankheit 45, 128, 168, 180, 256, 258, 269
Körper 40, 46
- in der Arzt-Patient-Beziehung 88
- körperliche Symptome der Angst 126
- körperliche Untersuchung 177, 221
- Körperselbst 40, 239
- und Imitation 41
körperliche Gewalt 170, 209, 269
Krampfanfall 196
Krankheit
- als Feind 267
- als Strafe 268
- Herausforderung 270
- Selbstwertgefühl 262
- unbewusste Inszenierung 271
Krankheitsbewertung 277
Krankheitsprozess 256
Krankheitsverarbeitung 45, 141, 257–260, 262, 266
- ängstlicher Modus 257–259, 266
- Bewältigungsstrategie 264
- depressiver Modus 268
- histrionischer Modus 270
- narzisstischer Modus 268
- zwanghafter Modus 270
Kriegskinder 117, 222, 281

L

Lebensmittelindustrie 105
lernen 34, 36, 101–102, 127
Life-Event-Forschung 258
loben 107

M

magisches Denken 182
Mammakarzinom 135, 146–147, 204
Marc Aurel 101
Medikament
- Teil an der unbewussten Beziehungsdynamik 155
medizinische Fachangestellte 98, 172, 275
Mephisto 168
Metapher 24, 106, 124, 244
Migrationshintergrund 71, 199, 203
Motivation 57, 100, 110
- Motivational Interviewing 103
multimodale Schmerztherapie 275
Muster der Arzt-Patient-Beziehung 55, 156
- aggressive Verstrickung 157, 186, 231
- ängstliche Verstrickung 140
- depressives 154
- narzisstische Verstrickung 157, 174

Sachwortregister

- Sexualisierung der Beziehung 201
- Täter-Opfer-Retter-Dynamik 217

N

Nahrungsmittelallergie 186, 194–195
Narzissmus 167
- Achilles 170
- Älterwerden 169
- Anerkennung 167
- Don Quijote 175
- Geschenke 173
- Größenselbst 170
- Rentenzahlung 171
- Selbstzweifel 167
- Unfall 169, 173
narzisstischer Beziehungsmodus 169
- Selbstzweifel 175
Neurasthenie 233
neuronale Plastizität 28, 49, 279
Notfall 204

O

operative Methode 200
Ort der Geborgenheit 208

P

Paargespräche 95
Paarkonflikt 94
Panikstörung 131
partizipative Entscheidungsfindung 55, 119
Patientenperspektive 72, 115, 244
Persönlichkeitsmerkmal 182
Persönlichkeitsstörung 39, 226
- anhaltende Persönlichkeitsstörung nach Extrembelastung 215
- histrionische 92, 198
- narzisstische 169
- und traumatische Erfahrung in der Kindheit 228
Phantomschmerz 279
Phobie 132–133
Piaget 182
PITT (Psychodynamische Imaginative Traumatherapie) 218
Placebo 37
plastische Chirurgie 195
Platon 21
Polypharmazie 156
posttraumatische Belastungsstörung 213
- Symptome der 213
- verwandte Störung der 214–215
Präfrontaler Cortex 29

Prävention 256
programmierte Enttäuschung 230
Prophezeiung
- selbsterfüllende Prophezeiung 122
Prostatakarzinom 94
Psychoanalyse 22
Psychodynamik
- des ängstlichen Beziehungsmodus 133
- des depressiven Beziehungsmodus 150
- des histrionischen Beziehungsmodus 198
- des narzisstischen Beziehungsmodus 169
- zwanghafter Beziehungsmodus 183–184
Psychoedukation 80–81, 142
Psychopharmaka
- Amitryptillin 248, 276
- Benzodiazepins 142
- Beta-Blocker 142, 248
- Doxepin 248
- Medikament als Symbol 155
- Motivation zur medikamentösen Therapie 161
Psychopharmakotherapie 221
- Serotonin-Wiederaufnahme-Hemmer 276
Psychosomatische Theoriemodelle
- psychogenetisches Modell 23
- bio-psycho-soziales Modell 26
- kognitiv-behaviorale Modelle 25
- Modell der systemischen Familientherapie 26
- psychobiologisches Modell 24
- psychophysiologische Modelle 25
- salutogenetische Modelle 25
Psychotherapie 295, 298
- analytische Psychotherapie 295
- kognitiv-behaviorales Verfahren 295
- körperbezogenes Psychotherapieverfahren 297
- psychodynamisches Verfahren 295
- psychoedukatives Verfahren 297
- suggestive Methoden und Entspannungsverfahren 296
- systemische Familientherapie 296

R

Rationalisierung 184
Ratschläge 56, 75, 160
Reframing 83, 105, 273
Reizdarm 232, 239, 253
Resonanz 31, 42

321

Ressourcen 15, 25, 80, 118
- ressourcenorientierte Fragen 84
- und ressourcenorientierte Interventionen 110
rheumatoide Arthritis 258, 283
rituelles Handlungsmuster 185
Rückenschmerzen 281

S

Salutogenese 25
Salutogenese, siehe Ressourcen 64
Scham 47, 81, 126, 168, 175
- ein soziales Gefühl 175
- Gut und Böse 176
- Körperhaltung 176
- rektale Untersuchung 177
- Scham ersparen 178
- Sexualanamnese 177
- und das medizinische System 176
- und Individuation 176
- und körperliche Untersuchung 177
Schlaf-Apnoe-Syndrom 128, 228, 261
Schlafförderung 285
Schmerz 31–32
- chronischer Schmerz
    - Entzündungsprozess 279
    - Fokussierung der Aufmerksamkeit 283
    - und soziale Ausgrenzung 279
    - und Wiedergutmachungsvorstellung 281
- Komorbidität mit einer Depression 280
- Schmerz und Bindung 43
- Schmerzgedächtnis 279
- und Psychoeduktion 273
- und Trauma 286
- Vermeidungs- und Schonungsverhalten 282
Schmerztherapie
- medikamentöse Behandlung 276
Schuldgefühle 152
Schwäche 271
Schwangerschaft und Geburt 117, 134, 190, 199–200, 203
schwieriger Patient 228
Selbst 41, 167, 171
- Körperselbst 239
- Selbstentwicklung 48
- Selbstregulation 27
Selbstbeobachtung 56, 62
Selbstfürsorge 62
- Balint-Gruppen 300

Selbstregulation 27
Selbstwert 46–47, 59, 262
- Selbstwertgefühle fördern 159
- Selbstwertregulation 281
- Selbstwertregulationsstörung 150
Selbstwirksamkeit 84, 107, 272
sexuelle Missbrauchserfahrung 236
sexuelle Missbrauchserfahrungen 45
Sicherheit
- äußere 219
- in der Arzt-Patient-Beziehung 141, 221
- innere 219–220
- reale 224
Simulant 230, 235, 240
Somatisierungsstörung 233
somatoforme autonome Funktionsstörung 233
somatoforme Körperbeschwerden 195, 197, 230
- Aufmerksamkeitslenkung 246
- aufrechterhaltende Bedingung 236
- des neurologischen Fachgebiets 195
- Enttäuschung und Kränkung 245
- leichte 241–242
- Lernerfahrung in der Herkunftsfamilie 238
- Patientenperspektive 244
- Prävalenz 235
- psychisches Trauma 238
- schwere 251
- symptomatische Therapie 247
- Symptome 233–234
- System Familie 94, 238
- und ICD-10 233
somatoforme Schmerzstörung 233, 284
soziale Phobie 132
Spinoza 175
Sprache 67, 122, 170, 178, 183
stationäre Behandlung
- Indikation 299
Stimmungen 32
Stress
- akuter 40
- chronischer 39
- Stresshormone 38–40
- traumatischer 48, 211
- und chronische Krankheiten 259
- und Stressmodell 25
Struktur 226
- und frühe Bindung 45
strukturelle Funktion 226
- Bindungsfähigkeit 226
- Gefühlssteuerung 226
- Kommunikation 226
- Selbst und Objektwahrnehmung 226

Stuhl- und Urininkontinenz 177
Suchtverhalten 153
Suggestion 53, 120, 141, 203
Suizid 149, 162, 171
Symbolisierung 107
Synapsen 28
Systemtheorie 27
– Selbstorganisation und Anpassung 49
szenisches Verstehen 52, 61, 70

T

Team in der psychosomatischen Grundversorgung 98
– medizinische Fachangestellte 98
Trauer 148
Trauma 198, 207
– Komorbiditäten 223
– siehe auch histrionischer Beziehungsmodus 207
– siehe auch somatoforme Körperbeschwerden 207
– siehe auch Stress 207
traumatische Erfahrung 207
traumatische Reaktion 210
traumatische Situation 210
traumatischer Prozess 210–211
Traumatisierung
– akute 217
– apersonale 209
– komplexe 193, 222
– personale 209
– Typ-II-Trauma 209
– Typ-I-Trauma 209
– Umgang mit akut Traumatisierten 219
– Umgang mit komplex traumatisierten Patienten 224
Traumaverarbeitung 208
– Erholung 208, 211, 218
Tresortechnik 220

U

Übergangsobjekt 142
Übertragung 52, 61, 216–217, 225
Umdeutung 188
Umgang mit komplex traumatisierten Patienten 224
Umwelt 58
– umweltbezogene Körperbeschwerden 130

umweltbezogene Körperbeschwerden 194
Unfall 207, 269

V

Verbalisieren von Gefühlen 253–254
Verleugnung 269
Vermeidungsverhalten 137
Versorgungssehnsucht 152
Versorgungsstruktur
– psychosomatisch-psychotherapeutische 297
von Uexküll, Thure 24
Vorstellungskraft
– siehe Imagination 110

W

Wahrnehmung 22, 35, 153
– Wahrnehmungstraining 111, 161
Weiterbildung Psychosomatische Grundversorgung 65, 299–300
Weitschweifigkeit 185, 189
Wirkfaktoren in der psychosomatischen Grundversorgung 63
Wut 33, 126, 139, 148, 179, 183, 227
– Affekt der Grenzsetzung 182

Z

Zeit 228
– Erstgespräch 113
– gestufte Zeitangabe 275
– Zeit sparen 90
– Zeitempfinden 91
– Zeitgrenzen 92, 203, 251, 253
– zeitlicher Rahmen 91
Ziele
– Ambivalenzen zu Zielen erfragen 104
– negative Zielformulierung 106
– realistische Ziele vereinbaren 188
– unrealistische 86
– Vermeidungsziele 106
– Zielsetzung des Gesprächs kommunizieren 93, 275
Zwang 183
zwanghafter Beziehungsmodus 182
– Bedrohung aus dem eigenen Inneren 184

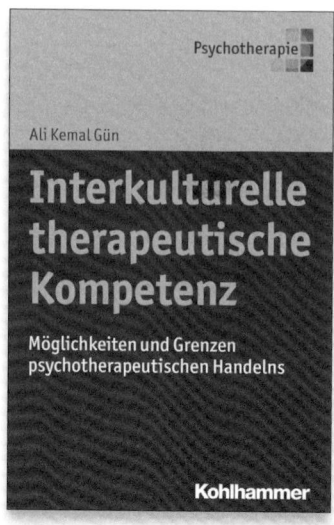

Ali Kemal Gün

Interkulturelle therapeutische Kompetenz

Möglichkeiten und Grenzen psychotherapeutischen Handelns

2018. 243 Seiten mit 1 Abb. Kart.
€ 39,-
ISBN 978-3-17-030659-2

Unter Berücksichtigung der demografischen Zusammensetzung und Entwicklung der Bevölkerung wird deutlich, dass Deutschland von einer multikulturellen, multiethnischen und multireligiösen Vielfalt geprägt ist, die in Zukunft noch zunehmen wird. Migration und Interkulturalität stellen komplexe Herausforderungen an den Problembereich Psychotherapie, insbesondere hinsichtlich der theoretisch-konzeptionellen und methodisch-praktischen Aspekte. Die inhaltsanalytische Auswertung der zu dem Thema durchgeführten Interviews macht deutlich, dass die Therapeuten und Migranten-Patienten unterschiedliche Vorstellungen und Erwartungen an und über psychotherapeutische Behandlungen haben. Das Buch stellt das Thema am Beispiel ausgewählter Kulturkreise praxisrelevant dar und hilft Fachkräften in interkulturellen Überschneidungssettings, effektiver zu arbeiten.

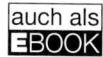

Leseproben und weitere Informationen unter www.kohlhammer.de

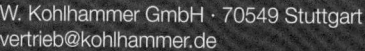

W. Kohlhammer GmbH · 70549 Stuttgart
vertrieb@kohlhammer.de

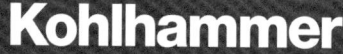